# 运动损伤的
# 预防、治疗与恢复

## （第2版）

[英] 罗伯特·S.高特林（Robert S. Gotlin） 编著

汪敏加 译

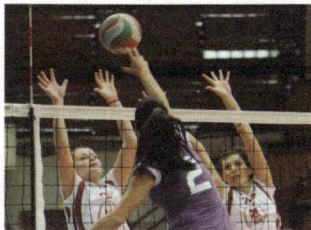

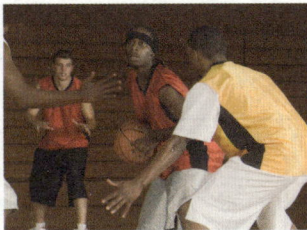

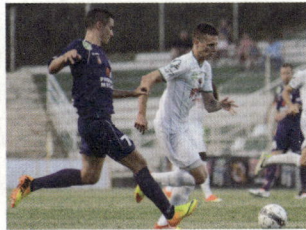

人民邮电出版社

北京

**图书在版编目（CIP）数据**

运动损伤的预防、治疗与恢复：第2版 / （英）罗伯特·S.高特林（Robert S. Gotlin）编著；汪敏加译
. -- 北京：人民邮电出版社，2025.5
ISBN 978-7-115-56697-3

Ⅰ. ①运… Ⅱ. ①罗… ②汪… Ⅲ. ①运动性疾病－损伤－防治②运动性疾病－损伤－康复 Ⅳ. ①R873

中国国家版本馆CIP数据核字(2023)第027486号

**免责声明**

本书内容旨在为大众提供有用的信息。所有材料（包括文本、图形和图像）仅供参考，不能用于对特定疾病或症状的医疗诊断、建议或治疗。所有读者在针对任何一般性或特定的健康问题开始某项锻炼之前，均应向专业的医疗保健机构或医生进行咨询。作者和出版商都已尽可能确保本书技术上的准确性以及合理性，并不特别推崇任何治疗方法、方案、建议或本书中的其他信息，并特别声明，不会承担由于使用本出版物中的材料而遭受的任何损伤所直接或间接产生的与个人或团体相关的一切责任、损失或风险。

## 内 容 提 要

　　在体育锻炼的过程中，人们不可避免地会受到运动损伤的困扰。本书由 20 余位医生和治疗师共同执笔，结合骨骼及肌肉彩色解剖图，对身体各部位 140 余种运动损伤的常见形成原因、识别方法、治疗方法、重返体育运动的条件和注意事项等进行了讲解，为教练员、专业运动员和运动爱好者提供了较为全面的运动损伤预防、治疗与恢复指导。

◆ 编　　著　[英]罗伯特·S.高特林（Robert S. Gotlin）
　　译　　　　汪敏加
　　责任编辑　刘　蕊
　　责任印制　周昇亮

◆ 人民邮电出版社出版发行　北京市丰台区成寿寺路 11 号
　　邮编　100164　电子邮件　315@ptpress.com.cn
　　网址　https://www.ptpress.com.cn
　　北京九天鸿程印刷有限责任公司印刷

◆ 开本：700×1000　1/16
　　印张：24.75　　　　　　　　　　2025 年 5 月第 1 版
　　字数：454 千字　　　　　　　　2025 年 5 月北京第 1 次印刷
　　著作权合同登记号　图字：01-2020-0861 号

定价：148.00 元
读者服务热线：(010)81055296　印装质量热线：(010)81055316
反盗版热线：(010)81055315

# 运动损伤的预防、治疗与恢复

## （第2版）

# 目录

# 损伤识别

| 损伤 | 疼痛的类型 | | | | | | |
|---|---|---|---|---|---|---|---|
| | 急性发作 | 逐渐发作 | 钝痛 | 阵痛 | 持续疼痛 | 负重时疼痛 | |
| **第4章　脑震荡和头部损伤** | | | | | | | |
| 脑震荡 | √ | | √ | √ | √ | | |
| 硬膜下和硬膜外血肿 | √ | * | √ | | * | | |
| 颅骨骨折 | √ | | | √ | √ | | |
| 鼻骨和下颌骨骨折 | √ | | | √ | √ | | |
| 耳损伤 | √ | | | √ | √ | | |
| 眼部损伤 | √ | | | √ | √ | | |
| **第5章　颈部和颈椎损伤** | | | | | | | |
| 颈部扭伤 | √ | | | | √ | | |
| 神经性麻痛 | √ | | | √ | √ | | |
| 颈椎关节炎 | | √ | √ | | * | | |
| 颈椎间盘损伤 | | √ | | | * | | |
| 椎管狭窄症 | | √ | √ | | * | | |
| 颈椎骨折 | √ | | | √ | √ | | |
| **第6章　肩部损伤** | | | | | | | |
| 锁骨骨折 | √ | | | √ | √ | * | |
| 肩关节脱位 | √ | | | √ | √ | √ | |
| 复发性肩关节脱位 | √ | | √ | √ | √ | * | |
| 肩关节半脱位 | √ | * | √ | √ | √ | * | |
| 盂唇损伤 | √ | √ | √ | √ | √ | | |
| 肩锁关节损伤 | √ | | √ | √ | √ | * | |
| 肩袖撕裂 | √ | √ | √ | | √ | | |
| 肩关节撞击综合征 | * | √ | √ | √ | | * | |
| 肱二头肌肌腱断裂 | √ | | | | √ | √ | |
| 肱二头肌肌腱炎 | | √ | √ | | √ | * | |
| 肩胛上神经损伤 | | √ | √ | | √ | | |
| 深静脉血栓形成 | | √ | √ | √ | √ | | |
| **第7章　手臂和肘部损伤** | | | | | | | |
| 网球肘 | | √ | √ | √ | | * | |
| 高尔夫球肘 | | √ | √ | √ | | * | |

* = 可能有或没有症状

| 疼痛的位置 | | 肿胀 | 皮肤的颜色 | | | 活动时的症状 | | | 页码 |
| 表面皮肤 | 皮肤下面 | | 红色 | 白色 | 蓝色 | 肌肉或关节无力 | 活动范围受限 | 无法负重 | |
| --- | --- | --- | --- | --- | --- | --- | --- | --- | --- |
| √ | √ | * | * | | | | | | 77 |
| | | | | | | * | | | 84 |
| √ | √ | √ | * | | | * | * | | 85 |
| √ | √ | √ | * | | √ | | | | 86 |
| | | √ | * | | | | | | 87 |
| | | √ | * | | | | | | 88 |
| * | √ | | | | | | * | | 91 |
| | √ | | | | | √ | * | | 92 |
| * | √ | | | | | * | * | | 94 |
| * | √ | | | | | * | * | | 96 |
| * | √ | | | | | * | * | | 98 |
| * | √ | * | | | | * | * | | 100 |
| | √ | √ | | | | | √ | * | 105 |
| | √ | | | | | | √ | √ | 106 |
| | √ | | | | | | √ | | 108 |
| | √ | | | | | | √ | * | 110 |
| | | | | | | | | | 112 |
| | √ | * | | | | | √ | | 114 |
| | * | | | | | √ | √ | | 116 |
| | | | | | | * | * | | 118 |
| | √ | √ | | | | √ | | | 120 |
| | √ | | | | | | | | 122 |
| | √ | | | | | √ | | | 124 |
| | √ | √ | √ | | | | | | 126 |
| | √ | * | | | | * | | | 129 |
| | √ | * | | | | * | | | 134 |

| 损伤 | 疼痛的类型 | | | | | | |
|---|---|---|---|---|---|---|---|
| | 急性发作 | 逐渐发作 | 钝痛 | 阵痛 | 持续疼痛 | 负重时疼痛 | |
| **第7章　手臂和肘部损伤（续）** | | | | | | | |
| 桡管综合征 | | √ | | | * | | |
| 骨间后神经综合征 | | √ | | | | | |
| 旋前圆肌综合征 | | √ | * | | | | |
| 尺侧副韧带撕裂 | √ | | | * | √ | | |
| 小联盟肘 | | √ | √ | √ | | | |
| 剥脱性骨软骨炎 | | √ | √ | √ | | | |
| 肘管综合征 | | √ | * | * | * | | |
| 肱骨应力性骨折 | | √ | √ | √ | | | |
| 肘关节脱位 | √ | | * | * | √ | | |
| 鹰嘴滑囊炎 | | √ | √ | √ | √ | | |
| **第8章　手和腕关节损伤** | | | | | | | |
| 腕关节骨折 | √ | | | √ | √ | √ | |
| 三角纤维软骨复合体损伤 | √ | √ | * | | | √ | |
| 舟月骨韧带撕裂或脱位 | √ | | | √ | √ | √ | |
| 手腕肌腱炎 | * | √ | √ | √ | | | |
| 腕管综合征 | | √ | * | * | * | | |
| 尺神经卡压 | * | √ | * | * | * | | |
| 腕掌骨折和骨折脱位 | √ | | | √ | √ | √ | |
| 腕掌突 | | √ | | | | √ | |
| 掌指关节韧带撕裂和脱位 | √ | | | √ | √ | √ | |
| 手指骨折 | √ | | | √ | √ | √ | |
| 西摩骨折 | √ | | | √ | √ | √ | |
| 近端指间关节和远端指间关节指侧副韧带损伤 | √ | | | √ | | √ | |
| 近端指间关节和远端指间关节脱位 | √ | | | √ | | √ | |
| 球衣指 | √ | | | √ | | √ | |
| 槌状指 | √ | | | | | | |

| 疼痛的位置 | | 肿胀 | 皮肤的颜色 | | | 活动时的症状 | | | 页码 |
|---|---|---|---|---|---|---|---|---|---|
| 表面皮肤 | 皮肤下面 | 肿胀 | 红色 | 白色 | 蓝色 | 肌肉或关节无力 | 活动范围受限 | 无法负重 | 页码 |
|  | √ |  |  |  |  | * |  |  | 137 |
|  | √ |  |  |  |  | √ | √ |  | 139 |
|  | √ |  |  |  |  | √ |  |  | 140 |
|  | √ | √ |  |  |  | * | √ |  | 142 |
|  | √ | √ |  |  |  | * | √ |  | 144 |
|  | √ |  |  |  |  |  | √ | * | 147 |
|  | √ |  |  |  |  | √ |  |  | 149 |
|  | √ |  |  |  |  |  |  | * | 150 |
|  | √ | √ |  |  |  |  | √ | √ | 151 |
|  | * | √ | * |  |  |  | * | * | 153 |
|  | √ | √ | √ |  | √ | √ | √ | √ | 157 |
|  | √ |  |  |  |  | √ |  | √ | 161 |
|  | √ | √ | √ |  | √ | √ | √ | √ | 162 |
|  | √ | √ |  |  |  | √ |  | * | 163 |
| √ |  |  |  |  |  | √ |  |  | 165 |
| √ |  |  |  |  |  | √ |  |  | 167 |
|  | √ | √ | √ |  | √ | √ | √ | √ | 168 |
|  | √ | √ |  |  |  | √ |  | √ | 170 |
|  | √ | √ |  |  |  | √ | √ | √ | 171 |
|  | √ | √ | √ |  | √ | √ | √ | √ | 173 |
|  | √ | √ | √ |  | √ | √ |  | √ | 174 |
|  | √ | √ | √ |  | √ | √ |  | √ | 175 |
|  | √ | √ | √ |  | √ | √ | √ | √ | 176 |
|  | √ | √ | √ |  | √ | √ | √ | √ | 177 |
|  | √ | √ |  |  |  |  | √ |  | 178 |

| 损伤 | 疼痛的类型 | | | | | | |
|---|---|---|---|---|---|---|---|
| | 急性发作 | 逐渐发作 | 钝痛 | 阵痛 | 持续疼痛 | 负重时疼痛 | |
| **第8章　手和腕关节损伤（续）** | | | | | | | |
| 天鹅颈畸形或掌侧板破裂 | √ | √ | √ | √ | √ | √ | |
| 钮孔状畸形或中央滑移断裂 | √ | √ | √ | | √ | | |
| **第9章　胸部和腹部损伤** | | | | | | | |
| 血胸和气胸 | √ | | | | √ | | |
| 心脏震荡 | √ | | | | | | |
| 肋骨骨折 | √ | | | √ | √ | | |
| 胸骨骨折 | √ | | | √ | √ | | |
| 肋软骨炎 | | √ | √ | | * | * | |
| 腹部损伤 | √ | * | * | | * | | |
| 睾丸损伤 | √ | | | | √ | | |
| 膀胱、肾或输尿管损伤 | √ | | | √ | √ | | |
| 斜肌损伤 | √ | √ | * | * | * | √ | |
| 胸大肌损伤 | √ | * | | √ | | √ | |
| **第10章　背部损伤** | | | | | | | |
| 腰椎扭伤或拉伤 | √ | | √ | √ | √ | | |
| 脊柱区域软组织挫伤 | √ | | √ | √ | √ | | |
| 腰椎间盘退行性疾病 | | √ | √ | √ | √ | | |
| 纤维环撕裂和椎间盘突出 | √ | √ | √ | √ | √ | | |
| 坐骨神经痛 | √ | √ | √ | √ | √ | | |
| 横突骨折 | √ | | √ | √ | √ | | |
| 脊柱压缩性骨折 | √ | | √ | √ | √ | | |
| 腰椎爆裂性骨折 | √ | | √ | √ | √ | | |
| 腰椎峡部裂和滑脱 | √ | √ | √ | √ | √ | | |
| 椎间关节疼痛 | | √ | √ | √ | √ | | |
| **第11章　髋关节和骨盆损伤** | | | | | | | |
| 内收肌肌腱炎 | | √ | * | √ | * | √ | |
| 髋关节骨炎 | | √ | * | * | √ | √ | |

| 疼痛的位置 | | 肿胀 | 皮肤的颜色 | | | 活动时的症状 | | | 页码 |
|---|---|---|---|---|---|---|---|---|---|
| 表面皮肤 | 皮肤下面 | 肿胀 | 红色 | 白色 | 蓝色 | 肌肉或关节无力 | 活动范围受限 | 无法负重 | 页码 |
| | √ | √ | | | | | √ | | 179 |
| | √ | √ | | | | | √ | | 180 |
| | √ | | * | * | * | | | | 183 |
| | | | * | * | * | | | | 185 |
| | √ | | * | * | * | | | | 188 |
| | √ | | * | * | * | | | | 190 |
| | * | | | | | | | * | 191 |
| * | * | * | | | | | | | 192 |
| | √ | √ | * | * | * | | | | 193 |
| | √ | * | | | | | | | 194 |
| | √ | | | | | √ | √ | | 195 |
| | √ | √ | * | * | * | √ | √ | √ | 197 |
| √ | | √ | | | | √ | √ | | 201 |
| √ | | √ | * | | √ | √ | √ | | 203 |
| | √ | | | | | √ | √ | | 204 |
| | √ | | | | | √ | √ | | 206 |
| | √ | * | | | | √ | √ | | 208 |
| √ | √ | | | | | √ | √ | | 210 |
| √ | √ | | | | | √ | √ | | 211 |
| √ | √ | | | | | √ | √ | | 213 |
| | √ | | | | | √ | √ | | 214 |
| | | | | | | √ | √ | | 216 |
| | √ | * | | | | * | * | | 219 |
| | √ | √ | | | | * | √ | * | 220 |

| | 疼痛的类型 | | | | | | |
|---|---|---|---|---|---|---|---|
| 损伤 | 急性发作 | 逐渐发作 | 钝痛 | 阵痛 | 持续疼痛 | 负重时疼痛 | |
| **第11章　髋关节和骨盆损伤（续）** | | | | | | | |
| 髋关节滑囊炎 | | √ | * | √ | * | √ | |
| 髂腰肌肌腱炎 | | √ | * | √ | * | √ | |
| 内收肌损伤 | √ | * | | √ | | √ | |
| 髋关节盂唇撕裂 | * | √ | √ | * | * | √ | |
| 收肌管综合征 | * | √ | * | * | * | √ | |
| 骨盆应力性骨折 | | √ | * | * | * | √ | |
| 骨盆撕脱性骨折 | √ | | | √ | | √ | |
| 髋关节弹响综合征 | | √ | * | * | | | |
| 髂嵴挫伤 | √ | √ | | √ | | √ | |
| 耻骨骨炎和运动性耻骨痛 | √ | √ | * | * | | √ | |
| 尾骨骨折 | √ | | * | * | | √ | |
| 运动疝 | | √ | * | * | * | √ | |
| 骶髂关节损伤 | * | * | * | * | | √ | |
| 盆腔神经损伤 | * | √ | | | | | |
| **第12章　大腿和腘绳肌损伤** | | | | | | | |
| 腘绳肌肌腱撕脱 | √ | | | √ | √ | | |
| 腘绳肌拉伤 | √ | √ | √ | √ | | | |
| 股骨应力性骨折 | * | √ | √ | √ | √ | √ | |
| 股四头肌挫伤 | √ | | | √ | √ | √ | |
| 股四头肌拉伤 | √ | √ | | √ | √ | √ | |
| 骨化性肌炎 | | √ | √ | √ | | √ | |
| 筋膜间室综合征 | √ | * | √ | √ | √ | √ | |
| **第13章　膝关节损伤** | | | | | | | |
| 髌股关节综合征 | * | √ | √ | * | | * | |
| 髂胫束综合征 | | √ | * | * | * | | |
| 半月板撕裂 | √ | * | | | * | * | |
| 内侧副韧带撕裂 | √ | | | √ | √ | * | |
| 前交叉韧带撕裂 | √ | | | * | | * | |

| 疼痛的位置 | | 肿胀 | 皮肤的颜色 | | | 活动时的症状 | | | 页码 |
|---|---|---|---|---|---|---|---|---|---|
| 表面皮肤 | 皮肤下面 | | 红色 | 白色 | 蓝色 | 肌肉或关节无力 | 活动范围受限 | 无法负重 | |
| * | √ | * | | | | | * | | 222 |
| | √ | * | | | | | * | | 224 |
| | √ | * | * | | | | * | | 225 |
| | √ | * | | | | * | √ | * | 226 |
| * | | | * | * | * | | | * | 228 |
| | √ | | * | | | * | √ | * | 229 |
| * | * | * | * | | | * | √ | * | 230 |
| * | * | | | | | | * | | 231 |
| √ | | * | * | | | * | * | * | 233 |
| √ | | * | | | | | * | | 235 |
| √ | | * | * | | | | * | * | 238 |
| * | * | * | * | | | * | * | * | 239 |
| * | √ | | | | | | √ | * | 241 |
| √ | | | | * | * | | | | 243 |
| | √ | √ | | | | √ | √ | | 247 |
| | √ | √ | | | | √ | √ | | 249 |
| | √ | | | | | | * | * | 253 |
| | √ | √ | | | | √ | √ | √ | 255 |
| | √ | √ | | | | √ | √ | * | 257 |
| | √ | √ | | | | √ | √ | | 259 |
| | √ | √ | | | | √ | √ | | 260 |
| | √ | * | | | | √ | * | * | 263 |
| √ | | * | | | | | | | 265 |
| √ | * | √ | | | | * | * | * | 267 |
| √ | * | * | | | | | * | * | 270 |
| | * | √ | | | | * | * | * | 272 |

| 损伤 | 疼痛的类型 | | | | | | |
|---|---|---|---|---|---|---|---|
| | 急性发作 | 逐渐发作 | 钝痛 | 阵痛 | 持续疼痛 | 负重时疼痛 | |
| **第13章　膝关节损伤（续）** | | | | | | | |
| 后交叉韧带撕裂 | √ | | √ | | * | * | |
| 外侧副韧带撕裂 | √ | | * | * | * | | |
| 髌腱炎 | | √ | | √ | * | * | |
| 髌骨骨折 | √ | | | √ | √ | √ | |
| 髌股关节不稳定症 | * | √ | * | * | | * | |
| 胫骨结节骨骺炎综合征 | * | √ | * | * | * | * | |
| 剥脱性骨软骨炎 | * | * | * | | | * | |
| **第14章　小腿和踝关节损伤** | | | | | | | |
| 胫骨骨膜炎 | | √ | √ | | | √ | |
| 小腿筋膜间室综合征 | | √ | √ | √ | | √ | |
| 小腿应力性骨折 | | √ | √ | √ | | √ | |
| 小腿拉伤或撕裂 | √ | | | | √ | | |
| 跟腱断裂 | √ | | | | √ | | |
| 跟腱炎 | | √ | √ | | √ | | |
| 踝关节扭伤 | √ | | | | √ | | |
| 联合踝关节扭伤 | √ | | | √ | √ | | |
| 后踝撞击 | | √ | √ | | | | |
| 踝关节前外侧软组织撞击 | | √ | √ | | √ | | |
| 距骨的骨软骨损伤 | | √ | √ | | | √ | |
| 腓骨肌腱损伤 | | √ | √ | | | √ | |
| 踝关节骨折 | √ | | | | | √ | |
| 胫骨后肌腱炎 | | √ | √ | √ | | | |
| 踝关节骨刺 | | √ | √ | | | √ | |
| **第15章　脚和脚趾损伤** | | | | | | | |
| 足底筋膜炎 | | √ | √ | √ | | √ | |
| 踵挫伤 | | √ | √ | | | | |

| 疼痛的位置 | | 肿胀 | 皮肤的颜色 | | | 活动时的症状 | | | 页码 |
|---|---|---|---|---|---|---|---|---|---|
| 表面皮肤 | 皮肤下面 | | 红色 | 白色 | 蓝色 | 肌肉或关节无力 | 活动范围受限 | 无法负重 | |
| | * | * | | | | * | * | | 276 |
| √ | * | * | | | | | | * | 277 |
| √ | * | | | | | √ | | | 278 |
| √ | √ | √ | * | | * | √ | √ | √ | 280 |
| | * | * | | | | * | * | * | 281 |
| √ | | * | | | | | | * | 283 |
| | √ | * | | | | * | * | * | 284 |
| | √ | | | √ | | | | | 287 |
| | √ | √ | | √ | | | | | 288 |
| | √ | √ | | √ | | | | | 289 |
| | √ | √ | √ | | √ | | √ | * | 290 |
| | √ | √ | √ | | √ | √ | √ | √ | 291 |
| | √ | | | √ | | | | | 292 |
| | √ | √ | √ | | √ | | √ | * | 293 |
| | √ | √ | √ | | √ | | √ | | 295 |
| | √ | * | | √ | | | √ | | 296 |
| | √ | * | | √ | | | * | | 297 |
| | √ | | | √ | | | | | 298 |
| | √ | √ | | √ | | | | | 299 |
| | √ | √ | √ | | √ | | √ | √ | 300 |
| | √ | √ | | | | √ | | | 301 |
| | √ | * | | √ | | | * | √ | 302 |
| | √ | | | √ | | | | | 306 |
| | √ | * | | √ | | | | | 308 |

| 损伤 | 疼痛的类型 | | | | | | |
|------|----------|------|------|------|----------|------------|---|
| | 急性发作 | 逐渐发作 | 钝痛 | 阵痛 | 持续疼痛 | 负重时疼痛 | |
| 第15章　脚和脚趾损伤（续） | | | | | | | |
| 附生性足舟骨疼痛 | | √ | √ | | | √ | |
| 足舟骨应力性骨折 | | √ | √ | √ | √ | √ | |
| 跖跗关节扭伤 | √ | | | √ | | √ | |
| 跖骨应力性骨折 | | √ | √ | | | √ | |
| 第五跖骨骨折 | √ | | √ | | | √ | |
| 踇僵症 | | √ | √ | | | √ | |
| 草皮趾 | √ | | √ | √ | √ | √ | |
| 踇滑囊肿 | * | √ | √ | | | √ | |
| 籽骨损伤 | √ | √ | √ | | | √ | |
| 网球趾 | | √ | * | | | | |
| 弗莱堡坏死 | | √ | √ | | | √ | |
| 前足神经瘤 | | √ | √ | | | | |
| 第二跖趾关节不稳定 | | √ | √ | | | √ | |
| 跗骨黏合 | | √ | √ | | | √ | |
| 鸡眼 | | √ | √ | | | | |
| 真菌感染 | | √ | √ | | | | |
| 跗管综合征 | | √ | √ | √ | | | |
| 鞋带压力综合征 | | √ | √ | | | √ | |
| 蓝趾综合征 | | √ | √ | √ | | | |
| 足跟瘀斑 | | √ | √ | | | | |

# 前言

令人兴奋和激动的是，《运动损伤的预防、治疗与恢复（第2版）》终于出版了。虽然第1版已经介绍了很多症状和损伤，但第2版扩大了内容范围，涵盖了更多运动损伤，并重点介绍了关于治疗这些损伤的研究的最新进展。在第2版中，一些激动人心的变化如下。

- 对正常和异常生物力学进行了全面而简洁的概述，简单地讲，它为预防运动损伤奠定了理论基础。
- 关于中西医结合及其最新研究进展的深入指导和讨论。
- 介绍了富血小板血浆疗法及其应用和疗效，以及该疗法作为一种安全有效的治疗多种运动损伤的方法所取得的重大研究进展。
- 对那些想要制订运动计划的人，本书提供了一些安全有效的指导方针。

体育锻炼和参与体育活动对我们健康和幸福地生活起着非常重要的作用。尽管科技在不断进步，防护器械也在不断改进，但损伤仍然时有发生。变得更高、更快和更强并不一定意味着变得明智。事实上，仍有许多损伤是可以被有效预防的。

编写本书的目的是帮助人们识别各种损伤，尤其是较严重的损伤，并使人们能够快速进行干预。本书第2版与第1版一样，不仅提供了识别损伤的指导，还为治疗这些损伤提供了简单的操作指南。同样重要的是，本书还提供了安全恢复体育运动的时间建议。治疗运动损伤的方法有很多，本书并未涵盖所有的方法或理念，但确实介绍了一些较常见的方法或理念。本书中各种损伤均按身体部位进行罗列，因此，你很容易查找，翻看损伤识别表即可找到。有关损伤识别和损伤治疗方法的简明内容和彩色插图将帮助你解决困扰你的各种问题。而本书对损伤的解释会尽量将各种情况都考虑在内，在某些情况下可以帮助你避免再次受伤。

与第1版类似，第2版由业内优秀的医生和运动医学专业人士编写。撰稿人都是经过精心挑选的，每个人都拥有多个运动领域的专业知识和大量的伤病处理经验，以及独到的伤病处理技巧，这将让你的阅读过程变得更容易。从他们身上学到的专业知识将帮助你活跃在跑道、球场和滑道上。简而言之，你将能更好地享受运动的魅力并保持健康。

## 致谢

　　大多数伟大成就的背后都有一个伟大的团队。每个团队成员都会贡献一部分明确定义的专业知识。就像一个巨大的拼图游戏，这些专业知识聚合起来，最终构成了一幅完美的作品。我由衷地感谢人体运动出版社的工作人员。作为促成本书出版的优秀团队成员，他们在完成这幅令人惊叹的拼图作品的过程中，展现出了敬业、奉献、专业的精神。

　　对于本书的优秀撰稿人，我非常感谢他们分享专业知识和按时完成相应章节的编写工作。正因为大家的共同努力，这本知识点全面、通俗易懂的运动损伤指南才得以面市。当然，如果没有我的家庭成员一直以来的支持和理解，这一切也不可能实现，他们是我的骄傲和快乐源泉。我还要感谢许多亲爱的朋友，感谢他们在本书的撰写过程中提供的意见和建议。我非常感谢以上所有人的支持和奉献。

## 第1章

# 功能和损伤生物力学

亚当·高特林（Adam Gotlin），BS，MS

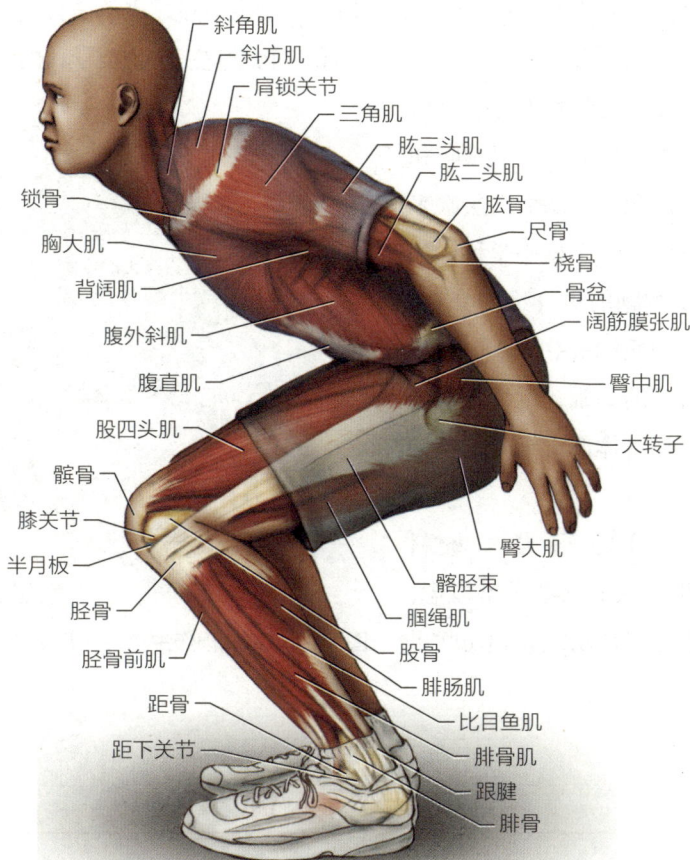

斜角肌
斜方肌
肩锁关节
三角肌
肱三头肌
肱二头肌
肱骨
尺骨
桡骨
骨盆
阔筋膜张肌
臀中肌
大转子
臀大肌
髂胫束
腘绳肌
股骨
腓肠肌
比目鱼肌
腓骨肌
跟腱
腓骨

锁骨
胸大肌
背阔肌
腹外斜肌
腹直肌
股四头肌
髌骨
膝关节
半月板
胫骨
胫骨前肌
距骨
距下关节

人体是由骨骼、肌肉、韧带、肌腱、软骨和其他结缔组织组成的系统，这些组成部分共同工作，使身体能够完成各种动作。这个人体系统使我们能够完成大量多种形式的运动任务，包括从日常行走到复杂的扭转和体操动作。从这个角度来看，人体是自然界中功能最全面、最强大、最稳定的机械装置之一。专业运动员和业余运动员在参加体育运动时，往往会最大限度地利用这种机械功能，但不幸的是，这很可能给身体带来损伤。

简言之，损伤是阻碍人体正常功能和运动的损害或功能障碍。在运动过程中，运动员试图通过控制自己或周围环境中的其他物体（例如一个球，甚至是其他人）来实现某一特定目标。当超出功能极限时，身体就会发生故障，也就是会受伤。

功能和损伤生物力学是力学、材料科学和生物学这三个主要学科的交叉学科。本章将探讨如何使用跨学科的方法来检查、分析和了解人体力学，以预防和治疗运动损伤。我们将从更高层次来介绍生物力学的每一个核心学科。关于此处所涉及主题的更详细的介绍，请参阅本书第344页的引用和参考文献。本章是后续各章的基础，后续各章会更深入地探讨按身体部位细分的各种损伤。

下面先简要介绍一下力学、材料科学和生物学领域的一些关键概念，并将这些概念与身体功能和损伤联系起来（见图1.1）。

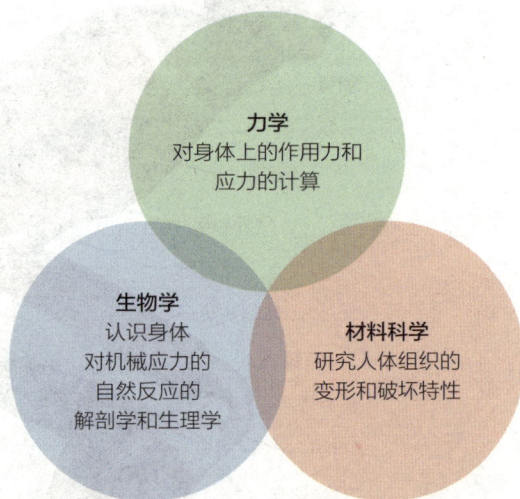

**图1.1** 功能和损伤生物力学涉及的三个学科

# 力学与人体

力学是一个广泛的研究领域，研究物理对象如何弯曲、拉伸、扭曲、推拉、平移和旋转。在力学研究中，物体和对象这两个术语可以互换使用。就我们的目的而言，一个物体或一个对象都代表了空间中物质的集合，例如一个球、一根骨头或者整个人体。

在整个人类历史上，力学一直是重大创新的核心。它是了解几乎所有机械的功能的核心学科，这些机械包括从飞机到起重机再到机器人，当然还有人体。在这一节中，我们将从运动学（物体如何运动）和作用力（什么使物体运动）的角度来探讨力学。

## 运动学

我们将参考和分析与生物的形态和功能相关的各种力学量。也就是说，我们将讨论力、力矩、加速度、速度和位置，所有这些力学量都是矢量。因此，我们需要确保使用的术语是一致的，并从矢量开始回顾。那么，什么是矢量呢？简单来说，矢量是一个既有大小又有方向的量。出于我们的目的，也应该将作用点作为矢量的属性包含在内。我们在生物力学中使用的3个主要运动学矢量如下。

- 位置：一个物体相对于某个参考点的位移。
- 速度：物体位置随时间的变化率。
- 加速度：物体速度随时间的变化率。

位置是用长度单位（例如米）来测量的，速度的计量是长度随时间的变化，加速度的计量是长度随时间的二次方的变化。如果你熟悉微积分就会发现，速度只是位置的导数，加速度是速度对于时间的导数。表1.1展示了用于描述本章所讨论的力学量的常用单位。

表1.1 关键力学量的常用单位

| 力学量 | 国际单位制单位 | 英制单位 |
| --- | --- | --- |
| 位置 | 米（m） | 英尺（ft） |
| 速度 | 米每秒（m/s） | 英尺每秒（ft/s） |
| 加速度 | 米每二次方秒（$m/s^2$） | 英尺每二次方秒（$ft/s^2$） |
| 质量 | 千克（kg） | 斯勒格（slug） |
| 力量 | 牛顿（N） | 磅力（lbf） |
| 力矩 | 牛顿米（N·m） | 磅力英尺（lbf·ft） |
| 压力 | 帕斯卡（Pa或$N/m^2$） | 磅力每平方英寸（psi） |

运动学是关于物体的位置、速度、加速度和方向的运动空间几何学的研究。在任何特定的时间点，我们的四肢都处于某个位置。此外，每个肢体都有自己的速度（可能大小为0）和加速度。为了进行运动，运动员必须使四肢加速以改变它们的速度，并产生位移。在这种情况下，加速度从何而来？正如艾萨克·牛顿（Isaac Newton）描述的那样，加速度是力的作用结果（Newton, 1687）。

## 力

力加速了质量。质量，也称为惯性质量，描述了一个物体由多少"东西"组成。

令人惊讶的是，确实没有比这更科学的解释了！我们也可以认为质量是一种属性，它描述了物体抵抗加速度的程度。一个物体的质量越大，它在给定力的作用下产生的加速度就越小。对质量和力之间的关系的经典阐述，最初是由艾萨克·牛顿提出的，他将其概括为3个运动基本定律，即牛顿三大运动定律。

根据我们的目的，对牛顿三大运动定律进行如下解释。

1. 物体的速度将保持不变，除非受到外力的作用。

2. 力和质量之间的关系可用公式 $\vec{F} = m \cdot \vec{a}$ 表示，其中 $\vec{F}$、$m$ 和 $\vec{a}$ 分别表示力、质量和加速度。

3. 当一个物体对另一个物体施加作用力时，受力物体也对施力物体施加一个大小相等、方向相反的反作用力。

牛顿第一定律指出，一个物体需要力来改变它的速度。如果物体没有移动（速度的大小为0米/秒），那么它将继续保持静止，直到受到力的作用。处于这种状态的物体被描述为一个静态系统。例如，一个稳稳站立的人可能会被认为是静止的。在此系统中存在力，但所有力是相互抵消的，对系统的合力为0牛。因此，如果不存在加速度，物体将保持静止。相反，如果一个物体正在（以2米/秒的速度朝着目标球门）移动，该物体将无限期地保持运动，除非受到外力的作用（例如撞击墙壁、另一个球员的棍击或冰面上的摩擦力）。大多数损伤都发生在合力不为0的动态情况下。

牛顿第二定律引入了公式 $\vec{F} = m \cdot \vec{a}$，这通常是高中物理课上教的第一个公式，这样做有充分的理由。在这个公式中，$\vec{F}$ 表示作用在物体上的力，$m$ 表示物体的质量，$\vec{a}$ 表示物体的加速度。这个公式从数学角度描述了宇宙中的所有力是如何与物质相互作用的。（在某些情况下，例如在量子力学中，$\vec{F} = m \cdot \vec{a}$ 公式会失效。然而，这一机制与运动损伤生物力学无关。）无论这个力是来自磁铁、地球引力，还是来自某人的手推力，其起作用的主导公式都是 $\vec{F} = m \cdot \vec{a}$。一些读者可能不熟悉 $\vec{F}$ 和 $\vec{a}$ 上面的箭头符号。在力学中，通常用箭头来表示给定的量是一个矢量（具有大小和方向）。与之相对的，质量是一个标量，即一个有大小但没有方向的量。因此，作用在质量上的合力的方向，与该质量的合力加速度的方向完全一致。例如，在图1.2中，我们看到一名篮球运动员对球施加了一个力来传球。如果篮球运动员向右侧水平方向对一个5千克重的球施加100牛的力，在施加力之后，球就会沿水平方向以20米/秒²的初始加速度向前运动 [100（牛）=5（千克）×20（米/秒²）]。

牛顿第三定律指出，力是成对出现的，它们的大小相同，方向相反。在英式橄榄球比赛中，当一名后卫推一名持球队员去抢球时，持球队员会在与后卫接触时对其施加方向相反、大小相等的力。能否完成抢球取决于每个球员的身体质量，以及球员在抢球前的初始速度。

## 人体力学中的常见力

现在，我们对力以及它们与质量和运动的关系有了更全面的了解，下面将重点介绍一些在运动和运动损伤中常见的力的来源。我们在这里将要遇到和讨论的最常见的力是来自引力和接触力的外力，以及来自肌肉、骨骼、肌腱、韧带和关节组织的内力。力也是一种矢量，完整的生物力学分析应该考虑每个力的大小、方向和它作用于人体的位置。我们将使用图1.3来完成对力的介绍。

### 引力

从字面上来看，引力是将所有东西聚集在一起的力。物体往往会吸引其他物体，我们将两个物体之间的吸引力称为引力。引力是一个距离力，无须物体互相接触就会存在。当我们分析运动损伤时，来自地球的巨大引力会将其他物体拉向地心。事实上，"垂直向下"这个方向概念是用引力的方向来定义的。引力无处不在，因此在任何人体力学分析中，引力都是一种至关重要的力。

在生物力学中，由于地球对物体存在引力，物体的重量就等于引力。在图1.3中，我们将手臂的重量表示为位于手臂质心的垂直向下（朝向地球）的力。质心是一个物体中所有物质的平均位置点（从技术上讲，手臂上的每个细胞都受到引力的作用，但是，我

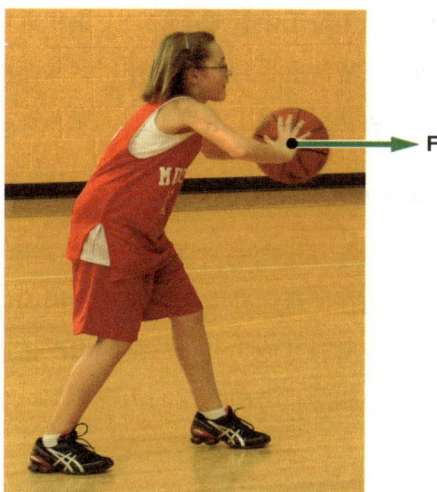

图1.2　篮球运动员对球施加接触力。由接触力而产生的球的合力加速度的方向与接触力的方向相同

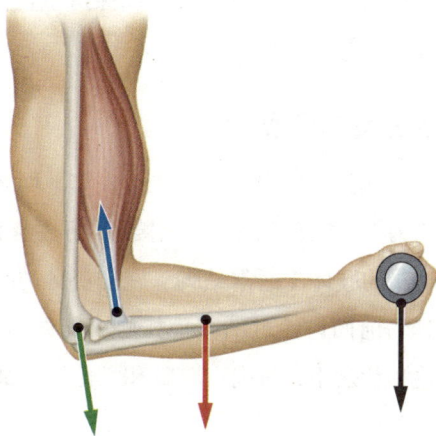

图1.3　举重运动员手持哑铃静止不动的侧视图。作用在前臂上的力用箭头表示，箭头从作用点开始。哑铃压在运动员的手上，同时手臂的重量将手臂向下拉。为了抵消这种向下的力，肌肉会将手臂向上拉。因为肌肉的力会将小臂拉向肘关节，所以肘关节提供了一种反作用力，最终作用在该系统上的合力为0（即手臂是静止的）

们一般用位于手臂质心的一个累积重量矢量来替代每个细胞上的所有微小重量矢量）。同样，哑铃也受到引力的作用，从而被推到运动员的手上。那么，为什么哑铃不会直接从运动员的手上落到地面上呢？答案是接触。

## 接触力

当与力有关的物体的表面发生碰撞（即接触）时，就会产生接触力（Mitiguy, 2017）。接触力在体育运动中极为常见，因为运动员、墙壁、抛射物和地面都在不断地相互挤压。像所有其他力一样，接触力严格遵循牛顿三大运动定律。在接触点上，每个物体以大小相等且方向相反的力推动另一个物体。这些物体的合成运动将遵从牛顿第二定律的公式。

在图1.3中，手和哑铃之间的接触力阻止哑铃穿过手落下来。在哑铃被稳定地举着的情况下，应用牛顿第三定律可以得出这样的结论：手对哑铃施加的力必然恰好与哑铃的重量相抵消。一个看似微不足道的结果是，手对哑铃施加了一个大小与哑铃的重量相等的向上的接触力。一个更微妙的后续结果是，同样的接触力导致哑铃对手施加了一个向下的反作用力。因为举重运动员正在将哑铃向上推，所以他能感觉到哑铃在他的手中。当肌肉收缩以保持重量稳定（即没有加速度）时，系统的合力为0，这被称为等长收缩。

## 地面反作用力

地面反作用力是存在于人与地面之间的一种特殊的接触力。这种力是运动损伤生物力学的核心，因为地面接触几乎总是涉及创伤性损伤和过度使用性损伤。当地面对运动员的肢体（通常是脚）施加接触力时，这种力通过下肢和上肢的关节进行传导。当其与前面讨论过的其他接触力相结合时，肌肉骨骼系统可能处于一种妥协状态，在这种状态下，肌肉、肌腱和骨骼到达故障点。从这个意义上说，力是运动损伤的罪魁祸首。

地面反作用力是地面对物体产生的力，它与物体对地面施加的力大小相等、方向相反。为了行走、奔跑，或者只是简单地在空间中移动，我们必须先向与移动方向相反的方向推动地面，然后由地面向相反方向推动我们，产生朝向我们所期望移动的方向的合力。如果你在人们走路时仔细观察，就会发现，他们的脚在与他们试图移动的方向相反的方向上推动地面。在走路的后期动作中，脚先向下压向地面，然后向后移动。这个动作产生的地面反作用力指向上方和前方，会导致身体向上和向前移动。本章后续的运动案例研究将更详细地解释这种交互作用。

## 肌肉产生的力

内力是人体内部产生的力。运动员产生的最明显的内力是主动肌肉力。当大脑向肌肉发出收缩的信号时，肌肉就会产生力。当肌肉收缩时，它试图通过拉近两端来缩短距离，如图1.3所示。肌肉直接附着在骨头上，或者更常见的是通过一种称为肌腱的结缔组织与骨头相连。肌肉和肌腱一起构成了肌腱单元。请注意，收缩会使肌肉在两个连接点产生一种力，并沿着作用线把骨头拉在一起。同样有趣的是，肌肉只能拉动骨头，而不能推动骨头。肌肉将关节周围的骨头拉近的动作称为屈曲。为了使骨头彼此分离，必须有肌肉在关节的另一侧工作。当这些相对的肌肉使骨头彼此远离时，就会发生伸展。骨头在关节周围移动是指骨头在关节处形成一定的角度。当关节处形成的角度减小时，骨头会靠得更近，关节就会处于屈曲状态。增大角度、拉直关节，关节会处于伸展状态。两块肌肉可以屈曲和伸展同一关节，形成一对拮抗肌。在肘关节处，如图1.3所示，肱二头肌屈曲手臂，而拮抗肌肱三头肌（未显示）则伸展手臂。当肌肉收缩时，骨头就会移动。

## 韧带和肌腱产生的力

其他主要的内力包括由肌腱、韧带甚至肌肉产生的张力。结缔组织在被拉伸时就会产生被动力。结缔组织就像一根被拉长的橡皮筋，通过产生一种被动力来阻止拉伸。与主动肌肉力类似，被动力倾向于将结缔组织的附着点拉得更近。肌腱是连接肌肉和骨骼的纽带，当肌肉被激活或整个肌腱单元被拉伸到超出其自然长度时（例如运动员在热身时的拉伸），肌腱就会被拉伸。韧带将骨头与其他骨头连接起来，当其他力试图将这些骨头拉开时，韧带就会被拉伸。结缔组织中的被动力对维持关节的稳定性至关重要，而过度拉伸或拉伸过快导致的结缔组织损伤是主要的运动损伤类型。

## 关节接触力

人体的骨骼系统由数百块骨头组成，这些骨头在关节处相互接触。关节接触力是由于外力和内力作用于关节而产生的反作用力。这种关键内力的存在能够确保身体各个部分如我们预期的那样运动。例如，在图1.3中，肘关节是前臂（桡骨和尺骨）围绕上臂（肱骨）旋转的枢轴点。与我们对哑铃和手的分析类似，在运动过程中，运动员必须对前臂和上臂之间的接触面施加力，以确保桡骨和尺骨不会穿过肱骨。我们看到，由肱二头肌产生的前臂肌肉力使前臂沿着力的方向向上弯向肱骨。为了防止前臂向这个方向移动，上臂和前臂相交的关节处产生了接触力。关节接触力通常作用于软骨表面，有时也直接作用于关节中心附近的骨头。

### 其他内力

除了肌腱、韧带和肌肉产生的主动力和被动力之外，还有许多其他内力在运动损伤生物力学中发挥作用。关节软骨在关节处的骨头之间提供缓冲，并承受前面讨论过的许多关节反作用力的负荷。甚至皮肤、血管系统和其他软组织，在技术上也能提供阻力和产生内力。然而，大多数人体模型（例如用于分析的数学表示）的注意力都集中在肌肉、骨骼、韧带和肌腱上。这些结构产生了大部分的内力，也是运动损伤的主要来源。

## 力矩

虽然这一节的大部分内容都集中在力上，但肌肉在身体中更精确的作用是让四肢围绕关节中心进行旋转。虽然肌肉的作用是拉近骨骼和软组织之间的距离（即通过屈曲或伸展进行平移），但在功能上，肌肉会使肢体周围的关节旋转从而达到移动身体各个部位的目的。一个肢体相对于另一个肢体的旋转可以定义为角位移，或两个肢体相对方向的变化。在图1.3所示的简单的肘关节二维结构中，我们可以将前臂的方向想象成一条从肘关节指向手的直线，而上臂的方向是一条从肘关节指向肩膀的直线。在这种情况下，前臂与上臂成90度角。如果举重运动员进一步屈曲他的肱二头肌，前臂和哑铃就会围绕肘关节进行旋转，以缩小上臂和前臂之间的角度。另一方面，伸展（由肱三头肌完成）会增大肘关节连接处的角度。肘关节的中心称为枢轴点，穿过前臂的枢轴点的线称为旋转轴。

肘关节是前臂绕上臂旋转的枢轴点。由于这种旋转主要是在一个平面内完成的，因此肘关节被认为是一个铰链关节。而髋关节是一个球窝关节，可以进行多轴旋转。了解关节的结构和功能将有助于运动员对运动项目的安全性进行判断。

力使物体绕一点旋转的趋势是力矩（力的旋转分量也称为扭矩）。围绕关节的力矩会产生围绕旋转点的角加速度。围绕某个点的力产生的力矩的大小与力的大小乘以力臂成正比。力臂是力的作用线与枢轴点之间的最小距离。为了更好地说明这些术语并强调力臂的重要性，我们来分析一下图1.4中的两种不同姿势。在图1.4a和图1.4b中，位于头部质心的引力都指向下方。然而，在图1.4b中，围绕枢轴点（C5椎骨）的

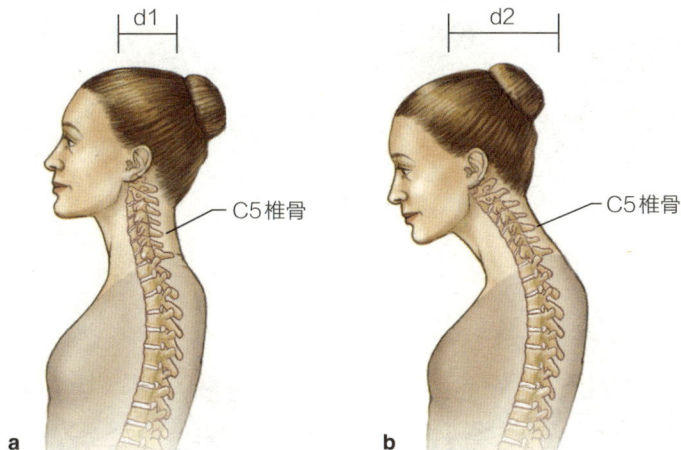

**图1.4** 如果将头部置于一个易受损伤的位置，颈部的扭矩大大增加。在姿势a中，力臂d1相当小。在姿势b中，力臂d2明显增大。在两个姿势中，肌肉和肌腱都是拉向头的后部，以防止颈部绕C5椎骨（C5椎骨是为了分析而任意选择的一个枢轴点）旋转。为了产生足够大的顺时针力矩来保持头部稳定，姿势b需要更大的肌腱力

力臂要大得多。因此，图1.4b中的头部重量产生的力矩要大得多。为了保持头部不动，颈后的肌肉必须更努力地提供顺时针方向的力矩，以抵消由头部重量产生的逆时针方向的力矩。

人们需要小心协调主动肌肉力，使四肢互相协调旋转。在这样做的过程中，运动员会平衡内力和外力，以产生所需的动作来完成运动任务，例如跳跃、投掷或跑步。

## 稳定性

在运动损伤生物力学中，稳定性可被定义为"关节在其整个运动范围内保持适当功能位置的能力"（Burstein and Wright, 1994, 63）。损伤往往是缺乏稳定性造成的，而且，受伤的组织会导致该结构出现其他不稳定。稳定的机械系统倾向于使用力来恢复正常的功能位置，而不是使用力使系统分离。为了更好地理解这个概念，请参考图1.5。在图1.5中，我们可以看到两个稳定的机械系统和两个不稳定的机械系统。上面一组图展示的是一个球停在山谷里（稳定），另一个球停在山顶上（不稳定）。如果球在山谷中发生轻微移动，重力会引导球回到原来的位置，那么系统是稳定的。而山顶的球稍微移动一下，就会从山上滚落下来。同样的概念也适用于人的膝关节。股骨位于膝关节的胫骨平台上。在稳定的情况下，股骨的轻微旋转或移位，往往会被交叉韧带和侧副韧带施加的内部恢复力纠正。但想象一下，如果这些韧带不存在（或者它们

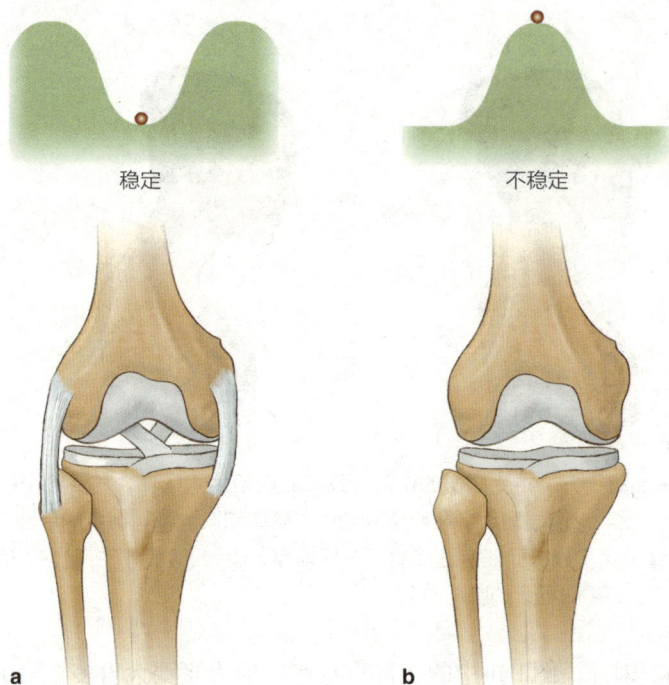

**图1.5** a. 具有适当恢复力的稳定系统趋向于收敛至静止位置；b. 不具有恢复力的不稳定系统在较小的扰动下就会发生位置偏离

可能由于运动损伤而撕裂或破裂），膝关节就会变得不那么稳定，股骨的轻微移位就会使整个系统失去平衡，这对运动员来说会带来灾难性的后果。

　　人体关节可以通过被动元素来提供稳定性，例如图1.5中的交叉韧带和侧副韧带，但也可以通过动态神经肌肉主动控制。穿过关节的肌肉可能会被激活，帮助保持关节处于有利位置。此外，相对的肌肉群（例如腘绳肌和股四头肌群）的共同收缩可以将关节两侧的骨头拉得更紧，从而大大增强稳定性。正如你可能已经注意到的，使用协同收缩来保持稳定性的一个主要缺点是，它往往会增强关节接触力。

## 进一步了解跑步机制

在平坦表面上正常跑步就是一个很好的研究案例，可以用来总结本章讨论的力学概念。跑步就是不断重复步幅。步幅的长度被定义为从一只脚（例如右脚）的脚跟初次着地到同一只脚（例如右脚）的脚跟再次着地的距离。步长大约是步幅的一半（即右脚的脚跟着地与左脚的脚跟着地之间的距离）。图 1.6 总结了步态周期的各个阶段以及每个阶段的主要机械原理。在图 1.6 中，步幅周期从右脚的脚跟着地开始计算。

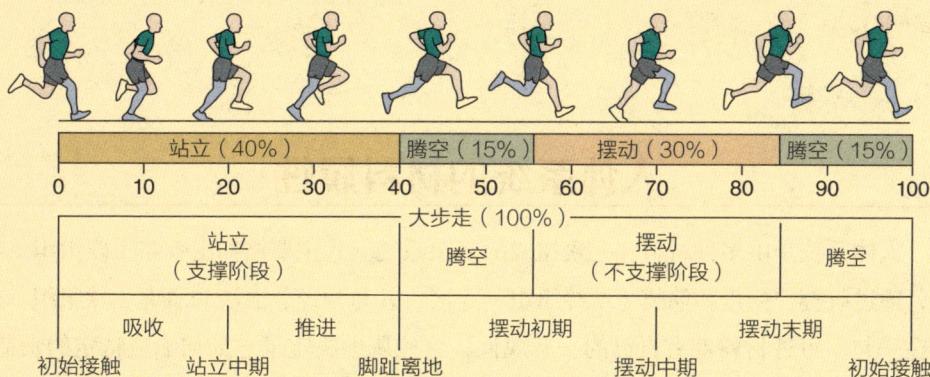

**图1.6**　一种大步跑的跑步步态，从右脚脚跟着地开始。步态周期由多个阶段组成，这些阶段定义了用于完成一个周期的必要任务的运动类型和肌肉激活模式

步态周期的第一个阶段是站立阶段。在站立阶段，右脚与地面接触。在站立阶段的早期，身体是从前一步放缓至站立的。此时股四头肌收缩以伸展膝盖，使小腿旋转落地，以阻止身体向前运动。地面对这种接触力做出反应，反作用力使运动员减速（也就是说，加速度降低了速度）。此外，运动员在站立阶段的早期落向地面，地面反作用力也有一个向上的垂直分量，以防止身体穿过地面。在站立阶段的后期，脚部完成了从脚跟到脚趾触地的过渡，小腿的肌肉（尤其是腓肠肌和比目鱼肌）进入激活状态，以推动身体前进。这一次，这些肌肉使脚向后向下推地面，产生向前向上的地面反作用力，从而推动身体向前腾空。

有一瞬间，双脚都离开了地面，身体完全处于腾空状态。此时右腿开始绕臀部向身体前方摆动，为下一步做准备。在经过短时间的腾空后，左腿与地面接触（完成了一步）。当然，右脚在摆动阶段没有产生地面反作用力，而左脚则经历了前面所述的减速 – 加速协调周期。与此同时，右腿的髋屈肌（例如髂腰肌和缝匠肌）收缩，在小腿上产生一个力矩，使右腿向前旋转。在摆动阶段结束时，还有另一个短暂的腾空阶段，在这个阶段中，右脚和左脚都离开了地面。当右脚再次接触地面时，跑步步态（周期）结束。

正如我们所看到的，作为最基本的机械运动之一，跑步所涉及的力学原理是较为复杂的（至少可以说并不简单）。考虑到不同身体部位的变形、地面的硬度（和运动鞋的硬度）、身体的内外侧（侧面对侧面）运动等因素，我们可以在跑步分析中引入更多的复杂性。然而，我们能够为这个复杂的生物力学系统做一个简化的模型，以了解跑步过程中涉及的主要力和力矩。

通常，身体产生完成跑步运动所需的必要力和力矩是没有问题的。但不幸的是，情况并非总是如此。正如我们将在下一节中看到的，人体中的物质元素在最终失效之前只能承受这么多的力。

# 人体系统的材料属性

人体系统是由多种材料和元素组成的复杂系统。其主要结构由骨骼（硬组织）组成，通过肌腱、韧带和筋膜（结缔组织）连接，并与神经、血液和肌肉（软组织）交织在一起。每种材料都有自己的一套属性，这些属性决定了它如何响应特定的负荷。对于我们来说，负荷是作用在表面或物体上的一组外力。当经常出现损伤时，材料的属性也决定了身体组织的断裂点。本节将通过介绍材料科学的一些关键概念，并将它们与运动和其他活动中的力联系起来，帮助读者进一步了解人体组织发生故障的原因和过程。

## 负荷-变形机制

如前所述，我们体内的组织会产生内力，使我们保持直立，并使四肢活动。这些力量的产生是有代价的，当组织产生一种力来抵消外部负荷时，相应的材料就会承受机械应力。应力是通过横截面上的作用力来定义的。当存在较大的力，而承受这些力的材料的横截面面积很小时，应力会特别大。人体内的每一种材料都有一个应力临界值，超过这个临界值，人体就会出现故障。材料受到的应力很大程度上取决于负荷的性质和方向。因此，根据负荷的方向，材料有不同的断裂点，而且某些材料承受某些负荷的能力往往比承受其他负荷的能力更强。

当材料承受应力时，它会经历应变。应变是对材料在外加负荷作用下产生的相对变形的一种度量。例如，假设有一个橡胶圆筒和一个具有相同截面厚度的钢棒。当橡胶圆筒被沿其长轴拉开（即受到张力）时，它会承受很大的拉伸力并明显变长。然而，在钢棒上施加相同的拉伸力会产生较小的变形。在这两种情况下，假设横截面面积保持不变，那么应力也是相同的，因为应力被定义为横截面上的作用力。我们将看到，大多数结缔组织，例如肌腱，更像一个有弹性的圆柱形橡皮筋；而硬组织，例如骨头，更像一个硬棒。材料的应力与应变之比称为弹性模量，它描述了材料在给定应力下的变形程度。弹性模量是决定材料故障点的主要因素。

## 结构特性

人体材料不断地被拉伸、压缩、扭曲和弯曲。当组织对身体施加内力时，这很可能是由某种外部负荷导致的。承受负荷时材料会发生变形，这适用于所有的物体。当网球拍击打网球时，球拍的线在接触球时会发生轻微变形，这一点很明显。不太明显的是，当棒球杆与棒球相撞或保龄球与球道相撞时，棒球杆与保龄球也会发生变形。由于弹性材料能够抵抗外部负荷，它们产生的内力对人体运动和保持稳定至关重要。表1.2总结了常见的负荷类型和相关运动损伤。

表1.2 常见负荷类型和相关运动损伤

| 负荷 | | 描述 | 相关运动损伤 |
| --- | --- | --- | --- |
| 压缩 | | 一种挤压负荷，将材料的两端挤压得更近 | 脊柱压缩性骨折（见p.211） |
| 张力 | | 将材料的两端拉得更远的拉伸负荷 | 跟腱断裂（见p.291） |

续表

| 负荷 | 描述 | 相关运动损伤 |
|---|---|---|
| 弯曲 | 垂直于纵向轴线的负荷，在同一物体的不同位置，同时产生压缩和拉力 | 股骨应力性骨折（见p.253） |
| 剪力 | 作用在材料横截面上的负荷 | 半月板撕裂（见p.267） |
| 扭力 | 通常由施加的扭矩产生的扭转负荷 | 联合踝关节扭伤（见p.295） |
| 联合负荷 | 多重负荷的组合 | 前交叉韧带撕裂（见p.272） |

　　实际上，联合负荷（多种负荷同时发生）是肌肉骨骼系统中最常见的负荷类型。由于物体形状不规则，而且多个力量作用于不同位置，人体中很少出现单一负荷。这些负荷会对组织产生应力，在超过一定阈值后，组织就无法再承受这些负荷。

　　硬组织和软组织会抵抗负荷，直到最终失效。当物体所承受的应力大小超过材料的应力临界值时，就会出现失效（或者生物组织中出现损伤）。这意味着组织的横截面面积不够大，承受不了所施加的力量。材料的强度被定义为材料在失效前所能承受的力（或应力）的大小。不幸的是，材料承受的应力很少是均匀分布的。因此，了解局部应力对分析运动损伤机制至关重要。由于应力等于单位横截面积上的受力，在材料的横截面面积较小的区域，即使是瞬间，也有可能产生高度集中的局部应力。例如，当肌腱包裹着骨骼标志物时，该标志物可能会受到挤压。由于短时间内横截面面积减小，挤压区的应力可能会更大。轻微的撕裂或其他形状异常会进一步使应力局部化。材料的强度取决于它最薄弱的环节，而损伤和失效往往发生在最薄弱的纤维或组织最脆弱的部位。

　　人体组织的失效往往比橡胶或钢铁等非生命物质的失效更为复杂。图1.7展示了一个韧带样本的应力−应变曲线。当一种材料持续承受负荷和被拉伸时，应力会不断变大，直到超过极限并最终导致材料失效。由于受到局部压力，轻微的撕裂（有时被

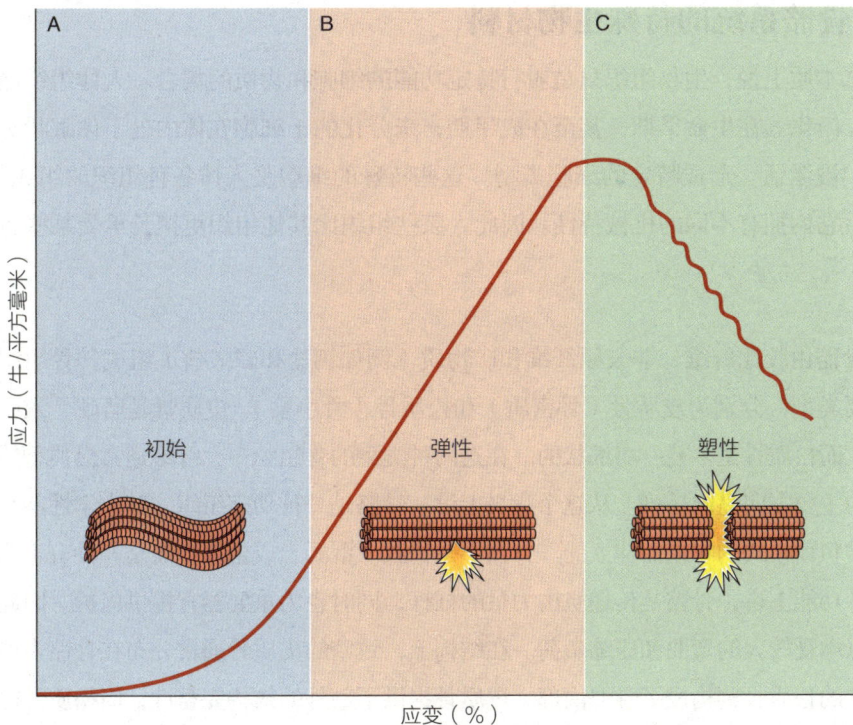

**图1.7**　离体韧带在拉伸负荷的作用下的应力−应变关系。应力−应变曲线中存在3个不同的区域。在初始区域（A），波浪状韧带被拉紧，在长度发生改变时阻力很小。在弹性区域（B），应力随应变线性变大，这条线的斜率就是材料的弹性模量。在超过临界点之后，材料进入塑性区域（C），在此发生永久变形，并最终失效（即断裂）

称为微失效）可能在临界点之前发生。而超过临界点的诱导应力会导致宏观失效（即肉眼可见的撕裂或破裂）。

人体组织的材料特性决定了它何时会失效，但是，是什么决定了组织的材料特性呢？这些特性会随时间变化而变化吗？它们在不同的个体中是不同的吗？要回答这些问题，我们需要使用生物科学：生物学。

# 生物学

力学可以让我们计算出人体经历的力和力矩。材料科学将这些力与硬组织和软组织所感受到的应力联系起来。而生物学揭示了体内物质元素的属性，它们对机械应力的反应，以及它们如何随着年龄、性别、营养和锻炼的变化而变化。生物学在应用负荷和组织损伤之间架起了桥梁。

## 肌肉骨骼系统的特殊生物材料

从本质上说，生物组织只是履行特定功能的细胞和物质的集合。人体组织趋向于高度专门化。在生命早期，甚至在成年期，未分化的干细胞在体内处于休眠状态，直到它们被激活，形成特定的细胞类型。这些特殊的细胞是人体各种组织的组成部分，分化后它们拥有不同的机械特性。因此，某些组织比其他组织更擅长承受某些负荷。

### 骨骼

骨骼由胶原纤维、非胶原纤维和矿物质（例如钙盐和磷酸盐）组成。骨组织有两种主要类型，分别为皮质骨（骨密质）和松质骨（骨小梁）。皮质骨是坚硬、致密和强壮的，而松质骨是多孔、海绵状的。在这两种类型的骨组织中，纤维通常沿典型的外部负荷的主要方向纵向排列。从这个意义上讲，骨骼是一种动态组织，其力学性能是根据对正常负荷模式的响应而建立的。骨骼不是橡胶、混凝土或金属，而是一种有生命的物质。从功能上讲，骨骼是传递肌肉力量的杠杆，同时也为重要器官提供保护。因此，骨骼可以承受较大的弯曲和压缩负荷。在结构上，致密的皮质骨通常分布在骨骼表面，而海绵状的松质骨则构成了骨骼内部。皮质骨提供了额外的结构完整性，而松质骨提供了进行其他生物学任务的场所，例如制造血细胞。图1.8展示了人类股骨的横截面。

从机械角度来看我们可能会想，为什么骨骼不是全由皮质骨构成，以便产生最健壮的机械骨骼。部分人认为这是优先排序的结果。身体不需要多余的皮质骨来承受典型的负荷，而需要优先为骨髓、血液和松质骨留出空间。此外，松质骨的密度较低，使得骨骼重量较轻。回顾与力相关的公式我们可以看到，质量较小的物质可以更容易地通过肌肉移动和旋转来进行运动。因此，骨骼经过优化，具有质量轻、能抵抗主应力且维持生物功能的特点。

### 肌腱

肌腱是连接肌肉和骨骼的纤维组织。肌腱的作用是传递肌肉在骨骼上产生的力，从而产生运动。肌腱由胶原纤维组成，胶原纤维是结缔组织的组成部分，它们被平行地捆绑在一起，以承受高强度的拉伸负荷。肌腱相对来说比较坚硬。肌腱被拉伸时，它可以储存大量的弹性能量。例如，当运动员准备跳跃时，他们通常会做一个反向动作来拉伸跟腱。如果时机正确，运动员会向上跳跃，就像肌腱试图回到原位（即回到原来的长度）一样。这就产生了一个连锁反应：跟腱使脚部绕着脚踝旋转落向地面，脚部推动地面，最后地面产生额外的向上力，使运动员跳得更高。

皮质骨（致密的）

松质骨（海绵状的）

**图1.8** 人类股骨的横切面，沿矢状面切开。海绵状的松质骨构成了骨骼的内部，而致密的皮质骨则强化了骨骼的表面

### 韧带

韧带的作用是将骨头连接在一起，并提供跨关节运动的稳定性。像肌腱一样，韧带主要由胶原纤维组成，纤维成束堆叠，通常平行排列，从一个附着点指向另一个附着点。这种结构使韧带特别能够抵抗拉伸负荷。某些韧带，例如膝关节的交叉韧带，有一种螺旋状的纤维结构，可以提供额外的支撑，以抵抗扭转或扭曲的负荷。与骨骼一样，韧带的强度高度取决于外部负荷的方向。内厄姆和梅尔文（Nahum & Melvin, 2002, 15）表示，根据拉伸负荷的方向，韧带的强度会有50%~100%的变化。下一节中的前交叉韧带撕裂案例研究将会更详细地介绍这种特殊韧带的特性。前交叉韧带撕裂通常是由于过度的拉伸和扭转负荷造成的（Koga, 2010）。

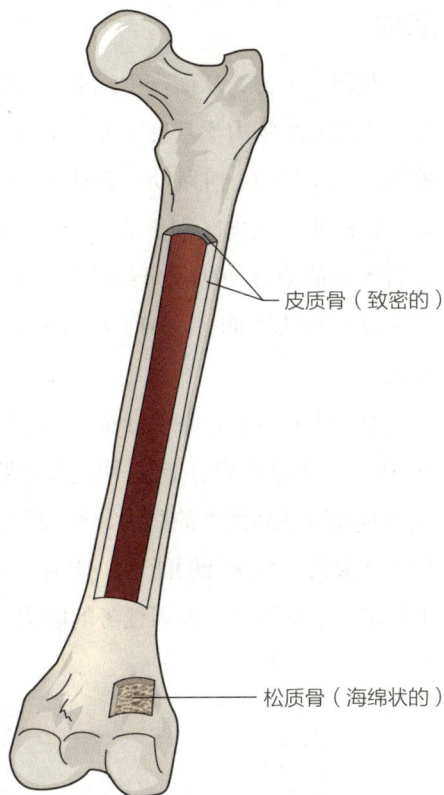

## 肌肉

肌肉产生力，从而产生运动。骨骼肌负责进行人体的自主控制和协调，因此是功能和损伤的生物力学基础（人类也有心肌和平滑肌，它们用于执行无意识的运动。这些肌肉让我们的心脏跳动，并让我们的胃部发生蠕动）。图1.9展示了肌肉纤维如何组成分层结构。肌肉区别于前面所讨论的其他组织的主要特征是具有自主收缩的能力。来自大脑的信号使肌肉纤维收缩，从而产生力，使肌腱和骨头两端靠得更近。肌肉纤维收缩的机制如图1.10所示。可以想象，这种收缩机制使肌肉的材料特性变得相当复杂。

有3种主要的骨骼肌纤维类型：Ⅰ型（慢性氧化型）、Ⅱa型（快速氧化糖酵解型）和Ⅱb型（快速糖酵解型）。快速收缩肌纤维能够快速产生高强度的肌力，但是由于不能长时间维持高强度的肌力，所以它们是疲劳纤维。慢速收缩纤维的收缩速度更慢，相对来说具有抗疲劳的能力。体内快速收缩肌纤维与慢速收缩肌纤维的比例很大程度上决定了运动员完成各项任务的能力。例如，优秀的短跑运动员体内快速收缩肌纤维

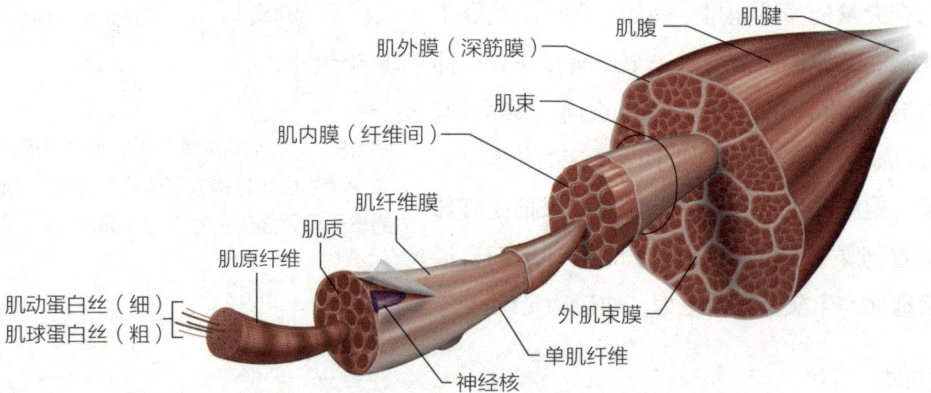

**图1.9** 肌肉的层次结构示意图

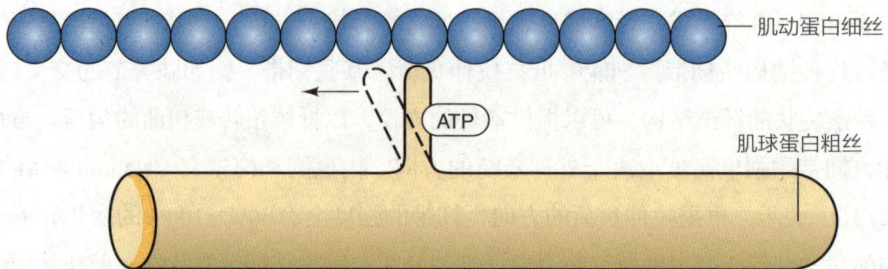

**图1.10** 当肌丝在横桥上彼此滑动时，肌肉发生收缩（缩短）。三磷酸腺苷（ATP）分子被用作产生运动的能量来源

的比例比平均水平要高得多，这也是他们在比赛开始时能快速加速的原因。纤维类型的比例很大程度上是由遗传决定的，尽管一些研究表明，训练可能会对这一比例产生影响（Hall, 2010）。

### 软骨

软骨通常分布在骨骼末端的表面，专门用于直接承受负荷，由胶原纤维组成。胶原纤维的方向随软骨的深度变化。纤维位于软骨表面正下方的薄层中，平行于表面，但在组织的更深处，纤维是随机分布的，甚至可能垂直于表面。因此，软骨的不同部位可能受到一个给定接触力的拉伸、剪切或压缩负荷。不同于我们讨论过的专门用于处理特定方向的负荷的其他组织，软骨可以承受各种类型的负荷。关节软骨存在于关节内，并伴有润滑关节组织的滑液。表面的润滑使关节软骨可以轻松地滑过彼此，从而大大降低了剪切负荷。润滑性关节软骨损伤也称为骨关节炎，是一种会导致疼痛和残疾的常见损伤。不幸的是，软骨的血液供应能力很差，这使得受损软骨的愈合过程很长。

人体由具有特定功能的特殊组织组成，这些组织使人体能够平稳运行。经过数百万年的进化，人类进化出了特殊的生物材料，可以承受环境或自身带来的特定负荷。然而，人体系统真正的奇迹在于组织除了具有静态材料特性之外，还有动态的生物材料特性，其不仅坚固耐用，而且具有自我适应、愈合和修复的能力。

## 适应、愈合和修复

当生物体改变自身，使自己更适合在特定环境中生存时，就产生了适应性。人体系统不断地通过改变结构来承受新的力和负荷。愈合是一种反应性适应，其特征是由于损伤或故障而产生特定变化。当一个组织遭到破坏时，身体就会努力加固受损的结构，以恢复形态和履行必要的功能。如果没有这种愈合和修复过程，身体组织就会随着时间的推移而慢慢磨损，并危及整个肌肉骨骼系统。过度的压力会导致人体出现故障、损伤和残疾，而愈合能力可以帮助我们恢复力量、继续前进。

大多数愈合过程的第一步可能都是痛苦的。急性损伤会引起炎症反应，血液会淤积在受伤部位，导致受伤部位出现特征性的红肿。在某种程度上，炎症反应是身体在向大脑发出信号，让它放松受伤部位，炎症可以提醒大脑，身体在那个部位有损伤。多余的血液和白细胞（血液中携带的免疫系统细胞）会涌向受伤部位，帮助保护受伤组织免受毒素感染，并为组织修复提供必要的蛋白质组成部分。人体具有先进的修复机制，它组成了组织重建的复杂化学过程。

骨骼对骨折的反应是尽快形成新的骨组织。发生创伤性骨折后，骨骼会迅速生成胶原纤维组织来改善机械支撑，并形成编织骨。编织骨形成的速度越快，组织的牺牲就越大。编织骨中的胶原纤维是无组织的，并不遵循周围骨骼特定的最佳方向（如前所述，纤维通常沿着正常负荷的主轴方向生长，以提供沿着该方向的力）。特别是在愈合的早期阶段，编织骨在额外负荷的作用下很容易发生骨折。尽管如此，我们的身体还是会优先考虑将这个过程作为恢复的起点，然后再将编织骨转换为原始骨类型。

对于日常负荷造成的微观骨折，骨骼将以未来能够承受类似负荷的方式进行修复。根据沃尔夫定律，骨骼可以适应机械刺激。该定律指出，骨骼会调整其重量、纤维排列方式和组成成分，以适应既定环境。运动员通过训练来利用这一点，其骨骼会在负荷训练的基础上变得更强壮，这为运动员将来（例如在比赛期间）应对类似负荷做好了准备。编织骨最终会遵循沃尔夫定律进行自我重塑，但这可能需要很长时间。如果骨骼在两次较轻微的骨折之间没有足够的时间进行重塑，就可能会导致持续骨折，这通常称为应力性骨折。一些运动员非常清楚，康复是一个缓慢而渐进的过程。

像骨骼一样，其他身体组织，包括肌肉、肌腱和韧带，也有在受伤后自我修复的能力。这些结缔组织共有的一个优势是它们的纤维结构很独特。肌肉、肌腱和韧带是由束状纤维组成的分层结构（见图1.9和图1.10）。这种结构的主要优点是，单个纤维撕裂时可以不损害整个组织。我们将这种肌腱单元损伤称为拉伤（这是我们对材料变形的总称）。当韧带发生撕裂时，我们将这种损伤称为扭伤。发生拉伤或扭伤后，健康的纤维会承受负荷，而其他纤维会经历类似于如前所述的炎症和愈合过程。请注意，在此期间，宏观结构的横截面面积会减小（即肌束中完整的纤维减少）。由于应力被定义为单位横截面积上的力，此时组织面临承受更大应力的危险，这可能撕裂其他的纤维（见图1.11）。在愈合期间，当结构的其他部分正在得到加强时，减轻受伤组织的负荷尤其重要。而破裂是一种灾难性的撕裂，它会一次性破坏所有的纤维。发生严重的撕裂或破裂后，身体无法完全自我修复，可能需要手术治疗。

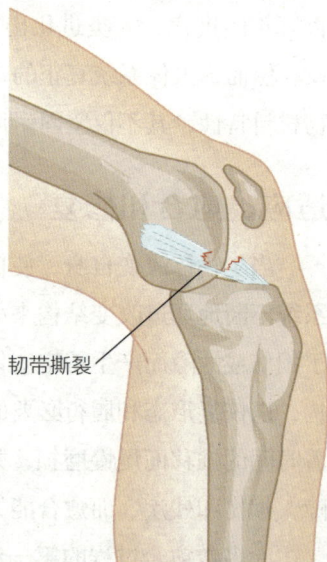

韧带撕裂

图1.11　一个典型的韧带撕裂状态。由于某些肌束被撕裂，其余肌束在将来的负荷过程中将承受更大的应力（横截面面积减小）。与此同时，身体会尝试修复撕裂的纤维。如果撕裂严重，可能需要通过手术来恢复

在某些运动中，肌肉纤维有时会出现轻微的撕裂。事实上，为了变得更强壮，这些轻微的撕裂是必要的。在修复这些轻微的撕裂的过程中，身体会优先构建额外的纤维来增强肌肉力量，以便将来能够承受更大的力。这些轻微的撕裂的愈合是增强肌肉力量的基础。为了变得更强壮，人体确实需要建造更多的肌肉。

并非所有的负荷都对肌肉骨骼系统有害。事实上，研究表明，长期大幅减少负荷和过度承受负荷一样有害。例如，菲茨杰拉德（Fitzgerald, 2017）描述了长时间过高的负荷会导致膝关节发生骨关节炎；然而，短时间内过低的负荷（例如，宇航员在国际空间站连续工作几天或几周）也会使膝关节发生骨关节炎。身体似乎在向相反的方向调整，以最合适的负荷适应新的环境。

受伤后，人们通常会改变步态模式和运动策略，以避免受伤区域出现疼痛。运动员采用了一种肌肉协调策略，该策略可以改变地面反作用力和随后的内力和力矩，从而减少受伤组织上的负荷。采用这个机制的目的是使受伤的部位有愈合的时间。然而，炎症反应有些混乱和不完善，减少疼痛的运动可能不是最利于愈合的运动。此外，通过改变一个人的正常步态来减轻受伤部位的负荷会给身体的其他部位带来额外的力，这可能导致其他部位受伤。受伤后的过度补偿也可能导致对人不利的机械适应，例如根据沃尔夫定律，骨纤维会重新排列。这些适应会在愈合过程结束后继续存在，这强调了在训练和康复过程中采用正确形式和技术的必要性。医生和治疗师必须继续研究帮助受伤运动员康复的最佳方法。这包括步态适应和肌肉补充策略的改变，还包括矫正器、护具和辅助设备等工具的使用。

## "人类"机器

如果不考虑整本书的核心——运动员，只是笼统地介绍功能和损伤生物力学，那就是不负责任的。具体来说，运动员的年龄、性别、营养摄入和训练都对生物力学有重大影响。更进一步说，遗传、疾病和受伤史，都会影响运动员的运动方式、创造的力，以及其身体对负荷的反应。如前所述，当负荷超过给定组织的承受能力时，身体就会出现损伤。现在，我们来讨论一下影响个人健康和受伤风险的因素。

### 年龄

随着年龄的增长，人类的肌肉骨骼系统经历了许多巨大的结构变化。在儿童时期和20岁出头的时候，人体组织通常会发育得更大、更强壮。在成年后期，人体组织开始退化，这是因为磨损、撕裂、毒素和残留物的积累超过了身体的愈合能力。随着年龄的增长，组织的承重能力发生了明显变化。吴（Woo）和他的同事测试了年轻人（22~35岁）和老年人（60~97岁）尸体的前交叉韧带的拉伸强度。年轻人的韧带在撕裂前可以承受大约2160牛的拉力，而老年人的平均峰值拉力为658牛（Woo et al., 1991）。这就是外科医生通常用同种异体移植物，或供体韧带组织修复前交叉韧带撕裂的主要原因之一。对于老年人，用自体移植物；对于年轻人，用病人身体其他部位的组织移植。除了力量上的变化之外，人们在研究损伤生物力学时，还必须考虑到青少年运动员的不同身体结构。生长板是长骨的软骨区域，是骨骼生长的场所。生长板损伤会导致额外的并发症。发生在生长板周围的骨折会导致生长板与正常骨骼错位或过早闭合，而骨骼的几何形状异常会导致力量分配不理想，从而导致应力集中和将来出现损伤。

## 性别

有许多因素导致了男性和女性具有典型的生物力学差异。性别对结构解剖学、肌肉质量和骨骼几何学有很大的影响，所有这些都极大地影响着外力传递到全身的方式。此外，激素、社会因素和活动模式可能决定了为什么一种性别的人比另一种性别的人更容易受伤。在制订训练和营养计划时，人们应该考虑到这一点，同时还要评估研究中的建议是否适用于一种性别或两种性别。例如，在类似的运动中，女性前交叉韧带撕裂的可能性大约是男性的5倍。造成这种情况的原因似乎是男性与女性在解剖学上的差异，以及女性在执行落地动作的过程中，其股四头肌在膝关节周围的肌肉收缩中占主导地位（Ford et al., 2011）。由此可见，性别不仅影响运动员的骨骼大小，还影响运动员的协调机制。

## 营养

我们会吸收我们摄入的食物。食物对身体内的元素和矿物质有直接影响，而这些元素和矿物质会对肌肉骨骼系统的正常功能产生重要的影响。骨骼依靠钙来改善其强度和结构刚度，而钙是人体自身无法产生的一种无机化合物。由于钙是全天活动所需要的，所以人们需要充足的钙来维持机械强度。女性在30岁左右就不会再增加骨量，因此，对于她们而言尤为重要的是，应该尽量多地摄入钙质，以避免骨质减少或骨质疏松症（以骨骼脆弱为特征的一种疾病）的发生。此外，适应和愈合过程的核心内容都是补充受伤部位缺乏的化学物质和矿物质。在经过高强度的训练后，运动员应食用富含蛋白质和碳水化合物的食物，以促进肌肉的重建。运动员体内必须有适当水平的关键蛋白质、脂肪和其他营养素，以促进组织的修复和愈合。

### 训练

正如前面所讨论的，体育活动和正常负荷会导致人体组织的自然生长和重塑。骨骼通过增加骨量和重塑来应对日常负荷以及未来的类似负荷。通过运动产生的正常负荷也会导致肌腱和韧带变得更大或更密集，以提高它们的刚度和机械强度。肌肉通过调整纤维结构和材料组成，直接对训练和锻炼产生反应。抗阻力量训练会串行增加肌肉纤维，从而增强肌肉整体的收缩力量；拉伸会并行增加肌肉纤维，降低肌肉僵硬度和被动力。

### 其他因素

遗传、疾病和药物也对肌肉骨骼系统的机械和材料特性有重大影响。如前所述，人体中快速收缩肌纤维和慢速收缩肌纤维的比例很大程度上是由遗传决定的。此外，特定的基因与体内的肌肉质量调节有直接关系（Lee, 2004）。而各种疾病可以通过阻碍肌肉骨骼系统的正常功能来影响人们运动的生物力学。例如，类风湿关节炎是一种因身体错误地攻击自身关节软骨而造成的疾病，可导致关节软骨疼痛，进而影响步态和负重模式。药物也可以对个人的生物力学产生极大的正面或负面影响。有时，人们使用药物是为了调节生物力学（例如布洛芬，用以减轻炎症反应引起的疼痛），而其他时候，药物会产生副作用（例如，服用氟喹诺酮类抗生素会增加肌腱撕裂的风险）。

## 超越肌肉骨骼系统

本章主要关注的是人体肌肉骨骼系统的力学和材料特性。然而，我们不应忽视人体运动的其他重要部分，这些部分对人们参与体育运动和娱乐活动至关重要。循环系统通过将血液泵入全身来输送氧气和营养物质，而血液循环对机械组织的愈合和修复至关重要。消化系统从我们摄入的食物中吸收并加工矿物质和营养素，以产生必要的能量来驱动我们的肌肉并产生运动。神经系统负责控制肌肉骨骼系统，如果没有这个交流系统，人体的感觉和运动过程将严重受阻。事实上，许多现代生物力学研究都将重点放在加强我们对神经系统在不同情况下如何调节肌肉的理解上，例如如何改变步态以适应假肢或外骨骼（Collins, 2017），或者建立新的神经网络以在中风后进行功能恢复（Li, 2017）。这些系统协同工作，创造出了伟大的人体系统，它可以行走、说话、呼吸，寿命远超大多数机械设备。在评估损伤的严重程度时，生物学也起着重要的作用。到目前为止，我们的重点是肌肉骨骼系统的损伤，但生物力学原理也可以用来分析其他器官的损伤。

神经实质上是可以在整个身体内传递信息的绳索状器官，无论是疼痛感还是屈曲肱二头肌的命令，它都可以传递。神经组织的力学特性（例如失效前的极限应力）也很有用，但从病理学的角度来看，神经组织传递信息的特性比机械特性更重要。和肌腱或韧带一样，神经也会受到压迫、挤压、撕裂和破裂。例如，腕管综合征是一种普遍存在、使人衰弱的疾病，会影响手和手腕的神经肌肉控制能力。重复性或创伤性的压迫力会导致通过手腕的正中神经周围出现肿胀和发炎，从而会损害手腕的运动功能并导致该部位出现疼痛（见p.165）。

# 损伤生物力学：案例研究

肌肉骨骼系统能产生力和力矩，使人体处于运动状态。如果以某种特殊的方式运用肌肉骨骼系统，就会产生很大的力和压力，从而导致骨骼、肌肉、肌腱、韧带和软骨达到功能极限而失效。这些材料的失效会导致人体出现损伤。现在，我们已经充分回顾了功能和损伤生物力学的一些关键概念，让我们将这些知识应用到3个简短的案例研究中。这些案例研究包括3种类型的损伤：急性外伤性损伤、过度使用损伤和非机械性损伤。在这里，我们关注的是损伤过程中的生物力学原理。关于诊断、症状和治疗损伤的完整分析，请参考本书后文的内容。

## 急性外伤性损伤：前交叉韧带撕裂

前交叉韧带撕裂（见p.272）是近几十年来人们研究最多的损伤之一。之所以对它进行如此彻底的研究，很大程度上是因为它具有普遍性和严重性。据估计，每年每1000人中就有0.68个人患有前交叉韧带撕裂（Sanders et al., 2016）。

这种损伤的恢复往往需要通过手术重建和康复来实现，可能需要数月或数年的时间。随着运动员年龄的增长，这种损伤可能还会对运动员未来几十年的生物力学产生负面影响，包括增加出现骨关节炎和半月板撕裂的风险。了解导致前交叉韧带损伤的生物力学原理，有助于我们预防、诊断和治疗这种常见的损伤。

为了理解前交叉韧带撕裂，让我们看一下图1.12中的解剖结构。前交叉韧带连接胫骨平台的前内侧表面和股骨的后外侧表面。前交叉韧带绷紧时，它对胫骨向前平移起主要的约束作用，它通过防止胫骨向前移动超过股骨来保持膝关节的稳定。

当前交叉韧带撕裂时，较大的地面反作用力产生的高加速度通过肌肉骨骼系统进行传递，导致前交叉韧带承受高应力。前交叉韧带损伤往往是联合负荷所致。古贺

（Koga）和他的同事在2010年提出了一种特殊的机制，如图1.13所示。为了理解这幅图，我们可以用组织的应变来表示韧带应力，组织拉伸得越长，应力就越大。考虑到这一点，古贺和他的同事认为外翻负荷（膝外翻）加上胫骨内旋转会导致前交叉韧带伸展超过其极限并产生撕裂。根据对公式$F = m \cdot \bar{a}$的了解，以及加速度是速度随时间的变化率，我们可以推断，一次快速而有力的脚部运动（例如旋转或跳跃落地）会产生足够的高峰力，从而产生危险的负荷。此处提出的机制并不需要向膝关节施加额外的外力，即可在前交叉韧带处产生较大的应力。因此，前交叉韧带撕裂往往是非接触性损伤。跳跃、落地或急转方向过程中的地面反作用力是导致前交叉韧带撕裂的主要原因。

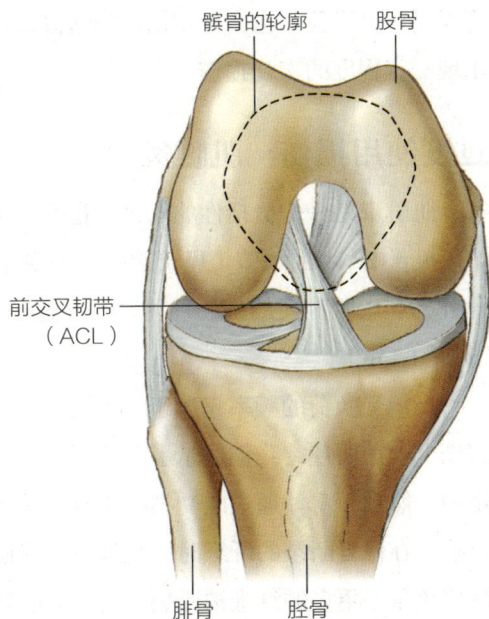

图1.12 人类膝盖结构示意图。前交叉韧带连接胫骨平台的前内侧（前、中）表面与股骨后外侧（后、外）表面，以防止胫骨前部平移

请注意，这里描述的机制并不是使应力和应变超出前交叉韧带的承受极限而导致损伤的唯一原因。另一种情况是膝关节过度拉伸并伴有胫骨内侧旋转。此外，一些研

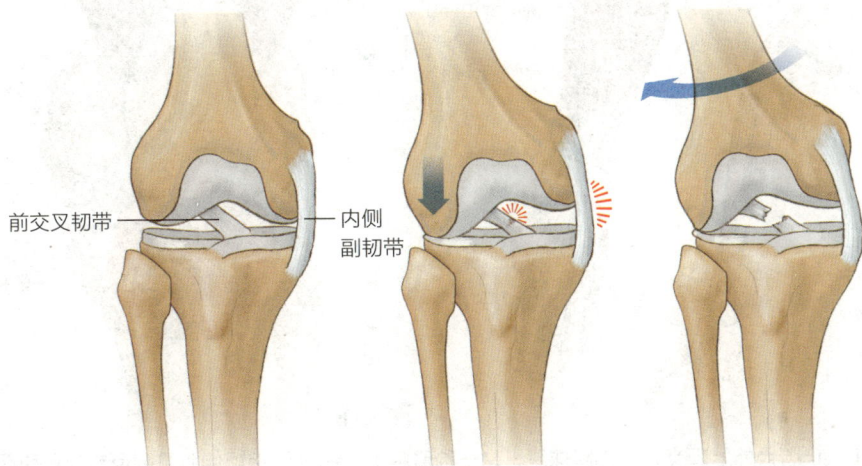

图1.13 过于用力地与地面接触会导致较强的应力和应变，从而撕裂前交叉韧带。此处展示了一种产生这种张力的机制，其中膝关节向内弯曲（膝外翻），胫骨向内弯曲

究表明，过度使用也会导致韧带先缓慢、然后迅速退化（轻微的撕裂不断累积，直到出现一定程度的宏观损伤）。

## 过度使用损伤：肌腱炎

肌腱炎是一个概括性的术语，指的是肌腱的炎症和疼痛。肌腱炎通常发生在肩关节（见p.122）、肘关节（见p.129）和膝关节（见p.278），以及高度重复负荷的运动中。此外，产生肌腱炎的部位往往与具体运动有关，例如网球肘（见图1.14a）和髌腱炎（见图1.14b）。

当承受负荷的频率超过组织的恢复速度时，组织就会发生过度训练和过度使用性损伤。如前所述，我们展示了在整个结构崩溃之前，纤维组织中轻微的撕裂是如何发生的。然后，身体通过向受损的肌腱输送血液和营养物质来自行愈合，这就是所谓的炎症。在修复断裂的纤维时，肌腱中的其他纤维承担了额外的负荷。随着该部位持续反复负重，更多的纤维被撕裂，炎症会继续试图愈合这些额外的纤维。恢复的速度不够快，炎症将继续恶化。最终，肌腱会发炎，给运动员带来不舒服的疼痛感。

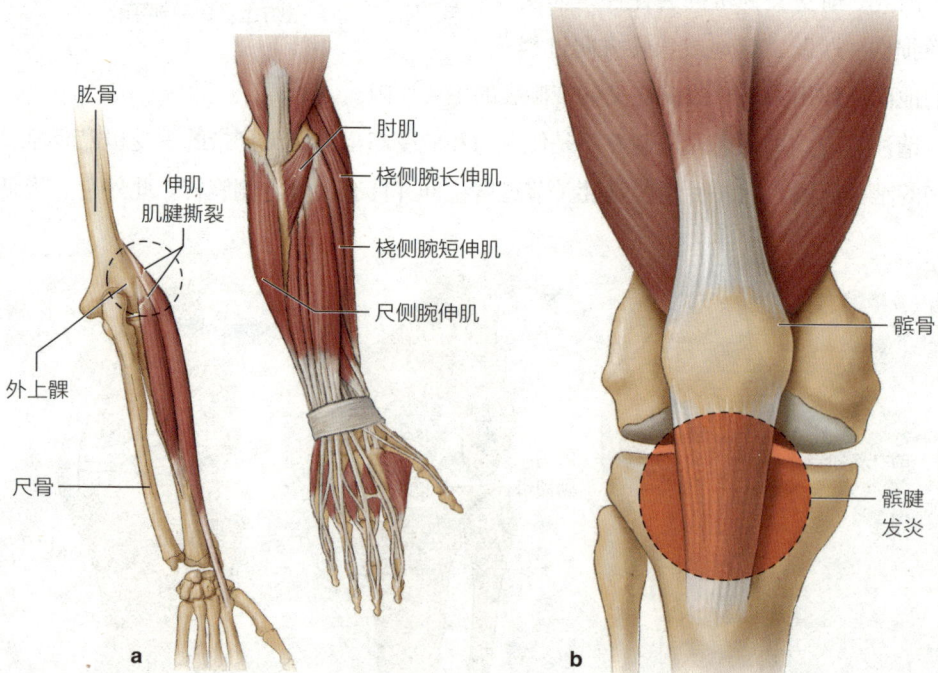

肱骨
伸肌肌腱撕裂
外上髁
尺骨

肘肌
桡侧腕长伸肌
桡侧腕短伸肌
尺侧腕伸肌

髌骨
髌腱发炎

a

b

图1.14 a.肱骨外上髁炎，又称网球肘，是一种肌腱炎，由桡侧腕短伸肌肌腱反复负重引起，该肌腱有助于伸展和外展手腕；b.髌腱炎是一种由髌腱的反复负重引起的肌腱炎，通常与屈膝减速的动作有关，例如跳高后的落地，所以是跳高运动员的常见疾病之一

## 非机械性损伤：足癣

　　运动损伤的最后一个案例与运动中的机械磨损无关。相反，这种损伤通常是在参加运动之前或之后发生的。足癣，也称为"运动员脚"，是一种真菌感染疾病，常见于足部及脚趾皮肤（见 p.322）。它通常在更衣室和浴室等场所传播，这些场所为真菌的滋生创造了一个潮湿、温和的环境。

　　足癣与功能和损伤生物力学只有间接关系，但由于其普遍存在，所以不容忽视。这种真菌感染也会引起不适和发炎，可能会影响运动员的运动表现。此外，与扭伤或拉伤后的炎症引起的步态适应类似，如果处理不当，足癣也有可能对运动员造成进一步的伤害。为了缓解瘙痒和不适感，运动员可能采用不同的步态模式和协调策略来完成运动任务。这些变化通常是指对鞋子进行改良，或者有意识地避免以某种方式走路、跑步或跳跃，以免不舒服。这些新的动作引入了新的负荷模式。改变脚的放置位置和姿势会产生不同的地面反作用力，从而让运动员的非典型肌肉和组织承受负荷。如果处理不当，惹人讨厌的脚部真菌会由于负荷的改变而导致其他机械损伤。

## 第2章

# 身体保养、体能训练、力量训练和损伤预防

杰夫·扬（Jeff Young），人体运动学家，CSCS，ACSM-EIM

肩胛骨
锁骨
三角肌
胸大肌
腹外斜肌
骨盆
阔筋膜
张肌
臀中肌
臀大肌
大转子
距下关节
距骨
胫骨
股骨
腓骨
腓骨肌
半月板
膝关节
髌骨
胫骨前肌
比目鱼肌
腓肠肌
髂胫束
尺骨
桡骨
腘绳肌
肱骨
尺侧副韧带
股四头肌
肱三头肌
肱二头肌

适当的体能训练和预防损伤之间存在着密切的联系（Lauersen, Bertelsen and Andersen, 2014; Vetter and Symonds, 2010）。运动员的体能训练效率越高、状态越好、运动前热身准备得越充分，受伤的可能性就越小。因此，运动计划必须平衡运动员的体能水平和运动损伤的预防。运动员必须有目的地参与和实施体育运动计划，也必须了解体能训练的基本组成部分。

不幸的是，很多运动员采取了不切实际和计划不周的运动方法。他们热衷于通过训练把身体推到极限，以实现特定的结果，例如减肥或者提高运动速度。但是他们在以这种方式训练时，忽视了这种体能训练的长期效果，最终导致运动损伤的发生。

要想达到一种理想的体能训练效果，在实现目标的同时预防损伤的发生，运动员必须结合损伤预防指南，学习制订一个训练计划，有效地提高身体体能（Gamble, 2006; Lauersen, Bertelsen and Andersen, 2014; Vetter and Symonds, 2010）。研究表明，包括抗阻训练、体能训练、爆发力训练和技能训练，以及检测运动员总体训练负荷的训练计划，可以减少受伤的风险（Baechle and Earle, 2008; Davies, Riemann and Manske, 2015; Malone et al., 2018; Wing, 2018）。更简单地说，一个全面的计划应该将力量和体能训练的原则与运动医学的原则结合起来。

本章将解释初步评估的重要性，以及如何安排上述组成部分，以制订一个有效的计划，让运动员为参加高水平的体育运动做好准备。

## 体育需求和个人评估

在制订计划之前，运动员应该进行体育需求评估和自我评估（Howe, Waldron and Read, 2017）。运动员需要了解自己的运动需求，以及满足这些需求的能力。体育需求评估包括运动评估、生理分析和损伤分析。运动评估的目的是让运动员确定运动中涉及的主要动作（例如爆发性动作、旋转、急转方向和减速），以确保他们的计划包括针对这些动作的热身准备和训练。生理分析用来确定哪些生理因素应该优先考虑——力量、爆发力、速度、肌肥大或肌耐力。损伤分析的目的是了解特定运动中关节和肌肉损伤的常见产生部位以及导致这些损伤的原因（Howe, Waldron and Read, 2017）。损伤分析需要进行流行病学的研究审查，虽然做到这一点需要花费一些精力，但它是收集信息以制订高效计划的重要组成部分。

在对运动本身进行评估之后，就要对运动员进行个人评估（Baechle and Earle, 2008; Howe, Waldron and Read, 2017）。运动员应该了解自己需要改进或侧重哪些部分，以增强运动表现能力，例如增加肌肉质量，增强整体力量或爆发力。举个例子，准备在团体运动中担任某一位置的运动员，例如美式橄榄球中的后卫，需要了解自己所在位置所需的身高、体重、体脂率、力量、速度和整体技能水平。然后，他们应该确定哪些部分可以得到改善（例如，增加肌肉、减少身体脂肪、增强力量和提高速度）。

精心制订的计划还将改善运动员的肌肉骨骼弱点或缺陷。运动员可以通过一系列的测试来找出脚踝、肌腱、膝盖、下背部和肩膀等易受伤部位的缺陷。进行评估后，运动员就可以将例如关节过度活动、运动受限和全身无力之类的问题作为力量和体能训练计划的一部分进行纠正。

此外，为了减少受伤的风险，运动员需要在3个运动平面的每个主要关节周围平衡力量，包括进行双侧和单侧的单关节和多关节训练（Baechle and Earle, 2008; Schoenfeld and Contreras, 2012）。在每个关节周围平衡柔韧性和灵活性将提高运动员的运动效率，并摆脱身体的运动限制（Witvrouw, Mahieu and Danneels, 2004）。评估生物力学（适当的形式）和改善缺陷是损伤预防的一个重要组成部分。增加全面的体能训练，使运动员在疲劳状态下也能高效地发挥，并管理训练负荷的分配，这些都是损伤预防的其他组成部分，本章将会详细介绍这些内容。

## 柔韧性训练

柔韧性和灵活性是运动和预防损伤的重要组成部分，柔韧性是指每个关节的活动范围（ROM），灵活性是指动态、有负荷情况下的可用关节活动度（Page, 2012; Witvrouw, Mahieu and Danneels, 2004）。当身体由于缺乏柔韧性和灵活性而受到限制时，运动效率就会降低，受伤的风险就会增加。许多软组织损伤发生在运动的离心（降低）阶段，此时肌肉和肌腱处于负荷和拉伸（延长）状态（Verall and Dolman, 2016）。如果关节不够灵活，在运动中会提前到达关节周围肌肉的最大或接近最大的伸长范围。如果在有负荷时出现这种情况，可能会造成损伤。运动员至少应该在每个主要关节周围平衡柔韧性，以减少这种风险（见图2.1）。

为了客观地了解关节活动度是否受限、是否符合标准，或者是否活动过度，运动员应该对每个主要关节进行评估。应该由合格的专业人员对运动员进行联合关节活动评估。完成联合评估后，运动员就可以进行适当的柔韧性训练，以平衡每个主要关节的柔韧性。

制订一个柔韧性训练计划应遵循FITT原则。FITT代表频率（Frequency）、强度（Intensity）、时间（Time）和类型（Type）。

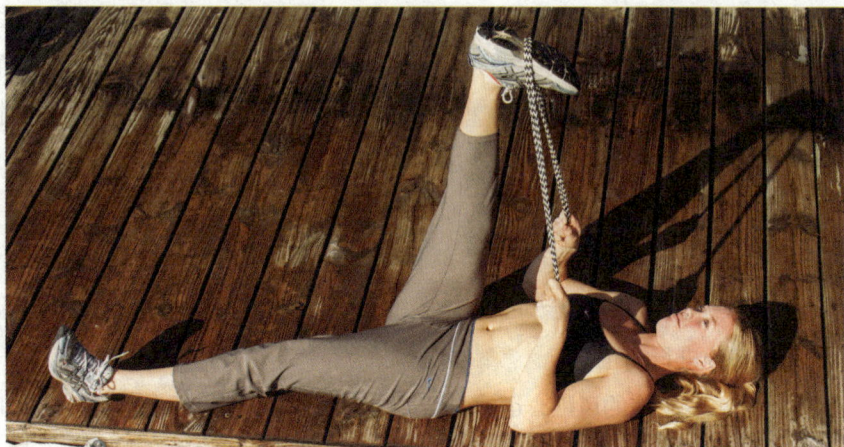

图2.1 腘绳肌是一个经常受伤的肌群，拉伸运动能够有效帮助运动员扩大其关节活动度，例如仰卧腘绳肌牵拉。此外，进行关节活动度评估也很重要，如果运动员没有足够大的活动度，则可以进行适当的柔韧性训练，以减少肌肉拉伤的风险

[源自：Human Kinetics。]

### 频率

即使运动员的每个关节都有正常的关节活动度，也应该进行拉伸运动。在这种情况下，建议每周至少进行两次拉伸运动，以维持关节活动度。肌肉紧绷，或出现运动受限的情况，就需要增加柔韧性训练的次数。这可以通过增加训练次数或者训练组数，或者同时增加二者来实现。运动员的肌肉越紧绷，就越需要拉伸。因此，达不到正常关节活动度的关节（运动受限或出现"紧绷"的部位）应该每周进行3~7天的拉伸（Garber et al., 2011）。拉伸必须采用正确且安全的方式进行，因为拉伸不当会增加受伤的风险。

### 强度

强度取决于运动员主观上的不适或疼痛的连续性，强度范围从"轻度"到"轻微的不适""中度不适""非常不舒服"或"疼痛"。有趣的是，所有的不适，包括伸展到一定程度带来的疼痛感（Muanjai, Jones and Mickevicius, 2017），都能说明柔韧性得到了提高。从逻辑上讲，不建议运动员拉伸至感到疼痛的程度，目前的研究建议拉伸至强度为"轻度"到"中度不适"即可（Garber et al., 2011）。

### 时间

拉伸的持续时间从10~15秒到几分钟不等。当目标是增大关节活动度时，跨多个训练组合的总拉伸时间是最重要的。因此，运动员可以选择一个较长的拉伸时间（例如90秒），或将总时间分成多组（例如3组30秒的拉伸）（Frietas et al., 2014）。

### 类型

拉伸的类型包括主动拉伸、被动拉伸、动态拉伸、静态拉伸、等长拉伸和本体感觉神经肌肉促进疗法（proprioceptive neuromuscular facilitation，PNF）。动态拉伸是开展运动或活动前热身时的首选拉伸方式。在其他类型的拉伸中，本体感觉神经肌肉促进疗法在短期内表现优越，不过只要操作得当，所有类型的拉伸都能扩大关节活动度（Garber et al., 2011; Guissard and Duchateau, 2006; Page, 2012）。

值得注意的是，肌肉是具有黏弹性的（Ryan et al., 2009, 2012），黏弹性使肌肉能够变形（拉伸）。虽然肌肉的弹性也可以使其回到原始状态，但通过柔韧性训练关节活动度可以增大，使其超过基线值。如果训练目标是保持关节活动度，运动员应该一直进行拉伸训练，直到产生给定拉伸的"末端范围感觉"（也就是说，如果继续拉伸，会有疼痛感），保持此姿势，然后放松精神。但是，如果训练目标是增大关节活动度，运动员就应该拉伸到其末端范围，保持此姿势，放松精神，然后将拉伸扩展至一个新的范围。这就是所谓的肌肉蠕变或"进一步蠕变拉伸"，而肌肉的黏弹性和在拉伸过程中放松精神使这一过程得以发生。重要的是，如果运动员希望增大关节活动度，却只拉伸至第一个末端活动范围（从不利用能够实现关节活动度增大的肌肉蠕动和放松神经的方法），那么身体将不会得到进步的信号，拉伸也将不会获得预期的效果。当目标是提高柔韧性时，请记得在每组拉伸中达到第二个、第三个末端范围（如果有可能）。

肌筋膜放松（self-myofuscial releuse，SMR）是另一种增大关节活动度的方法。虽然肌筋膜放松不会直接减少受伤的风险，但由于它有助于增大关节活动度，还有可能增强运动能力，所以柔韧性训练和热身应该包含肌筋膜放松（Beardsley and Skarabot, 2015; Schroeder and Best, 2015）。虽然这里需要强调的重要细节超出了本章的讨论范围，但肌筋膜放松也遵循FITT原则，所以它应该与拉伸同时使用，通常需要在进行各种拉伸之前使用。

## 赛季周期

赛季周期是一个术语，表示对运动和训练计划设计涉及的变量的系统规划和操作（Baechle and Earle, 2008; Gamble, 2006）。在一年时间内，赛季周期通常分为以下4个阶段（Baechle and Earle, 2008; Gamble, 2006）。

### 休赛期（基础训练）

休赛期训练的首要任务是增强运动员的运动能力和最大限度地增强其适应能力。休赛期应从较高的运动量和低强度的训练开始，随着休赛期的持续，强度会增大，运动量却会减少——从力量耐力训练，到力量训练，再到爆发力训练。但是，每周训练强度的增大幅度应保持在5%～10%。

### 赛季前

随着运动员开始过渡到竞技阶段，训练重点应转变为结合运动的生理特征，并且在训练中完善体育运动特有的生物运动能力（例如速度、力量、敏捷性）。训练计划应该根据每个运动员的优缺点来确定每种训练的强度和频率。

### 赛季中（比赛）

赛季中的训练计划需要包括比赛（也就是说，需要监测总的训练负荷）。在赛前应该安排低强度和短时间的训练，让运动员得到充分的恢复和休息。赛季中采用的训练类型应以持续弥补运动员的弱点和保持运动员的优势为目标。

### 赛季后（主动休息）

在赛季后期间，训练的重点应该是从之前竞争激烈的赛季中恢复。较短的训练时间和较低的强度是这种主动休息阶段的典型表现，但运动员应该进行总量足够的运动或活动，以保持适当的有氧耐力水平、肌肉力量和减少体质量。在赛季后期间，运动员应该集中精力治疗和恢复在赛季中出现的损伤，并增强弱肌群或肌肉力量不足的肌群的力量。

有关赛季周期的更多信息，请参见Turner（2011）和Gamble（2006）的相关文献。

## 有氧和新陈代谢训练

从有氧和新陈代谢的角度来看，大多数体育运动都是间歇性的，先是快速或爆发性的运动（例如跑步、短跑、跳跃），然后是一段时间的休息或较低强度的运动（例如在比赛间隙回到人群中间，后退至防守位置）。因此，在大多数情况下，运动员的训练计划应该包括高强度间歇训练、短跑间歇训练或其他形式的新陈代谢训练（Malone et al., 2018）（见图2.2）。

设计有氧和新陈代谢训练计划也应遵循FITT原则。

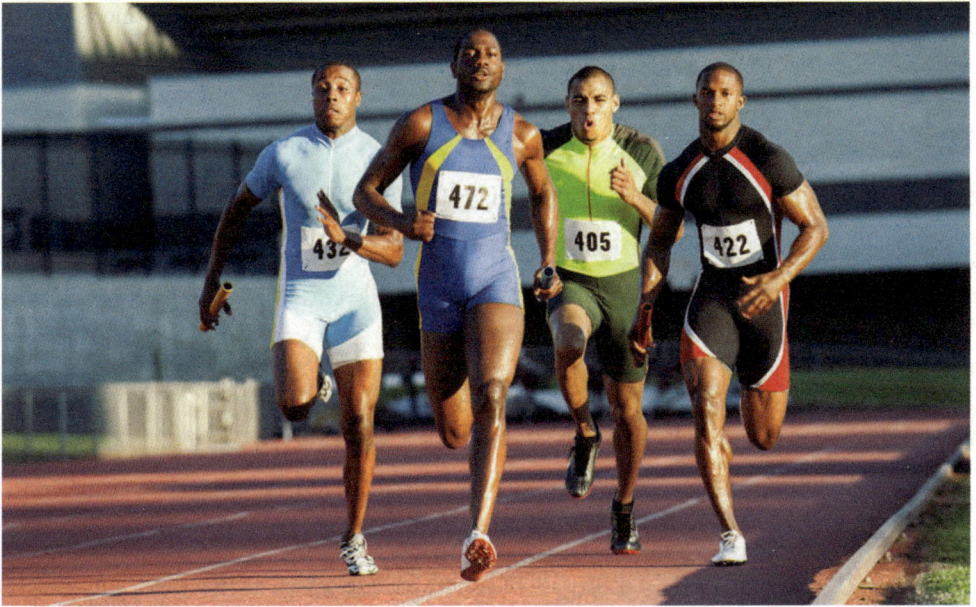

图2.2　短跑间歇训练，包括模拟运动所要求的工作-休息比，是运动员总体训练计划中重要的体能训练组成部分

[源自：Pete Sloutos/Getty Images。]

## 频率

在一年中的不同时间，运动频率可以为每周2~6天或7天不等。通常，在赛季前期间，运动频率较高，此时的训练目标是增强有氧能力和减少身体脂肪，而在竞争激烈的赛季中，运动频率通常较低。新陈代谢训练的频率通常为每周不超过2天，而且需要与整体的训练负荷配合，因为高频率与高强度训练结合会增加对中枢神经系统的需求，并使运动员迅速感到疲劳（Buchheit and Laursen, 2013; Vetter and Symonds, 2010; Wing, 2018）。

## 强度

与运动频率相似，运动强度可以在低强度、中等强度（通常为摄氧量达到最大摄氧量的50%~85%的、连续的、有节奏且稳定的有氧训练，例如慢跑、骑自行车）、高强度、极高强度间歇的范围内变化。当运动的强度超过上述有氧训练区间时，它就是无氧运动，也就是说，氧气消耗的速度不够快，不足以承担工作负荷。这种训练被称为高强度间歇训练（high-intensity interval training，HIIT）或短跑间歇训练（sprint interval training，SIT），包括工作-休息比。高强度间歇训练期间的工作-休息比通常为1∶1，短跑间歇训练期间的工作−休息比为1∶4至1∶1（Buchheit and Laursen，2013）。更多相关信息，请参阅提供的参考文献。

## 时间

运动员进行连续的有氧训练时，每次训练的持续时间为20~60分钟。运动员进行高强度间歇训练时，训练时间一般为2~4分钟，休息时间与训练时间相当。例如，在经过3~5分钟的热身后，运动员将强度提高到最大摄氧量的85%~100%，进行持续3分钟的训练，然后将强度降低到最大摄氧量的50%，进行4~6次工作−休息循环。

运动员进行短跑间歇训练时，训练只能持续10~30秒，因为该训练要么处于全面冲刺状态，要么处于接近全面冲刺的状态。在大多数情况下，强度如此之高，所以休息时间应该更长（Tabata训练除外，它通常采用1∶1的工作−休息比）。如前所述，工作−休息比可以为1∶4至1∶1。例如，在3~5分钟的热身运动后，运动员开始持续15秒的全力冲刺，之后立即将强度降低到被动休息（完全停止运动）或轻度的主动休息（慢走）并持续60秒。这相当于采用1∶4的工作−休息比。运动员将像这样进行4~6次循环，然后进行放松运动。

还有许多方法可以用来调节身体的新陈代谢，例如使用各种类型的阻力（例如自由重量、自重、束带、器械，爬坡等），所有这些训练都遵循相同的间歇训练原则，战略性地利用工作−休息比来增强运动员的体能、有氧能力和运动能力。由于许多损伤都是在疲劳状态下发生的，这种类型的训练在减少受伤风险的同时增强了运动员的整体适应能力。由于涉及运动需求评估，新陈代谢训练计划的设计应符合体育运动的代谢需求。也就是说，新陈代谢训练计划的工作−休息比应模拟这项运动要求的工作−休息比。

## 类型

有氧和新陈代谢训练有几种类型，每种类型还有子类型，主要类型是在无氧训练区间或强度刚好低于该区间的、低等至中等强度的、稳态的阈值训练，以及高强度间歇训练、短跑间歇训练和Tabata训练。

# 抗阻训练

抗阻（或力量）训练是预防损伤和改善表现的重要组成部分。如前所述，许多软组织损伤发生在运动的离心阶段，因为那时肌肉和肌腱处于负荷和拉伸状态（Verrall and Dolman, 2016)(见图2.3)。从预防损伤的角度来看，提升肌肉和次要软组织（如肌腱和韧带）的强度可以增强肌肉骨骼系统承受各种不断增加的力量和负荷的能力，从而大大减少受伤的可能。

抗阻训练通过许多机制来增强表现能力，包括增强运动能力，提高运动效率、爆发力、加速度、速度（McGuigan、Wright and Fleck, 2012）。虽然不同运动对力量增长幅度的要求不同，但毫无疑问，有效的、周期性的训练计划会让运动员受益。

与柔韧性、有氧或新陈代谢训练不同，制订周期性抗阻训练计划不只要遵循FITT原则。制订抗阻训练计划涉及的变量包括频率，训练组数或具体肌肉群，每组重复次数，两组练习、两个训练项目和两场训练之间的休息时间，客观强度（负荷提升），主观强度（努力程度——是否接近瞬间力竭），训练的选择，训练的顺序，速度（Baechle and Earle, 2008）。

虽然提供每个变量的详细和全面的概述超出了本章的讨论范围，但下文给出了简要的描述。如需更详细的资料，请参阅美国国家体能协会的手册（Baechle and Earle, 2008）。

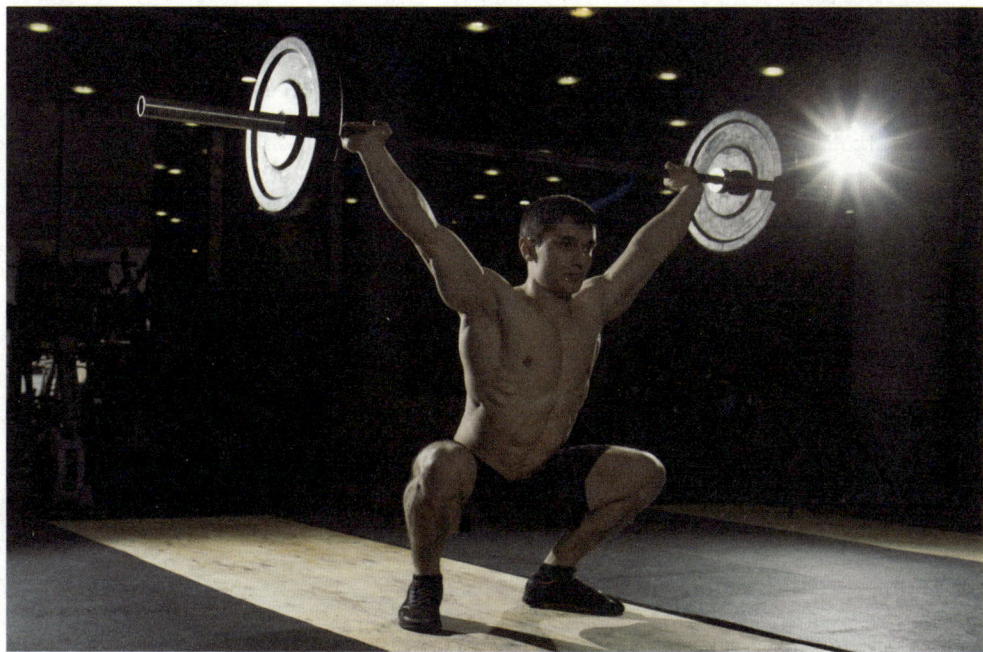

图2.3 杠铃深蹲的下降阶段是组织承受离心负荷的一个例子，这是减少受伤风险所必需的

### 频率

理想情况下，每个主要肌肉群应该每周训练2次。在休赛期和赛季前期间，训练可以分成2组进行（例如，下半身-上半身或推拉），大约每周4天。例如，周一进行大量的下半身训练，周二进行大量的上半身训练，周三休息（可以进行有氧和柔韧性训练），周四进行轻度到中等强度的下半身训练，周五进行轻度到中等强度的上半身训练，周六和周日休息（可以进行有氧和柔韧性训练）。这段时间的主要目标是提升力量耐力、肌肉组织力量、整体力量和爆发力。

在竞争激烈的赛季中，运动频率可以减至每周2天全身训练。例如，周一进行中等强度到高强度训练，周四进行轻度到中等强度训练。此时训练的主要目标是保持肌肉耐力、肌肉肥厚度、力量和爆发力。

在赛季后期间，抗阻训练的频率是每周1~2次，整体的运动强度和运动量都会明显下降。这样做的目的是让身体得到恢复，同时不会对力量适应性产生较严重的负面影响。

### 组数

在休赛期和赛季前期间，根据运动员的目标，每个肌肉群每周的总训练组数应不少于10组，最多可达25组（例如每个肌肉群每次训练约5~12组）。这通常是分段完成的。在竞争激烈的赛季中，每周的肌肉运动量应该减少，例如减至每个肌肉群总共进行6~12组训练（例如，每次每个肌肉群进行3~6组训练）。每周进行2次全身训练。在休赛期，每周的运动量应该进一步减少，例如每周每个肌肉群的总运动量减少为2~6组，每周进行1~2次全身训练。

### 每组的重复次数

在休赛期，运动员在增加整体体能训练和力量耐力训练的同时，应将大部分时间花在12~20次的重复训练上。在赛季前和赛季中，运动员的训练重复次数应为4~12次。在赛季后期间，训练重复次数应为8~15次。

### 客观强度

客观强度指的是训练负荷与训练重复次数范围相对应的关系，并假设负荷是这样的：每个训练组都会导致肌肉无力或接近肌肉无力。对应关系如下。

- 每组重复次数为1~3次对应"非常高的强度"。

- 每组重复次数为3~6次对应"高强度"。
- 每组重复次数为6~12次对应"中等强度"。
- 每组重复次数为12~15次对应"低强度"。
- 每组重复次数为15~20次对应"非常低的强度"。

### 主观强度

主观强度是指运动员在每组训练中的努力程度，或者更确切地说，是指每组运动对瞬时肌肉无力的影响程度。虽然没有必要在每组训练中都训练到肌肉无力，也不建议这样做，但运动员确实需要付出努力（Rodriguez-Rosell et al., 2018）来获得训练效果。衡量这一点的最好方法是使用主观疲劳感知评估评分（rating of perceived exertion，RPE）（Helms et al., 2016; Lauersen, Bertelsen and Andersen, 2014; Naclerio et al., 2011）。

主观疲劳感知评估评分中1~10分的对应关系如下。

- 评分为10分意味着肌肉无力。
- 评分为9分意味着这组训练结束后只剩下1次预备的重复训练。
- 评分为8分意味着这组训练结束后还剩下2次预备的重复训练。
- 评分为7分意味着这组训练结束后还剩下3次预备的重复训练。

任何评分低于7分（即1~6分）的运动都被认为是热身运动。运动员知道评分什么时候达到7分，因为他知道自己的运动速度会在什么时候开始减慢（Gonzalez-Badillo et al., 2017; Sanchez-Medina and Gonzales-Badillo, 2011）。因此，如果训练组中最后一次重复动作的运动速度与之前的每一次重复动作相同，那么这组训练在技术上被称为一次热身运动。一旦运动速度开始减慢，它就会继续减慢，直到最后停止，尽管运动员会试图完成另一次重复动作。牢记这一点，主观疲劳感知评估评分为8分时的运动速度要慢于主观疲劳感知评估评分为7分时的运动速度；主观疲劳感知评估评分为9分时的运动速度要慢于主观疲劳感知评估评分为8分时的运动速度；当主观疲劳感知评估评分值为10分时，运动需停止，因为运动员已达到瞬时肌肉无力。

主观疲劳感知评估的概念已得到深入的研究和验证，了解它非常重要，因为它应该被用作运动员的训练指南，以确定每项运动的负荷和进展速度；还可用来区分热身运动和训练组（Gonzalez-Badilloet al., 2017; Helms et al., 2016; Lauersen, Bertelsen and Andersen, 2014; Naclerio et al., 2011; Rodriguez-Rosell et al., 2018; Sanchez-Medina and Gonzales-Badillo, 2011）。

## 训练的选择

训练的类型分为两类：主要训练和辅助训练。主要训练包括蹲举和硬拉的各种变化、划船、胸部推举和肩上推举等。辅助训练数不胜数，它们可以用来增强主要训练中的力量，也可以作为改善或消除运动功能障碍的"纠正措施"。

为了减少受伤的风险，运动员应该在其训练计划中加入多关节和单关节训练，并在3个运动平面中的每一个平面上增强身体力量：矢状面（推、拉，前、后）、水平面（旋转）和冠状面（并排和对角线）。如果选择的训练只有多关节的复合训练，受伤的风险可能会增加，因为某些肌肉组织没有得到足够的加强，除非进行单独的单关节训练，例如髋部外展肌、内收肌、腘绳肌、股直肌（股四头肌的中间部分）、肩部外旋肌和中下斜方肌训练（Schoenfeld and Contreras, 2012）。

## 训练的顺序

在大多数情况下，训练的顺序应该是从最重要的到次要的，从复杂训练到简单训练，从多关节训练到单关节训练，从大肌肉群到小肌肉群，从爆发性的训练到受控制的训练。例如，在全身运动范围内，训练顺序如下。

| |
|---|
| 一般热身和动态热身运动 |
| 爆发力训练（例如，奥林匹克举重、快速伸缩复合训练） |
| 多关节腿部训练（例如，蹲举、硬拉、多方向弓步） |
| 背部训练（例如，引体向上、低位划船、俯身杠铃划船） |
| 胸部训练（例如，平躺和斜躺哑铃推举） |
| 肩部训练（例如，过头举、外旋） |
| 单关节训练（例如，下斜方肌、中斜方肌、内收肌、外展肌、小腿训练） |

核心训练可以穿插在小肌肉群训练之间（例如肩部和单关节训练）进行，也可在训练结束时进行，或在休息日进行（或这些方式的组合）

运动员可以根据可用的时间和需求，选择在一些训练中加入单关节训练。运动员可以进行超级组、三合组、巨人组和循环训练，以确保每次训练都包含新陈代谢训练以提高时间效率。

## 速度

在大多数情况下，每次训练的提升（向心肌缩短）阶段应以最大速度进行，而下降（离心肌延长）阶段应有控制地进行。如果目标是增强关节稳定性，那么每次训练的下降阶段可以从1~2秒完成增加到几秒完成，还可以在从提升到下降的过渡阶段保持等长运动。

## 爆发力训练

在大多数运动项目中，运动能力的一个重要组成部分是爆发力，即尽快完成伸展缩短周期的能力，从而提高力量的发展速度。从训练的角度来看，首先要建立力量素质的基线或基础，然后训练计划必须包括爆发力训练。这通常是通过奥林匹克举重的各种变化（例如垂翻、抓举、猛拉）或快速伸缩复合训练（例如跳跃、单脚跳、单脚起跳、箱操、爆发性药球投掷）或者二者共同实现的（Booth and Orr, 2016; Davies, Riemann and Manske, 2015; Haff and Nimphius, 2012; Janz, Dietz and Malone, 2008; Stone et al., 2006）。

在改善表现的同时，快速伸缩复合训练可以在预防损伤方面发挥重要作用。例如，越来越多的研究表明，快速伸缩复合训练可以帮助运动员预防首次非接触性前交叉韧带损伤，并减少踝关节扭伤的风险（Davies, Riemann and Manske, 2015）（见图2.4）。

重要的是要明白，爆发力训练不同于抗阻训练。在抗阻训练中，运动员希望在每组训练中寻找运动速度减慢的迹象（即确保出现神经肌肉疲劳）。而为了提升爆发力，运动员希望避免在训练过程中出现神经肌肉疲劳。这意味着，当人体开始疲劳、运动速度开始减慢时，运动员应该终止训练组或整个训练（或两者兼具）。因此，爆发力训练的运动量和运动强度通常都保持在较低的水平（Stone et al., 2006）。

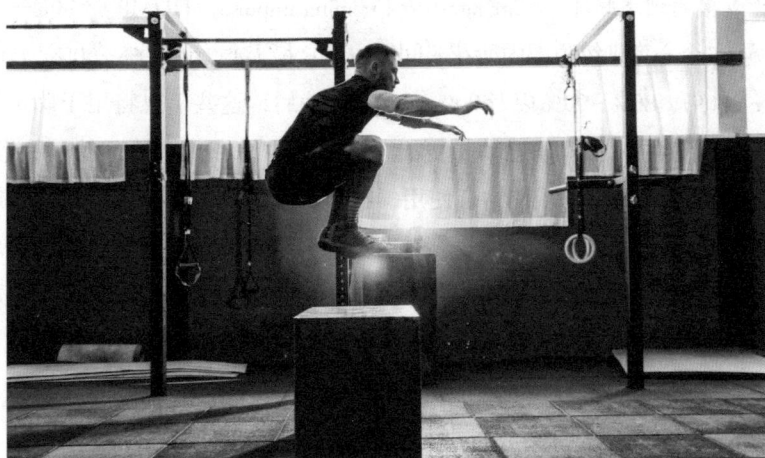

图2.4　快速伸缩复合训练可以通过增强关节和次级软组织吸收地面反作用力的能力，以及增强其承受负荷的能力来减少受伤的风险，尤其是在组织处于拉伸状态时

## 训练负荷的分配

通过对训练负荷的分配进行准确监测，运动员可以在减少受伤风险的同时增强运动能力，还可以避免出现过度疲劳。训练负荷是指运动员在比赛和训练中所做的生理活动，以及随后这种活动对运动员产生的影响和压力。这包括比赛的运动需求、运动员进行的训练干预总量，以及它们对运动员的疲劳和情绪状态的影响。训练负荷可分为内部训练负荷和外部训练负荷。

外部训练负荷是运动员在训练和比赛的所有阶段完成的工作量。这可能包括在比赛期间、抗阻训练计划期间和恢复训练期间完成的工作量。如果适用，还包括工作日期间完成的工作量（Wing, 2018）。内部训练负荷是指运动员在外部训练负荷下所经历的生理或心理压力。内部训练负荷通常通过自我报告来测量，也可以通过生理和生化分析来测量。

以下是收集运动员的训练负荷信息的4种常用方法。

- 对训练的主观疲劳感知评估。这是运动员对每次训练的自我评价，评分为1~10分。
- 全球定位系统（global positioning systems，GPS）。这些设备的应用变得越来越普遍，可以用来监测总距离、最大速度、不同速度下的距离、工作-休息比以及加速和减速。这些信息可以用来监控运动量、运动强度或训练时间，以便更好地了解该体育运动的需求。这些信息还可以用来提高和优化训练的效率和效果，方法是设计模拟比赛的训练，或进行其中特定时间段的演练。
- 基于心率的训练脉冲（heart rate-based training impulse，TRIMP）。这是一种监测运动员在5个心率训练范围内所花时间的方法：最大心率的50%~60%、60%~70%、70%~80%、80%~90%以及90%~100%。然后，这些信息将用于确定乳酸超过或低于阈值的时间，让运动员更清楚地了解训练和比赛的运动量和运动强度。该方法可与全球定位系统结合使用，或作为全球定位系统的替代方法。
- 健康问卷调查。这是另一种收集运动员的训练负荷信息的方法，让运动员通过几个参数来评估自觉健康水平。这些因素可能包括睡眠（持续时间和质量）、疲劳感、肌肉酸痛感、精力和心理压力。然后，将这些方面的分数加在一起，就可以得出运动员的总体健康分数。

通过监测外部和内部训练负荷，人们可以了解运动员的运动量（外部）和反应（内部）。在必要时，可以对训练计划进行策略性调整（例如降低频率、运动量或运动强度）。这一点很重要，因为让运动员承受不适当的负荷会削弱其表现能力，还会增加受伤的风险。

关于这个主题的更多信息，请参阅 Wing（2018）的相关文献。

## 热身运动和放松运动

在进行任何训练之前做热身运动都可以增加血流量、预热肌肉、提升表现水平和防止身体迅速发生变化。对于任何接下来要进行的体育运动，热身运动都应包括5~10分钟的慢跑或其他活动，其次是10~15分钟与接下来进行的体育运动有关的训练（Bishop，2003; Fradkin et al., 2010）。

许多专家也提倡进行10~15分钟的拉伸运动，以避免肌肉过于僵硬。专家认为肌肉僵硬与肌肉损伤有直接关系，因此建议在热身运动中加入拉伸运动，而且拉伸运动应该作为任何热身运动的一部分。如果将拉伸运动作为热身运动的一部分，它应该是用于减少肌肉僵硬感的动态拉伸（见图2.5）。一种动态拉伸的方式是有控制地摆动腿和手臂或者扭动躯干8~12次。不要混淆动态拉伸与弹性拉伸，后者会要求身体的某部分拉伸超出其自然活动范围，动态拉伸没有这种要求。

在训练或比赛之后，放松运动有助于运动员从肌肉中排出新陈代谢的副产品（例如乳酸），减少潜在的肌肉酸痛感，以及防止静脉血滞留在四肢而引起头晕或昏厥。放松运动应该包括几分钟的低强度有氧运动，然后是5~10分钟的静态拉伸。静态拉伸有助于放松肌肉和扩大它们的活动范围。一般来说，静态拉伸要对目标肌肉施加张

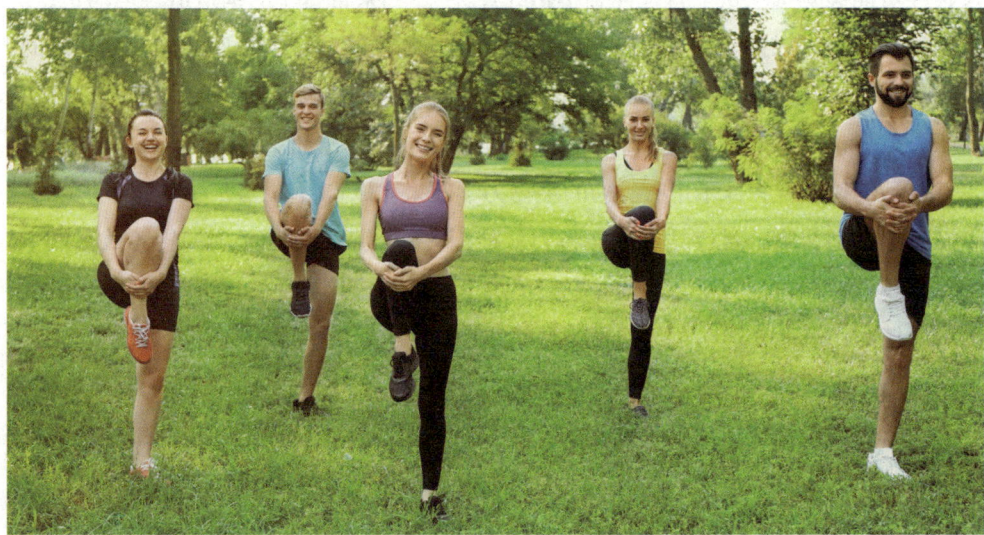

图2.5　动态热身运动是增加血液流动、促使关节润滑和刺激神经兴奋的重要方法，从而减少肌肉僵硬感和受伤的风险

力并持续30~60秒。建议在放松时进行静态拉伸，但它无法使肌肉为后续运动和动态拉伸做好准备，如果在运动前进行放松运动，可能会影响运动表现。

## 使用正确的技术和体育器械

关于生物力学如何影响身体的内部和外部力量的研究，对有效、安全地参与任何运动都至关重要。生物力学缺陷可能来自身体结构的畸形，也可以来自运动功能障碍。虽然身体结构的畸形可以通过使用设备，例如矫形器来解决，但是畸形和矫正畸形所导致的功能变化必须通过训练来解决。运动功能障碍通常比较容易纠正，因为它们往往是受伤、技术不当或者体育器械使用不当造成的。

在体育器械方面，应注意两个问题。首先是合适，不合适的体育器械会产生生物力学方面的负面影响；其次是保护，在训练和比赛期间穿戴或使用适当的防护装备可以显著减少受伤的风险。

自行车运动证明了合适的体育器械对促进生物力学有良好的作用。自行车能够将骑踏重复运动和身体静态姿势带来的负面影响最小化。自行车运动员将手握在车把上时，他的手、肩和自行车的前轴应该位于同一直线上，而且车座和车把的距离应该合适，让运动员的肘关节稍微弯曲，手可以轻松放在车闸的橡皮罩上。这让运动员可以自然地放置手腕。如果位置不正确，腕关节在伸展姿势中承受负荷，自行车运动员的尺神经可能会受损（从上臂延伸到小指的神经）。如果自行车的构造适合运动员，那么这种损伤是可以预防的。自行车的构造适合运动员还意味着车座的位置是正确的。车座高度对骑蹬的生物力学非常关键。如果车座太高，肌肉的工作必须超出其最优长度张力范围；如果车座太低，膝关节弯曲增加的同时会增加膝关节的压力。

合适的运动鞋和袜子也有类似的生物力学效果。以自行车运动为例，运动员的鞋子一定要舒适合脚、足够结实才能将力从踏板转移到腿部。如果力的转移效率低下，那么下肢和腰椎的压力就会增加。一般情况下，鞋袜应该支撑脚部、吸收冲击并提供附着摩擦力。最适合运动员的鞋子就是那些符合个人生物力学特征并满足所参与的体育运动的要求的鞋子。如果有必要，简单的足部矫形器也可以矫正畸形。

对于存在高受伤风险的体育运动，专业医疗人员通常建议运动员使用防护装备。防护装备包括个人装备，例如护齿、头部防护装备和外部装备（例如美式橄榄球场球门柱周围的垫子）。这种装备必须用于特定目的，合适、舒适、不限制运动员的活动，供运动员在训练或比赛中穿戴或使用。磨损或损坏的防护装备应及时更换，而且防护装备的使用必须遵守体育运动规则。体形不一的运动员不应该共用相同的防护装备，而且防护装备应该考虑到运动员的性别，能够覆盖最有可能接触到其他运动员或设备的身体部位。

头盔已被证明能够有效防止或减少体育运动中运动员出现严重颅脑损伤。体育运动专用头盔是针对特定体育运动设计的，可以应对该体育运动中的不同危险因素。每种体育运动的风险都不一样，因为运动员到地面的距离、场地表面、比赛设备、运动项目和运动速度都不相同。无论如何，头盔应该结实、舒适和适合运动员。宽松的头盔可能会阻碍运动员的视线或者造成颈椎拉伸。虽然硬质头盔能够减少出现颅脑损伤的风险，但是软质头盔可以防止头皮和耳朵被严重擦伤。在汽车、摩托车、自行车、拳击、马术、足球、冰球、曲棍球、轮滑、橄榄球、滑板、滑雪、垒球和摔跤运动中，教练会强制要求或建议运动员佩戴头盔。

其他防护装备包括护目镜和护齿。目前，持拍类运动、女子曲棍球、彩弹游戏和青少年棒球都有护目镜标准。护目镜认证理事会（Protective Eyewear Certification Council，PECC）协助消费者、体育机构和专业眼科护理人员选择合适的护目镜。PECC协议确保护目镜已经经过测试和认证，能够保护眼睛免受损伤。口腔保护装置有助于保护口腔、牙齿、嘴唇、脸颊和舌头。它可以缓冲打击，能有效避免运动中可能发生的脑震荡或颌骨骨折。在接触类和碰撞类体育运动中，所有运动员都要佩戴护齿。

与防护装备有关的一个问题是开展体育运动的场地表面的安全问题。坚硬的地面会比柔软的地面对肌肉骨骼系统产生更大的冲击力。此外，接触摩擦力对受伤风险有较大影响。例如，在美式橄榄球运动中，干燥的球场会增加前交叉韧带损伤的风险，因为在快速运动和变化方向时大量接触摩擦力和所产生的作用力会转移到膝关节。在比赛前浇水软化球场可以减少这种损伤风险。同样，在球门柱周围放置垫子可以吸收冲击力和尽量减少外力作用，从而降低某些类型的损伤的严重程度。

## 营养因素

2016年3月，美国饮食协会、加拿大营养师协会和美国运动医学学院发表了一份关于营养和运动能力的联合声明。这篇文章介绍了运动营养的新观点，读者可以通过这篇文章获得更多的细节。

这篇文章给出的证据要点包括从3种常量营养物（蛋白质、脂肪、碳水化合物）中摄取足够的热量，根据运动员所做的运动和适当周期确定最佳的碳水化合物摄入量，至少满足美国每人每日推荐摄入量中关于维生素和矿物质摄入量的最低建议，始终认识到注重赛前和赛后饮食和补水的重要性。

## 第3章

# 损伤的类型、评估和管理

马修·高特林（Matthew Gotlin），MD；莱斯·杰兹拉维（Laith Jazrawi），MD

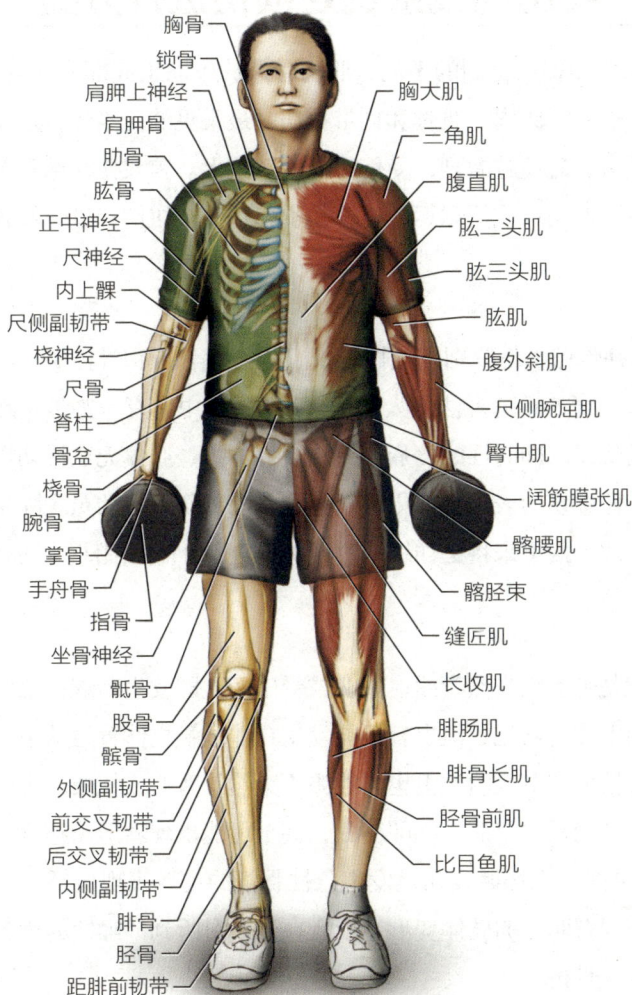

胸骨
锁骨
肩胛上神经
肩胛骨
肋骨
肱骨
正中神经
尺神经
内上髁
尺侧副韧带
桡神经
尺骨
脊柱
骨盆
桡骨
腕骨
掌骨
手舟骨
指骨
坐骨神经
骶骨
股骨
髌骨
外侧副韧带
前交叉韧带
后交叉韧带
内侧副韧带
腓骨
胫骨
距腓前韧带

胸大肌
三角肌
腹直肌
肱二头肌
肱三头肌
肱肌
腹外斜肌
尺侧腕屈肌
臀中肌
阔筋膜张肌
髂腰肌
髂胫束
缝匠肌
长收肌
腓肠肌
腓骨长肌
胫骨前肌
比目鱼肌

非常感谢埃莉斯·韦斯（Elise Weiss）、托德·D. 赫希（Todd D. Hirsch）和格兰特·库珀（Grant Cooper）对本章的贡献尽管有良好的体能训练，适当的形式、技术，最先进的装备以及众多的预防策略，运动员还是会受伤。损伤的程度和状态是不同的。及时发现运动员的运动损伤是进行干预的首要条件。在大多数情况下，严重的损伤是显而易见的，但有时损伤可能会被忽视，尤其在运动员受到的损伤不明显时。本章概述了运动员可能遇到的不同类型的运动损伤，以及初步的评估和管理策略。我们将根据受伤的组织或系统对损伤进行分类，讨论治疗方法的原则，并提供一个使运动员安全恢复体育运动的全面方案。

# 按结构或系统对损伤进行分类

根据损伤部位和损伤机制的不同，肌肉骨骼的不同组成部分都可能会受到损伤。在所有的运动损伤中，肌肉、肌腱和韧带损伤是最常见的。当然，运动员在体育运动中的身体接触越多、碰撞越激烈，受伤的风险就越大。美式橄榄球和英式橄榄球运动更容易引起骨折，而网球或篮球运动更容易引起踝关节扭伤和过劳性损伤。

## 骨骼损伤

最常见的3种骨骼损伤分别是急性骨折、应力性骨折和骨挫伤。而骨折和骨裂是一回事，没有哪个更严重的说法。人体的206块骨头中，有一些骨头在运动过程中比其他骨头更容易受伤。即时性的疼痛、无法支撑体重、肢体无法活动以及肿胀都被怀疑是可能存在骨骼损伤的表现。如果怀疑存在骨骼损伤，运动员应固定肢体，并尽快去急诊室拍X线片。接下来将更详细地讨论3种类型的骨骼损伤。

### 急性骨折

急性骨折就是骨骼因突然弯曲、扭曲或受压而立即发生断裂。急性骨折在高强度碰撞类体育运动中较为常见，但也有可能发生在非接触类体育运动中。急性骨折通常是由肢体上的直接创伤造成的，但也可能源于突然的弯曲或扭曲。患有急性骨折的运动员通常局部会有明显的疼痛、立即肿胀，甚至可能出现畸形（这意味着肢体可能发生异常弯曲）。可能让人怀疑运动员发生急性骨折的主要表现包括：运动员受伤的骨骼无法承受重压、有明显的肢体变形，或者在受伤时听到"啪"的声音。接下来将讨论不同类型的急性骨折。

**单纯性或非移位骨折**　单纯性或非移位骨折（见图3.1）是指可以在X线片中显示出来但骨头仍处于正确位置的骨折。这些骨折通常被称为"轻微骨折"。

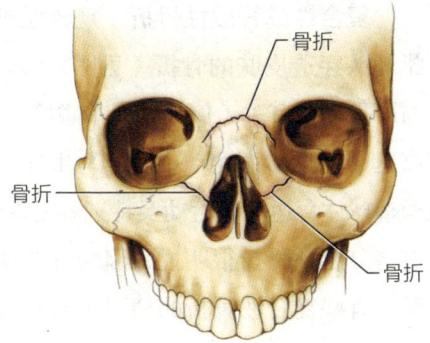

骨折
骨折
骨折

**图3.1**　单纯性骨折

**移位骨折**　移位骨折包括骨折段的分离或成角（见图3.2）。移位骨折通常需要复位（调整骨骼以恢复骨排列），可能需要手术。

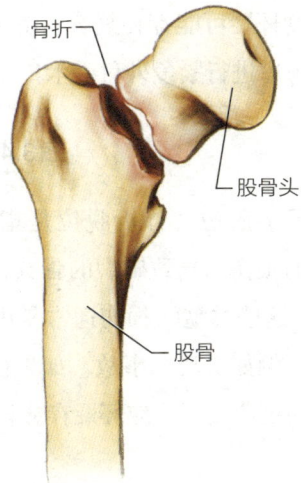

骨折
股骨头
股骨

**图3.2**　移位骨折

**粉碎性骨折或嵌入骨折**　粉碎性骨折或嵌入骨折是指一部分骨头向另一部分推挤，缩短了骨头的总长度，产生了许多小的骨头碎片（见图3.3）。这种类型的骨折非常严重，因为长度缩短会给骨头带来不利的影响。当运动员本能地试图用双手支撑避免摔倒时，就可能导致腕关节出现粉碎性骨折。

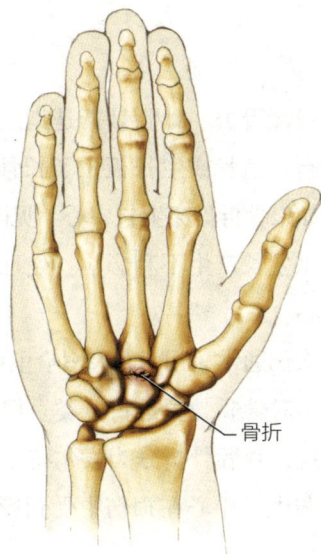

骨折

**图3.3**　粉碎性骨折

**复合性或开放性骨折** 复合性或开放性骨折是指骨头穿透皮肤的骨折（见图3.4）。这种骨折通常与严重创伤有关（例如摩托车碰撞），会发生在任何高速碰撞类体育运动中。参与牛仔竞技类、足球和橄榄球体育运动的运动员特别容易发生复合性骨折。有些复合性骨折很明显，因为骨头穿透了皮肤；然而，有些复合性骨折的情况可能不容易判断。如果骨折周围有任何皮肤损伤（撕裂、擦伤、出血），必须高度怀疑可能存在复合性骨折。发生复合性骨折后应考虑进行紧急外科手术！

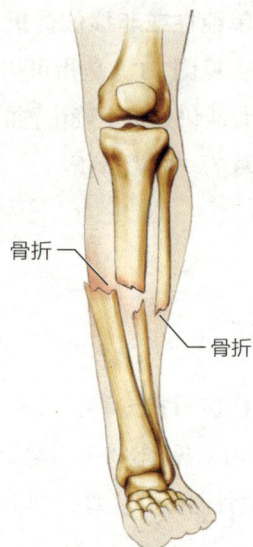

图3.4 复合性或开放性骨折

**骨折脱位** 骨折脱位是指骨裂并伤及韧带和肌肉的损伤，导致破裂的骨头在关节处脱位（见图3.5）。这些类型的损伤通常是由较为严重的事故造成的，例如机动车事故。如果任何关节呈现不自然的大角度或变形，应怀疑存在骨折脱位。

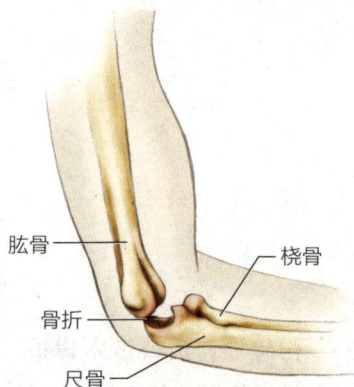

图3.5 骨折脱位

**骨骺骨折** 骨骺骨折是指发生在儿童生长板上的骨折。植骨或生长板位于长骨末端附近，容易受伤。如果骨折贯穿生长中心（见图3.6），就会对长骨的未来生长产生不利影响。处理这种骨折时必须非常小心。

人们通常采用索尔特-哈里斯分类方案（Salter, 1992）对骨骺骨折进行分类。根据骨折的位置和严重程度，骨骺骨折分为索尔特 I 型～V 型。索尔特分类与生长中心在损伤中受到影响的程度有关。索

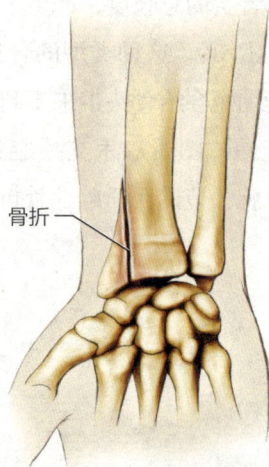

图3.6 骨骺骨折

尔特-哈里斯Ⅱ型骨折最为常见。如果骨折广泛贯穿生长板，痊愈过程可能会给骨头的未来生长带来不利影响。儿童的腕关节和踝关节经常发生骨骺骨折。

撕脱性骨折  当肌腱或韧带拉断一块骨头时，就会发生撕脱性骨折（见图3.7）。此时软组织结构的损伤通常是治疗的重点，除非被拉下来的那块骨头很大。撕脱性骨折常见于手指处。棒球接球手的手指发生撕脱性骨折就是家常便饭。

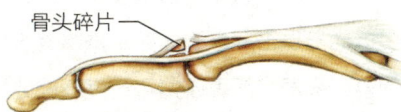

骨头碎片

**图3.7**  撕脱性骨折

## 应力性骨折

应力性骨折是一种过度使用损伤，是指正常骨骼受到反复应力作用，从而导致轻微骨折（见图3.8）。一般来说，女性运动员和新兵患应力性骨折的风险比较大（Joy and Campbell, 2005）。应力性骨折最常见于胫骨、股骨颈（女性运动员）或跖骨（芭蕾舞演员的脚骨）（O' Malley et al., 1996）。发生应力性骨折后，运动员可能出现不明显的症状，而不是急性损伤。通常情况下，在骨头愈合之前，很难诊断是否患有应力性骨折。对于这种骨折来说休息比治疗更加重要。如果骨折影响到承重骨（例如股骨或胫骨），那么在该骨头愈合的过程中不应该对其施加压力。如果腿部发生应力性骨折，运动员必须使用一段时间的拐杖。休息时间取决于应力性骨折的类型和严重程度。对于某些应力性骨折，人们通过X线片看不出骨头裂痕，所以需要借助核素骨扫描、磁共振成像（magnetic resonance imaging，MRI）或计算机断层扫描（computed tomography，CT）才能确诊。

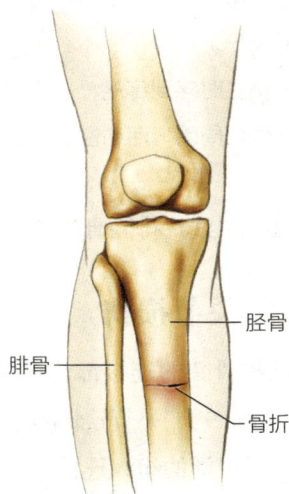

胫骨

腓骨

骨折

**图3.8**  应力性骨折

## 骨挫伤

骨挫伤是接触类体育运动中常见的损伤。它们是发生在骨头上的直接创伤，但不会导致骨折。骨挫伤会在骨膜（骨周围的组织层）造成局部炎症反应，而周围的软组织通常会形成血肿（淤青）。骨挫伤可能会导致疼痛、四肢运动不畅和出现严重的淤青。骨挫伤可能出现在任何骨头上，髂嵴挫伤和胫骨挫伤在曲棍球和橄榄球运动员中很常见（Anderson, Strickland and Warren, 2001）。在诊断运动员是否患有骨挫伤之前，

## 怀疑存在骨折的危险信号

识别和确认骨折非常重要。未诊断出的骨折可能导致运动员出现严重的并发症。评估一名运动员是否严重受伤时，排除骨折应该是首先要做的事情之一。受伤机制应该是识别骨折的第一线索，严重碰撞和过度弯曲或扭曲可能会导致骨折，还有一些迹象和症状应该引起你对骨折的怀疑，如下所示。

- 肿胀。
- 变形。
- 负重时感到疼痛。
- 伤口周围有活动性出血。

一定要拍X线片排除骨折的可能性。

## 韧带和关节损伤

两根骨头的连接部位称为关节。该区域的骨头末端有一层覆盖物，叫作关节软骨（见图3.9）。关节软骨的作用是减少摩擦、分散关节周围的负荷。关节是由坚韧但不是非常灵活的组织连接在一起的，这种组织称为韧带。韧带主要由Ⅰ型胶原纤维组成。多数关节都能够活动，例如肘关节属于复合关节，而肩关节和髋关节属于球窝关节。韧带可以环绕关节，起到关节囊的作用，例如环绕髋关节和肩关节的韧带。韧带

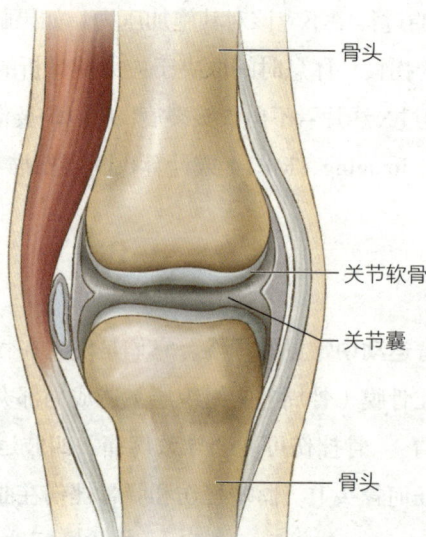

图3.9　覆盖有关节软骨的骨头

也可以是独立的结构，独立地为关节提供支撑，例如环绕膝关节的韧带。韧带的功能是限制关节运动、稳定关节、帮助关节恢复本体感受。关节损伤会导致韧带或关节软骨损伤，在许多情况下，慢性韧带损伤会导致软骨损伤。

韧带损伤也称韧带扭伤，通常由关节周围的扭曲或弯曲引起。当关节扭曲或弯曲超过其正常承受能力时，韧带就会撕裂（见图3.10）。成人通常会出现韧带中部撕裂，而儿童的韧带通常会在骨头插入处撕裂（有时会导致撕脱性骨折）。扭伤可分为3级，Ⅰ级为轻度扭伤，Ⅱ级为中度扭伤或韧带部分撕裂，Ⅲ级为韧带完全撕裂（见图3.11）。

关节周围疼痛可能表示存在扭伤，尤其在受伤机制是该关节周围的扭曲或弯曲时。运动员可能会听到"砰"的一声，感到关节"精疲力尽"或"无力"。这通常会导致关节周围立即肿胀，而且可能会让运动员感觉关节不稳定。在轻度或中度扭伤中，关节在活动范围内活动可能不会造成疼痛或损害，负重时也能忍受。因此，这些损伤可能经常被忽略。

韧带扭伤和撕裂会发生在身体的任何部位。踝关节和膝关节是韧带损伤的常见部位，这是运动时关节的旋转和扭转造成的。采用正确的用力方式、进行适当的拉伸和适应性训练，以及使用适当的装备，可以防止韧带损伤。

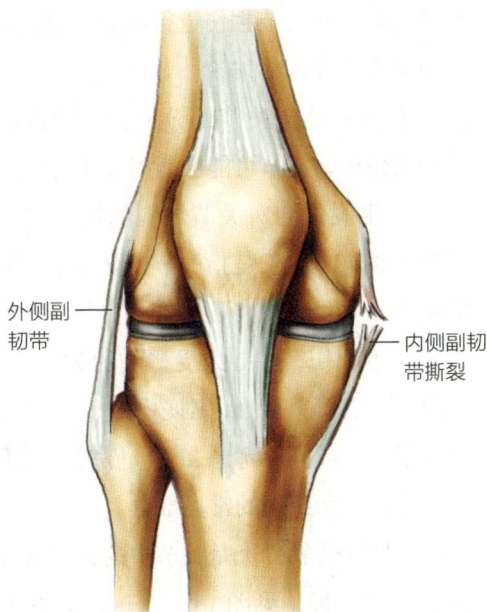

**图3.10**　膝关节内侧副韧带撕裂

外侧副韧带

内侧副韧带撕裂

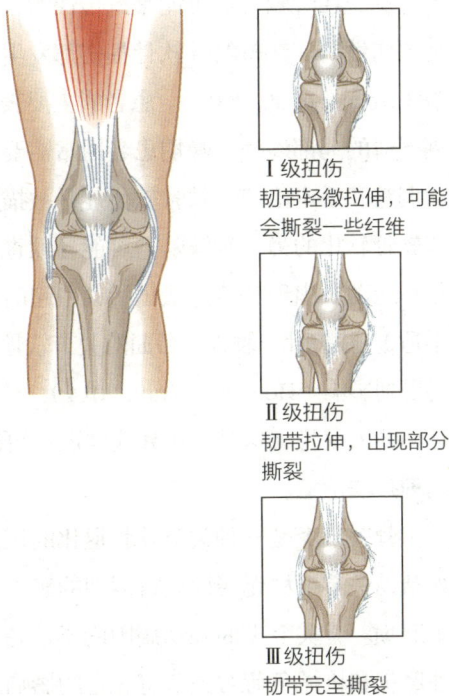

Ⅰ级扭伤
韧带轻微拉伸，可能会撕裂一些纤维

Ⅱ级扭伤
韧带拉伸，出现部分撕裂

Ⅲ级扭伤
韧带完全撕裂

**图3.11**　扭伤的级别

其他关节损伤包括半脱位、脱位、剥脱性骨软骨炎、软骨软化症和骨关节炎等。

此处仅对这些关节损伤进行简要介绍，后面的章节会有更详细的讨论。

半脱位是指关节部分或不完全脱位，在这种脱位中，关节可能会暂时发生移位（见图3.12）。半脱位会对关节周围的韧带和关节软骨造成损害。脱位是指关节完全失去骨骼接触的损伤（见图3.13）。脱位在大多数情况下都会造成韧带损伤，并导致受影响的关节不稳定。如果关节有严重变形，则必须注意是否存在骨折或脱位，或同时考虑二者。膝关节和手指是发生半脱位和脱位的常见部位。

剥脱性骨软骨炎是关节中的关节软骨出现的自发性受损（见图3.14）。这可能发生在成年人身上，但最常发生在10~15岁的青少年身上。剥脱性骨软骨炎可能是遗传性的，也可能是创伤性的。70%的骨软骨损伤都发生在膝关节（Kocher et al., 2006）。患者的主要表现有模糊不清的局部疼痛。晚期患者通常需要进行活动调整和手术治疗。软骨软化症是被描述为关节软骨软化的另一种缺陷，可能导致青少年和年轻运动员出现关节症状（活动引起的弥漫性不适）。膝盖骨（髌骨）后面的关节软骨通常容易受到影响（Hong and Kraft, 2014）。对于积极运动的人来说，这是一种残疾状况，可以通过物理疗法治愈。

骨关节炎是一种关节软骨退化的疾病，例如帮助关节平稳无痛地进行运动的髌骨软骨产生磨损。骨关节炎的确切病因尚不清楚，但慢性磨损和机械负荷对关节有一定的影响。有研究表明，骨关节炎可能受遗传影响（Zengini, 2018）。骨关节炎是老年运动员大多会患的一种

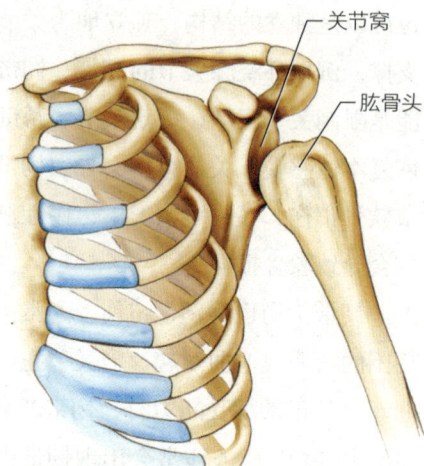

图3.12 肩关节半脱位

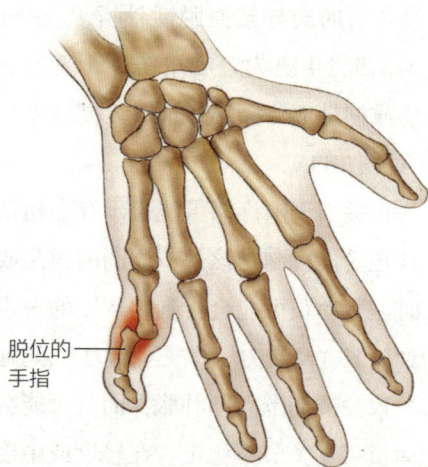

图3.13 手指脱位

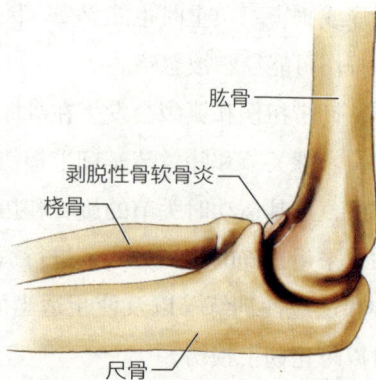

图3.14 骨软骨损伤

疾病，最常见于臀部、膝盖和拇指。随着老年人的运动参与度提高，骨关节炎的治疗变得越来越有意义和有必要。药物治疗、注射疗法和手术干预对这类人群起着越来越大的作用。

## 肌腱和肌肉损伤

肌腱是附着在骨骼上的肌肉部分。肌腱把力从肌肉传递到骨头，从而产生关节运动。肌肉－肌腱单元（也称为肌肉－肌腱单位）有助于保持关节的稳定。一个很好的例子是肩部的肩袖，它实际上在关节囊周围形成了一个部分环绕的覆盖物，不仅提供了对运动的动态控制，还增强了稳定性。更重要的是，肌肉－肌腱单元对身体的运动和力量功能起着重要作用。肌肉－肌腱单元的长度在很大程度上取决于训练、遗传因素和个人健康水平。特定的训练可以改变肌肉－肌腱单元的大小和功能。损伤会发生在肌肉－肌腱单元的任何部位（例如肌腱插入处、肌腱中部、肌腱连接处、肌腹本身或肌肉起点处）。

韧带的损伤称为扭伤，而肌腱和其余的肌肉损伤称为拉伤。拉伤是非常常见的运动损伤，通常发生在肌腱的离心负荷期间，即肌肉在伸长时会收缩。年龄较大的运动员存在较高的拉伤风险，因为随着年龄的增长，肌腱的弹性会变差。肌肉拉伤可能是轻微的，也可能严重损害肌腱的完整性。拉伤通常发生在肌腱末端连接处。肌肉拉伤的常见部位是腘绳肌、股四头肌和腓肠肌（小腿）。拉伤通常会引起突然的疼痛、肿胀和淤青，运动员在试图使用受伤的肌肉时会有疼痛感。

根据肌肉－肌腱单元损伤的严重程度，拉伤可分为Ⅰ～Ⅲ级（见图3.15）。在Ⅰ级拉伤中，肌肉纤维被拉伸出现轻微撕裂，功能丧失和力量损失的程度最低。在Ⅱ级拉伤中，肌肉－肌腱单元被部分撕裂，导致明显的功能丧失和力量损失。在Ⅲ级拉伤中，肌肉－肌腱单元被完全撕裂，导致严重的功能丧失和力量损失。

肌肉挫伤（瘀伤）是所有运动中最常见的损伤，它们通常发生在肌肉直接受伤之后。无论是曲棍球碰到运动员的大腿、对手的膝盖撞到运动员的手臂，还是运动员在比赛中摔到臀部，都很

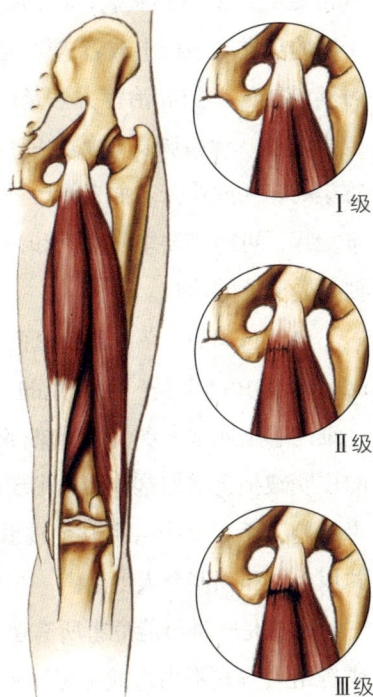

**图3.15** 肌肉拉伤

容易出现肌肉挫伤，只是严重程度各不相同。重度挫伤会导致严重的肿胀、淤血和功能丧失。

由于重复运动或受伤引起的肌腱或肌腱周围的肌腱鞘发炎称为肌腱炎。肌腱炎可由严重损伤或慢性疾病引起。而慢性损伤是由过度使用或者用力方式不正确引起的，这种损伤最难治疗。肱骨外上髁炎（即网球肘，见p.129）是非常常见的运动损伤，它是典型的慢性肌腱炎。由于过度使用、长时间打网球或者击球的技术不正确，许多网球运动员都患上了慢性肌腱炎。更常见的情况是，日常活动需要人们反复伸展手腕，例如用键盘打字或画画，这些都可能导致人们患有慢性肌腱炎。肌腱的慢性疾病非常难治疗。

## 皮肤损伤与问题

一些与体育有关的严重问题可能会影响到皮肤。例如，由真菌、病毒和细菌造成的疾病（见图3.16）在体育比赛中很常见，而且通常出现在训练室中。足癣是一种常见的真菌感染疾病，可由赤脚走在不干净的更衣室地板上或者未勤换袜子引起。对其最佳的预防和治疗方法是保持良好的卫生习惯、保持脚部干燥和使用治疗皮肤

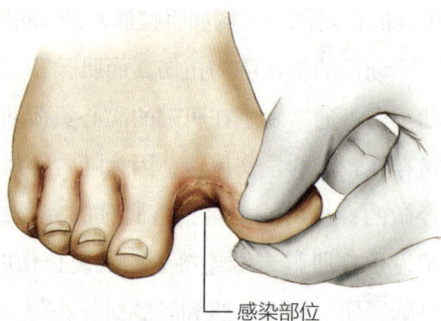
感染部位

**图3.16** 皮肤感染

感染的药粉或药膏。如果指甲被侵蚀或者逐渐破损，可能是感染了真菌。这种情况很难治疗，可能需要全身用药和拔除受感染的指甲。如果指甲出现真菌感染症状，则需要接受专业的治疗。

金黄色葡萄球菌和耐甲氧西林金黄色葡萄球菌（methicillin resistant staphy lococcus aureus，MRSA）是一种严重的皮肤感染细菌，周期性出现在训练室内和周围。被这些细菌感染通常表现为受感染部位发热、发红、肿胀和疼痛。割伤、擦伤或其他形式的皮肤破损会增加这些感染出现的风险。MRSA非常难治疗，因此必须采取适当的消毒措施，杀灭MRSA和其他皮肤感染细菌。必须使用专用消毒液擦干净设备、严禁共用毛巾和强调个人卫生。

水疱是一种可能危害所有运动员的常见创伤，通常由过度使用、运动设备不合适或者用力方式不当造成（见图3.17）。水疱似乎看起来不是什么大问题，但是它们可能因感染未及时得到治疗而恶化。

擦伤和擦痛也是如此。在这种情况下，必须保持皮肤清洁并给予适当治疗。长跑运动员穿不合适的鞋跑步时很容易出现擦痛。自行车手穿不合身的骑车短裤或座鞍调节不当时骑车，也经常会发生擦痛。擦伤（见图3.18）在玩滑板的人群中特别常见，也经常发生在足球、美式橄榄球或棒球运动员身上。

裂伤通常为皮肤上的线状切口（见图3.19）。裂伤的深度各不相同，伤口越深，就越有可能感染和破坏皮下组织（神经、动脉和静脉）。深度裂伤应立即请医生进行评估，以确定裂伤的潜在危害，严重的可能需要通过缝合进行修复。

很多户外运动，包括网球、游泳、篮球、室外排球和跑步都让运动员长时间暴露在阳光下，因而皮肤癌已经变得越来越普遍，特别是在阳光充足的国家。户外运动员必须涂抹防晒霜、戴遮阳帽和穿适当的防护服。防晒霜应该能够防长波紫外线（让皮肤老化）和中波紫外线（灼伤皮肤），而且必须频繁涂抹（至少每两小时一次）。在户外时，运动员应该尽量待在阴凉处并多喝水，防止发生与热有关的疾病。

## 耳朵、眼睛和嘴部损伤

任何运动都可能造成面部结构损伤。随着运动器材的发展，这些损伤越来越少见。菜花耳（耳血肿）在摔跤运动员中很常见，是耳朵反复撞在摔跤垫上或受到对

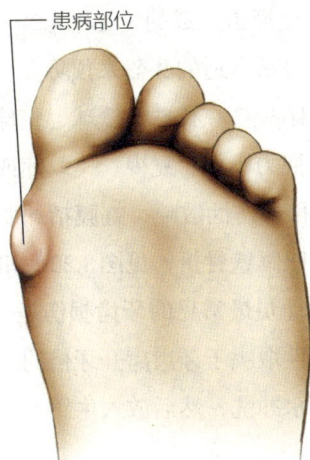

患病部位

图3.17 水疱

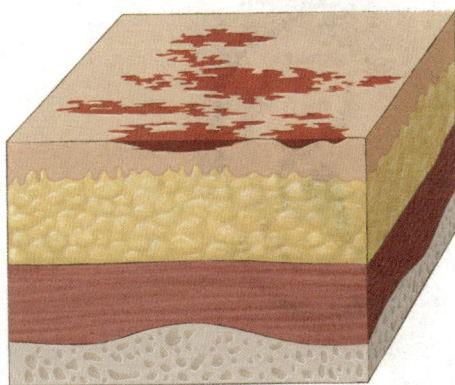

图3.18 擦伤

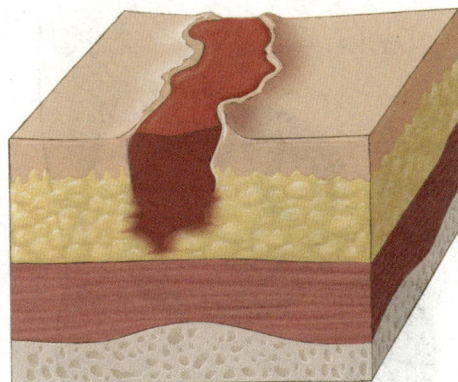

图3.19 裂伤

手的反复撞击造成的（见图3.20）。菜花耳可以通过吸引术和绷带包扎进行治疗，也可以通过戴合适的头盔来预防。

眼睛损伤在棒球、篮球、壁球和武术中都很常见。受伤的运动员可能会出现视力丧失、视力模糊、复视、飞蚊症或闪光症。一些非急性的眼部疾病是角膜擦伤（见图3.21）和外伤性散瞳（虹膜括约肌挫伤导致瞳孔扩大）。其他急性眼部疾病包括前房积血、眼眶壁骨折（见图3.22）和眼球破裂等。

运动员最常见的牙齿损伤是牙齿撕脱——牙齿被"敲掉"。牙齿存活和重新种植的可能性取决于牙齿离开牙槽的时间，因此这需要迅速得到治疗。脱落的牙齿应该用生理盐水冲洗，然后放入牛奶、唾液或无菌生理盐水中（Kranser, 2000）。

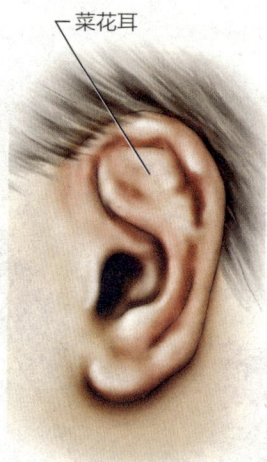

图 3.20 菜花耳

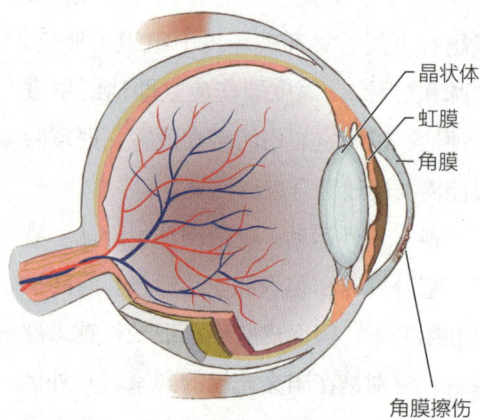

图 3.21 角膜擦伤

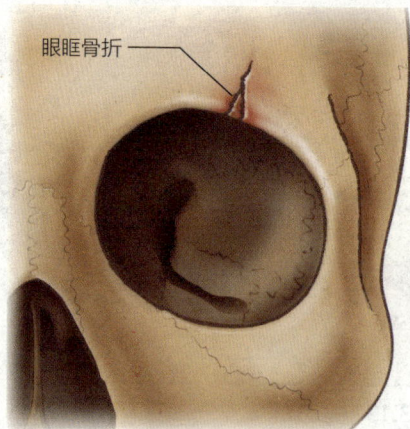

图 3.22 眼眶骨折

## 其他系统性损伤

有两种损伤会给整个身体系统造成灾难性的后果，它们是热损伤和心源性猝死。各种类型的热损伤均有可能发生，并且专家根据严重程度对其进行了分类。这些热损伤包括热痉挛、热晕厥、热衰竭和中暑。

热痉挛（实际上是一种脱水症状）可能是最痛苦但是伤害最轻微的热损伤。缺乏水分和必需的矿物质将导致肌肉痉挛，尤其是腿部肌肉。当运动员喝太多水而没有充分补充电解质时，也会出现肌肉痉挛。此时运动员应降温、伸展身体、喝电解质溶液。需要注意的是，不要只补充水分（也就是说，必须补充电解质），因为这可能会导致运动员出现低钠血症。这是一种紧急医疗情况，也可能是灾难性的。

热晕厥是在高温环境下由于血管扩张而引起的短暂意识丧失（Khosla and Guntupalli, 1999）。要缓解这种症状，应保持运动员的体温正常，而且应该让其补充水分并抬高腿躺下。

更加严重的热衰竭是由更高程度的脱水引起的，这是最常见的热诱发症状。患有热衰竭的运动员的体温会升高，但核心体温低于39摄氏度（102.2华氏度）（Khosla and Guntupalli, 1999）。他们会大量出汗，可能还会恶心和呕吐。

最严重的热损伤就是中暑，这时运动员大脑内的温控器会停止工作。这是严重的紧急医疗情况，必须在医院进行治疗。运动员会出现皮肤发热和干燥（正常的出汗机制不起作用）、心跳加快、体温超过41摄氏度（105.8华氏度）等现象（Khosla and Guntupalli, 1999）。治疗的关键是降低核心体温（冰水浸泡、盖冷却毯、扇风和静脉补水）。

心源性猝死是一种罕见且不幸的运动参与风险。心源性猝死的总体患病率约为0.3%（O'Connor and Knoblauch, 2010）。在年轻患者中，猝死的最常见原因是肥厚型心肌病（hypertrophic cardiomyopathy，HCM），即心脏的增大（Borjesson and Pelliccia, 2009）。肥厚型心肌病是一种先天性疾病，其中的非典型性肌肉可以通过心电图和超声心动图来确诊。其他疾病如冠状动脉疾病（老年运动员的动脉阻塞）、心脏震荡（儿童和青少年的胸部钝性创伤）和长QT综合征（遗传或后天性疾病）也可导致心源性猝死。

年轻运动员晕厥就是严重心脏病的危险信号，需要进行医疗评估。从经济的角度上说，对每个想参加体育运动的人进行检查是不可行的，但美国常规的赛前筛查可以帮助确定哪些运动员患有心脏病的风险更高一些（Bader, Goldberg and Sahn, 2004）。根据美国心脏协会的说法：

完整而又详细的个人和家庭病史和体检数据，可以帮助确定（或怀疑）那些会导致年轻运动员猝死或疾病恶化的心血管病变，是筛选竞技体育运动参与者群体（无论年龄）最实用的方法（Lyznicki, Nielsen and Schneider, 2000, 766）。

# 评估损伤

在评估损伤时你要动用眼睛和耳朵，常识通常会给你带来很大的帮助。显然，具备一定的知识是必要的，因为许多病症或症状都很好辨认。例如，你可以通过运动员的明显不适和肩关节畸形来识别肩关节脱位。胫骨和腓骨的复合性骨折或移位骨折很容易和良性的挫伤区分开来。运动员的受伤部位快速肿胀预示着情况可能不妙。运动员的肢体无法承受负重也是一个不好的兆头。面色苍白、汗流浃背的运动员容易热衰竭，而其肤色异常红润可能暗示着中暑。运动员的膝盖受伤而且有"噗"的声音，很可能是前交叉韧带撕裂。遭遇脑震荡的人在前5分钟还好好的，但是5分钟之后可能就会记不起当天是星期几。

## 评估损伤的基本原则

获得详细的病史和掌握进行体格检查的基本原则将使你能够准确地对运动员进行诊断。对于发生除了头部损伤以外的急性伤害的运动员，应该问他们以下5个简单的问题。

1. 你出现疼痛的位置是身体的哪个部位？
2. 你是怎么受伤的？（损伤机制，损伤时肢体的姿势）。
3. 你听到"砰"或"啪"的声音了吗？
4. 当你移动身体的一部分时会疼痛吗？会感觉身体不稳定吗？
5. 你的腿部能承受重量吗？（例如下半身受伤）。

对于慢性损伤，评估会变得更加复杂。需要了解的相关信息包括症状的持续时间、缓解和加重症状的因素、疼痛的性质或描述、以前的治疗、功能性缺陷、麻木或刺痛、虚弱、肿胀、不稳定、"无力感"或者机械性症状，例如锁定或捕捉。

当运动员出现某些危急症状时，要进行紧急医疗评估。这些症状包括头部受伤后头脑混乱（有关头部损伤的更多信息，参见第4章）、在碰撞或摔倒后无法行走或移动四肢、无法承受自重、背部或肢体在受伤后感到麻木或刺痛，以及身体部位明显脱位（例如肩部和脚趾）。

## 对受伤运动员的检查

如果你是教练或队医，在检查运动员时，你必须仔细检查运动员受伤的身体部位。这包括去除受伤部位的衣物和任何可能妨碍全面彻底评估的装备。检查并触诊受伤区域，评估力量和活动范围，并进行基本的神经血管检查。检查受伤区域是否有肿胀、畸形、瘀伤、擦伤或撕裂以及不对称。尤其对于肢体损伤（手臂和腿部），要经常与未受伤的一侧进行比较，以捕捉外观上的细微差异。让运动员指出最疼的部位，然后由你轻轻地按压那个部位，以确定到底哪里受伤了。如果认为骨折的可能性很小，应该要求运动员移动受伤的身体部位，并评估其对疼痛的耐受性。

对于每一个受伤的部位都必须进行基本的神经血管检查。这包括要求运动员移动肢体，检查手或脚（或两者）的感觉差异，确保运动员的手或脚（或两者）是温暖的，并且有血液流经该区域（对于受过训练的医生来说，检查脉搏更为准确）。如果怀疑有神经或血管（动脉或静脉）损伤，运动员必须立即就医。危险信号包括肢体无法移动（移动肢体可能感到疼痛，所以应该要求运动员做一些简单的动作，例如摆动脚趾）、麻木或刺痛以及肢体苍白或冰冷。

## 用于评估损伤的诊断工具

X线片是最有用的评估和诊断设备，特别是对骨折和其他骨骼系统问题。X线片对软组织结构的诊断没有帮助，例如韧带或软骨，但是它对骨头非常有效，不过轻微骨折除外，例如刚发生的应力性骨折可能在X线片上显示不出来。X线片确实会给身体带来少量的辐射，因此应仅在必要时才使用。X线片的医学应用非常普遍，而且要比其他成像诊断方法便宜。

CT或CAT扫描是借助X线片进行的仔细检查。通过使用计算机，人们可以对受伤部位进行分层检查，从而得到更精确的诊断。虽然CT扫描给身体带来的辐射比拍X线片更多，但是它们在诊断骨折和内脏损伤方面非常有用。它们可以让医生准确地了解运动员的脑震荡情况而且有助于排除头部血肿。CT也非常适合用于检查胸部和腹部的损伤。与X线片相比，CT辐射更大，因此仅在必要时使用。

磁共振成像非常有用而且很常用，因为它能够发现韧带和肌肉等软组织（例如韧带、肌腱、软骨和肌肉）中的损伤。磁共振成像没有辐射，它使用磁铁、无线电波和计算机来产生所检查身体部分的高质量图像。磁共振成像可以收集与CT相同的信息，几乎不会让运动员有任何不适，除了测试所需时间较长，有时需要45分钟才能完成。在体育运动领域，磁共振成像在诊断前交叉韧带撕裂和应力性骨折方面特别有用。缺点是与X线片和CT相比，磁共振成像相当昂贵。

核素骨扫描对于检查体内的所有骨骼很有帮助。在该检查中，人们会向被检查者体内注入一种着色剂，着色剂随着新陈代谢活动进入骨骼。核素骨扫描特别适合诊断炎症和骨骼活动。它们可以诊断应力性骨折，甚至可以发现不能在X线片上显示的骨折。磁共振成像更常用于诊断应力性骨折，因为它还能够识别软组织病理，而不会给运动员带来任何辐射。

# 治疗指南

控制损伤程度的最重要的方法是在损伤发生后立即采取措施。一旦确定了损伤并进行评估，就可以开始制订治疗计划。治疗的目标是避免出现进一步的损伤、为最佳康复结果提供条件、减少疼痛并最大限度地恢复功能。

在受伤时，受损细胞释放出来的化学物质会引发炎症。受伤部位的血管扩张且血流量增加，将营养物质输送到组织受损的部位。在受伤后的数小时内，炎症细胞会移动到受伤部位，并开始清除损坏的细胞和组织。在受伤后的几天至几周内，受损处会形成瘢痕组织。在接下来的几个月中，瘢痕会重新形成原生组织。

炎症作为一个愈合和恢复过程得到普遍认可。总体来说，炎症呈现出5个典型特征，即疼痛、发热、发红、肿胀和功能丧失。炎症过程中发生的生理机能解释了为什么会产生这些看得见的变化。疼痛是压力或化学介质刺激疼痛传递神经纤维的结果。发热和发红是血液流经扩张的血管引起的。肿胀是更多的体液从扩张的渗透性血管进入周围组织以及炎症细胞浸润到受伤部位的结果。功能丧失与水肿和疼痛发生之后或者以瘢痕组织代替功能性组织之后组织丧失活动能力有关（Witvrouw et al., 2004）。治疗的目的是缓解急性炎症反应引起的疼痛，但不应干预这一过程，因为这会影响治愈效果。就像生活的其他方面一样，这是一种平衡状态。

## 初始治疗

初始治疗的主要目标是减少肿胀和促进愈合。PRICE（保护、休息、冰敷、加压和抬高）是最初护理损伤的5大原则的英文首字母缩写（在紧急医疗情况下需要由专业医疗人员马上提供护理的情形除外）。

### 保护（protection）

当运动员疑似受伤时，不管是什么活动导致的损伤，都应该让他立即停止当前的活动。继续活动可能造成进一步损伤、延迟愈合、增加痛苦和刺激出血。

## 休息（rest）

除了根据需要停止活动之外，休息还包括减少负重。如果一条腿受伤了，运动员应该使用拐杖将肢体的压力减至最低。如果手臂受伤，除了进行日常活动外，运动员应避免使用手臂。根据受伤的严重程度，有时需要使用夹板、石膏或吊带来固定肢体。

## 冰敷（ice）

在受伤后应尽快将冰袋敷在受影响的部位。冰敷要交替进行，先敷5~10分钟，然后停5~10分钟。在受伤后的2~3天中，每天至少要重复上述的整个过程3次。将冰块包裹在保护性面料中，例如薄薄的毛巾，以防止冰块与皮肤直接接触（冰块长时间直接接触皮肤表面可能导致皮肤冻伤）。对于血液循环不足或者感觉缺失的患处，要谨慎使用冰敷。一旦浅肤色运动员的肤色变成粉红色，或者黑肤色运动员的肤色变得更深，就要移开冰块，避免温度过低或导致冻伤。肤色的这些变化表明已经实现了适当降温。如果皮肤变成蓝色或白色，应立即移除冰块，防止二次损伤（Okuyama et al., 2005）。

## 加压（compression）

在受伤部位加压，可以帮助减少肿胀。可以使用弹性缠绕物、特殊的靴子、透气护套和夹板加压受伤部位。必须小心实施加压，保证血液循环不受影响。如果运动员感到肢体阵痛，可能是包裹得太紧。应在受伤后立即或尽快开始加压，同时进行冰敷。使用绷带和护套来加压关节也有助于预防损伤和康复。

## 抬高（elevation）

在可能的情况下，应该将运动员的肢体抬高至心脏水平以上，让重力作用迫使更多血液回流到心脏，从而减少肿胀。在背部受伤的情况下，抬高显然是不切实际的，但是手臂或腿受伤，是非常适合抬高的。在晚上睡觉时，垫个枕头抬高患肢，可以帮助受伤部位排走多余的液体。

除了遵循PRICE原则之外，适当的损伤初始治疗还包括避免以下有害措施。

- 热敷。热敷尽管有助于后续的恢复，但是受伤后过早热敷将延迟痊愈。如果热敷得太早，热量会增加内部出血和肿胀。
- 酒精。酒精也有与热敷相同的效果。酒精还会掩盖损伤的疼痛，导致不必要的治疗延误。
- 运动。在受伤后72小时内应避免进行跑步或任何形式的运动，除非专业医疗人员建议这样做。
- 按摩。按摩可能会增加内部出血和肿胀。因此，在受伤后72小时内应避免或谨慎进行任何深度按摩。

虽然遵循PRICE原则和避免有害措施有助于处理任何运动损伤，但是如果疼痛持续超过几天，运动员应该寻求专业医疗人员的帮助。最初似乎是轻微的受伤，实际上可能是严重的受伤。尽早识别和治疗损伤可以降低长期影响和缩短运动员重返赛场的时间。

更严重的损伤需要不同的初步治疗计划。头部损伤引起的意识丧失和颈部损伤应立即交给专业医疗人员处理。比赛应该立即停止，运动员和教练应远离受伤的运动员，并将所有危险物品从患者附近搬离。如果怀疑足球和曲棍球运动员颈部受伤，除非是训练有素的专业医疗人员，否则不应摘下患者的肩垫和头盔。运动员应保持背部不动，仅在采取特定的颈椎预防措施后才能翻身。运动员应在颈椎固定装置的帮助下被抬离赛场。

如怀疑有骨折，应立即固定受伤肢体。最好用夹板或吊带固定肢体，但这些设备当时可能不容易得到。如怀疑手臂骨折，可用弹性绷带包扎，然后用另一只手臂固定肢体。如怀疑腿部骨折，不应让运动员的肢体承受自重，可能需要将运动员抬出比赛场地。

如果肢体有明显的变形，而且怀疑有脱位，则应采用相同的固定原则。除非你是受过医学训练的专业人士，否则不应试图将脱位的关节"安"回原位，或处理断裂的骨头，因为这样可能对运动员的受伤部位造成更大的伤害。这些损伤需要立即交给专业医疗人员进行处理，或将运动员送往急诊室。

## 后续治疗

在受伤48~72小时之后，对于Ⅰ级轻伤、扭伤、拉伤和挫伤，可以用MICE原则（以运动取代保护和休息）取代PRICE原则。肌肉和肌腱比韧带恢复得更快一些，因为它们有丰富的血液供应。在恢复过程的开端，受伤部位会生成瘢痕组织。如果这些纤维得不到活动，将导致其灵活性缺失。这最终会导致肢体疼痛、僵硬和脆弱。为了防止这种情况的发生，运动员应在受伤后的3天内开始进行无痛范围内的运动（前提是没有并发症）。沿着受伤组织的用力方向轻轻拉伸瘢痕组织，让其得到更好的恢复，关键是进行轻度的无痛运动。肌腱和韧带在受伤后的5~21天最脆弱，因此，运动员在做运动时必须谨慎。确定何时适合重新开始运动的一个良好指导原则是让受伤部位做一次它应该做的动作。如果该动作引起一些不适但不是疼痛，那么就可以重新开始运动。如果运动员只是感到不适，但在重复动作时没有感到疼痛，那么继续运动可能是安全的。如果在做动作时和完成动作后感到疼痛，那么运动员可能是恢复动作做得太早或者过于用力（或两者兼具）。在这种情况下，运动员应在接下来的24小时内继续执行PRICE原则，然后再尝试其他活动。

除了冰敷之外，其他理疗可能也会有帮助（见表3.1）。在医学上，理疗介质一般

表3.1　理疗介质

| 理疗介质 | 持续时间 | 频率 | 强度 | 实用建议 |
|---|---|---|---|---|
| 冰敷 | 5~10分钟/停5~10分钟 | 每天多次 | 低温，但切勿让冰块直接接触皮肤 | 在受伤的早期阶段（24~36小时内）或运动后使用。最好用薄布等包裹冰块，避免冻伤皮肤 |
| 热敷 | 5~10分钟 | 每天3次以上 | 可忍受的合适温度 | 湿热是首选，避免烫伤皮肤。此外，千万不要用热敷来治疗急性损伤，在24~36小时后再用热敷 |
| 按摩 | 5~10分钟 | 每天1~2次 | 可忍受的合适温度 | 往心脏方向按摩 |
| 漩涡浴 | 20分钟 | 每天1~2次 | 冷浴 13℃~16℃ 热浴 37℃~40℃ | 冷浴用于急性损伤，热浴用于慢性损伤。在治疗过程主动活动 |

是指可以应用于身体以达到治疗目的的物理实体。例如，热是一种可用于温暖和放松皮下组织的理疗介质。在使用热作为理疗介质时，通常最好使用湿热。只能在急性损伤发生24~36小时后使用热介质理疗。按摩和漩涡浴是其他两种可能有帮助的理疗介质。切忌对急性损伤进行按摩，受伤后72小时才可以按摩。

尽管理疗介质通常是安全的，但是必须采取某些预防措施。冰敷时间太长会导致运动员产生低温冻伤。同样，热敷时间太长会导致烫伤。在冰敷或者热敷期间，运动员需保持清醒状态，一定不要睡着。如果身体部位的感觉迟钝（糖尿病神经病变或其他疾病会导致感觉迟钝），请谨慎使用理疗介质。请遵循表3.1给出的实用建议。此外，表3.2中的快速疗法提供了使用理疗介质来处理常见损伤的治疗指导。

## 非甾体抗炎药的使用

基本的消炎药物常用于治疗急性运动损伤。非甾体抗炎药（Nonsteroidal Anti-Inflammatory Drug，NSAID），例如布洛芬，可以缓解炎症症状和疼痛。鉴于炎症在愈合过程中的作用，对于通过药物来最大限度地缓解炎症症状是否弊大于利还存在一些争议。普遍的共识是，非甾体抗炎药适用于大多数处于炎症或损伤早期阶段的运动员，出现副作用和愈合障碍的风险很小（van den Bekerom et al., 2005）。但应尽快停止用药，尽量减少长期的负面影响。对于患有某些疾病的运动员，例如心脏或肾脏疾病，除非有医生的处方，否则不要使用非甾体抗炎药。对乙酰氨基酚（例如泰诺）具有消炎作用，但是不能缓解疼痛。它通常是安全的药物，运动员可以根据药物的说明服用。存在肝脏问题的人群应该咨询医生后才能服用对乙酰氨基酚。

表3.2　常见损伤的快速疗法

| 损伤 | 治疗方法 | 补充建议 |
| --- | --- | --- |
| 瘀伤 | 初始治疗：冰敷<br>在48小时后进行热介质理疗 | 伤口颜色变化：最初呈深蓝色或者红色，然后逐步演变成紫色、绿色和黄色，并最终消失<br>颜色变化可能会由于重力作用而转移。只要疼痛能够忍受，就可以恢复体育运动<br>尝试将受伤部位抬高至心脏水平以上。如果2周内没有改善，就要看医生 |
| 擦伤 | 清洁伤口，然后涂抹抗生素软膏并贴上创可贴 | 如果伤口疼痛且呈红色，需要看医生 |
| 裂伤 | 清洁伤口，然后涂抹抗生素软膏并贴上创可贴<br>可能需要缝合 | 对于有以下特征的任何裂伤，包括长度达到1.3厘米、深度达到2.5毫米、不断流血、伤口有锯齿状边缘或者伤口出现在脸上，应该立即由医生来评估是否需要缝针<br>伤口无论大小，如果疼痛且呈红色，需要看医生 |
| 扭伤 | 初始治疗：冰敷<br>加压带缠绕<br>抬高患肢<br>后续治疗：轻度关节运动，可在Ⅰ级扭伤后2~3天开始，一些Ⅱ级扭伤在恢复无痛全范围活动后才能运动 | 初始护理：控制肿胀，必要时固定患处，如果是下肢受伤，要限制负重活动<br>过渡期护理：轻度关节运动在活动范围内，并在可忍受的情况下增加活动量<br>功能恢复：如果能忍受，继续增加活动量并考虑使用辅助支撑<br>如果恢复没有效果，需要就诊 |
| 拉伤 | 初始治疗：冰敷<br>加压带缠绕<br>抬高患肢<br>后续治疗：进行热介质理疗<br>轻度关节活动和拉伸运动可以在Ⅰ级损伤后2~3天恢复，一些Ⅱ级扭伤在恢复无痛全范围活动后才能运动 | 初始护理：控制肿胀，限制使用受伤部位，不要过度伸展<br>过渡期护理：开始使用热敷并进行轻度关节活动，在可忍受的情况下增加活动量，并在可忍受的情况下进行拉伸运动<br>功能恢复：根据可忍受度继续增加活动量<br>如果恢复没有效果，需要看医生 |

# 重返体育运动

通常情况下，运动员首先要考虑的是限制体育运动的持续时间。平衡尽快恢复体育运动和防止再次受伤的需求。传统意义上，只要运动员表现出拥有全方位的动作范围而且受伤的肢体表现出完全力量的80%~90%，就允许其恢复体育运动（Frontera，2003）。最近，人们制订了更多以证据为基础的康复方案和重返体育运动的标准（Shrier，2015）。这取决于损伤的类型和严重程度，并侧重于个性化的方案和体育运动专项训练。一般来说，运动员的损伤必须得到充分的治疗，运动员必须从心理角度做好准备，并必须展示出恢复体育运动专项技能的能力。运动和活动必须是没有疼痛的，而且力量和活动范围必须足够，以防止再次受伤。

运动员要记住，充分恢复是未来无痛参与体育运动的保障。尽管对急性损伤的管理通常得以规范执行，但是损伤带来的长期后果往往会被忽视。对一些问题缺乏关注，例如生物力学的改变、人体结构的薄弱和不适当的康复，可能会导致曾经受伤的运动员在未来面临风险。忽视对损伤的长期管理、忽视对轻微创伤的治疗，是大部分体育运动损伤产生的主要原因之一。肌肉不平衡、设备不适合和重复性动作改变了运动员的正常生物力学。这会对骨骼、肌腱、韧带和肌肉产生微创，从而诱发炎症反应。如果不解决炎症反应，损伤持续恶化将导致运动员出现慢性疼痛和残疾。

# 夹板、护具和绷带

为预防和治疗一些损伤，夹板、护具和绷带等工具是相当有帮助的。和所有其他预防或治疗方案一样，使用这些工具也需要遵循某些原则，否则可能会阻碍愈合和恢复过程。

## 夹板

夹板是对任何疑似的骨折或严重韧带损伤进行初始治疗的常用工具。使用夹板固定身体的一部分，便于安全转移患者，以得到专业医疗人员的恰当评估。使用夹板得当可以减少疼痛、出血、肿胀以及对周围组织的进一步损伤（Armstrong and Hubbard，2016）。夹板固定的一般原则如下。

1. 脱去患处的衣物，检查是否有开放性损伤或其他损伤。
2. 在使用夹板之前和之后检查夹板固定的肢体的脉搏和神经状态。
3. 固定疑似骨折的上、下关节（例如，如果你怀疑运动员胫骨骨折，可以用夹板固定其踝关节和膝关节）。
4. 确保夹板已垫好，以防止形成压疮。
5. 如果肢体有畸形，应在畸形的部位用夹板固定肢体。

夹板非常容易买到，但一般都是专业医疗人员才随身携带。一些更小的夹板可以方便地放入大部分急救药箱中，但是它们通常不是急救药箱的必备物品。手动塑形的夹板非常小巧，不仅便于随身携带，而且适用于多个身体部位。

如果没有专用夹板，可以寻找其他替代方法。身体部位夹板（用健康的、没有受伤的身体部位来支撑受伤部位）会有极大的帮助。用健康的手指来支撑受伤的手指的做法很常见，这种方法被称为"兄弟捆绑"（见图3.23）。

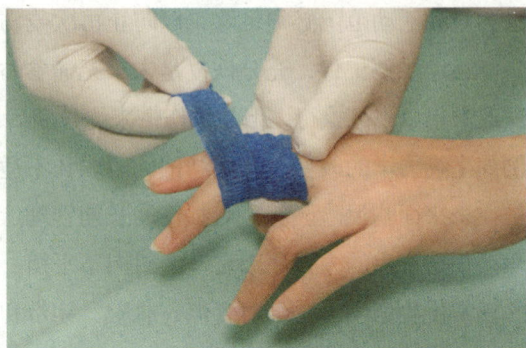

图3.23 通过绷带将受伤的手指固定在相邻的健康手指上来支撑受伤的手指

## 护具

护具可以分成两类：预防性的和功能性的。在未受伤时，预防性护具可作为一种预防措施。一些研究者认为这种护具可以减少受伤风险，或发生损伤时至少能降低受伤的严重程度（Sharpe, Knapik and Jones, 1997; Verhagen, van Mechelen and de Vente, 2000; Arnold and Docherty, 2004）。预防性护具最常用在踝关节和膝关节上。

很多人认为，预防性护具能够减少踝关节扭伤的风险（Mickel et al., 2006）。预防性半刚性踝关节护具可以降低踝关节初期损伤和复发性损伤的发生率。与绷带相比，一些研究表明护具在预防踝关节损伤方面更有效，而且可以节约赛季中的治疗成本（Mickel et al., 2006）。人们一般可以购买到几种类型的非处方踝关节护具（见图3.24）。构造方式决定了护具的类型和它们提供的支撑级别。半刚性踝关节护具是预防踝关节

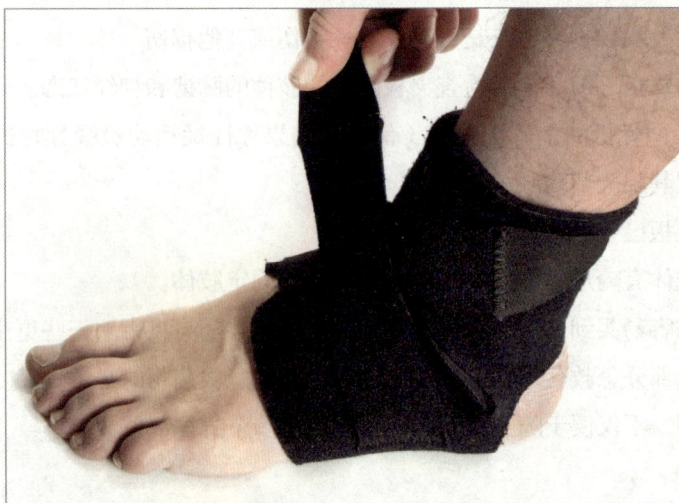

图3.24 常见的踝关节护具

扭伤最有效的工具。这些护具有额外的马镫状支撑，可以减少踝关节过度内翻（即脚踝转动），过度内翻是踝关节受伤的最常见原因（Arnold and Docherty, 2004）。运动员穿戴这些护具时应该感到舒适，而且护具不应限制运动员的功能性活动（Verhagen, van Mechelen and de Vente, 2000）。护具只是帮助防止踝关节出现损伤的工具之一，它不能取代增强力量、平衡能力和本体感受的力量训练（Arnold and Docherty, 2004）。

运动员可以使用预防性的膝关节护具来预防前交叉韧带和内侧副韧带损伤，但对于有关其有效性的数据仍存在争议。有很好的证据表明，护具可以增强本体感受、协调性、最大力量和平衡能力，但这是否意味着其能够降低受伤率尚不清楚（Baltaci et al., 2011）。研究表明，预防性膝关节护具可以改善与前交叉韧带损伤风险相关的生物力学因素（Ewing et al., 2016）。人们还需要进行进一步的研究，以确定结合目前的训练干预措施，哪种预防性护具是最好的。

膝关节护具有很多不同的种类，通常是由氯丁橡胶（一种合成橡胶）或类似材料制成的。虽然这样的护具在保暖、提供本体感受反馈和提供按压方面是有效的，但是不应该尝试使用它们来增强关节的稳定性。有些膝关节护具在膝盖处有个洞口（见图3.25），可以帮助减轻髌股关节失调症状（Martin and Committee on Sports Medicine and Fitness，2001）。

其他刚性更强的膝关节护具用于增强膝关节韧带的支撑力，以防止膝关节内侧或外侧弯曲（见图3.26）。在一项系统综述中，预防性膝关节护具未能减少美式橄榄球运动员出现内侧副韧带损伤的风险（Salata, Gibbs and Sekiya, 2010）。没有证据表明对未受伤的膝关节使用预防性膝关节护具是有效的。

功能性护具用于保护现有或最近出现损伤的运动员。功能性护具在受伤部位痊愈和加强的过程中能为之提供额外保护。请记住，这些护具实际上和预防性护具是一样的。如果使用得当，它们已被证明能够降

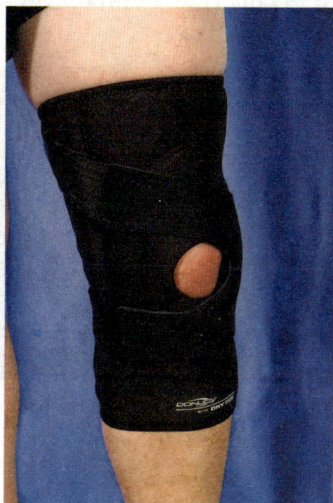

**图3.25** 露出膝盖的膝关节护具，它可以给膝关节提供额外支持
[源自：Human Kinetics。]

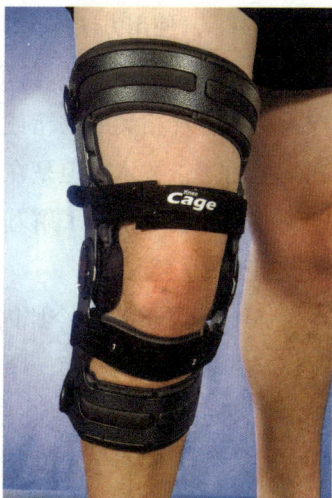

**图3.26** 常见的刚性膝关节护具
[源自：Human Kinetics。]

低再次受伤的概率。市面上可以购买到许多功能不同的护具（见图3.27）。运动员要选择能够为可能遭受的损伤提供最佳保护的护具。如果不确定使用哪款护具，请咨询医生或教练。运动员可尝试几种不同的护具类型，找到兼顾舒适性和保护性的护具。运动员在使用护具时要仔细阅读说明书，因为佩戴不当可能导致损伤加重或再次损伤。因为功能性原因而使用护具并不能取代适当的康复治疗。使用护具时受伤部位必须恢复适当的力量、平衡和本体感受，以防止再次受伤（Arnold and Docherty, 2004）。

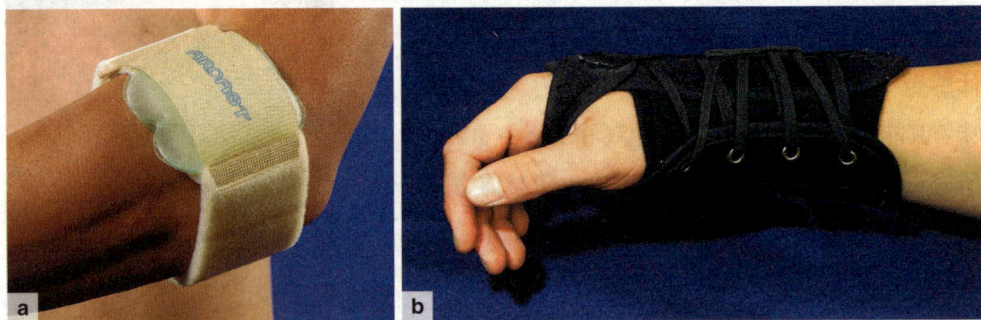

图3.27　在市面上可购买到的：a. 网球肘护套、b. 腕管综合征护套。它们可以减轻疼痛，并在痊愈过程中保护受伤部位

[源自：Human Kinetics。]

## 绷带

护具十分流行，但是绷带同样对运动员很有用，其使用方法从非常简单到非常复杂的都有。我们可以从有资质的专业医疗人员或各种相关的书籍或视频中学习到具体的绷带技术。但是在应用任何特定的绷带技术之前，了解基本的绷带使用原则至关重要。

你可以根据以下3个原因之一选择使用特定的绷带技术。第一个原因是预防

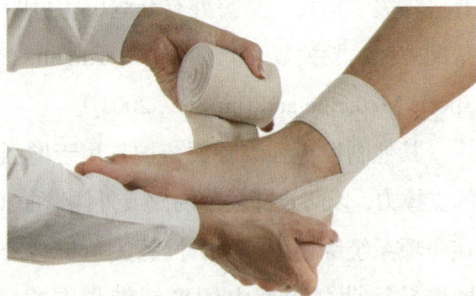

图3.28　在踝关节预防性地打绷带是防止倒位扭伤的常用方法

损伤（预防性绷带），在损伤尚未发生，但是运动员面临很高的受伤风险或者运动员的特定身体部位存在受伤史时使用。使用绷带作为预防性措施可能会降低受伤概率，更可能会减轻损伤的严重程度（见图3.28）。要了解预防性绷带（或护具）的使用方法和用途，以获得应有的效果。绷带似乎对那些有受伤史的运动员最有益处。

第二个原因是处理急性损伤。在这种情况下，缠绷带的主要原因不是让运动员继续进行活动，而是作为一种治疗手段帮助稳定和加压受伤部位。这种做法属于PRICE原则中的加压。

第三个原因是帮助运动员恢复体育运动。通常情况下，绷带可以帮助进入恢复或康复的最后阶段的运动员恢复部分或全部的体育运动（见图3.29）。在这种情况下，绷带的首要作用是降低再次受伤的可能性。人们可以使用绷带和适当的康复治疗来加强受伤部位。如前所述，绷带不应且无法取代医疗护理。

正确使用绷带会非常有帮助，但重要的是要知道什么时候不适合使用绷带，例如损伤的急性阶段（除非用于加压）。在损伤的初始阶段，通过缠绷带让运动员继续

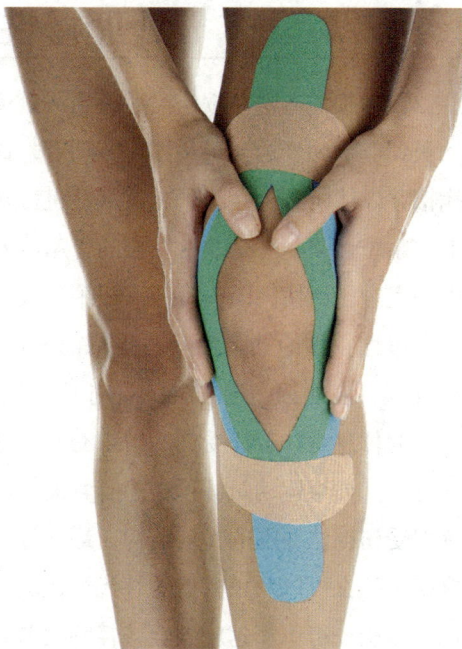

图3.29 运动员恢复体育运动时，给以前受伤的部位缠绷带可以减轻受牵连的骨骼、肌肉和韧带的压力

运动可能会加剧对组织的损害和延长痊愈时间。使用绷带前应检查是否出现肿胀。如果受伤部位出现过度肿胀，或者轻微的活动都会导致肿胀程度加重，那么运动员应该休息更长时间，让损伤继续恢复。如果对损伤的性质或严重程度存在任何疑问，则不要使用绷带。在这种情况下，应该将运动员转交给有资质的专业医疗人员进行评估。小心谨慎一些总是没错。如果运动员在功能上受到限制，缠了绷带也是如此，那么应该推迟其恢复体育运动的时间。如果运动员的步态看起来笨拙或者不能执行简单的功能性动作（例如跑动、急转方向或跳跃），则不要通过缠绷带使其恢复体育运动。

运动绷带是另一种在肌肉骨骼康复中广泛使用的绷带，它是一种有弹性的丙烯酸胶带，可以在不限制关节活动范围的情况下支撑和稳定肌肉和关节。运动绷带的原理是，拉伸皮肤，在皮肤下形成囊袋，通过增加淋巴和血液流动帮助受损组织再生。人们还认为运动绷带可以减轻皮肤下疼痛纤维的压痛，从而减少与损伤相关的疼痛。其他被提及的好处还包括增强肌肉力量、改善感觉功能、促进关节的重新调整（Reynard et al., 2018）。运动绷带可用于许多疾病，但这方面的科学证据仍很有限。

# 处理慢性损伤的策略

慢性损伤通常与损伤治疗不当或过度使用综合征（例如肌腱炎）有关。从职业运动员到业余跑步运动员和体力劳动者，许多人都处于慢性损伤的危险当中。准确诊断病情并评估所有外在因素（重复性机械负荷、设备问题）和内在因素（人体结构、年龄、系统性问题）是非常重要的（Armstrong and Hubbard, 2016）。慢性损伤通常需要由医生进行评估，因为可能需要拍X线片和进行磁共振成像检查等诊断测试。

慢性损伤的初期治疗与本章前面讨论的PRICE原则相同，然后是循序渐进的训练计划。慢性损伤通常会随着时间的推移和充足的休息而得到缓解（或得到控制）。充足的休息意味着让受伤的组织有时间愈合，但这并不意味着完全放弃使用身体的受伤部位。如果运动员被诊断患有骨骼、肌腱或关节慢性疾病并因此而久坐不动，将会削弱受伤部位周围的支持结构，最终导致身体不稳定和增加痛苦。如果某种运动引起疼痛，那么可以利用其他的替代性运动。例如，如果跑步不可行，可以尝试进行水上训练或骑自行车，这应该会减轻膝关节、踝关节和髋关节的压力。开始新的训练方法时，首先要采取少量多次的形式进行，随着身体对新活动的适应而增加持续时间。记住，适度的间歇是维持和改善健康状态的有效方法。运动员不需要一次运动60分钟，相反，可以尝试在一天中偶尔运动一下，这与单次长时间运动所提供的许多好处是一样的。

经常锻炼对身体和心理有益，有助于延缓衰老。研究发现，每天30分钟的适度运动对健康有显著的好处（AAOS, 2014）。慢性疼痛疾病可能会迫使活动发生变化，但是疼痛不应该导致任何人完全避免运动。在某些情况下，在以锻炼心肺功能为主的训练中加入力量训练可恢复必要的肌肉平衡，使人无痛地参与活动。在其他情况下，以其他计划替代原来的主要活动是个好主意。交叉训练被广泛用于避免过度使用损伤、训练停滞和肌肉不平衡。无论运动员采用什么策略来克服慢性肌肉骨骼疾病或损伤，它都必须让运动员能够保持活跃状态。经常运动可以减缓肌肉萎缩、强化骨骼、减少关节和肌肉疼痛。久坐不动的生活方式只会让身体更容易受伤，而且会对身心产生持久的负面影响。

任何即使经过足够的休息和康复仍会逐渐恶化或无法改善的慢性损伤，都应该由医生进行评估。有些损伤可能需要额外的干预措施，例如注射可的松，甚至进行手术。

# 青少年运动员的特殊注意事项

　　和成年人一样，青少年运动员也面临着过度重复使用和损伤的风险。与成年人不同的是，青少年还处于身体成长和发展时期。虽然许多人担心过度参与体育运动会给青少年带来不利影响，但是大部分的这些担忧尚未得到科学研究的验证。也就是说，重要的是解决青少年运动员的损伤问题。为了便于讨论，我们将12岁以下的孩子划为青春期前儿童，将12~19岁的孩子划为青少年。

　　衡量青少年运动员对体育运动的兴趣非常重要。父母经常给青少年施加很大的压力，让他们参加体育活动。然而，体育竞赛并不适合每个人，强迫青春期前儿童或青少年参加体育运动可能会给他们带来持久的心理和生理影响。青少年运动员的教练需要认识到有父母因过分热心而强迫青少年运动员参与运动的情况。青少年运动员应该能够自主选择他们参加的体育运动（Armstrong and Hubbard, 2016）。

　　人们需要根据成人和青少年运动员之间的差异对青少年参加的体育运动进行调整。青少年运动员应该受到足够的监督。他们的装备应该大小合适，以减少因装备不当造成伤害的风险。规则应针对特定年龄段进行调整。还应缩小运动场地，以适应青少年对应的体格。

　　许多成年人凭直觉认为力量训练会给年轻运动员的生长板施加过大压力，而且可能导致生长板过早闭合或受伤，从而影响到身体的成长。但是在有适当的监管，而且训练计划设计得当的情况下，尚无研究表明参与力量训练的青少年的柔韧性、运动能力的成长或发展会受到不良影响。事实上，力量训练可以从青春期前儿童就开始，前提是训练内容适合该年龄组且由具备专业知识的成人监督。这一年龄组的运动员应使用更轻的力量负荷，并根据需求增加重复次数和组数。例如，青春期前儿童可以采用正确的技术成功地举起12~15次负荷，而且没有感到压力过大或者动作变形。这些运动员开始抗阻训练之前应该去看儿科医生，做一次全面体检，并获得与合成代谢类固醇等补充剂相关的风险提醒。

　　青少年必须在密切监督下进行力量训练，而且应坚持已确立的原则。对于任何年龄组的青少年新手运动员而言，奥运会或比赛样式的力量练习都是危险的，应该避免。美国运动医学骨科学会建议青少年运动员每周进行2~3次力量训练。训练计划应该包括20~30分钟的训练，而且要有热身运动和放松运动。抗阻力量训练的一个不错的起点是，青少年运动员能够每组重复6~15次，一共完成3组。一旦青少年运动员能够以正确的技术和良好的控制完成3组15次重复，就可以开始更高水平的训练了。

对于其他类型的训练，应该考虑到青少年运动员的身体发育情况。虽然力量训练的生长板损伤风险较低，但仍不能避免过度使用损伤的出现和流行。

任何运动员都需要关注的问题是营养不良及其对训练的潜在影响。青少年运动员的晚熟风险更高。青少年在运动中的能量消耗远远高于成年人。如果以针对成年人的建议为依据，那么可能会导致青少年运动员的营养需求被严重低估。需要说明的是，如果发生任何短期的训练和营养异常，只要得到纠正，通常不会影响青少年运动员身体的成长。如果有疑问，青少年运动员应该咨询专业人员以了解自己的营养需求。

青少年运动员需要消耗更多的能量，这可能与他们的新陈代谢量更大和脱水引起的身体核心温度上升有关。出汗能够有效冷却身体，但是也会导致体液和电解质流失。加速体液自发流失的体育运动（例如摔跤运动）会加剧身体脱水。运动员和教练都应该了解脱水的影响。

青春期前儿童运动员在训练或比赛之前应该充分饮水，对于时间较长的运动，应该每隔15~20分钟休息、饮水。有味道的饮料或者在饮料中加入氯化钠或碳水化合物能够促使青春期前儿童运动员喝更多液体，而且有助于防止低钠血症。在训练前和训练后要让青春期前儿童运动员称重，监测其液体补充量。对于在训练或比赛之间未补充足够的水分，而无法让体重恢复到正常水平的青春期前儿童运动员，应该要求其在获准参加运动前重新补充水分。

## 第4章

# 脑震荡和头部损伤

乔希·克拉森（Josh Krassen），DO

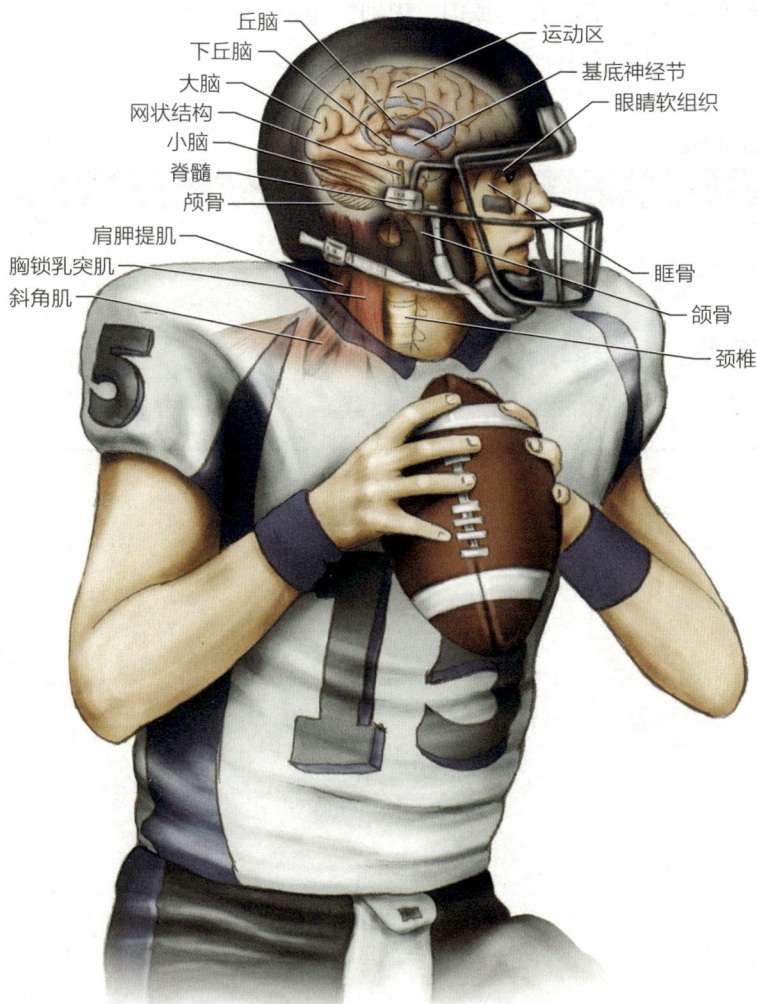

- 丘脑
- 下丘脑
- 大脑
- 网状结构
- 小脑
- 脊髓
- 颅骨
- 肩胛提肌
- 胸锁乳突肌
- 斜角肌
- 运动区
- 基底神经节
- 眼睛软组织
- 眶骨
- 颌骨
- 颈椎

　　正确诊断和护理头部损伤对每位体育运动专业医疗人员而言都是重要的技能。头部损伤（以及第5章讨论的颈部和颈椎损伤）的重伤率和死亡率很高，因此必须始终认真对待。运动员和教练都必须接受关于头部损伤的相关培训，了解能够预防此类损伤的安全设备和训练原则，以及知道如何评估运动员恢复体育运动的风险。在决定头部遭受损伤的运动员何时可以重返赛场时，应对运动员进行详细的医疗评估。而最常使用的方法是对运动员进行有限的观察和简短的场外评估。很多时候，运动员自身的压力以及教练施加的压力也会影响运动员重返赛场的决定。显然，在头部受伤的情况下，在决定重返赛场时，运动员的利益得失是需要优先考虑的因素。

　　本章将介绍几种头部损伤的原因、识别方法和治疗方法。其中包括耳、鼻、眼、下颌损伤，以及脑震荡和其他相关的头部损伤。

### 脑震荡和头部损伤

| 损伤 | 页码 |
| --- | --- |
| 脑震荡 | 77 |
| 硬膜下和硬膜外血肿 | 84 |
| 颅骨骨折 | 85 |
| 鼻骨和下颌骨骨折 | 86 |
| 耳损伤 | 87 |
| 眼部损伤 | 88 |

## 脑震荡

### 常见原因

撞击头部、颈部或身体其他部位时产生的作用于头部的加速-减速力，可能会导致脑震荡（请注意，运动员出现脑震荡时还应怀疑其可能存在颈椎损伤，见第5章）。

### 识别方法

脑震荡是创伤诱发的精神状态改变，例如精神错乱或失忆症，有可能失去意识（Kelly, Nichols, Filley et al., 1991）。脑震荡的判断基于功能性病理学，而非结构性病理学，因为其成像往往是正常的，不能以此诊断损伤。每年都有160万~380万例与体育运动、娱乐活动相关的脑震荡发生，其中有13.5万人曾被送往急诊室就诊（Langlois JA et al, 2006）。这种损伤通常发生在美式橄榄球运动的抢断或阻拦过程中，但在其他运动中也会出现，例如在足球运动员踢球时或在冰上曲棍球运动中（在女性运动员中更为普遍）。有充分的证据表明，在滑雪和单板滑雪运动中使用头盔可以减少头部损伤。在青少年冰球比赛中限制身体阻挡和在青少年足球比赛中限制身体接触也被证明可以减少头部损伤。向足球运动员教授正确的铲球技术并避免在足球运动中出现头球对抗，有助于降低脑震荡的风险。关于使用护齿器也能有效降低脑震荡的风险的证据是不足的。有脑震荡病史的运动员更容易再次出现脑震荡（Guskiewicz et al., 2003）。

制定标准的规则和规程，对运动员、裁判员、教练组人员和青少年家长进行教育，帮助他们识别和了解脑震荡的迹象和症状，这一点很重要。每个人都应该了解脑震荡的临床特征、评估方法和安全重返赛场的原则。脑震荡可能涉及临床症状、身体体征、认知障碍、神经行为特征和睡眠-觉醒障碍。运动员可能出现头痛、头晕、嗜睡、健忘、易怒或情绪不稳定等症状，步态不稳和反应较慢也是常见的症状。如果出现上述症状中的任何一种，应使运动员安全退出训练或比赛。

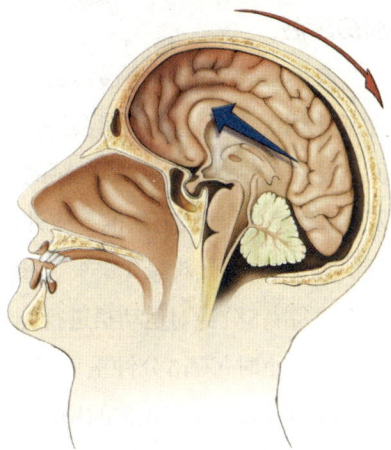

## 脑震荡 >续

### 损伤评估

在脑震荡过程中，通常会出现快速发作的短期神经损伤，这种症状会自行消退。在某些情况下，症状可能会持续几分钟到几小时。这些症状反映的是大脑功能障碍，而不是结构性损伤。对脑震荡的初步评估应包括维持呼吸道畅通、保持呼吸和循环以及在发生骨折时稳定颈椎。应评估运动员的血压、心率和瞳孔反应。更常见的症状包括头痛（83%）、头晕（65%）和意识混乱（57%）（Delaney et al., 2002）。应由专业医疗人员每隔5分钟对运动员进行神经测试，直到运动员有正常反应。如果测试结果异常，则第一个小时每隔5分钟重复测试一次，然后第一天每小时测试一次，此后每天测试一次，直到运动员恢复正常的精神状态。

一旦运动员稳定下来，就应该对其意识水平或是否失去意识进行评估。在运动员失去意识的时候，应将其送往急诊室或其他医疗机构。失去意识被定义为任何时候都对外界刺激无反应，它在头部损伤中出现的比例约为10%。任何意识丧失或意识混乱的情况持续一个小时以上，就有必要行影像学检查以帮助诊断，例如进行X线片、磁共振成像或CT检查。运动员的意识水平通常由格拉斯哥昏迷评分（Glasgow Coma Scale，GCS）决定，不同的分数等级对应不同的意识水平，这个评估等级通常被专业医疗人员采用。格拉斯哥昏迷评分包括睁眼反应、语言反应和运动反应（见表4.1）。受伤运动员的每项评估都有一个分数，以各项评估的分数之和确定颅脑损伤的等级。人们应该将这项评估作为脑震荡或头部损伤运动员的场外评估的一部分。

对意识和认知功能的场外评估对于脑震荡的评估至关重要。格拉斯哥昏迷评分现在被视为是更全面的测试的一部分，相关内容参见*Sports Concussion Assessment Tool, Fifth Edition*。这是一项通常由持证的专业医疗人员在10分钟内进行的测试。该测试适用于13岁以上的运动员，也有儿科版本。运动脑震荡评估的第一步是识别危险信号。这些危险信号包括颈部疼痛或压痛、复视、虚弱、胳膊或腿部发麻或灼热、严重或加剧的头痛、癫痫发作或抽搐、意识丧失或恶化、呕吐、坐立不安、躁动或好斗，这些可能都是更严重的头部损伤或其他疾病的症状。首先应该注意一些可观察到的症状，例如平衡和步态功能障碍，或者明显的面部或头部外伤迹象。除了格拉斯哥昏迷评分，还应该对运动员进行颈椎评估。应该采用现场或场外评估进行简短的记忆评估，以寻找健忘症的迹象。可以询问关于比赛地点、分数和时间点等的问题。

运动脑震荡评估（SCAT5）是在休息室或运动场外完成的。运动脑震荡评估包括

## 表4.1 格拉斯哥昏迷评分

| 睁眼反应 | |
| --- | --- |
| 能够完全自主睁眼闭眼 | 4 |
| 对口头刺激、命令和语言有反应 | 3 |
| 只对疼痛有反应（不适用于面部） | 2 |
| 没有反应 | 1 |
| 语言反应 | |
| 思路清晰 | 5 |
| 语言有点乱，但是能够回答问题 | 4 |
| 用语不适当 | 3 |
| 语言混乱，无法理解 | 2 |
| 没有反应 | 1 |
| 运动反应 | |
| 服从动作命令 | 6 |
| 在疼痛的刺激下有目的地做动作 | 5 |
| 对疼痛有缩回反应 | 4 |
| 对疼痛有屈曲反应（皮肤无反应） | 3 |
| 对疼痛有收缩反应（大脑无反应） | 2 |
| 没有反应 | 1 |
| 头部损伤分类 | |
| 重度颅脑损伤 | 8分或更少 |
| 中度颅脑损伤 | 9~12分 |
| 轻度颅脑损伤 | 13~15分 |

[源自：Centers for Disease Control and Prevention。]

了解运动员的详细背景，其中包括脑震荡病史记录，特别要注意最近发生的脑震荡。一份完整的症状评估报告记录了症状是否随着身体或精神活动而恶化。应该对运动员进行全面的认知评估，包括对更具体的方位感、即时记忆和注意力的评估，具体方法包括倒序背诵数字或倒序背诵月份，以获得包括步态和平衡在内的神经系统筛查结果。同时，还应评估运动员在1分钟和5分钟内的延迟性回忆。在确定运动员能否重返赛场时应对其进行完整的评估。在赛季前获得运动脑震荡评估的基线值也是很重要的，因为运动员的记忆力、专注力、信息处理、执行功能和反应时间可能因人而异。

即使没有失去意识，也应该对出现脑震荡的运动员进行意识混乱或失忆症方面的评估（见表4.2）。意识混乱被定义为对周围环境的意识或判断受到不同程度的损害。

## 脑震荡 >续

**表4.2　意识混乱和失忆症评估**

| 对周围环境的意识或判断 |
| --- |
| "你的名字是什么？" |
| "我们在哪里比赛？体育场或球场的名称是什么？" |
| "我们的队名是什么？对方的队名是什么？" |
| "今天是星期几？是几月份？是哪一年？" |

| 逆行性失忆症 |
| --- |
| "你记得自己被击中受伤吗？" |
| "比赛的比分是什么？" |
| "比赛的前段发生了什么？" |

| 创伤后失忆症 |
| --- |
| 教练或训练员应该重复3个词语，例如球、椅子和汽车等 |
| 要求运动员在1分钟内重复这些词语，然后每隔5分钟重复一次 |
| 如果运动员可以回忆起这些词语，则不存在创伤后失忆症 |

失忆症被定义为无法回想起受伤发生之前、之间和之后的事情。逆行性失忆症是指无法回想起受伤之前的事情。创伤后失忆症（也称为顺行性失忆症）还需根据从创伤到恢复正常的、连续的记忆之间的时间长度进一步区分。

有时运动员会在没有创伤的情况下突然失去意识，例如进行有氧运动时突然昏厥。在这种情况下，意识丧失与脑震荡无关，它可能意味着继发性心律失常。如果运动员没有脉搏或自主呼吸，应该立即呼叫救护车，并同时进行心肺复苏。

### 脑震荡后综合征

脑震荡有时会导致流向大脑的血液减少，这又可能导致脑震荡后综合征。脑震荡后综合征的症状包括头痛、恶心、头晕、平衡障碍、视觉障碍、注意力障碍和记忆力丧失。常见的视觉障碍包括视力模糊和光敏感。这些症状可能立即发生或之后再发生。运动员可能会感到疲劳、易怒，而且发生不寻常的性格或情绪变化，还可能出现睡眠障碍，可能会变得抑郁。症状的严重程度和持续时间不一，取决于脑震荡的严重程度。头痛是脑震荡后综合征最常见的症状，大约有70%的脑震荡患者会出现该症状。运动员可能在场外的初步评估期间出现头痛，在随后的几个小时内，头痛可能会变得更加强烈或在用力时加剧。如果头痛变得强烈或者开始呕吐或精神状态越来越差，应该立即将运动员送往急诊室，排查硬膜下血肿（McCrory et al., 2017）或颅内出血，这两种情况都会危及生命。

脑震荡后综合征与失忆症相关的问题远远不止意识丧失（Collins et al., 2003）。虽然意识丧失并不一定意味着存在缺陷，但如果运动员出现的症状越多、症状持续的时间越长以及神经认知功能障碍越严重，那么其出现长期记忆障碍的可能性就越高。

### 二次撞击综合征

如果从脑震荡中恢复过来的运动员头部再次遭受到撞击，后果可能是致命的。二次撞击综合征被定义为大规模脑水肿，这会导致大脑肿胀。临床显示，在二次撞击之后，运动员的意识水平将会迅速降低。

## 治疗和恢复方法

如果确定颈椎未受到影响（见第5章），应该将尚有意识的脑损伤运动员置于直立姿势，以降低颅内压。如果运动员能够坐稳，就应该可以站起来，然后就可以在别人的帮助下离开球场。如果怀疑运动员的颈椎受到损伤，则不要取下防护装备（垫肩、头盔）或者脱下衣服，否则可能造成其颈椎部位发生移动。如果颈椎受到了影响，用固定脖套保护运动员的颈部和脊椎，或者将衣服卷起来沿着运动员的脖子方向放置，固定其颈椎避免发生移动。如果运动员失去意识，那么要稳定其身体姿势，并保持呼吸畅通。如果运动员没有呼吸或脉搏，则应呼叫救护车，同时进行人工呼吸与心脏按压，使其生命得到保障。如果发现有明显的出血，将止血敷布（或任何可用的敷布）直接压在出血部位上。如果大量出血，让运动员躺下并抬高其腿部，让更多的血液回流到心脏。

一旦运动员的情况稳定下来，应该立即将他送往医院的急诊室做进一步评估。如果影像学检查结果（X线片、磁共振成像或CT检查）或者神经系统检查结果仍然异常，运动员将入院接受治疗。如果影像学检查和神经系统检查结果是正常的，运动员可以出院回家。运动员回家之后，家庭成员应该定期对其进行神经系统检查，包括问运动员今天是星期几、是几号、是哪一年或者国家领导人的名字是什么等。此外，他们还应当询问运动员是否头痛、恶心或虚弱无力。如果患者以上检查的结果较之前的结果更为糟糕，应该将其送往医院急诊室。遭受二次撞击的脑震荡运动员一般都需要做神经心理学评估和认知训练。

在受伤后，建议运动员进行24~48小时的相对休息，然后应在保持认知以及低于身体症状恶化阈值的情况下进行运动。对于大多数在10~14天内康复的运动员来说，没必要进行康复训练。如果症状一直持续，则运动员可能需要进行心理、颈椎和前庭康复。控制运动员在亚症状阈值下进行运动已被证明是一种促进康复的安全有效的方法。认知压力也应该通过适当的调节进行控制，认知行为疗法通常是解决持续性情绪或行为问题的必要手段。

## 脑震荡 >续

症状数量越多和危急程度越高，运动员的恢复速度通常就越慢。脑震荡病史是运动员将来再次发生脑震荡的一个危险因素，经历多次脑震荡会导致运动员的身体、认知和情感缺陷更严重。恢复速度最有力的预测依据是受伤后最初几天的症状严重程度。其他与持续性症状相关的因素包括偏头痛、焦虑症、创伤后应激障碍、注意力缺陷和睡眠功能障碍。

### 重返体育运动

所有运动员，不论运动水平如何都应以相同的方式进行治疗观察。幸运的是，在所有脑震荡中，80%~90%的脑震荡无须进一步治疗即可在7~10天内缓解（McCrory，2008）。然而，在这些头部损伤中，有10%~20%会继续出现脑震荡后综合征症状。在发生脑震荡后决定重返体育运动时，运动员应遵循指导原则。任何出现脑震荡的运动员都不应在当天就重返体育运动（McCrory，2008）。只有在休息和运动完全没有症状时，运动员才能重返体育运动。运动员不应服用可能掩盖或改善症状的药物，而应该经常进行功能测试，以排查相关症状，例如头痛、恶心、头晕和失衡，或与重返体育运动所需的身体需求相关的视力缺陷。在重返体育运动之前，运动员的神经系统检查和神经心理学测试结果都应该是正常的。

存在脑震荡症状的运动员在缓解期间返回到体育运动可能发生严重损伤，甚至死亡。研究表明，即使是轻微的脑震荡，也会增加日后患痴呆的风险（Barnes et al.，2018）。此外，现有证据表明，重复性脑震荡可导致慢性创伤性脑病（chronic traumatic encephalopathy，CTE），这是一种导致认知、躯体和神经心理损伤的退化性脑部疾病。因此，重要的是要遵循目前被称为Zurich Protocol（McCrory，2008）的六步重返体育运动指导方针。2016年10月，在德国柏林举行的第五届运动脑震荡国际会议（McCrory et al.，2017）也明确阐述了这些指导方针。初始症状和症状的严重程度不会改变重返体育运动的方案。

在发生任何脑震荡后，建议运动员在最初的24~48小时内休息，然后再恢复体育运动。恢复体育运动的每一步都应该持续24小时或更长时间。如果出现任何症状加重的情况，运动员应回到先前的无症状水平，至少持续24小时无症状之后，才能继续下一步。如果成年人症状持续超过2周（或儿童的症状持续超过1个月），建议运动员寻找专门从事脑震荡治疗的专家进行问诊。

运动员在休息时无任何症状之后，才能开始恢复体育运动指导方针的第一步。

第一步包括进行一些不引起症状的运动，这有助于运动员恢复工作或学校活动。第二步是进行轻度有氧运动，例如以较慢的速度慢跑或骑自行车，且没有任何抗阻。第三步是进行专项体育运动训练，例如不会产生其他影响的跑步或滑冰训练。第四步是进行非接触性训练和渐进式抗阻训练。第五步是进行全接触性训练和定期训练，这有助于运动员恢复信心，使教练能够评估运动员的功能技能。只有在5天内完成所有5个步骤，运动员才能前进至第六步，即恢复正常的体育运动。

## 脑震荡建议总结

1. 当运动员表现出任何脑震荡症状或迹象时，要暂停参加比赛。
2. 受伤当天不可再参与体育运动。
3. 受伤后的医学评估包括神经心理测试和拍X线片，以排查是否存在更严重的颅内损伤。
4. 遵循重返体育运动的指导方针。
   （1）在休息或运动期间没有脑震荡症状存在后才能参加运动。
   （2）轻度有氧运动。
   （3）专项体育运动训练。
   （4）非接触性训练和渐进式抗阻训练。
   （5）全接触性训练和定期训练。
   （6）恢复正常体育运动。

对于是否进行下一步骤，运动员的年龄和脑震荡病史是两个决定性因素。儿童的脑肿胀时间更长、弥漫范围更大，而且第二次头部损伤的风险更高（Pickles, 1950）。总体而言，重要的是要注意，所有年龄组的恢复速度都是一样的，因而"孩子痊愈得更快"的理论是错误的。在发生新的脑损伤时明确运动员是否有脑震荡病史很重要。运动员在多次脑震荡之后会发生累积性神经心理障碍和微妙的神经认知障碍。在3次或更多的脑震荡之后，运动员会变得更易发生类似的损伤（Collins et al., 2002），因此应建议他们退出接触类体育运动。

总的来说，对于那些患有运动相关脑震荡的运动员来说，他们迫切需要一个明确实用的指导方针，帮助他们确定何时痊愈、何时能够安全地重返体育运动。必须牢记一点，对脑震荡的科学研究是不完整的，因此，对脑震荡运动员的管理和让其恢复体育运动的决定仍然应该基于临床判断和个体的基础状况。

# 硬膜下和硬膜外血肿

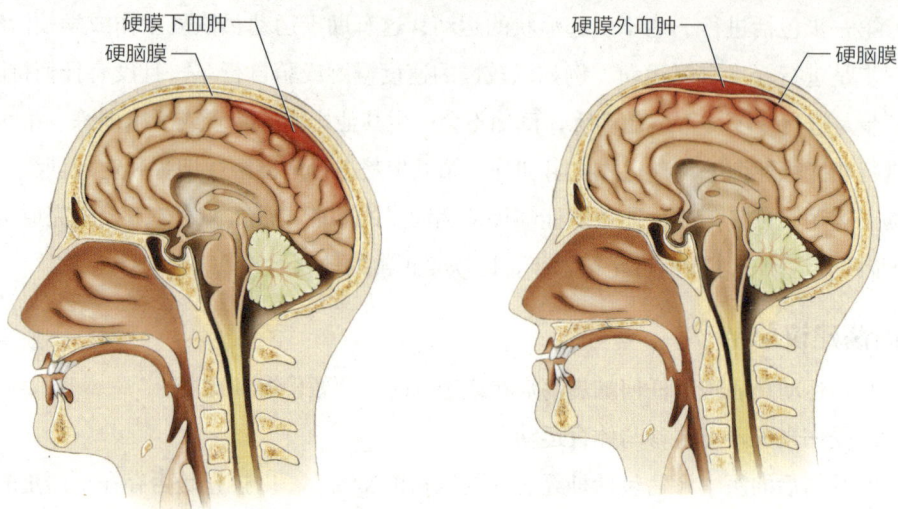

## 常见原因

硬膜下和硬膜外血肿是由于头部受到直接打击引起的，常见于接触类体育运动。硬膜下血肿是覆盖大脑的外层（硬脑膜）和中间层（蛛网膜）之间的出血，而硬膜外血肿是覆盖大脑的外层（硬脑膜）和颅骨之间的出血。

## 识别方法

患硬膜外血肿的运动员通常会经历意识水平降低和剧烈的头痛。在一个时间不定的清醒期之后，意识水平迅速下降。硬膜下血肿或颅内出血将导致运动员意识丧失，使其几乎没有或完全没有神志。运动员还可能发生明显的呕吐、癫痫和偏瘫，两边瞳孔常常大小不一而且扩大。

## 治疗方法

出现硬膜外或硬膜下血肿症状的运动员应立即暂停比赛，并送往医院急诊室。注意，初次打击头部造成的出血或脑创伤通常并不严重。

## 重返体育运动

因为症状根据损伤程度不同而有巨大的差别，所以还没有针对患硬膜下和硬膜外血肿的运动员何时重返体育运动的既定标准，必须根据具体情况做出评估。目前的指导方针建议任何有颅内出血或损伤的运动员至少休养一年，或完全退出接触类体育运动。

# 颅骨骨折

## 常见原因

颅骨骨折可由钝器打击头部、头部着地或其他头部外伤引起。颅骨骨折通常发生在接触类体育运动中，例如美式橄榄球，但是也可能是由于被棒球或冰球击中、进行体操运动或骑马时摔倒头部着地导致。

凹陷性颅骨骨折

颅内出血

## 识别方法

根据颅骨骨折的类型和程度，运动员会表现出不同的症状。伴随疼痛和头痛的深度瘀伤或裂伤预示着运动员可能发生了颅骨骨折。其他迹象包括眼眶青肿、眼睛凹陷、耳朵或鼻子出血，以及耳后肿胀或变色。鼻子或耳朵流出透明的液体说明运动员发生了严重的颅骨骨折，或头部损伤导致脑脊液有渗漏。失去意识和两边瞳孔大小不一预示着运动员出现了与颅骨骨折有关的潜在的颅内出血。

颅骨骨折包括：线性颅骨骨折，即颅骨出现单一裂缝；粉碎性颅骨骨折，即颅骨出现从中心点向外辐射的裂缝；凹陷性颅骨骨折是较为严重的骨折之一，其症状是骨头碎片分开并且向内陷入。颅底骨折会影响颅底。

## 治疗方法

如果骨折的头骨碎片是线性对齐的，一般无须治疗。运动员重返体育运动之前，必须留出休息时间让骨折得到痊愈。凹陷性颅骨骨折一般需要通过神经外科手术治疗。发生这种骨折的运动员通常需要吸氧、服用抗惊厥药物和渗透性利尿剂（例如甘露醇），以减少脑肿胀。运动员得到治疗且情况稳定之后，要做大量康复运动，包括身体、职业和言语方面的康复。

## 重返体育运动

对于任何患有严重的颅脑损伤的运动员，在批准其重返体育运动之前，应该对其进行全面的神经心理学评估。如果运动员仍然存在认知或神经障碍，包括无力、麻木或平衡失调，则不允许其重返任何接触类体育运动。

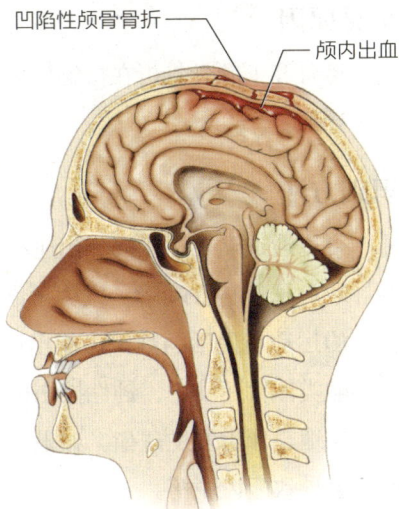

## 鼻骨和下颌骨骨折

### 常见原因

鼻骨和下颌骨骨折在接触类体育运动中最常见，它们是由于脸部遭到直接的有力打击导致。

### 识别方法

可以通过疼痛、压痛、出血和鼻子的活动性增加来识别鼻骨骨折。鼻骨骨折通常会导致鼻子位移性畸形。发生下颌骨骨折的运动员会感到下颌疼痛肿大，张口困难。受伤的运动员说话困难，可能出现牙齿松动或被撞掉，也可能出现明显的面部变形。在接触类体育运动中，钝性挫伤也可能导致运动员出现其他嘴部创伤，例如嘴唇和牙龈重重地与牙齿发生碰撞。如果钝性挫伤发生在嘴部，可能会导致嘴部出现裂伤，有时还会导致牙齿脱落。

### 治疗方法

鼻骨骨折的初步治疗是通过吸出异物、调整身体姿势和控制出血来保持呼吸道畅通。如果没有伴随颅骨或颈部骨折，运动员的身体姿势应该向前，避免血液流入喉咙。如果运动员失去意识，应先固定其颈部，因为鼻骨骨折通常伴随着头后部和颈椎受伤。除非鼻子排出透明液体，这表明颅骨发生骨折，否则应该捏住运动员的鼻孔控制出血。还应用冰袋敷受伤部位，避免过多的血液流向该部位。

下颌骨骨折的初步治疗是保持呼吸道通畅和包扎伤口。应该使用领带或宽带子支撑和固定下颌，方法是将带子从下颌绕过头顶，围绕头部一圈并在耳朵上方打结。然后将受伤的运动员送往急诊室，让口腔外科医生对其伤情进行评估。如果牙齿脱落，应该小心取出，避免阻塞呼吸道。

### 重返体育运动

对于鼻骨骨折，只要鼻骨痊愈且通过外科手术或非手术方式打开了鼻腔通道，运动员在大约6周之后就可以重返体育运动。运动员在余下的赛季中应该佩戴防护面罩。对于下颌骨骨折，只要下颌骨已经痊愈，而且运动员获得了口腔外科医生的批准，他就可以重返体育运动，但是要戴护齿，防止复发性损伤。出现过其他口腔创伤的运动员也应该戴护齿。

## 耳损伤

### 常见原因

耳朵受到钝性外伤或者被用力拉扯，可能会出现所谓的"菜花耳"，它是由于耳朵血肿或外耳积血造成的。这种损伤最常见于摔跤运动，有时被称为"摔跤耳"。

### 识别方法

菜花耳表现为聚积在外耳、形状不固定、略带紫色的块状物，是由钙化血肿所引起的。它可能导致耳朵局部轻度到中度不适。

菜花耳

### 治疗方法

必须切开清除该块状物或血凝块，可在手术室内对患者进行局部麻醉后完成。

### 重返体育运动

一旦切口愈合，运动员在4~6周后可以重返体育运动。

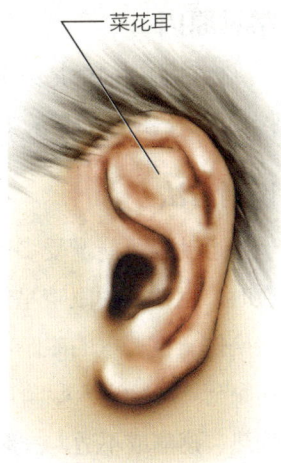

## 眼部损伤

### 常见原因

眼部损伤通常是由于眼睛受到外力击打引起的，例如被抢篮球的对手的手指戳到眼睛。

结膜下出血

### 识别方法

运动员可能遭受多种眼部损伤。发生结膜下出血时，运动员的眼睛呈红色或布满血丝，相当于眼睛瘀伤。更严重的眼睛损伤包括异物进入眼睛和刺伤眼睛。异物进入眼睛通常是轻微或猛力接触眼睛的直接结果，运动员可能感到眼睛灼热、疼痛或不适。一般来说，人们可以通过眼角膜荧光染色找出异物。

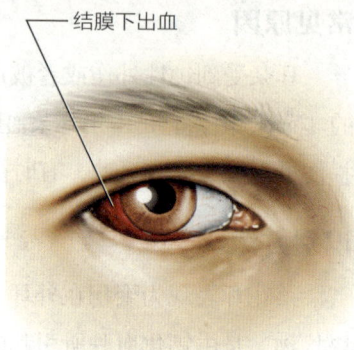

### 治疗方法

结膜下出血一般无须治疗，在2周内会自行消退。如果发现眼睛存在异物，应该闭上受伤的眼睛，然后让眼科医生进行检查评估。除了接受过训练的专业人员，其他人一概不得取出运动员眼中的异物或者触摸角膜。如果异物是化学性质的，应该立即用大量的清水冲洗眼睛15~20分钟，或者用生理盐水洗眼睛。然后贴上抗生素软膏贴，再由眼科医生检查眼睛是否受到进一步损伤。

如果眼睛损伤是创伤性的，专业医疗人员需要检查运动员的眼睑穿孔或角膜擦伤情况。如果眼睛异常疼痛，在初步治疗中，通常要先控制住疼痛。需要在受伤的眼睛上盖上杯状或松软的保护敷布，然后将运动员送往急诊室，让眼科医生进行检查。在检查时，医生会使用阿托品和抗生素眼药水放大瞳孔。

### 重返体育运动

结膜下出血一般不会影响运动员重返赛场。一旦移除了异物、角膜得到愈合并恢复了正常视力，运动员就可以重返体育运动。要多长时间才可以重返赛场，取决于角膜的受伤程度。直接穿透的创伤（通常由锋利物体造成）会导致眼睛出现穿刺伤。在发生穿刺伤、钝性伤或者化学物质导致的眼睛受伤之后，运动员需要眼睛完全愈合且得到验光师或眼科医生的批准才可以重返体育运动。

## 第 5 章

# 颈部和颈椎损伤

理查德·戈德堡（Richard Goldberg）, DO

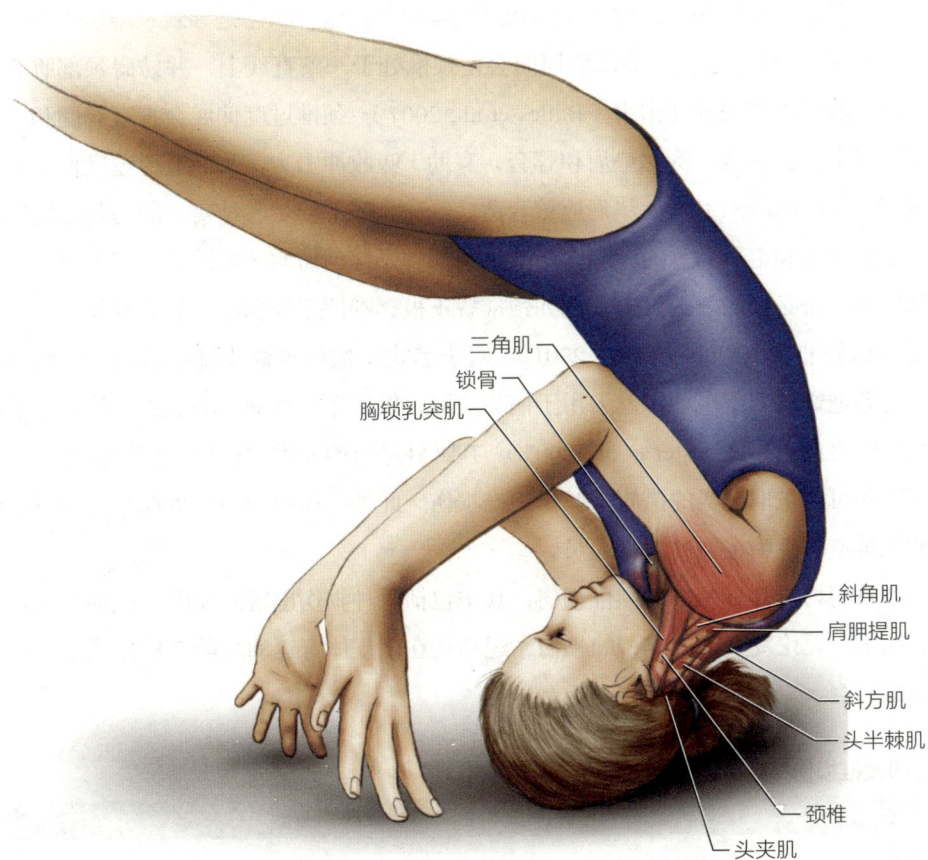

三角肌
锁骨
胸锁乳突肌

斜角肌
肩胛提肌
斜方肌
头半棘肌
颈椎
头夹肌

非常感谢格雷格·罗登（Greg Rowdon）和汉克·谢尔曼（Hank Sherman）对本章的贡献

　　参加任何级别的比赛的运动员都可能遭受颈部和颈椎损伤。这些损伤，不管是软组织损伤、椎间盘突出还是骨折都可能是急性损伤，或者是慢性退化过程的恶化。这类损伤可能会导致轻度的、临时性的功能受限，也可能带来灾难性的、给生活带来巨大变化的影响。这些损伤通常发生在接触类体育运动中，例如足球、摔跤和冰球运动。

　　预防颈部和颈椎损伤的方法包括指导运动员保护自己免受创伤。这可能包括指导足球运动员如何在比赛中和对手发生冲撞时保证安全，或者如何正确地执行头球。运动员应始终关注对手，并避免在身体接触过程中让自己的头部或肩膀着地。适当的身体接触可以防止头部和颈部过度屈曲和过度伸展（这两种状态是导致颈椎出现损伤的最常见原因）。撞击过程中头部的屈曲会使颈椎处于一条直线上，并妨碍颈部肌肉组织协助吸收撞击产生的冲击力（Bailes et al., 2007）。颈椎过度伸展会损害脊髓和相关神经。穿戴防护装备，例如垫肩和脖套，有助于吸收冲击力，从而避免过度伸展和过度侧屈（Schneider, 1973）。垫肩应该合适、舒适，底部要足够结实，能为颈部提供保护。增强颈部和上肢力量的训练，与减少头部和颈部创伤的辅助设备一样重要。现场必须确保配备必要的急救设备，例如颈椎矫正板、刚性颈托和心肺复苏设备，为运动员受伤做好准备（Kleiner et al., 2001）。对于美式橄榄球等戴头盔的运动，应始终准备一把普通螺丝刀或电动螺丝刀用于摘除面罩，以便在不移动运动员颈部的情况下保持其呼吸道通畅（Decoster et al., 2005）。在野外进行的颈椎损伤方案模拟训练，将确保运动员可以采取适当的措施来减少颈椎损伤。此外，在出现创伤事件时，应指定现场的教练或医生为主要的急救人员。

　　本章将讨论几种颈部和颈椎损伤，其中包括每种损伤出现的原因、识别方法和治疗方法等。无论发生什么类型的损伤，运动员在恢复体育运动之前都应接受专业医疗人员的检查。

## 颈部和颈椎损伤

## 颈部扭伤

### 常见原因

导致颈部扭伤的常见机制是产生挥鞭伤，即我们常说的过度屈曲或过度伸展造成的损伤，其产生原因包括在美式橄榄球运动中擒抱导致脖子着地，或在接球后向后摔倒等。在非体育运动中，导致这种损伤的最常见原因是机动车辆追尾。任何使颈部在加速或减速瞬间受撞击的情况都可能导致颈部扭伤（Tsoumpos, P., K. Kafchitas et al., 2013）。

### 识别方法

颈部扭伤或颈肌拉伤通常是颈部软组织的稳定损伤，由急性外力导致，事发时颈部受到剧烈挤压、强行弯曲、伸展或扭转。颈部扭伤的运动员会感到弥漫性颈部疼痛，从颅底到肩区（三角肌和斜方肌）部位均会出现。患者通常会说在不同程度地活动脖子时感到颈部疼痛，而且经常伴随着颈部肌肉痉挛，但是颈部通常有完全被动的活动范围，而主动活动可能导致痉挛、疼痛或两者皆有。运动员不应该有刺痛、麻木或胳膊无力的感觉，而且疼痛不应该放射到一侧或两侧手臂。

### 治疗方法

治疗方法应该根据损伤的严重程度和运动员的症状制订。大多数的颈部扭伤是自限性的，会在几天内自行缓解。如果没有禁忌证，运动员可以使用非处方药（例如布洛芬或对乙酰氨基酚）来缓解早期的疼痛和不适。在适当的时候，运动员可以使用处方止痛药和消炎药对疼痛进行专业处理。除非医生告知停止使用此治疗方法，否则可以继续使用该方法，直到重新恢复完整的、无痛的全范围活动。医生可能会开一些肌肉松弛类药物，这些药通常会有嗜睡的副作用。运动员可以采用物理疗法，例如按摩、热敷、电刺激和超声波等，减轻受伤部位的肌肉痉挛状态，以重建无痛的全范围活动，并通过锻炼来改善运动范围，增强颈椎旁边肌肉和上半身肌肉力量。如果运动员的颈部骨突出现点压痛、持续性疼痛，颈椎活动范围受到明显限制或者出现神经性症状，例如沿手臂向下游走的疼痛、麻木或刺痛，则应考虑拍 X 线片、做 CT 或磁共振成像检查。

### 重返体育运动

运动员一旦感到舒适、无痛，应该就能够全面恢复体育运动。一些运动员可能会选择戴脖套、颈箍或者再加一个软颈托，以防止颈部拉伸或侧向弯曲，让自己可以更快地重返体育运动，以及避免未来再次受到损伤。这些设备被广泛运用于美式橄榄球运动中。教会运动员正确的擒抱技术也可以减少颈椎拉伤的出现，这是一种预防措施。

## 神经性麻痛

### 常见原因

神经性麻痛也称为短暂性神经失用症或神经性刺痛，这种损伤几乎总是与美式橄榄球运动有关。损伤一般在运动员擒抱或阻截对手时发生，此时其脖子向受伤的一侧挤压或者向另一侧拉伸。

### 识别方法

神经性麻痛是椎管外的颈神经根挫伤或损伤造成的。神经根是神经的源头，而且也是神经从脊髓中离开的地方。当颈部伸展且同侧发生侧屈时，就会发生神经性麻痛。有神经性麻痛的运动员会感到始于颈部的烧灼感，并且这种感觉沿着受影响神经根的路径从患侧向手臂放射。这种损伤通常只发生在一侧。运动员可能感到患侧上肢无力，特别是那些受臂丛神经上部躯干影响的肌肉，即肩带肌、肱二头肌和三角肌（Schneider, 1973）（臂丛神经是颈部的一个区域，在成为真正的神经之前，颈神经根会在这里聚集，并与其他神经根混合成为周围神经）。神经性麻痛的症状是暂时的，通常只持续几秒钟，最多持续15~30分钟。然而，在某些时候和极端情况下，它们可能持续几天至几周（Kuhlman and McKeag, 1999）。神经性麻痛一般不会造成颈部疼痛或颈椎活动范围受限。

### 治疗方法

必须对运动员进行详细的病史询问和体格检查，来排除颈部和手臂的更多病理学改变。神经性麻痛的症状会自然消退，不需要进一步的治疗。对于复发性神经性麻痛或症状持续数小时到数周的情况，医生则需要进行详细评估。复发性神经性麻痛或刺痛可能表明运动员脊柱有问题、神经受挤压或损伤，例如神经撕脱或撕裂。肌电图（Electromyography，EMG）是一种用来评估神经和肌肉功能的测试。当出现持续性的神经症状时，就需要进行肌电图检查。但是，这些测试通常要等到受伤后3周或更长的时间后才能提供一些有用的信息。

### 重返体育运动

以下3种情况运动员可以重返体育运动：所有症状已经消退，恢复了无痛、完整的颈椎活动范围，运动员全面恢复了上肢和肩带力量。神经性麻痛或刺痛的预防，要求运动员全年对颈部肌肉和肩部肌肉进行加强训练。在接触类体育运动中使用正确的抢球技术、合适的装备，以及在美式橄榄球运动中使用专用垫肩，这些都是重要的预防措施。为了预防这些损伤，一些防护装备被发明了出来，例如脖套、颈箍和肩垫。

在出现神经性麻痛之后，人们可以根据一般指导原则确定运动员重返体育运动的风险水平。大多数体育运动专业医疗人员一致认可的一个指导原则是，出现任何持续性神经功能缺损的运动员在当天不应再参加比赛或体育运动。另一个指导原则是，运动员只要出现任何骨突压痛或者颈部疼痛且活动范围受限的情况，在重返体育运动之前要进行X线片检查、CT检查，或者两者都做。如果运动员的唯一症状是暂时性麻木和刺痛，而且这些症状迅速消失，那么在以下3种情况下可以重返体育运动：神经系统检查正常、颈椎活动范围正常、椎间孔挤压测试结果呈阴性。若要执行椎间孔挤压测试，检查者首先让运动员伸长颈椎（脖子）并将头转向损伤处或患侧，然后检查者要将手放在运动员的头部并缓慢向下推，轻轻地压迫脊柱。如果测试结果为阳性，运动员会感到疼痛放射到头部转向的那侧胳膊；如果测试结果为阴性，则运动员不会感到这种疼痛（单独的局部疼痛被认为是阴性）（Kuhlman et al., 2002）。

# 颈椎关节炎

## 常见原因

除了有外伤病史的患者，颈椎关节炎是60岁以上的男性和女性最常见的慢性病。颈椎关节炎不是在受伤的时候产生的，而是旧伤可能让运动员在未来患上骨关节炎的概率变大。因此，可以将其描述为某种先前患有的或不可知的疾病的恶化。最近，已经有相关文献提出骨关节炎可能存在的某些基因联系（Fernandez-Moreno, 2008）。

## 识别方法

颈椎关节炎是指颈椎椎体和椎间盘的退行性病变。椎体之间的关节称为小关节，而椎间盘位于椎体之间，起到避震器的作用。这种退行性病变可能对颈椎产生数种影响，包括形成骨刺、导致椎间关节破裂或融合（连接一节脊柱的关节与下一节脊柱相连）、使椎间孔（骨头上的小孔，神经从中通过）缩小、压迫神经根和造成颈椎管狭窄症（脊柱骨管变窄）。

颈椎关节炎的典型症状包括界限模糊的或广泛的颈部疼痛（通常在清晨出现），颈椎活动时发出"嘎嘎"声或者感觉到骨头相互摩擦，以及颈椎的活动范围受限。改变身体姿势时，支持脊柱的肌肉可能会痉挛。随着退行性病变的演进，也可能发生其他与脊柱有关的损伤，包括颈肌劳损（颈部软组织损伤）、颈椎神经根病变（神经受挤压）、颈椎间盘突出（破裂）和椎管狭窄症。这些症状可能发展为手臂麻木、刺痛、有烧灼感或者感觉变得迟钝。运动员的上肢功能可能会因此变得更弱，如果是这种情况，医生应该谨慎评估。这时，可能通过肌电图检查来评估神经和肌肉。

## 治疗方法

颈椎关节炎的治疗可以是预防性的，也可以是反应性的（取决于症状）。骨关节炎尚无根治疗法，并且可发生于任何年龄段，甚至是青少年。预防措施包括正确的姿势和运动技术（特别是擒抱和阻截技术），执行颈椎肌肉强化计划也可能有帮助。一旦运动员患上颈椎关节炎，治疗的重点是控制疼痛、增强肌肉力量和预防进一步恶化。开始时可以让医生开止痛和消炎药物。需要拍颈椎X线片，以评估椎间孔变狭窄、颈椎管狭窄症、骨刺和椎间盘间隙的情况。可以通过物理疗法来减轻疼痛、改善颈部肌肉的力量和活动范围，以及让运动员掌握正确的颈椎姿势。医学按摩疗法有助于减少痉挛和减轻局部炎症。颈椎牵引可能有帮助，具体取决于颈椎的病理类型。将皮质类固醇注射液（例如可的松注射液）注射到硬膜外腔（包裹脊髓的硬膜以外的区域）或椎间关节（保持脊柱稳定的关节，让身体能够弯曲和扭转），可消炎止痛。根据颈椎当前的损伤程度及其相关症状，严重者可能需要考虑进行外科手术。

## 重返体育运动

只要没有神经损伤或颈部不稳定的症状或体征，患有颈椎关节炎的运动员在未来是可以继续参加体育运动和娱乐活动的。然而，运动员需要根据症状的严重程度和损伤的类型调整活动，同时严格执行颈部肌肉的训练计划和改善颈椎姿势。

# 颈椎间盘损伤

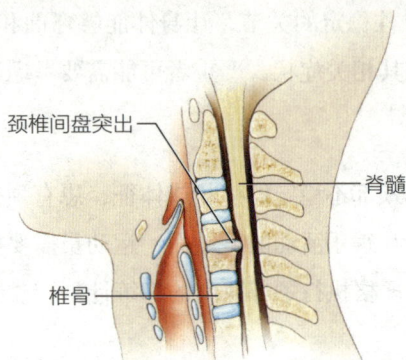

颈椎间盘突出

脊髓

椎骨

## 常见原因

当颈椎间盘破裂或突出，导致膨胀的组织挤压或刺激颈神经根时，不管是直接的机械刺激还是化学刺激（破裂的颈椎间盘会释放各种化学物质，刺激局部神经和肌肉），都会导致颈椎间盘损伤。颈椎间盘损伤可以单纯地由椎间盘破裂、椎间盘空间变窄（继发于正常衰老）、颈椎的神经骨孔变窄、颈椎生成骨赘（骨刺）导致，也可以由这些病症的任意组合导致。急性颈椎间盘破裂在运动员中极为罕见。在大多数情况下，颈椎间盘破裂是由于慢性损伤、正常老化或两者兼有而逐步导致的。

## 识别方法

患有颈椎间盘损伤的运动员经常出现颈部疼痛，而且神经受到刺激的一侧手臂会出现逐步恶化的麻木、刺痛和无力感。有时候，运动员会主诉疼痛感会放射到肩胛骨区域或上肢的一些特定区域，这可以帮助医生确定运动员神经损伤的程度。通常，颈椎间盘受到损伤的运动员会表现出诱发症状的特定动作。当病情恶化时，症状将持续存在。

## 治疗方法

颈椎间盘损伤的治疗方法取决于症状的严重性。首先要给颈椎拍X线片，其次要评估颈椎损伤的程度。医生可以开消炎药物或口服类固醇（或二者兼具），它们可以缓解受刺激的神经周围的炎症。物理疗法的作用是加强颈部肌肉组织、增强上肢力量和改善颈椎姿势，从而减轻症状。在美国的许多州，颈椎牵引必须得到医生同意才可执行，它对减轻破裂的椎间盘对神经根的压力有一定的帮助。如果症状发展到持续的、无法控制的疼痛或肌肉无力和萎缩，医生可能会建议做手术。作为手术的替代方法或者手术前疗法，医生可能建议给运动员的硬膜外区域注射类固醇（直接注射到破裂的颈椎间盘部位），或者注射神经阻滞药物（直接注射到颈椎沿线的神经），以缩小周围膨胀和破裂的颈椎间盘的面积。随着时间的推移，由于身体会自行愈合，椎间盘突出的部分很可能会自行缩小。理论上讲，某些疗法（例如麦肯基疗法）是通过挤压椎间盘，使其远离受损的神经。手术仅适用于肢体顽固性疼痛或肢体渐进性无力的患者。对于那些仅仅因为颈椎间盘突出而导致颈部疼痛的患者，通常不建议进行手术治疗。

## 重返体育运动

医生应该保守地为运动员制订椎间盘损伤的护理计划以及决定运动员何时重返体育运动。大多数运动员在治疗之后能够全面参与体育运动。那些需要做手术的运动员应遵循外科医生针对重返体育运动制订的指导原则。如果医生认为运动员的脊柱不稳定，可能会禁止运动员参与接触类体育运动。

# 椎管狭窄症

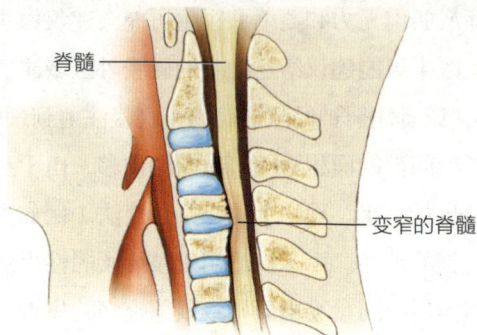

脊髓

变窄的脊髓

## 常见原因

椎管狭窄症或暂时性四肢瘫痪是指椎管异常狭窄导致的病症。这种病症可能是先天性的（从出生起就存在），也可能是退行性疾病导致的，例如骨关节炎、颈椎韧带过度松弛或颈椎间盘破裂。

## 识别方法

大多数运动员不会察觉到自己患有先天性椎管狭窄症。对于后天患上退行性椎管狭窄症的运动员，如果他们以前看医生时拍过片（例如做过磁共振成像或X线片检查），可能获悉自己患有该病症。发生急性损伤时，如果颈椎和脊柱过度伸展、弯曲或者受到轴向负荷，就会产生症状。在急性损伤之后，椎管狭窄症的症状包括从无症状到暂时性四肢瘫痪（胳膊和腿暂时失去感觉和肌肉功能）。运动员的任何或所有肢体可能出现麻木、刺痛、烧灼感和失去感觉。有时，运动员会主诉躯干、手臂和腿上有一种急性电击般的感觉，这种感觉很快就会消失。颈部不一定出现疼痛。如果损伤仅发生在颈部（脊髓）的中下部分，可能会累及上肢，运动员的双手可能会出现烧灼感，因为颈部中下部的神经延伸至双手并为之提供感觉和力量（Wilberger et al., 1988）。虽然暂时性四肢瘫痪和双手烧灼感是由外伤引起的，但是它们更有可能出现在患有椎管狭窄症的运动员中。症状通常持续几分钟到几个小时，不需要治疗。如果刺激脊柱的因素消退，运动员将会自行恢复完整的神经系统功能。

## 治疗方法

椎管狭窄症的治疗手段非常有限。先天性椎管狭窄症患者一般不知道自己患有此病。运动员对该疾病的了解程度会影响其未来参与体育运动，特别是对接触类体育运动会产生影响。后天椎管狭窄症是可以治疗的，具体治疗方法取决于它的成因。主治医生首先要做影像学检查（拍X线片、做CT或磁共振成像检查）。运动员可以使用止痛和消炎药物控制疼痛和症状。增强颈部肌肉力量的物理疗法可能改善运动员的功能。颈椎牵引有时也可以减轻症状。医生可能会开皮质类固醇针剂（例如可的松注射液），必要时要采取手术治疗。

有过暂时性四肢瘫痪史的运动员（间歇性身体无力）应该检查潜在的脊柱异常，包括各节颈椎的骨折。存在四肢轻瘫症状（四肢虚弱无力）的运动员，不管症状多么短暂，都应该做颈椎的磁共振成像。引起脊髓炎症的颈椎狭窄通常用类固醇以及手术释放和融合治疗。

## 重返体育运动

一般情况下，除非可以纠正椎管狭窄症（后天颈椎管狭窄症），否则运动员不应该再参与碰撞类或接触类体育运动。如果运动员的椎管狭窄症状消失且没有明显的椎管狭窄，他就可以不受限制地继续参与体育运动。患有先天性椎管狭窄症通常意味着运动员要告别接触类体育运动了。在某些情况下，全年进行颈部锻炼有助于预防未来再出现类似症状。对于患有先天性椎管狭窄症的运动员，应鼓励他们参与非接触类体育运动和活动。

大多数患有椎管狭窄症和有过暂时性四肢瘫痪史的运动员都不会发展成永久性神经损伤。患有永久性四肢瘫痪的运动员一般没有暂时性神经失用症史或者严重的椎管狭窄症史（Torg et al., 1997）。有椎管狭窄症的运动员只要没有任何症状，就可以重返体育运动。然而，研究表明，在脊柱受到创伤之后，椎管狭窄症是神经损伤发生和变得严重的影响因素之一。

一些医生认为应遵循更加严格的标准，他们建议在下列情况下运动员不应重返体育运动。

- 四肢的初始症状持续超过36小时。
- 颈髓受到影响或牵连，或者颈部韧带不稳定。
- 运动员颈部存在先天性异常（结构性缺陷），或者存在任何椎体融合。
- 运动员的颈部活动范围受限或者持续存在神经功能缺失或障碍（头晕、意识中断）。

## 颈椎骨折

### 常见原因

当颈椎骨出现碎裂或单纯破裂时，就会发生颈椎骨折。这种骨折是退行性疾病（例如骨质疏松症）或者颈部产生直接创伤的结果。当这些损伤发生在头部弯曲时，应让颈部与头部呈一条直线，以防止颈部肌肉吸收部分冲击力。这种撞击可能导致脊髓肿胀、骨移位或出血，在这种情况下，血液供应不足可能导致脊髓受损。

### 识别方法

发生颈椎骨折的运动员通常会出现各种各样的不适症状，具体取决于骨折的类型及其严重程度。可能出现的症状包括颈部疼痛，脖子活动时出现疼痛，无法活动脖子，上肢麻木、刺痛或无力，无法移动四肢。由于颈部骨折的复杂性和潜在的严重性，颈部出现疼痛的运动员，尤其是有过外伤史的运动员，应该由专业医疗人员进行伤情评估。这项评估应该在运动员受伤后以及运动员在场上时立即进行。

### 治疗方法

颈椎骨折的治疗方法极其复杂。脊柱的主要功能是保护脊髓，该保护结构发生任何骨折都可能导致脊髓损伤，而这又可能导致腿部（下身瘫痪）或腿部和手臂（四肢瘫痪）永久性丧失功能甚至死亡。对于任何存在潜在严重性颈部损伤的运动员应该将其固定在脊椎固定板上，并小心地给他戴上颈托。只有专业医疗人员才可尝试固定受伤的运动员。如果运动员在橄榄球运动中受到损伤，在将其固定在背板上后，应将其头盔前面的面罩取下，让运动员的呼吸道保持通畅。此时不应取下头盔和垫肩，但应将头盔用胶带粘在垫肩上，以避免颈部移动（Kleiner et al., 2001）。在将其送往医院之后，应该给运动员拍X线片或做其他影像学检查，以排除颈部骨折的可能。

对于情况稳定的颈椎骨折（没有明显的脊髓损伤的可能），治疗以缓解疼痛开始。医生可以使用止痛药或消炎药，类固醇也是一个选择。运动员一旦稳定下来，医生可以开一些理疗处方，以增强颈部肌肉力量和改善颈部姿势，也可使用柔软的颈部固定装置。对于情况不稳定的颈椎骨折（可能发生脊髓损伤），建议送往神经外科，可能需要立即进行手术。不过，颈椎骨折的最佳治疗是预防。运动员应配备必要的防护装置，在平时的训练中学会适当的运动技巧。

## 重返体育运动

运动员何时重返体育运动应由主治医生决定，这通常取决于骨折的类型及其稳定性。棘突（用手顺着脊背骨往下摸时能感觉到）骨折、崩片骨折和压缩性骨折通常是比较稳定的。当症状消失和体检结果正常之后，遭受此类损伤的运动员应该可以重返体育运动。对于严重的或不稳定的骨折，如果造成了任何韧带不稳定或者脊椎前路或后路破裂，运动员不大可能重返体育运动，特别是碰撞类体育运动（Vaccaro et al., 2002）。

颈椎骨折的最佳治疗方法是预防。正如汽车公司在不断提高其汽车的安全标准，教练应加强对运动员的颈椎和上半身的训练。此外，教练还应该教会运动员适当的运动技巧，并为其配备必要的防护装备。

## 第6章

# 肩部损伤

埃德蒙·S. 埃万杰利斯塔（Edmund S. Evangelista），DO

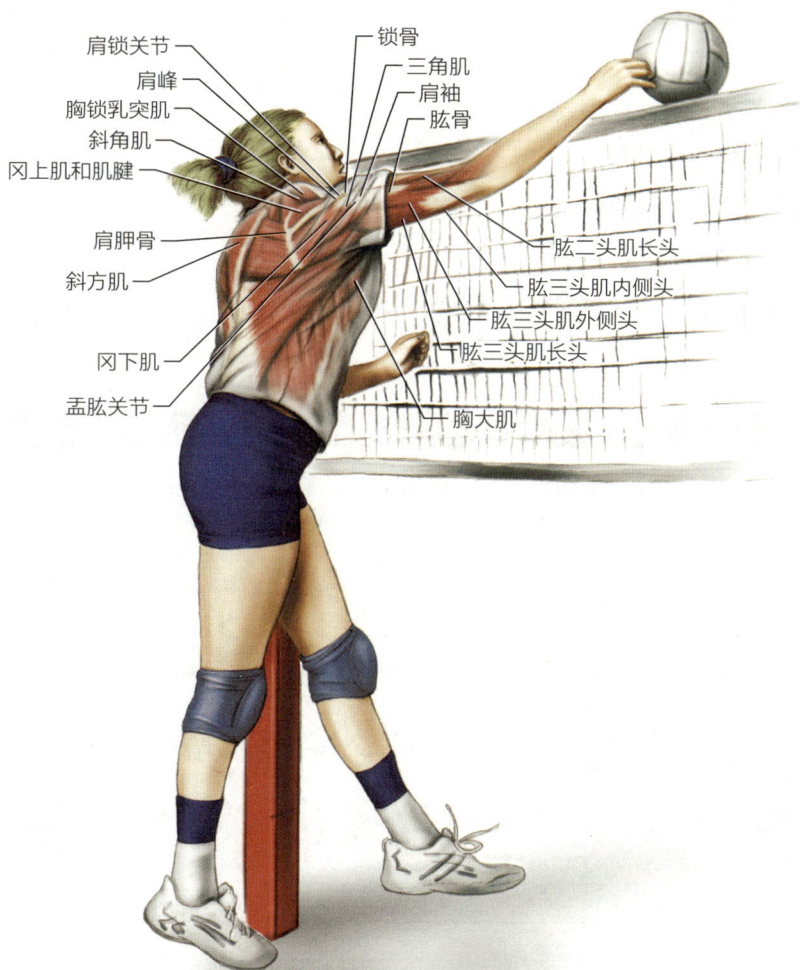

肩锁关节
肩峰
胸锁乳突肌
斜角肌
冈上肌和肌腱
肩胛骨
斜方肌
冈下肌
盂肱关节

锁骨
三角肌
肩袖
肱骨

肱二头肌长头
肱三头肌内侧头
肱三头肌外侧头
肱三头肌长头
胸大肌

肩部由两个主要关节组成：盂肱关节（球窝关节）和肩锁关节（位于盂肱关节上方较小的关节）。所有运动员都很容易因为直接创伤和肌肉过度使用而出现肩部损伤。投掷运动员和重复执行过顶动作的运动员（例如游泳运动员和排球运动员）更容易出现肩部损伤，因为他们需要通过肩关节反复传递力。本章将讨论一些在运动员中常见的肩部损伤。

大多数肩部损伤都可以采取保守治疗。如本章所述，所有肩部损伤的治疗原则都应该包括充足的休息、避免执行进攻动作、使用冰敷和消炎药减少疼痛和炎症（如果适用）、恢复无痛全范围活动以及增强肩关节稳定性，并且应重点关注肩袖肌群，肩袖肌群是最重要的动态肩稳定肌。如果运动员在遭受肩部损伤后出现以下任何症状和体征，就需要就医。

- 明显或者持续性疼痛或畸形。
- 持续性麻木或刺痛。
- 肩部明显无力或肌肉萎缩。
- 手臂或肩膀无法活动。
- 尽管采取保守治疗，疼痛仍持续或加重。

## 肩部损伤

# 锁骨骨折

## 常见原因

锁骨骨折是在碰撞类或接触类体育运动中最常见的骨折之一，例如美式橄榄球、英式橄榄球、曲棍球、冰球和摔跤运动。这些损伤通常因运动过程中直接撞到锁骨或者球打在肩顶部发生。

## 识别方法

在受伤之后，运动员会主诉骨折部位疼痛，而且可能因为疼痛而无法移动手臂。这时，应确定运动员骨折的部位，并观察是否有肿胀和明显畸形。如果移位比较明显（即两个骨折断面之间偏离较远），那么骨折处的皮肤可能会隆起。

## 治疗方法

如果现场怀疑运动员发生锁骨骨折，要让其受伤一侧的胳膊靠在身体上并保持不动，直到医生对运动员进行评估。拍X线片可以确诊锁骨骨折。大多数锁骨骨折都可以采取保守治疗。治疗方法包括使用"8"字形支架或简单的吊带固定。根据需要，可以使用冰敷和非处方止痛药物来缓解疼痛。受伤3~4周后，如果再次拍X线片发现受伤部位已经痊愈且疼痛可以忍受，运动员就可以开始柔和的关节活动范围训练，并逐步提升至轻度的力量训练。大多数锁骨骨折经保守治疗后一般无大碍。不过，对于末端没有对齐的骨折或粉碎性骨折，可以考虑进行手术治疗。最近的研究表明，与保守治疗相比，如果锁骨骨折的末端移位或缩短超过0.8英寸（约2厘米），那么手术治疗可能会有更好的治疗效果。

## 重返体育运动

如果X线片显示骨折已经痊愈，而且肩部可以进行无痛全范围活动并已全面恢复力量，运动员通常在6~8周后可以重返非接触类体育运动中。运动员应在12周之内避免参与接触类体育运动。大部分锁骨骨折会在骨折愈合部位有残留的畸形或肿块。运动员重返接触类体育运动时，要在愈合的骨折部位使用圈状软垫，在提供舒适性的同时为锁骨骨折部位提供额外的保护。

# 肩关节脱位

## 常见原因

多数肩关节脱位是在手臂伸展或举过头顶的情况下，肩膀或手臂前部受到撞击造成的。这种撞击可以发生于摔倒在地面上，与某个物体或其他运动员碰撞，或者擒抱及阻截过程中。脱位在许多体育运动中都很常见，例如美式橄榄球、英式橄榄球、摔跤和滑雪运动。

当运动员的手臂动作停止但身体的其他部分仍在继续前进时，肩关节产生巨大的力。这个力可导致关节球（肱骨头或肱骨的顶部）滑出关节窝（肩胛骨的一部分），从而形成肩关节脱位。长期参与涉及反复过顶动作或投掷动作的体育运动的运动员更容易发生肩关节脱位，例如游泳、排球或棒球运动员。随着时间的推移，反复拉伸肩部关节囊和韧带会导致肩部松动或不稳定。

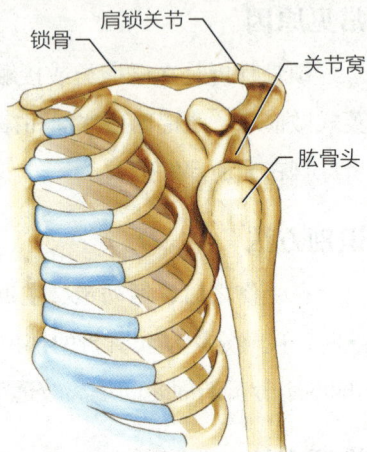

## 识别方法

发生肩关节脱位之后，运动员通常马上会感到疼痛，而且无法移动肩膀或手臂。他们可能会说"肩膀移位了"或"肩膀脱臼了"。如果可看到畸形、肩峰（肩胛骨的上部，形成肩顶的地方，有时也称为肩部凸点）突出，而且下方的皮肤出现凹陷，这可能预示着肩关节脱位。

发生肩关节脱位时，支撑肩部的肩关节囊和韧带会被撕裂、拉伸或二者兼具，也可能发生盂唇（肩关节囊和韧带的附着点）从肩关节窝脱出，偶尔也会导致围绕肩部的其他结构（例如肩袖肌肉或周围神经）因脱臼而受伤。肩关节脱位可能伴随相关的骨折，尤其是年纪较大的运动员。根据统计数据，在所有肩关节前脱位中，伴有大结节骨折的比例高达1/3。在肩关节脱位中，绝大多数都是肩关节前脱位，即肱骨头从肩膀前面滑出，但是根据受伤时手臂创伤位置的不同，肱骨头可能从关节窝滑向背部，从而导致肩关节后脱位。

## 治疗方法

急性肩关节脱位的初步护理需要让移位的肩关节恢复原位（将肱骨头放回到关节窝中），该过程也称为肩关节复位。肩关节复位可以由现场有经验的医生或教练完成。

如果无法在现场将肩关节复位，必须固定患者的手臂和肩部，然后将其送往急诊室拍X线片，排除相关的骨折，确保肩关节回到正常的解剖学位置。如果在肩膀脱位一侧的手腕摸不到脉搏（在另一侧手腕可以摸到脉搏），这是一种紧急情况，必须立即将运动员转送往急诊室。

一旦肩关节脱位被成功复位，应该第一时间使用吊带或支架固定运动员的手臂和肩膀并保持3~4周，让肩关节充分痊愈。对于年纪较大的运动员（40岁以上），建议缩短固定时间（固定1~2周），防止出现关节僵硬和黏连性关节囊炎（"冰冻肩"）。对于肩关节前脱位，有研究表明，如果固定支架让手臂和肩部转向身体外侧，可以获得更好的肩部结构愈合效果并降低未来的脱位风险。然而，这种观点在某种程度上是有争议的，因为最近的一项研究表明，发生肩关节前脱位后，用肩带固定的患者与用护具固定的患者的治愈效果没有什么差异。因此，运动员应该与医生一起讨论确定脱位后最合适的固定方法。肩关节脱位伴随的大结节骨折通常采取保守治疗，用吊带固定4周。然而，如果骨折出现明显的移位（偏离正常的解剖位置0.2英寸以上，即约0.5厘米以上），通常建议患者做手术。

固定一段时间后，运动员应开始采用物理疗法，恢复肩膀的活动范围和力量，为重返体育运动做准备。增强肩袖肌群（冈上肌、冈下肌、小圆肌和肩胛下肌）的稳定性对于治疗各种肩部病症都极为重要，尤其是对于肩关节不稳定者而言。这些肌肉是肩关节的动态稳定肌，它们将肱骨头固定在关节窝中，有助于预防复发性脱位。肩胛稳定肌（前锯肌、菱形肌、斜方肌和肩胛提肌）力量的增强对保持肩部稳定也很重要，因为这些肌肉在肩部运动期间能使肩胛骨和关节盂（肩关节窝）旋转到正确的位置。此外，脊柱沿线肌肉（椎旁肌）对肩关节功能有辅助作用，因此建议运动员参加一些增强这些肌肉力量的训练，例如扭动躯干和俯卧抬腿。

## 重返体育运动

应该限制肩关节脱位的运动员手臂的活动，直到其肩部周边的肌肉能够进行无痛全范围活动并全面恢复力量。但能否重返体育运动也取决于体育运动的类型，运动员通常可以在8~12周之内重返体育运动。重返体育运动后，他们可能要穿上护肩，以防再次发生脱位。不幸的是，这些护肩会限制活动，所以会影响运动员的运动表现。

# 复发性肩关节脱位

## 常见原因

造成复发性肩关节脱位的原因和首次肩关节脱位一样。然而，有过肩关节脱位病史的运动员可能会因为较轻的外力而发生再次脱位。

## 识别方法

复发性肩关节脱位看起来和首次肩关节脱位差不多，但是疼痛感可能没有那么严重，在某些情况下，运动员可以自行减轻脱位程度。许多因素能导致复发性肩关节脱位的发生，包括年龄、运动水平以及首次肩关节脱位导致的肩部结构异常。创伤性脱位可导致肩关节囊和韧带永久性拉伤，此外，还可能导致盂唇永久性脱出。盂唇是围绕在肩关节窝四周的软骨状凸缘，质地密实，作为肩关节囊和韧带的锚点，这种脱出也称为盂唇损伤。在复发性肩关节脱位患者中，磁共振关节造影（关节内注入造影剂的磁共振成像）是评估可能导致肩关节结构不稳定的问题（例如盂唇分离）的最佳成像研究方法。对于需要反复做过顶动作的运动员，随着时间的推移，可能会出现肩关节囊和韧带拉伤，使肩膀松动或不稳定。这些结构性缺陷会让运动员容易发生复发性肩关节脱位或肩关节不稳定。

许多研究表明，复发性肩关节脱位在年轻运动员中非常高发，特别是参与高风险运动的年轻运动员，例如碰撞类或接触类体育运动。研究人员认为，未能妥善治愈盂唇损伤加上该群体的运动水平较高，导致了复发性肩关节脱位的发生率居高不下。此外，肩关节囊和韧带本身的松弛（多见于年轻运动员），也可能起到了一定的作用。

## 治疗方法

复发性肩关节脱位的初始治疗方法包括休息一段时间，从几天到4周不等，具体取决于损伤的严重程度和运动员的症状。对于首次出现急性肩关节脱位的运动员，通常没必要延长固定时间，因为发生复发性肩关节脱位的运动员往往存在肩部结构异常，这不会因为固定时间延长而痊愈。

除了恢复无痛全范围活动之外，对复发性肩关节不稳定的护理有3种选择。首先，运动员可以通过锻炼优化肩部动态稳定肌（即肩袖肌群和肩胛稳定肌）的状态和力量，帮助预防肩关节脱位。这对关节松弛的运动员尤为重要，他们的复发性肩关节不稳定或脱位与首次脱位事件无关。这些运动员可受益于长达半年的长期康复和力量训练。其次，运动员不应参加关节脱位风险较高的体育运动（碰撞类和接触类体育运动）。这样做可以大大降低发生复发性肩关节脱位的风险。最后，如果运动员在采取保守措施的情况下仍然发生肩关节脱位，而且希望参加碰撞类或接触类体育运动，那么可以考虑第三种选择。他们可以选择通过手术矫正受伤的肩部结构，来预防未来再次发生肩关节脱位。手术内容可能包括将脱出的盂唇复位和收紧肩关节囊。

### 重返体育运动

在复发性肩关节脱位之后，只要肩部周边的肌肉可以进行无痛全范围活动且全面恢复了力量，运动员就可以重返体育运动。这个过程可能需要数天到数周，具体取决于损伤的严重程度、运动员的症状和体育运动类型。通常情况下，没必要像第一次脱位那样进行长时间固定。运动员可以考虑使用特殊的肩膀矫正器，降低手臂姿势导致脱位的可能性。但是如前文所述，运动员可能不喜欢使用肩部护具。如果运动员倾向于接受肩部稳定手术，通常可以在6个月之后重返体育运动，但具体时间取决于体育运动的类型。

由于存在发生复发性肩关节脱位的风险，特别是参加高风险运动的年轻运动员，应认真考虑重返体育运动的决定。运动员的肩关节反复脱位可能会进一步损伤其肩部结构，包括关节囊、韧带、肩袖、软骨甚至肩神经。随着时间的推移，这些结构反复损伤会导致运动员出现持续性疼痛、肩部僵硬、活动受限和早期关节炎。

## 肩关节半脱位

### 常见原因

肱骨头从肩关节窝部分滑出就会导致肩关节半脱位，但是肱骨头不像肩关节脱位那样会完全滑出。肩关节半脱位更常见于年轻运动员，尤其是关节松弛的运动员。长期参与涉及投掷动作或反复过顶动作的体育运动的运动员，例如棒球、垒球、排球、水球或游泳运动员，更容易发生肩关节半脱位。因为长时间地重复训练会使肩关节囊和盂肱韧带反复拉伸，导致它们松弛。肩关节囊和韧带变得松弛之后，它们就不能恰当地稳定关节。特别是在涉及过顶动作的体育运动中，该动作会导致大量的力经由关节传递，因此，肱骨头滑出肩关节窝的可能性就会增加。碰撞类和接触类体育运动也会导致肩关节半脱位，例如美式橄榄球、英式橄榄球、冰球或摔跤运动。

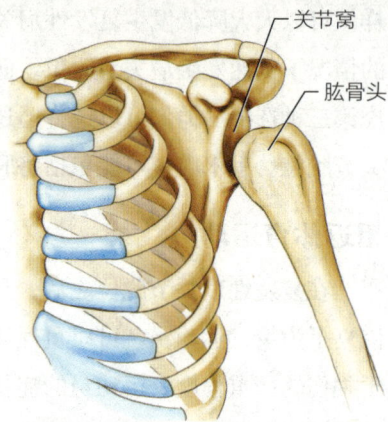

关节窝

肱骨头

### 识别方法

发生肩关节半脱位的运动员可能出现各种症状。有些运动员可能会说他们感到肩关节松弛，而且在运动过程中肩关节会短暂滑出原位置。有些运动员仅在某些运动中感到疼痛。有些运动员会感到向手臂下方游走的短暂麻木或刺痛（"死臂综合征"）。少部分运动员在首次受伤之后会出现症状，但是大部分运动员的症状都是在没有任何创伤的情况下逐渐出现的。

有些运动员可能会出现轻微的不稳定性和半脱位，伴有轻微的疼痛或者没有疼痛，其他运动员可能会出现剧烈的疼痛，导致运动无法继续下去。复发性肩关节半脱位引起的疼痛会刺激肩部结构并使其发炎，包括关节囊、盂唇、滑囊和肩袖肌腱。由于肱骨头滑出关节盂，肩部结构（尤其是滑囊和肩袖肌腱）会插入肩顶（肩峰）下，进一步加重炎症和疼痛。

### 治疗方法

对于外力造成的首次急性肩关节半脱位，可能需要使用吊带或肩部支撑护具固定受伤部位4周，让受伤的肩部结构（肩关节囊和韧带）痊愈。如果肩关节半脱位不是由创伤引起，而是由反复的过顶动作或投掷动作导致的，通常不需要固定。在这些情况下，运动员应该休息，避免执行投掷和过顶动作，直到疼痛和炎症消退。而冰敷、使用消炎药和物理疗法有助于减轻疼痛、炎症和恢复无痛全范围活动。

护理肩关节半脱位的方法是执行系统性康复计划，其重点是纠正肌肉失衡和加强肩部动态稳定肌，特别是肩袖肌群和肩胛稳定肌。增强这些肌肉的力量有助于通过将肱骨头保持在关节盂中稳定关节，缓解患有肩关节半脱位的运动员的肩关节囊和韧带松弛、伸展的问题。作用力反复施加在肩关节上，导致许多运动员的肩部肌肉不平衡，结果就是某些肌肉可以过度伸展或变得强壮，而另一些肌肉则伸展受限或变得无力。纠正这些不平衡可以增强整个肩关节的稳定性并降低复发性肩关节半脱位出现的风险。肩关节半脱位的运动员，尤其是非创伤性肩关节半脱位的运动员，参加可能长达半年的系统性康复计划通常会让自己痊愈。

康复计划的重点是加强肩部的锻炼，同时还要解决技术问题（见"重返体育运动"部分）和身体其他部位的问题，因为它们可能会影响经由肩关节传递的应力和力。通过纠正技术和改善运动中身体其他部位的不足，运动员能够降低整个肩部所受到的不适当应力。

如果在保守治疗下运动员仍然发生了复发性肩关节半脱位，他们可能需要考虑放弃体育运动或者考虑通过手术收紧肩关节囊的韧带。

## 重返体育运动

运动员重返体育运动的时间从数天到数周不等，具体取决于损伤的严重程度、运动员的症状和体育运动的类型。对于外伤引起的首次急性肩关节半脱位，通常要固定受伤部位一段时间，然后逐步扩大肩部的活动范围并加强锻炼，运动员可能需要6~12周才能重返体育运动。

然而，对于遭受非创伤导致的复发性肩关节半脱位的运动员，只要其肩部周边的肌肉可以无痛全范围活动且已全面恢复力量，就可以更早地逐步重返体育运动。如果症状复发，运动员应该停止体育运动。在某些情况下，他们需要改变参与体育运动的方式，防止症状复发。例如，游泳运动员可以避免执行某些划水动作或不参加比赛，棒球投手可以限制投球的数量，而排球运动员可以将位置移到后排以避免反复执行过顶动作。运动员在重返体育运动之后，改变技术也可能获得好处。例如，棒球投手可以通过臀部和躯干获得大部分的动力，如果棒球投手存在技术缺陷或者对臀部和躯干的利用不足，他们可能会尝试通过增加肩膀发力来弥补不足。提高投掷技术和改善投掷用力方式有助于避免整个肩关节承受过多不必要的压力。

# 盂唇损伤

## 常见原因

盂唇是围绕在肩关节窝四周的软骨状凸缘，质地密实，是稳定肩部的肩关节囊和韧带的锚点。盂唇损伤在体育运动中很常见，例如碰撞类或接触类体育运动（美式橄榄球或英式橄榄球运动）、投掷类体育运动（棒球或垒球运动）、涉及反复过顶动作的体育运动（游泳或排球运动），以及在运动员可能以肩膀或手臂着地的体育运动，其常伴随着运动员的肩关节半脱位和脱位发生。肩膀和手臂遭受的牵引性损伤也可能导致盂唇损伤，例如在滑水时握住绳索。

肱骨头部分或完全滑出关节盂时，可能会导致盂唇撕裂或脱离。肱二头肌腱的长头附着在盂唇的上部，如果投掷动作重复牵引该部位，就可能导致上盂唇拉伤或脱离，也称为上肩盂唇剥离。盂唇的前下部分脱离被称为盂唇损伤，通常发生于肩关节前脱位处。

## 识别方法

发生盂唇损伤或撕裂的运动员可能会主诉肩膀的深处出现边界模糊的疼痛，伴随跳动性疼痛或者卡住感。有些运动员可能在首次发生损伤后出现症状，但是许多症状都是逐渐发生的，而且在运动员寻求专业治疗时已经发展成慢性疾病。运动员执行投掷动作或过顶动作时疼痛可能再次出现，这会导致盂唇撕裂很难与肩关节撞击综合征区分开来。很多情况下，诊断盂唇撕裂需要做磁共振成像，或者在外科手术期间确诊。与没有对比的磁共振成像相比，有对比的肩关节磁共振成像（磁共振关节造影）在鉴别盂唇撕裂或剥离方面更准确。盂唇损伤通常是盂唇在运动过程中卡在盂肱关节引起的。除了疼痛之外，更加严重的盂唇损伤，例如尚未痊愈的盂唇损伤，可能会导致运动员发生复发性肩关节半脱位或脱位。

## 治疗方法

治疗肩关节脱位、复发性肩关节脱位或半脱位导致的盂唇损伤时，要遵循与肩关节脱位或半脱位损伤相同的治疗方法（见p.106~p.111）。因为盂唇损伤引起的疼痛很难与肩关节撞击综合征引起的疼痛区分，所以还应该考虑治疗可能存在的肩关节撞击综合征，包括尝试物理疗法和注射可的松。对于盂唇损伤或脱离且出现持续性疼痛或不稳定性症状的运动员，如果保守治疗没有效果，可以考虑手术治疗。如果首次盂唇损伤尚未愈合，其在未来愈合的可能性很小。如果运动员无法忍受出现的症状，应该考虑通过外科清创或手术修复撕裂的盂唇。

## 重返体育运动

对于肩关节脱位或半脱位以及复发性肩关节脱位导致的盂唇损伤，治疗方法请参阅第106~111页的"重返体育运动"部分。对于采用保守方法治疗的疼痛性盂唇损伤，只要运动员肩部周边的肌肉可以无痛全范围活动且已全面恢复力量，就可以开始逐步重返体育运动。要完全重返体育运动，可能需要几天到几周的时间，具体取决于损伤的严重程度、运动员的症状和体育运动的类型。对于疼痛性盂唇损伤，缠绷带或使用肩部支撑护具通常没有什么作用。运动员需要改变参与体育运动的方式，避免执行引起疼痛的动作。例如，网球运动员可以避免执行引起疼痛的头顶发球动作，举重运动员可以在健身房避开某些训练项目。如果盂唇的撕裂程度在运动或活动过程中不断加重，损伤可能变得更严重，从而出现更加严重的症状。

# 肩锁关节损伤

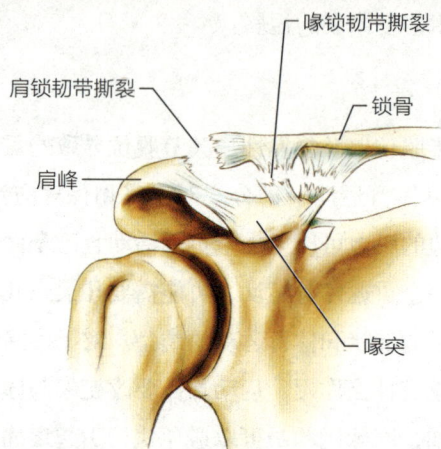

喙锁韧带撕裂

肩锁韧带撕裂

锁骨

肩峰

喙突

## 常见原因

　　肩锁关节损伤常见于接触类体育运动，例如美式橄榄球、英式橄榄球和曲棍球运动。该损伤通常由肩峰（肩部凸点）直接与地面发生磕碰引起。当运动员试图擒抱对手时，肩峰遭到对手的直接打击也可能发生肩锁关节损伤。

## 识别方法

　　肩锁关节损伤也被称为肩锁关节扭伤、肩锁关节分离或肩膀分离。这种类型的损伤涉及锁骨末端和肩峰之间的关节的分离，稳定关节的主要韧带（肩锁和喙锁韧带）被拉伸或撕裂。有这种损伤的运动员通常感到肩锁关节疼痛和肿胀，而且很难抬高手臂超过头顶。肩峰和锁骨的分离还可能形成明显的畸形，这种分离称为"塌陷畸形"。

　　肩锁关节损伤可根据损伤的严重程度分为6种类型。第一种类型是肩锁关节韧带轻度扭伤，不会导致锁骨与肩峰有任何分离。在第二种类型的损伤中，肩锁关节韧带被撕裂，喙锁韧带扭伤，导致锁骨与肩峰部分分离。在第三种类型的损伤中，肩锁和喙锁韧带被完全撕裂，导致锁骨与肩峰完全分离。第四种至第六种类型的损伤并不常见，包括肩锁韧带和喙锁韧带的完全撕裂，在不同的位置有更严重的锁骨移位。

## 治疗方法

　　肩锁关节损伤的治疗方法取决于损伤的程度。大多数肩锁关节损伤属于第一种类型或第二种类型，采取保守治疗方法即可。第三种类型的损伤也可以采取保守治疗方法，但高水平运动员或采取保守治疗后仍有症状的运动员，可以考虑手术治疗。第四种至第六种类型的损伤都是通过手术治疗的。如果出现塌陷畸形，拍X线片可以评估分离的程度和排除潜在的锁骨骨折。保守治疗包括冰敷和使用消炎药物，它们可以帮助缓解疼痛和炎症。使用吊带进行短期固定能让受伤部位更舒服，从而让运动员在疼痛可忍受的情况下进行温和的全范围活动锻炼。发生肩锁关节损伤后，肩锁关节上会出现一个隆起的畸形，而且往往损伤愈合之后还会存在。这种畸形通常是外观上的，没有任何疼痛感或症状。

## 重返体育运动

　　一般来说，在试图重返体育运动之前，运动员肩部周边的肌肉应该可以无痛全范围活动且全面恢复力量。有第一种类型的损伤的运动员通常可以在1~2周内恢复运动，有第二种类型的损伤的运动员通常会在2~4周内恢复。有第三种类型的损伤的运动员需要更长的时间才能恢复，让受伤的韧带愈合，而且可能在6~12周内无法进行运动。重返接触类体育运动时，运动员要在肩锁关节上放置防护垫或圈状软垫，在增强舒适性的同时为肩锁关节提供额外的保护。运动员如果反复出现肩锁关节损伤，病症可能会发展为早期关节炎。

## 肩袖撕裂

### 常见原因

肩袖肌群和肌腱始于肩胛骨并附着于肱骨头上。肩袖肌群和肌腱分为4组，分别为冈上肌、冈下肌、小圆肌和肩胛下肌。肩袖肌肉有助于肩部的运动，对于帮助稳定关节盂内的肱骨头也很重要。肩袖撕裂一般多见于40岁以上、长期反复进行过顶动作的运动员，例如游泳、冲浪、排球或投掷类体育运动的运动员。在任何体育运动过程中，肩部着地或遭受直接撞击都可能导致急性肩袖撕裂或拉伤。有几个原因被认为与肩袖撕裂有关。许多人认为肩袖撕裂是肩部反复受到撞击的结果。随着时间的推移，反复出现炎症和反复刺激肩袖也可能引起肩袖撕裂。可能导致肩袖撕裂的其他原因还包括长期微创伤和过度使用、年龄增加导致肩袖退化、肩袖肌腱的血液循环不良，以及慢性退化的肩袖遭遇急性损伤。肩袖撕裂通常发生在肌腱外层接近肱骨附着点处，肩袖的冈上肌肌腱是最常撕裂的肌腱。

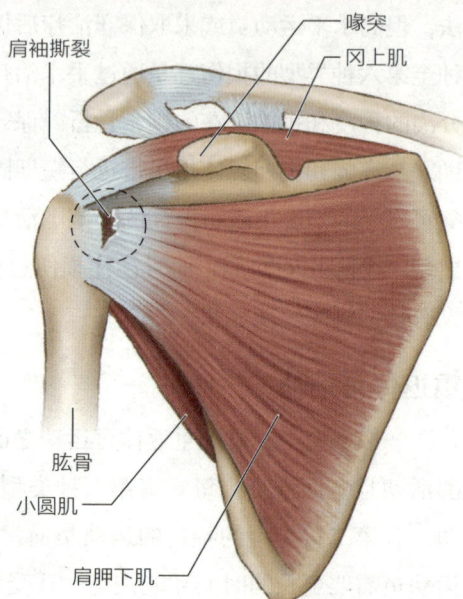

喙突
冈上肌
肩袖撕裂
肱骨
小圆肌
肩胛下肌

### 识别方法

肩袖撕裂的症状类似于碰撞、肩袖肌腱炎或滑囊炎的症状。运动员的肩膀前面或侧面会出现疼痛，而且在用手拿东西或手臂举过顶时疼痛加剧。对于较小的撕裂，无力症状可能并不明显。对于较大的撕裂，无力症状可能比较明显。撕裂严重时，运动员可能无法将手臂从侧边举起。发生肩袖撕裂的运动员通常在40岁以上，而且可能有复发性肩袖肌腱炎或滑囊炎史。疼痛可能在受伤之后突然产生，或者在无明显原因的情况下逐渐出现。疼痛的严重程度从轻微到剧烈不等。磁共振成像是确定肩袖撕裂位置和程度的最佳成像研究手段。研究表明，一些在磁共振成像上显示有肩袖撕裂的人可能没有任何症状，特别是60岁以上的成年人。

## 治疗方法

肩袖撕裂的治疗方法取决于运动员的年龄、功能水平、撕裂程度、虚弱和疼痛程度。如果活跃的年轻运动员发生严重的肩袖撕裂，可能需要尽快手术。除此之外，大多数肩袖撕裂都可以采取保守治疗。肩袖撕裂的保守治疗方法与肩关节撞击综合征、肩袖肌腱炎和滑囊炎相同：适当休息、缓解疼痛和炎症、恢复无痛全范围活动，以及让运动员参加增强肩袖及周边肌肉力量的训练。虽然随着时间的推移，肩袖撕裂不太可能自行愈合，但保守治疗的效果依然很好，可以使大多数运动员以最小的痛苦或无痛苦地恢复到运动状态。

肩袖撕裂的另一种新兴的非手术治疗方法是将富血小板血浆注入被撕裂的肌腱。富血小板血浆是含有大量血小板的运动员血液的浓缩样本。血小板是血液中的细胞，其中含有许多对愈合非常重要的生长因子。生产富血小板血浆的过程并不复杂。在简单抽血后，将运动员的血液放在离心机中来浓缩血小板，即可生产富血小板血浆。然后即可将富血小板血浆直接注射到肌腱损伤或撕裂处以刺激愈合。通常，可以利用超声引导将注入物直接注入肩袖撕裂处。研究表明，富血小板血浆可以缓解部分肩袖撕裂或肌腱损伤患者的疼痛和改善其功能。

如果运动员采取保守治疗后症状仍然存在，就有必要进行手术治疗。手术内容可能包括修复撕裂的肩袖肌腱，以及肩峰下减压术，即刮去有炎症的关节骨和骨刺，让肩袖有更多的活动空间。

## 重返体育运动

在治疗之后，只要运动员受伤的肩部可以无痛全范围活动且全面恢复了力量，就可以逐步重返体育运动。重返体育运动的时间取决于撕裂的程度、运动员的症状和体育运动的类型。完全参与体育运动往往要在3个月之后。如果症状复发，则运动员应停止运动。在重返体育运动时，运动员通常没有必要缠绷带或使用肩部支撑护具。运动员可能需要调整体育运动参与方式或技术，避免再次出现症状。对于通过手术修复肩袖撕裂的运动员，通常至少需要6个月才可重返体育运动。

# 肩关节撞击综合征

## 常见原因

肩关节撞击综合征在涉及反复过顶动作或投掷动作的体育运动中很常见，例如游泳、冲浪、棒球、垒球、水球和排球运动。在肩部正常活动时，肩袖肌腱在肩峰下方的空间（肩峰与肱骨头之间的空间）中顺畅地滑动。此外，肩峰下滑囊（位于肩袖上方的充满液体的小囊）帮助肩袖在肩峰和肩锁关节下方顺畅地滑动。然而，运动员患肩关节撞击综合征后，执行过顶动作时肩袖和滑囊会受到挤压或碰撞，从而产生疼痛。

喙肩韧带
肩峰
肩峰下间隙
冈上肌和肌腱
肩峰下滑囊
肱二头肌长头
喙突
锁骨
肩胛骨

有几个原因可能会导致肩关节撞击综合征。第一个原因是结构性或解剖学结构异常，这可能会导致肩峰下方空间狭窄。例如，有些人的肩峰天生就是弯曲的或钩状的，从而导致肩峰下间隙变窄。随着年龄的增长，肩锁关节炎和骨刺的增长也会导致肩峰下间隙变窄。肩袖和滑囊可以滑动的空间越少，它们在肩部活动的过程中就越容易受到挤压。

第二个原因是炎症。过度使用或反复刺激肩峰下方的肩袖可导致肩袖肌腱及其上方的滑囊发生炎症和肿胀（肌腱炎和滑囊炎）。发炎的肌腱和滑囊会产生疼痛，运动员做过顶动作时，这些发炎和肿胀的组织结构在肩峰下受到挤压或撞击，导致疼痛加剧。

第三个原因是肩关节不稳定，尤其在年轻运动员中。如果运动员做过顶动作时肩部结构不能有效地将肱骨头固定在关节窝，肱骨头可能会向上滑出关节窝，导致肩关节撞击综合征。肩关节下部不稳定很可能是年轻运动员出现肩关节撞击综合征的主要原因。

## 识别方法

肩关节撞击综合征是影响所有年龄段的运动员的极为普遍的病症。运动员通常感到肩膀前面或侧面的疼痛逐渐加强，而且在拿东西或做过顶动作时疼痛会加剧。有时疼痛会放射到上臂。患者的肩部活动范围可能受到限制，相关肌肉虚弱无力，很难将手臂举过头顶或放到背后。此外，受影响的肩膀部位在夜间疼痛并影响睡眠的情况也

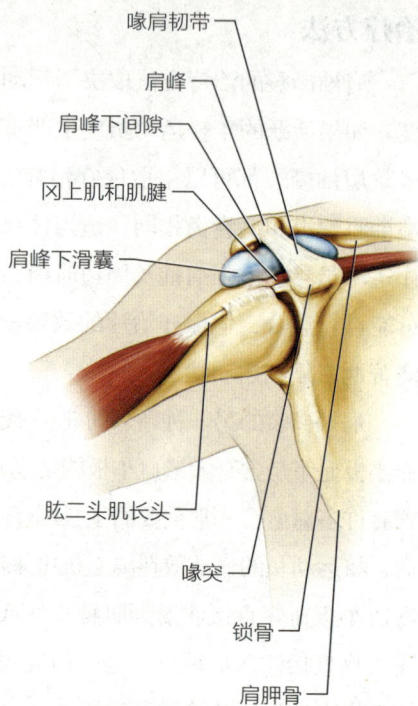

很常见。

反复撞击通常会导致肩袖肌腱炎（肩袖肌腱发炎）和滑囊炎（覆盖在肩袖上的肩峰下滑囊发炎）。这两种症状会加重肩关节撞击综合征。

## 治疗方法

运动员可以在家里初步治疗肩关节撞击综合征。他们应避免重复做过顶动作和其他导致症状加重的动作，直到疼痛和炎症消退。冰敷和使用消炎药（例如布洛芬）可能有助于缓解疼痛和炎症。在治疗早期，运动员应该开始进行一定活动范围的锻炼，帮助恢复无痛全范围活动，应在疼痛可忍受情况下逐渐加强锻炼。

如果初步治疗之后症状仍然持续，可能运动员需要正式的物理治疗，通过电刺激、超声波或其他方式缓解炎症和疼痛。将可的松注入肩峰下滑囊是缓解疼痛和炎症的快速、有效的方法。需要注意的是，所有的运动员都应该开始进行增强肩部肌肉力量的训练，特别注意肩袖肌肉和肩胛稳定肌肉。这对年轻运动员来说尤其重要，在他们身上肩关节撞击综合征通常涉及下部不稳定。

对于继续存在功能受限症状的运动员，可能需要通过手术来矫正肩峰的下部结构或解剖学结构畸形。对于年龄较大的运动员，这可能涉及肩峰下减压术，即刮去有炎症的关节骨和骨刺，让肩袖有更多的活动空间。对于年轻的运动员，可能需要做肩部稳定手术，预防与下部不稳定有关的撞击。如果肩关节撞击综合征持续存在，复发性炎症和肩袖刺激可能会最终导致肩袖磨损、退化和撕裂。

## 重返体育运动

大多数运动员经保守治疗后症状都能得到改善，在肩部周边的肌肉可以无痛全范围活动且全面恢复力量以后，就可以逐步重返体育运动。重返体育运动的时间从几周到几个月不等，具体取决于损伤的严重程度、运动员的症状和体育运动的类型。在重返体育运动时，通常运动员没有必要缠绷带或使用肩部支撑护具。如果症状复发，运动员应停止体育运动或导致疼痛的活动，直到疼痛消失。

为了防止症状复发，运动员可能需要限制或避免执行体育运动中的某些动作，改变运动技术也可能让他们受益。例如，运动员可以选择侧向而不是过顶投掷动作，这有助于预防肩袖和滑囊在肩峰下方受到撞击。

# 肱二头肌肌腱断裂

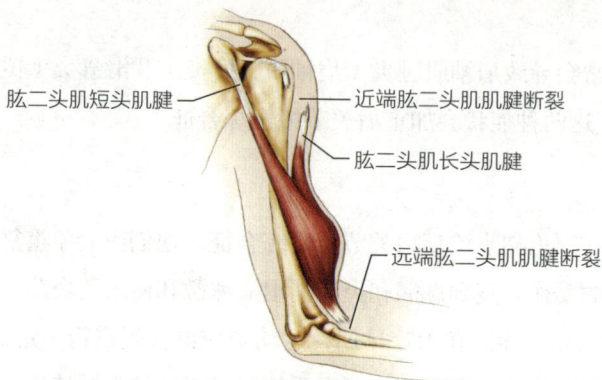

肱二头肌短头肌腱 —— —— 近端肱二头肌肌腱断裂

肱二头肌长头肌腱

远端肱二头肌肌腱断裂

## 常见原因

肱二头肌有两个近端肌腱和一个远端肌腱。到目前为止，最常断裂的肌腱是近端肱二头肌长头肌腱。这个肌腱沿着肱骨头向上延伸，绕过肱骨头并通过肩关节，最终到达肩峰下方，附着在关节盂的顶部（肩关节窝）。该肌腱的断裂往往发生在40岁以上的运动员中。有过肩关节撞击综合征或肱二头肌肌腱炎史且参与涉及反复过顶动作的体育运动的运动员，例如游泳、冲浪和排球运动员，或者参与投掷类体育运动的运动员，他们更容易发生肱二头肌肌腱断裂。近端肱二头肌肌腱断裂通常是肌腱随着时间弱化和退化的结果。因为这个肌腱位于肩峰（肩顶）下方，所以在过顶动作中容易受到挤压，这点类似于肩袖。随着时间的推移，肌腱可能磨损和变弱，最终导致撕裂或断裂。

肱二头肌肌腱断裂还可发生于附着在前臂桡骨粗隆上的远端肌腱。但是这个位置的断裂没有近端肌腱断裂常见。远端肱二头肌肌腱断裂往往发生在进行较大重量举重练习的中年举重运动员身上。

## 识别方法

通常情况下，发生近端肱二头肌肌腱断裂的运动员会主诉肩膀突然疼痛，而且感受到撕裂感并往往听得见断裂声。在几天内，肱二头肌部位开始出现瘀伤，而且肱二头肌下部出现明显的隆起。该隆起在屈曲肱二头肌时更加明显（想想大力水手吃了菠菜之后的样子）。因为撕裂的肱二头肌肌腱和肌肉皱缩到上臂的下部，所以导致该部位隆起。发生急性近端肱二头肌肌腱断裂时，运动员有时几乎感觉不到疼痛，因此，其甚至无法察觉这种损伤。因为另一个近端肱二头肌肌腱仍然连接到肩膀的喙突，所以一般不会出现显著的无力症状。

发生肱二头肌肌腱断裂的运动员，可能会在手臂远端和肘部下方感受到突然出现的疼痛。他们常常说受伤是在试图举起重物时发生的，他们可能会听到或感觉到手臂发出的脆响或"噗"的一声。他们还可能发现肘部出现肿胀和瘀伤。和近端肌腱断裂不同，远端肌腱断裂可能导致手臂无力。

## 治疗方法

对于大多数近端肱二头肌肌腱断裂，通常采取保守治疗。因为另一个近端肱二头肌肌腱仍然保持完好，而且有其他肌肉协助屈曲肘部，所以几乎不会导致运动员功能或力量的缺失。肌腱断裂引起的外观畸形（失去正常肱二头肌的轮廓，而且肱二头肌下部有一个隆起）对大多数运动员而言都是可接受的。根据需要，运动员可能要通过使用处方消炎药物和冰敷来缓解疼痛。首先进行循序渐进的强化训练，然后在疼痛可以忍受的情况下，在肩部和上臂的活动范围内进行训练。对于活动水平比较高的年轻运动员，可能需要考虑通过手术来修复撕裂的肌腱。任何手术都应该在受伤后的几周内进行，以防肌腱缩回，让修复手术变得更加难以操作。

远端肌腱断裂会引起功能障碍。远端肱二头肌肌腱完全断裂必然导致运动员出现明显的无力症状。对于希望重返体育运动的活跃运动员和其他人来说，通常需要做肌腱修复手术。如果是不完全断裂，或者如果受伤者年纪较大，不需要积极地参与体育运动，则可以采取保守治疗方法，包括休息、冰敷和固定受伤部位，然后进行有计划的物理治疗。

## 重返体育运动

如果采取保守治疗方法，近端肱二头肌肌腱断裂患者可在4~6周内重返体育运动。在重返体育运动之前，运动员受伤一侧的肩膀应该具备无痛全范围活动能力，并且几乎全面恢复了力量。运动员通常没有必要缠绷带或使用肩部支撑护具。在通过手术修复近端肱二头肌肌腱断裂后，运动员至少需要3~6个月才可重返体育运动。

对于远端肱二头肌肌腱完全断裂，如果采取保守治疗方法，运动员短期内重返体育运动的可能性不大。如果采用手术治疗，运动员可能在6个月之后才可重返体育运动。在手术后，运动员通常需要固定肘部1~2个月，然后做2~3个月的物理治疗。在试图重返体育运动之前，运动员的肘部应该可以无痛全范围活动，而且肘部的屈曲和外旋几乎可以全面恢复到原先的水平。

## 肱二头肌肌腱炎

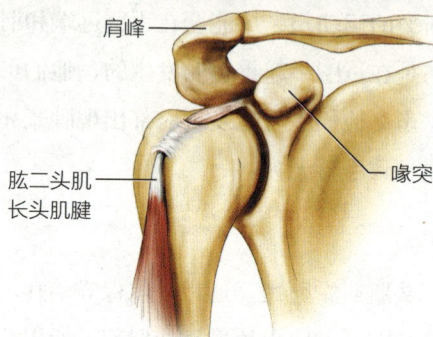

肩峰

喙突

肱二头肌
长头肌腱

### 常见原因

肱二头肌肌腱炎是一种发生在肱二头肌长头肌腱的炎症，发生部位为穿过肱骨凹槽的肱二头肌长头肌腱。肱二头肌长头肌腱的位置决定了它容易受到刺激和发生炎症，病理机制与肩关节撞击综合征相同。运动员做过顶动作时，肱二头肌肌腱可能在肱骨头与肩峰之间受到挤压或撞击，从而导致炎症和疼痛。这种损伤在涉及反复过顶动作或投掷动作的体育运动中很常见，例如游泳、冲浪、棒球、垒球、水球和排球运动。虽然在大多数情况下，肱二头肌肌腱炎与撞击有关，但偶尔也与由反复执行投掷、过顶击球、球拍类运动或者使用不当的技术进行手臂负重屈曲训练带来的重复性压力导致的过度使用有关。

### 识别方法

运动员发生肱二头肌肌腱炎时，通常会感到肩膀前部逐渐疼痛，而且可能辐射到肱二头肌肌肉。他们主诉执行过顶动作和投掷动作会感到疼痛，而且在晚上也可能感到疼痛。给肱二头肌肌腱带来压力的动作可能会导致疼痛，例如弯曲手臂时收缩肱二头肌、在身体前方直臂举起物体，或者手掌朝上（外旋）转动门把手或拧螺丝刀。因为肱二头肌肌腱炎最常见于肩关节撞击综合征，所以在40岁以上的运动员中很常见。反复执行投掷等动作的年轻运动员也可能患上肱二头肌肌腱炎。

### 治疗方法

肱二头肌肌腱炎的初始治疗包括适当休息和避免进行引起疼痛的动作或活动。运动员可以冰敷和使用消炎药（例如布洛芬）来缓解疼痛和炎症。活动范围锻炼应该在治疗过程的早期开始，而且根据可忍受的疼痛情况逐步增加，以恢复无痛全范围活动。

进行正式的物理疗法时可以考虑通过电刺激、超声波或其他方式缓解炎症和疼痛。对于顽固性病例，可以考虑将类固醇（可的松）注射到肱二头肌腱鞘，以消除持久性疼痛和炎症。

一旦疼痛和炎症消退，运动员就应开始进行加强锻炼，恢复肩部的力量，尤其要注意肩袖肌肉力量的锻炼。这对年轻运动员尤其重要，因为底层不稳定可能会撞击和刺激肱二头肌肌腱。

如果采取保守治疗后症状仍然存在，运动员可能需要做手术。对年龄较大的运动员，手术可能涉及肱二头肌肌腱的固定，即将该肌腱转移到上部肱骨，以减轻重复的机械刺激；也可以考虑做肩峰下减压术，即从肩峰刮去有炎症的关节骨和骨刺，解决撞击问题。年轻运动员需要做肩稳定手术，预防底层不稳定的肱二头肌肌腱受到的撞击和刺激。如果肱二头肌肌腱炎仍然存在，肌腱的复发性炎症和刺激可能会最终导致肌腱磨损、退化和撕裂（近端肱二头肌肌腱断裂）。

## 重返体育运动

一般情况下，运动员只要受伤的肩部周围的肌肉可以无痛全范围活动且全面恢复了力量，就可以逐步重返体育运动。重返体育运动所需的时间可能从几周到几个月不等，具体取决于损伤的严重程度、运动员的症状和体育运动的类型。在重返体育运动时，运动员通常没有必要缠绷带或使用肩部支撑设备。如果症状复发，运动员应停止体育运动或导致疼痛的活动。他们可能需要改变参与体育运动的方式，以防止症状复发。

## 肩胛上神经损伤

### 常见原因

　　肩胛上神经损伤也称为肩胛上神经病、肩胛上神经卡压或肩胛上神经麻痹，是运动员中相对不太常见的肩部损伤。这种损伤最常发生在排球运动员或重复执行过顶投掷动作的运动员身上。反复的过顶动作和投掷动作会牵引或拉伸神经，可能导致肩胛上神经受损。神经也可能因为腱鞘囊肿压迫而受损。盂唇撕裂有时可能与腱鞘囊肿有关，而腱鞘囊肿可能会压迫肩胛上神经。有时，肩胛骨直接受伤或骨折也会导致肩胛上神经受损。

### 识别方法

　　肩胛上神经受到损伤的运动员通常主诉肩部深处感到疼痛，很难确定位置，但是经常感到疼痛是来自肩膀后面或侧面。运动员可能诉说肩部虚弱无力。最终，运动员的冈上肌和冈下肌可能发生萎缩。这两块肌肉是位于肩胛骨后面的肩袖肌肉，受肩胛神经支配。在肩胛上神经通往支配冈上肌和冈下肌的路线上，可能出现多点受损。受伤程度取决于神经受损的位置，它会影响到这些肌肉中的某一块或两块。

　　随着肩袖肌肉变得虚弱，一些运动员可能会发展出肩关节不稳定和二次撞击疼痛，因为这些肌肉不再能够将肱骨头保持在关节窝中。在许多情况下，运动员可能会带伤参与体育运动，而不是去看医生。赛季前体检可能意外检查出运动员肌肉无力，或者有时家庭成员或朋友会注意到运动员肩胛骨突，这是肌肉萎缩的迹象，应该尽快就医。

　　肩胛上神经损伤的诊断通常由医生或其他专业医疗人员进行。力量测试可以查出运动员肩外展或外旋的无力。医生通常要求运动员做肌电图或神经传导研究（肌肉和神经的测试），以确诊神经损伤并确定神经损伤的程度。肩部磁共振成像有助于查明压迫肩胛上神经的腱鞘囊肿。

### 治疗方法

　　肩胛上神经损伤的治疗方法取决于神经损伤的原因。如果存在明显的腱鞘囊肿或者有其他病灶压迫神经，手术是必要的，以去除压迫性病灶，减轻对神经的压迫。医生可能还会推荐运动员使用超声引导下的神经节囊肿抽吸来缓解神经压力，而无须进行手术。如果神经受伤是反复投掷或过顶动作牵引或拉伸神经导致的，运动员必须休息，并避免参加这些活动。运动员可能要使用非处方消炎药物和止痛药，还要进行增强训练（尤其是肩关节外展和外旋），以增强虚弱的肩袖肌肉及其周围肩部肌肉的力量。如果采取保守治疗3~6个月之后症状仍然存在，运动员可能要考虑做手术。在严重的情况下，运动员受影响的肩部肌肉可能会发生慢性萎缩和轻微无力。

## 重返体育运动

运动员重返体育运动所需的时间可能从6周到几个月不等，具体取决于神经损伤的严重程度。一般情况下，运动员一旦疼痛消退，力量恢复到正常水平的80%左右，就可以逐步重返体育运动。要监测运动员是否再次发生无力症状，如果无力或者疼痛复发，应该让其停止运动。在重返体育运动时，运动员通常没有必要缠绷带或使用肩部支撑护具。在某些情况下，如果无力和其他症状没有改善，运动员可能需要考虑改变体育运动的参与方式，以避免执行反复的过顶动作。

# 深静脉血栓形成

## 常见原因

手臂（和其他身体部位一样）血管损伤可能引发血栓（血块）的形成。当血栓在深静脉形成时，这种病症被称为深静脉血栓形成（deep vein thrombosis，DVT）。血栓会从血管壁脱离流动到肺部或脑部，造成严重损伤，甚至在极少数情况下会导致死亡。

## 识别方法

如果运动员出现隐约的肩膀或颈部不适、肢体肿胀而且有轻微的发热，就必须考虑是否有深静脉血栓形成。如果怀疑是这种情况，运动员必须立即就医。

## 治疗方法

取决于基本病因，深静脉血栓形成一般需要运动员进行至少3~6个月的抗凝治疗。通常情况下，发生深静脉血栓形成的运动员在初期要使用抗凝药物，例如肝素（静脉注射）或低分子量（low-molecular-weight，LMW）肝素，每日皮下注射1~2次，然后改为服用华法林抗凝剂（香豆素）。在服用华法林抗凝剂期间监测运动员的血液情况非常重要，因为这种药物在血液中的水平可能会波动，需要调整剂量。目前，有几种口服抗凝药物可以替代华法林抗凝剂，不需要进行血液监测。在达到适当的抗凝效果之前（通常是开始治疗后的3~7天），运动员不应使用患肢，以降低血栓脱落循环至肺部或脑部的风险。

## 重返体育运动

运动员在完成抗凝治疗之前不应重返接触类体育运动。在治疗期间，碰撞有导致大出血的风险。运动员只要血液完全抗凝（通常在开始治疗后的3~7天）且恢复了无痛全范围活动，应该可以重返非接触类体育运动（例如跑步）。

## 第7章

# 手臂和肘部损伤

安德鲁·L. 谢尔曼（Andrew L. Sherman），MD，MS；杰西·N. 查拉诺夫（Jesse N. Charnoff），MD

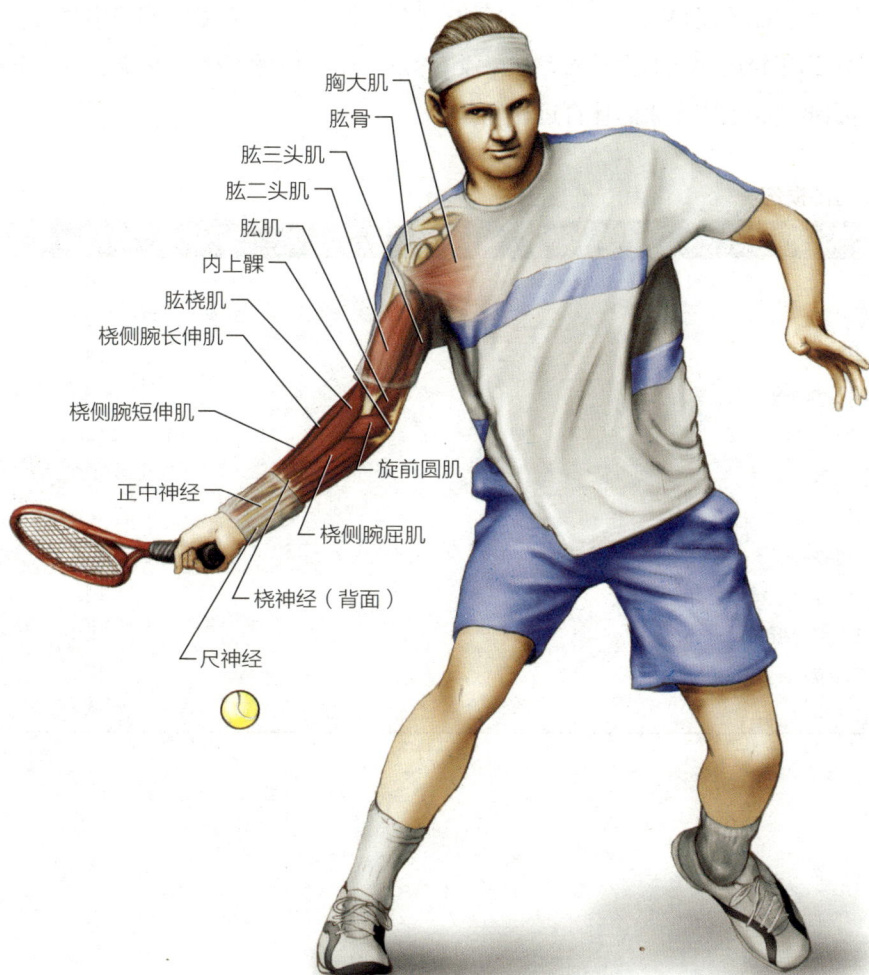

胸大肌
肱骨
肱三头肌
肱二头肌
肱肌
内上髁
肱桡肌
桡侧腕长伸肌
桡侧腕短伸肌
正中神经
旋前圆肌
桡侧腕屈肌
桡神经（背面）
尺神经

手臂和肘部损伤在运动员中很常见，在那些需要执行过顶投掷动作的运动员中更为常见。青少年投掷运动员由于未成熟的骨骼重复受力，手臂和肘部损伤的发生率很高。例如，大多数棒球投手的过顶投掷动作会使肘关节的内侧、外侧和后侧遭受拉伸、压缩、切变和扭转作用力。使用不良的器械和过度疲劳会加大过顶投掷产生的作用力。最近一项针对476名投手的调查发现，在9~14岁的投手中，约有50%的损伤发生在他们投球满1年之后（Lyman et al., 2002）。

此外，高尔夫、网球、壁球和排球运动员的肘关节很容易出现重复性拉伸和随之而来的损伤。在其他体育运动中，例如美式橄榄球、滑雪、冰球和足球运动，运动员都可能出现肘关节损伤。大多数肘关节损伤都是轻微的，运动员经过短时间的休息和康复之后就能恢复得很好。然而，其他一些肘关节损伤会随着时间的推移而逐渐加重，威胁到年轻运动员的生长板，如果没有得到正确识别和治疗，可能会导致其永久性的功能丧失和危害未来的体育运动生涯。

### 手臂和肘部损伤

# 网球肘

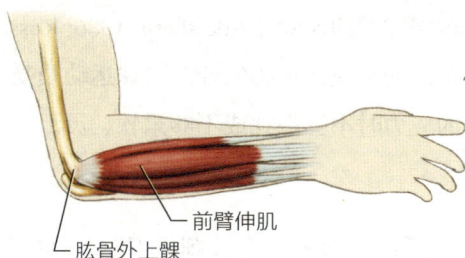

前臂伸肌

肱骨外上髁

## 常见原因

网球肘（Lateral Elbow Tendinopathy，LET）或肱骨外上髁炎，也称为"网球肘"（Tennis Elbow，TE），是一种常见的运动综合征，受其影响的不仅仅是职业网球运动员和"周末网球运动员"（业余网球运动员或爱好者）。根据定义，肌腱炎是指伴有炎症反应的肌腱损伤。现有的组织病理学研究比较了健康的肌腱和因过度使用而受伤的肌腱，结果发现，受伤的肌腱似乎处于退化状态，很少或没有炎症细胞。肌腱炎更恰当地定义了这一过程（Charnoff and Naqvi, 2018）。然而，对于网球肘而言，撕裂可能是主要的损伤，慢性退化是次要的过程。流行病学研究估计网球肘的发生率为1%~3%，其中40~49岁人群的发病率最高，50~59岁人群的发病率为第二高（Allander, 1974; Verhaar, 1994; Sanders et al., 2015）。从历史数据上看，网球肘的发生率大于50%（在女性中更为常见）。最近的数据显示，女性的发病率仅略微有上升（Sanders et al., 2015）。尼尔施和彼得罗内描述了桡侧腕短伸肌起点处的损伤机制，即过度使用导致微观层面的断裂以及随后的肌腱修复，并且伴随未成熟的修复性结缔组织出现（Nirschl and Pettrone, 1979）。这些肌肉起源于肘关节外上髁的一个共同点。虽然过度使用性损伤可能发生在许多运动中，但对网球运动员产生最直接影响的是网球挥拍的反手运动。

很明显，当人们调查这种损伤出现的原因时，某些危险因素会起作用。流行病学研究发现，每天运动超过2小时的人和年龄在40岁以下的人患这种疾病的风险会提高（Gruchow and Pelletier, 1979; Pluim et al., 2006）。挥拍技巧不佳似乎是罪魁祸首，尤其是单手反手挥拍和网球新手。不适当的装备似乎也会增加网球肘的发生率。通常，网球运动员的握把力量可能太小或太大，而适当的握把距离是从手腕外侧折痕的底部到环指尖端的4.5英寸（约11.4厘米）处（Adelsberg, 1986）。网球湿重、球拍绷得太紧、球拍头太坚硬、球拍太重，甚至在硬地等速度较快的场地上打球，都会增加伸展

## 网球肘 >续

肌的负荷，从而提高出现网球肘的风险（Adelsberg, 1986; Rossi et al., 2014；Giangarra et al., 1993）。没有得到正确的适应性训练的业余网球运动员受伤的风险最大，因为他们的肌肉在处理比赛中的应力时不够强壮或不够柔软、灵活。

### 识别方法

患网球肘的患者常主诉肘关节外侧有针刺或刀割一样的疼痛。疼痛通常发生在伸展手腕和外旋活动中，例如反手打网球。通过体检通常可以确认肘关节外侧的针刺压痛，甚至肿胀程度。用力抵抗手腕或手指（尤其是长指）的伸展也可能产生这样的疼痛。这些测试分别称为科曾斯测试和莫兹利测试。拍X线片通常不会发现异常，但可能显示肘关节的外侧有骨刺或钙沉淀。网球肘的超声检查与其他肌腱损伤的检查相似，肌腱处的损伤表现为低回声和肌腱增厚。检测肌腱是否撕裂也很重要，撕裂通常表现为低回声或无回声，并与肌腱体积缩小有关（Obuchowicz and Bonczar, 2016）。

如果运动员主诉疼痛向下放射到前臂，那么这种疼痛必须与桡神经卡压区分开，后者可能被误认为是网球肘与之同时发生。

### 治疗方法

网球肘的治疗方法是多方面的，而且该损伤通常对保守治疗非常敏感（Smidt et al., 2006），超过90%的患者会对药物治疗产生反应。鉴于医疗管理手段的高度改善，因此，仅在保守治疗失败12~18个月后，或者坦率地讲，在肌腱完全撕裂后，才考虑进行手术治疗。治疗的第一步是相对休息，使肌腱有机会进行自我修复。许多患者在康复早期还会使用肩部支撑护具。肩部支撑护具的选择包括前臂反作用力支具，通常称为肘部扣带或肱骨髁支具，可与20度伸展位的腕伸展夹板相结合。腕伸展夹板通过两种机制减轻肱骨外上髁的压力。首先，它可以通过直接压迫减少肌肉的扩张和收缩；其次，它通过为伸肌腱创造一个新的起点，减轻了肱骨外上髁的负担。目前尚不清楚哪种治疗方法更有效。一项研究显示，在治疗网球肘6周时，前臂反力带和腕伸夹板组的总临床结果评分是没有差异的。但是，腕伸夹板组的疼痛缓解效果明显优于前臂背带支撑组（Garg et al., 2010）。有时患者也会使用手工治疗方法和绷带。

在康复方面，运动员应注重增强力量训练和协调训练。最初，运动员通过拉伸即可达到完全无痛全范围活动，然后可以进行增强力量训练。进行增强力量训练时，监测疼痛程度很重要。随着向心（肌肉缩短）和离心（肌肉延长）运动的进行，以等长运动为重点的训练可能更容易被接受。结合进行近端肌肉的训练也很重要，它可以稳定上半身，缓解肘关节的压力。例如，加强背阔肌、肩袖肌肉和上肩胛骨稳定肌，可以使运动员的上半身更加平衡，从而更好地支撑球拍的重量，减少对侧肘的集中压力。随着症状的改善，运动员可以添加注重腕关节和前臂的增强力量训练，同时增加负荷，最后进行体育运动（或者任务或工作）专项训练来完成康复计划。当运动员的肘部恢复无痛全范围活动、腕伸肌恢复正常的力量，而且能将这种力量应用到正常挥拍击球动作中时，才可以重返网球比赛。

如果运动员无法通过这些保守的治疗方法来改善自己的状况，那么还可以采用其他的治疗方法。皮质类固醇（Carticosteriod，CS）注射历来被用于治疗外侧肘损伤，但最近已受到严格审查。最近，一项皮质类固醇注射与安慰剂注射的对比研究发现，皮质类固醇注射能在短期内帮助减轻疼痛（不到4周），但在26周后，情况发生了逆转，皮质类固醇注射在疼痛控制和功能测试方面效果不佳。与安慰剂控制组相比，接受皮质类固醇注射的患者在1年后的疼痛评分明显变差，再损伤发生率为41.6%（Coombes et al., 2013）。这些发现以及其他表明皮质类固醇对关节内软骨具有有害影响的临床试验，改变了网球肘的治疗模式（McAlindon et al., 2017）。如果短期止痛是治疗的主要目标，皮质类固醇仍是潜在的治疗选择，但在治疗前必须讨论和考虑长期风险。

在过去的10年里，许多新的治疗方法已被研发出来，而且具有令人惊喜的结果。临床试验证明，使用一氧化氮是一种有益的非侵入性治疗方法。这种药物是通过皮肤贴片传递的。理论上，该药物通过调节局部血流量和宿主防御来治疗肌腱疾病（Kahlenberg, Knesek and Terry, 2015）。人们认为它对胶原蛋白的合成起到了积极作用（Xia et al., 2006）。在随机临床试验中，患者在接受治疗后3个月疼痛和压痛都有明显缓解，治疗后6个月腕伸肌力明显增强（Paoloni et al., 2009; McCallum, Paoloni and Murrell, 2011; Paoloni et al., 2003）。尽管如此，与标准的肌腱康复计划相比，纵向研究在5年内并没有发现任何显著差异（McCallum, Paoloni and Murrell, 2011; Kahlenberg, Knesek and Terry, 2015）。

最近流行的另一种非侵入性治疗方法是体外冲击波治疗（Extracorporeal Shockwave Therapy，ESWT）。体外冲击波治疗的理念是利用声波来对病理组织造成微创伤，这种微创伤引发新的愈合反应，最终形成新的胶原蛋白和更健康的肌腱。最近的一项针对100多个随机临床试验（Randomized Clinical Trial，RCT）的系统评价发现，与

## 网球肘 >续

安慰剂或其他治疗肌腱疾病的治疗方法相比，体外冲击波治疗在80%以上的随机临床试验中既安全又显著有效（Schmitz et al., 2015）。目前的建议是，每周进行体外冲击波治疗，共进行3次，每次冲击2000次，不需要局部麻醉。

近年来，由于体外冲击波治疗的潜在好处，骨生物活性材料治疗方法已经引起了人们的广泛关注。富血小板血浆在治疗网球肘方面提供了一些引人注目的数据。包括病例系列、随机临床试验和元数据分析在内的研究表明，在网球肘的治疗中，富血小板血浆的效果优于皮质类固醇注射，尤其是在康复后第一年和第二年的随访中（Ahmad et al., 2013; Arirachakaran et al., 2016; Gosens et al., 2011）。还有其他研究表明，富血小板血浆注射和皮质类固醇注射的疗效没有什么区别。关于制备和用药标准化的方案，包括血小板注射计数和在多长时间内的最佳注射次数，已经引起了人们的质疑。最初人们认为需要进行3次注射，但现在的研究表明，1次注射即可产生可比较的结果（Glanzmann and Audige, 2015）。方案的差异是某些研究结果存在差异的主要原因。

许多临床医生认为，具有实验性的其他微创治疗方法包括A型肉毒杆菌毒素注射和增生注射疗法。这里提到的增生注射疗法的机制是，注射的刺激物（高渗葡萄糖、苯酚-甘油-葡萄糖或磷酸钠）要么通过渗透作用引起细胞破裂，要么吸引炎症介质，从而改善病变肌腱的血液供应。来自一个随机临床试验的数据显示，使用增生注射疗法后，患者在16周内疼痛明显缓解，但是，这种缓解在长期效果上似乎表现得不明显（Scarpone et al., 2008）。A型肉毒杆菌毒素注射并不是网球肘的常用治疗方法，尽管一些令人惊喜的数据显示，在4、8和12周时，A型肉毒杆菌毒素能够明显缓解疼痛（Placzek et al., 2007）。理论上的机制是，受A型肉毒杆菌毒素刺激的腕短伸肌和腕长伸肌阻止了进一步的微创伤，使病理组织得以愈合（Kahlenberg, Knesek and Terry, 2015; Lin et al., 2010; Placzek et al., 2007）。最近的一项研究表明，在短期随访中，与A型肉毒杆菌毒素相比，接受皮质类固醇注射治疗的患者的疼痛评分有明显提高。目前尚不清楚有关这种治疗方法的数据，所以我们建议谨慎使用这种治疗方法。同样重要的是要记住，在给运动员某种采用治疗方法前，必须先考虑因治疗而导致的固有伸肌无力症状，然后再给需要这种力量的运动员采用这种方法。

当所有的保守治疗方法都无法改善病情时，运动员应考虑手术治疗。侵入性较低的肌腱清创术越来越受欢迎，有望成为顽固性网球肘的治疗方法，这种手术被称为经皮超声肌腱切开术（Percutaneous Ultrasonic Tenotomy，PUT）。该手术在进行浅表和深层局部麻醉药注射后，会在病变组织上切开一个小切口并放置一个探针。超声波是用来引导手术的。经皮超声肌腱切开术使用的技术基于白内障手术中所用的超声乳化原理（Paul and Braga-Mele, 2005; Kelman, 1994）。超声振动尖端指向在肌腱病变中看到的病理组织。病变组织被乳化并需要清创，这是通过设备完成的（Koh et al., 2013; Peck, Jelsing and Onishi, 2016）。理论上讲，坏死的肌腱引起的疼痛是由细胞因子介导的，在去除细胞因子的病理组织后消失。此外，据推测，经皮超声肌腱切开术产生的空间创造了一个导致快速愈合反应的更正常的环境（Barnes, Beckley and Smith, 2015）。到目前为止，所有的研究都基于一系列的案例。这些案例提供了短期患者和长期患者的满意度，以及长达3年的超声检查的改善（Seng et al., 2016; Barnes, Beckley and Smith, 2015; Elattrache and Morrey, 2013; Patel, 2015）。

　　其他外科手术方式包括开放式手术或关节镜清创术，具体使用哪种手术方式取决于潜在状况和外科医生的经验。外科医生可以去除患者部分受损肌腱或切断受影响的肌腱的附着点，有时也会进行肌腱健康部分的修复。在手术后，运动员通常需要戴一个90度的肘部支撑护具，戴上肘部支撑护具后需要3~5天才能开始活动肘部，增强力量训练通常在术后3周开始，恢复网球和球拍类体育运动预计需要4~6个月的时间。根据具体的体育运动要求，运动员可能会在6~12周内恢复体育运动，尽管在体育运动期间可能需要更改体育运动或持续使用反力支撑。在保守治疗失败后接受手术治疗的患者中，约有85%的患者的疼痛症状得到了一定程度的缓解。

## 重返体育运动

　　治疗网球肘后重返体育运动的标准类似于其他肌肉骨骼损伤的标准。治疗的目标和清除的基准包括恢复正常的力量、耐力和柔韧性。过早重返体育运动会使运动员有再次受伤的危险，还会令运动员无法发挥出令人满意的运动表现。网球肘复发通常不会导致骨折或严重残疾，因此，业余运动员重返体育运动的计划可具备一定的灵活性。一些运动员可能会在体能低于正常水平的情况下重返体育运动。为了获得完美的比赛表现，运动员优势臂的握力和腕伸肌力量应该比非优势臂高出大约10%。加快重返体育运动速度的方法包括改变挥杆技术、训练习惯和装备，以及获得手肘反力支撑。接受网球肘治疗的95%的网球运动员通过保守治疗获得了良好的功能恢复效果。

# 高尔夫球肘

## 常见原因

内侧肘部肌腱病（Medial Elbow Tendinopathy，MET）或肱骨内上髁炎，也称为"高尔夫球肘"（Golfer's Elbow，GE），这种疾病比网球肘更为少见，但可能同样痛苦。与网球肘类似，高尔夫球肘是由于肌腱末端连接处过度受力造成的。在这种情况中，肌肉-肌腱界面位于前臂屈肌肌腱和肱骨内上髁。像网球肘一样，这种损伤通常由慢性过度使用和退化导致，表现为肌腱病变或无法完全治愈的肌腱微撕裂，从而导致慢性疼痛和功能障碍（Charnoff and Naqvi, 2018）。高尔夫球肘最常见于45~64岁的人群，女性的比例略高于男性（Shiri et al., 2006）。

类似于网球肘，高尔夫球肘会因为挥杆技术不正确和装备不合适而逐渐恶化。在高尔夫球运动中，运动员的肘关节内侧疼痛最常发生在伴随肘关节上，在投掷运动中最常发生在主导肘关节上。这种疾病可以在投球时身体打开得太快的棒球投手身上看到。需要强大握拍力的运动或职业可能会导致腕屈肌受力增加，从而增加肘部内侧肌腱的应力。向后和向下挥杆时，动作平面不正确可能会导致肘部和手腕受到异常的应力。

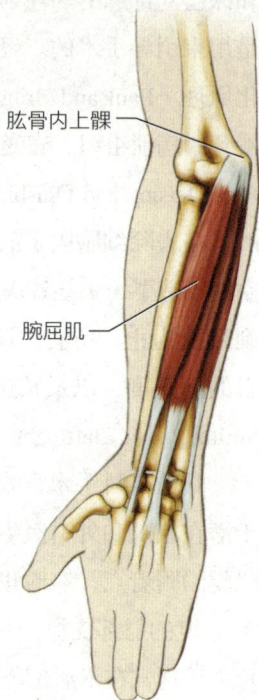

图中标注：肱骨内上髁、腕屈肌

## 识别方法

高尔夫球肘患者会主诉内侧肘关节疼痛，腕部弯曲（掌心向下）和前旋（逆时针转动表盘的动作，从掌心向上开始，以掌心朝下结束）时，疼痛会加剧。一些患者还抱怨说，他们的第四根或第五根手指会感到刺痛或麻木。这表明在穿过肘部尺骨沟时，尺神经可能受到刺激，甚至直接受到卡压，这种损伤被称为肘管综合征。当患者的握力下降至拿不稳球甚至拿不稳简单的家用物品时，就必须怀疑患者是否得了肘管综合征。尺神经卡压在识别肘管综合征时非常重要，因为严重的神经系统损伤可能需要进行手术治疗。

体检时，专业医疗人员通常可通过触诊运动员的肱骨内上髁或远端屈肌腱连接处来再现高尔夫球肘的疼痛。患者肘关节的活动范围通常是正常的，肘部变色或关节肿胀也不常见。但是，如果运动员存在肌腱连接处的急性撕裂，则可能会有一些肿胀和发热。

影像学检查通常不会发现有用的细节。拍X线片可以排除任何游离体或骨刺的存在，磁共振成像扫描可以检查韧带的伤情，尤其是尺侧副韧带撕裂或炎症的情况。当神经系统出现异常时，可以进行神经状态速度（Nerve Condition Velocity，NCV）研究和肌电图研究，以探讨尺神经在肘部、手臂和腕部运动时的功能。

## 治疗方法

急性高尔夫球肘的初始治疗侧重于PRICE原则，然后辅以适当休息、内侧抗阻肘部支撑、冰敷和使用消炎药物。肌肉骨骼损伤的早期活动已被证明可以加速患者的康复并提高患者的满意度。一旦急性期过去或疼痛减轻，治疗应侧重于康复。许多运动员，尤其是棒球投手和高尔夫球员，如果出现高尔夫球肘，他们的上背部、颈部和胸部肌肉力量都会变虚弱，加上背阔肌（背部）和胸大肌（胸部）僵硬，这种肌肉不平衡经常导致他们出现不良的姿势并因此改变运动力学，最终给肘部、肩部和腕关节造成异常应力。因此，初始康复计划必须包括使用正确的身体姿势，增强上肢肌肉力量以更好地支撑远端肢体及其负重，以及教会运动员改进用力方式防止未来症状复发。随着运动员的进步，可以引入体育运动专项训练和离心训练。

对于高尔夫挥杆，每个人的挥杆方式都不同，因此应发现运动员的不良挥杆方式并纠正。挥杆本身有4个阶段：后挥杆、下挥杆、加速和击球，以及后续挥杆。每个阶段都使用了不同的肌肉和身体上的压力点。患有肘部疼痛的高尔夫球手往往在后挥杆和下挥杆阶段存在问题。如果挥杆平面太陡（球杆过于垂直于地面），手和手腕会过度补偿头部的姿势，以应对球的冲击，这会增加造成"厚"击球的风险，这种击球会将力传递到手、手腕和肘部。如果挥杆面太平（球杆与地面过于平行），肘部也会承受过大的应力，因为在挥杆结束时，前臂会试图通过用力收缩腕部屈肌来提供升力。对挥杆动作进行录像通常可以让高尔夫球运动员对挥杆机制有更深入的了解。

通过设备进行观察也会有所不同。使用具有较大最佳位置的中空式球杆可以减弱传递到手腕、前臂和肘部的振动幅度。虽然进行肌电图研究的研究人员无法证明握柄尺寸与前臂肌肉放电之间的相关性，但更大的握柄区域仍被认为是减轻肘部疼痛的一种方法。

## 高尔夫球肘 >续

网球肘部分讨论的所有注射疗法对高尔夫球肘也适用。人们对高尔夫球肘的研究较少，从历史上看，人们曾使用过类固醇来治疗高尔夫球肘，但由于已知的有害影响，现在很少使用类固醇进行治疗（Coombes et al., 2013; McAlindon et al., 2017）。骨生物活性材料治疗方法很有前景，但高昂的治疗费用对许多患者来说可能是一个限制因素。评估高尔夫球肘的标准生物有效性的研究非常少，主要是案例研究。

高达90%的高尔夫球肘患者通过保守治疗方法被成功治愈（Ciccotti, Schwartz and Ciccotti, 2004）。当保守治疗方法涵盖了问题的所有方面时，该治疗方法通过缓解初始疼痛、整体康复、纠正所有异常姿势和错误运动机制，并处理导致问题的设备错误，带来了很好的治疗效果。与网球肘类似，当保守治疗方法失败时，运动员可以通过做手术获得良好和安全的结果（Han et al, 2016）。可采用的手术方式与网球肘相同，包括经皮超声肌腱切开术、开放式手术或关节镜清创术（Sahu, 2017; Barnes, Beckley and Smith, 2015）。

### 重返体育运动

运动员只要受伤的肘部可以无痛进行全范围活动、抓握力接近对称，就可以重返体育运动。康复计划必须侧重于重新创建正确的身体姿势，增强上肢肌肉力量以更好地支撑远端肢体及其负重，以及教会运动员改进用力方式防止未来症状复发。在该计划完成之后，运动员可以专注于增强手部、腕部和前臂的力量。

# 桡管综合征

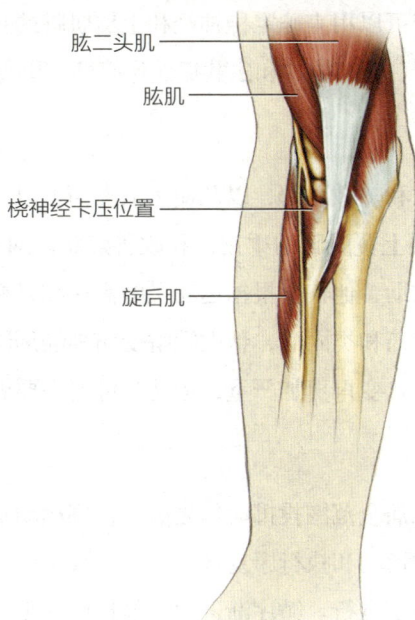

肱二头肌

肱肌

桡神经卡压位置

旋后肌

## 常见原因

桡管综合征（Radial Tunnel Syndrome，RTS）通常是由肘关节反复扭转引起的，尤其是手臂的反复投掷动作。肘关节的反复内旋和外旋，常常发生在投手身上，可能会加重桡神经损伤，最后，导致瘢痕或其他韧带挤压近端肘关节桡神经。最常发生这种损伤的体育运动包括网球、壁球、高尔夫球、棒球和其他投掷类体育运动。

## 识别方法

在桡管综合征中，桡神经的运动分支（控制肌肉移动的部分）被卡压，桡神经无法顺畅通往手腕和手指，就会导致前臂和手背出现疼痛和麻木。

运动员起初会以为自己出现的是网球肘，但是常规的保守治疗并不能改善症状，进一步检查会发现前臂和手背的神经功能缺损。X线片或磁共振成像通常不能识别神经损伤或神经卡压，但是可以显示其他骨骼或肌腱损伤，例如应力性骨折或骨撕脱。在桡管综合征的磁共振成像检查结果中，最常见的是神经退行性水肿（由于神经供应不足而引起的肌肉肿胀）或骨间后神经支配的肌肉萎缩（Ferdinand et al., 2006）。如果神经压迫是轻度或暂时的，那么桡管综合征患者最初的肌电图测试结果可能是正常的。但是，在更严重的情况下，神经传导研究可以确定神经卡压位置和神经损伤的严重

## 桡管综合征 >续

程度。神经肌肉超声检查可以用来确定桡神经和上覆肌腱的损伤。动态超声扫描可以显示神经半脱位和夹闭点，而X线片和磁共振成像等静态图像则无法显示这些情况。

### 治疗方法

在短期内，交替冰敷和热敷肘部，以及使用消炎药可以缓解炎症和疼痛。在治疗初期，拉伸运动可以增强上覆肌腱的柔韧性和改善症状。对于较严重或慢性的病症，运动员应该向专业人员求助，他们会根据运动员的需求和目标制订康复方案。在超声引导下，可注射局部麻醉药和类固醇，帮助缓解受伤神经周围的炎症。如果保守治疗失败，而且疼痛或神经症状变得更加严重，运动员可能需要做神经减压手术。

### 重返体育运动

当疼痛减轻且恢复无痛全范围投掷动作之后，投掷运动员就可以重返投掷类体育运动了。通过训练、拉伸运动和执行康复计划，大多数运动员都能做到这一点。康复应在有经验的医生的指导下进行。循序渐进地恢复投掷水平可以防止再次发生此类损伤。但是如果选择做手术，运动员的恢复之路将更加漫长。在重返投掷类、高尔夫球或持拍类体育运动之前，运动员的一些方面必须达标，例如对称的握力、腕伸肌力量和指伸肌力量。

# 骨间后神经综合征

## 常见原因

骨间后神经（Posterior Interosseous Nerve，PIN）综合征是由桡神经的一个分支受到夹挤或刺激引起的，最常发生在网球运动员身上。骨间后神经综合征的症状类似于桡管综合征，也表现为指伸肌无力，但是它们的区

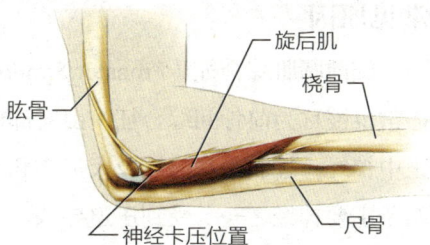

旋后肌
桡骨
肱骨
神经卡压位置
尺骨

别是骨间后神经综合征不会导致腕伸肌无力。导致骨间后神经综合征的最常见原因是神经压迫。神经压迫的一种机制是前臂的重复旋转或旋前，尸体研究已证明这种机制会增加桡管内的压力（Erak, Day and Wang, 2004）。在一些文献中，旋后肌近端腱膜边缘（也被称为"弗洛斯拱廊"）被认为是骨间后神经综合征中最常见的神经卡压位置（Naam and Nemani, 2012）。这种疾病在网球运动员中很常见，可能因高度内旋和外旋而导致（Lorei and Hershman, 1993）。

## 识别方法

患有骨间后神经综合征的运动员常主诉肘外侧疼痛，他们发现自己很难伸直手指，而一般不出现麻木症状，体检时会发现肘关节外侧局部压痛。运动员在肘部缠绷带通常会出现"电击"式疼痛，并向小臂放射。可以用超声波来确定卡压和受伤的位置，往往需要采用电诊法来确定损伤的严重程度。

## 治疗方法

初始治疗是控制肘部炎症。应该通过休息、冰敷、使用消炎药或夹板固定来缓解疼痛和炎症。在出现无力或麻木等症状时，运动员可能需要就医。如果需要做微创手术，在超声引导下局部注射麻醉药和皮质类固醇有望成为骨间后神经综合征的治疗方法。虽然保守治疗通常能够让骨间后神经综合征的症状消退，但是可能需要通过手术来解放肘部或前臂的神经。

## 重返体育运动

运动员的握力、上肢力量和手指伸肌恢复到正常时，就可以重返体育运动。在做投掷动作时，运动员的肘部必须能够实现无痛全范围活动。要想恢复到这种程度，运动员需要在教练或物理治疗师的指导下进行一段时间的康复训练。

## 旋前圆肌综合征

### 常见原因

旋前圆肌综合征（Pronator Syndrome，PS），通常也被称为前骨间综合征，由肘部褶线附近的正中神经（控制手功能以及大拇指和示指感觉的两条主要神经之一）受到压迫导致。传统上，旋前圆肌综合征被描述为旋前圆肌两个圆肌头之间的正中神经受压或屈指浅肌（Flexor Digitorum Superficialis，FDS）压迫正中神经（Lee and La-Stayo, 2004）。最近的尸体研究表明，该神经可能受到几种结构的压迫，其中包括斯特拉瑟斯韧带、肱二头肌腱膜、浅屈肌腱等，最常见的是位于前臂近端两个旋前圆肌的肌头之间的神经（Tetro and Pichora, 1996）。当旋前圆肌的两个头部之间受到压迫时，只有运动分支（即前骨间神经）受到影响，导致运动功能而不是感觉功能出现障碍。

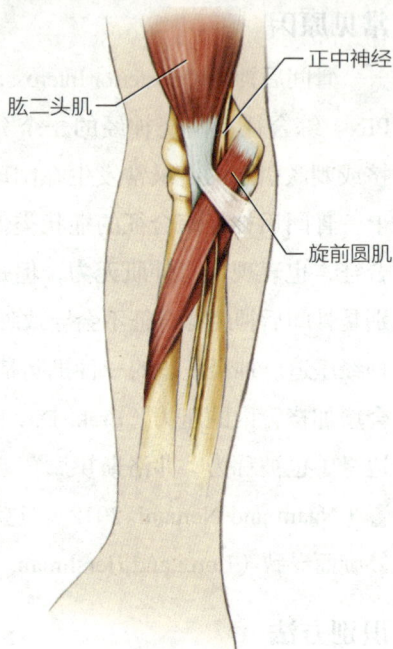

旋前圆肌综合征通常在运动员和从事体育运动或需要做重复抓取活动的工作人群中出现（Lee and LaStayo, 2004）。这个群体包括装配线工人、木匠、举重运动员和网球运动员。在运动员中，导致这种损伤的最常见原因是举重或类似的活动引起的掌侧前臂肌肉肥厚（体积增大）。这种损伤通常是暂时和良性的。最容易患旋前圆肌综合征的人群是举重运动员，他们通常被认为有两只粗壮的手臂。前臂过度发达的棒球投手也可能患旋前圆肌综合征。如果受伤后不治疗或者发生严重的韧带卡压，旋前圆肌综合征可导致正中神经的运动分支神经发生永久性损伤，从而导致前臂肌肉萎缩以及前臂和手部肌肉无力。

### 识别方法

正中神经压迫通常发生在手臂或前臂，具体部位通常介于肘部褶痕的两块旋前圆肌的末端之间。通常情况下，旋前圆肌综合征只影响运动分支神经，因此只会出现运动障碍而不是感觉障碍（患者可能会感到虚弱，但手掌或前三根手指没有失去触觉）。

遭受这种损伤的活跃举重运动员的患肢可能会经历由于无痛性肌肉无力导致的运动水平下降。另外，运动员可能将疼痛描述为隐隐作痛。疼痛局限于前臂屈肌（经常在旋前圆肌的腹部），运动员做旋前动作（上臂伸直在面前时手掌向下转动）或长时间活动时疼痛加剧。与腕管综合征不同，这种损伤很少带来夜间疼痛。运动员通过体检能够发现指屈肌明显无力，特别是拇指屈肌。而旋前圆肌的力量通常能保持，因为前旋肌在受压迫前被神经支配。

体检可以帮助确定卡压位置。随着肘部逐渐伸展，前臂处于中立位置，如果此时在受阻力情况下进行前旋会再次出现症状，那么可以认为旋前圆肌是卡压位置。如果在进行前臂最大外旋时，在受阻力情况下屈肘120度和130度会再次出现症状，那么可以认为是肱二头肌腱膜炎（Tetro and Pichora, 1996; Lee and LaStayo, 2004）。如果在受阻力情况下慢慢屈曲长指近端指间关节可以缓解症状，则可以认为屈指浅肌是神经卡压的来源（Rehak, 2001）。除了体格检查，更多的侵入性检查（包括肌电图）可用来精确诊断和确定卡压区域。

旋前圆肌综合征没有其他上肢卡压那么常见，所以必须排除其他导致疼痛、无力或麻木的病症，例如腕管综合征。运动员需要做电针疗法，以区分这些经常重叠和有时共存的病症。肘部的磁共振成像或超声检查有时可以显示韧带卡压和正中神经的信号异常，但是做颈椎磁共振成像检查更有价值，可以排除类似于旋前圆肌综合征症状的椎间盘损伤，其会模拟旋前圆肌综合征的症状。

## 治疗方法

初始治疗方法包括让受影响的上肢休息和避免参与体育运动。虽然夹板固定的效果还没有得到确认，但相关人员可以尝试用夹板对运动员的手腕进行屈曲15度的固定，时间为4~6周。应教会运动员如何对受卡压或肌肉受限制的部位做摩擦按摩。很多时候，休息、前臂伸展和腕伸肌对抗增强力量训练可以消除症状。运动员可以采用包括超声检查、神经电刺激和神经滑动在内的各种方法来检查症状（Lee and LaStayo, 2004）。但如果症状没有得到改善，而且医生怀疑肌腱、肌肉或韧带受到卡压，那么运动员可能有必要做手术。

## 重返体育运动

只有在康复训练时不感到疼痛，遭受这种损伤的举重运动员才可以重新参加给前臂和手腕施加压力的训练。随着恢复的进展，运动员需要再次增强这个部位的力量，让受伤侧与未受伤侧达到对称。对于主导侧遭受这种损伤的投掷类运动员，仅当患侧至少恢复正常力量的80%且在投掷过程中没有疼痛发生时，才可重返体育运动。

# 尺侧副韧带撕裂

## 常见原因

尺侧副韧带（Ulnar Collateral Ligament，UCL）撕裂，也就是肘部内侧韧带损伤，在大多数运动员身上都可以看到，但在棒球投手中最为常见。尺侧副韧带位于距离肱骨内上髁（肘关节内侧的骨头）0.75英寸（约1.9厘米）处，是肘关节内极其重要的稳定结构。肘部弯曲90度并承受压力时可能出现这种损伤，例如在摔跤和美式橄榄球运动中。尺侧副韧带提供的支撑占肘关节内侧支撑的50%以上。在棒球投掷动作的首次绕臂动作完成之后，在接下来的手臂向后和向前摆动的过渡期间，尺侧副韧带将受到最大的应力。在投掷动作期间，在上臂旋转的同时尺侧副韧带向前拉前臂。在正确执行的投掷动作中，相对较小的尺侧副韧带所产生的巨大张力几乎接近极限。如果运动员用力方式不当或手臂的肌肉变得疲劳，负荷可能超出尺侧副韧带的承受范围，可能因此导致拉伤。如果这种轻微拉伤得不到休息和治疗，则可能发生严重撕裂或拉伤。

最初的流行病学研究表明，在青少年投手中，投弧线球增加了52%的手臂疼痛风险，而在9~14岁的投手中，投弧线球增加了86%的手臂疼痛风险（Lyman et al., 2002）。但是在最近的研究中，包括生物力学和临床研究，已经无法将扭矩的增加或手臂疼痛的增加与投变化球联系起来（Chalmers et al., 2016）。在美国职业棒球大联盟中，快速球的最大速度与经历尺侧副韧带重建的投手之间有明显的关系。其他次要诱发原因已被确定为高体重指数和运动员年龄较小（Chalmers et al., 2016）。

## 识别方法

尺侧副韧带受伤的投手常主诉在投球时感觉到或听到肘部发出"噗"的一声。许多专家认为，这个投球动作就是"压死骆驼的最后一根稻草"，产生了可导致更大撕裂的轻微撕裂。尺侧副韧带发生撕裂的投手的肘部失去了大量支持和力量，从而限制其发挥能力。如果运动员坚持带伤投球，肘部内侧会先发生急性疼痛，然后转变成慢性疼痛。尺侧副韧带撕裂需要通过磁共振成像扫描来确诊，然后确定损伤的程度。有时需要通过动态成像来观察撕裂状态，这可以通过超声检查来完成。将应力施加到韧带上，再观察尺侧副韧带，如果存在撕裂，那么间隙会变得很明显。必须排除其他类似的损伤，例如肘关节应力性骨折。

## 治疗方法

虽然保守治疗可以缓解业余运动员的疼痛和肿胀，但是不能让职业运动员完全恢复。在大多数情况下，高水平运动员的肘部力量非常强，所以在尺侧副韧带撕裂的情况下无法参加比赛。通常建议运动员通过手术在肘部骨头（尺骨和肱骨）之间来回编织肌腱，以构造一条新的韧带。这种手术也称为"汤米·约翰手术"，因为它首次应用在著名的大联盟投手汤米·约翰（Tommy John）身上。

研究发现，与韧带修复相比，韧带重建更为有效，可以令运动员恢复到以前水平的92%~93%，50%的人能够重返体育运动（Gregory and Nyland, 2013）。普通大众都存有许多关于这种手术的误解。研究发现，25%~50%的球员、教练和球员家长认为，这种手术可以让投手在手术后比受伤前投出更大的力量（Ahmad, Grantham and Greiwe, 2012）。手术后，由于伤势得到恢复，并在康复过程中进行了严格的增强力量训练，投手的状况可能会有所改善，但能力的提升不能归因于韧带重建手术。

如果运动员想要重新习得失去的技能，恢复将是一个漫长的过程。在手术后的3周内，康复的目的是给肘部戴上支撑肘护具，恢复肘关节的屈曲、内旋和外旋动作。当运动员的手指可以触摸肩膀之后，就可以开始增强腕屈肌和旋前肌的力量了。一旦实现了全面伸展，运动员就可以开始增强肩部、肘部和手指的力量。运动员在4个月内应避免肘部受力。

在3个月之后，运动员可以开始使用泡沫球训练投掷2周，接着使用网球训练2周，最后再使用硬球进行训练。许多物理治疗师和运动医学专家建议在运动员的肘关节外旋肌和内旋肌的力量比达到正常水平（即外旋肌力量是内旋肌力量的65%）前，运动员应避免进行投掷训练。

## 重返体育运动

在尺侧副韧带发生撕裂之后，只有运动员的内科医生，在结合教练和物理治疗师的反馈情况下，才能决定是否批准运动员重返体育运动。在重返体育运动之后，运动员仍然要严格坚持循序渐进的投掷计划，避免二次损伤或旧伤复发。在所有情况下，恢复的进展取决于年龄、经验、损伤状态和痊愈模式等因素。运动员应小心对待酸痛，在2次训练之间休息1天。

在全面重返体育运动之前，运动员应该模拟比赛情境对自身进行测试。例如，对于棒球投手，模拟比赛应该在标准的投球区土墩上进行，采用投手在比赛中将使用的投掷类型、相同的投球数量和投掷组合。如果模拟比赛取得成功，运动员就可以完全重返体育运动了。经过手术和适当的康复之后，大约90%的运动员有望恢复到受伤前的水平（Thompson et al., 2001）。

# 小联盟肘

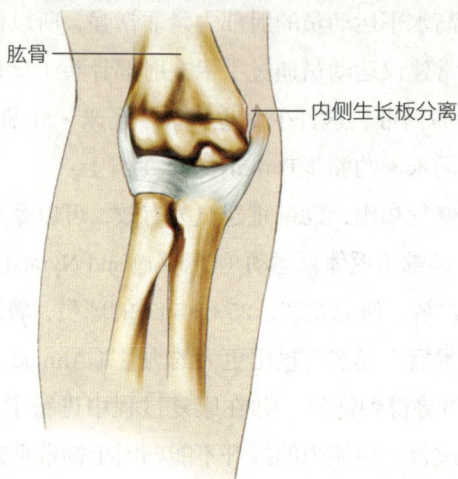

肱骨

内侧生长板分离

## 常见原因

小联盟肘（Little League Elbow，LLE）是一种超负荷损伤，由发育未成熟的投掷运动员用肘部反复投掷导致，肘关节的内侧和外侧都可能受伤。小联盟肘最常见于过顶投掷者。在投掷期间，肘部受到的外翻应力在肘部内侧结构中形成张力，在侧向结构中形成压缩力。

投掷动作包括绕臂动作、早拉起、晚拉起、早加速、晚加速、减速和跟随动作。大多数伤害发生在拉起和加速阶段（Benjamin and Briner, 2005）。投掷动作的加速阶段会让肘部的尺侧副韧带、内上髁（肘部内侧骨）和尺神经遭受外翻应力。在骨骼发育尚未成熟的运动员中，尺侧副韧带的近端绕过肘关节，连接到尚未融合的内侧肱骨骨突（骨头上的肌腱附着点，靠近骨生长部位）上。在一种小联盟肘病症中，过度的上手投掷动作可能会引起亚临床肘关节内侧应力性骨折，并最终导致部分内侧骨突（生长板）从肱骨分离。这种微创有累积效应，会使生长板部分分离演变成完全从肱骨上撕脱，造成更具毁灭性的损伤。

对于骨骼发育不成熟的过顶投掷运动员，肘部的桡骨头和鹰嘴（肘关节背后的尺骨上端的骨突）有第二骨化中心。在上手投掷动作的反复应力作用下，这些尚未融合的中心的生长板比相邻的肌肉-肌腱单元更容易受伤。

研究发现，与小联盟肘相关性最强的风险因素是运动员的投球量（Olsen et al., 2006）。这已经成为一个问题，因为越来越多的运动员从小就专门从事一项体育运动，而且全年参加竞争性联赛。这使得青少年投手会以较高水准进行运动，而休息时间也就变得较少（Fleisig and Andrews, 2012）。在过去15年里，青少年棒球联盟的建议和规则发生了重大变化。教练应该考虑监控青少年投手的总投球数，包括赛前和比赛之间的热身投球数。这些投球数目前没法计算，可能会对投手造成负面影响。此外，建议投手不要同时担当接球员，因为会接到更多的"投球"，所以其严重受伤的风险有增加的趋势（Fleisig et al., 2011）。

关于投掷曲线球和弧线球是否会增加投手肘部病变的风险，还存在一些争论。先前的建议是避免执行这些动作。最近的生物力学和临床研究表明，与投掷快球相比，青少年投掷曲线球时肘部的扭矩没有增加（Nissen et al., 2009）。研究尚未发现任何证据表明年龄较小的运动员投掷变化球会增加受伤的风险（Fleisig et al., 2011; Fleisig and Andrews, 2012; Olsen et al., 2006）。事实上，现在许多人都认为，与投球类型相比，小联盟肘与投球数量有着更大的关系。虽然研究未能证明投曲线球和受伤之间的联系，但大多数临床医生仍然建议青少年投手避免使用此类投球方式（Fleisig and Andrews, 2012）。

## 识别方法

发生小联盟肘时，运动员会主诉肘关节内侧疼痛，这种疼痛也可能是侧方或后方疼痛。疼痛通常与以下因素之一有关。

- 经常过于用力投掷。
- 每周增加的投掷次数过多。
- 投球技术太差。
- 转到了联盟队，其中投手的投球区土墩离本垒板更远或者增高了。

大多数经历严重的、限制活动的疼痛的青少年投手仍处于可逆阶段。当肘部明显无力时，一次猛力的投掷就可能部分或完全让内侧骨突从上髁撕脱。

为了实现良好的疗效，正确诊断很重要。诊断结果通常是临床检查得出的，在患有小联盟肘的运动员中，高达85%的X线片被认为是正常的（Hang, Chao and Hang, 2004）。在大多数情况下，肘关节内侧疼痛不会迅速缓解，此时通常需要拍X线片或做磁共振成像检查。应该考虑使用外翻应力成像来发现骨骼发育不成熟的运动员的不稳定性（Benjamin and Briner, 2005）。如果存在应力性骨折，临床医生应该能够诊断出来。

**小联盟肘** >续

## 治疗方法

初期的治疗方法通常很保守，需要运动员停止投掷，彻底休息4~6周。冰敷和使用非甾体抗炎药可能会起作用，并且经常用于康复的初始阶段。在治疗青少年患者时，医生通常会避免注射皮质类固醇，因为他们知道长期注射皮质类固醇的有害影响（McAlindon et al., 2017; Gregory and Nyland, 2013）。经过3~6个月的治疗，如果疼痛已得到缓解，那么运动员可以恢复全范围活动，并可以开始进行投掷项目（Gregory and Nyland, 2013）。如果疼痛仍在持续或损伤是灾难性的，则运动员应考虑进行手术治疗。

## 重返体育运动

运动员重新开始投球之后，防止再次受伤是重中之重。适当的拉伸运动和投掷热身运动必不可少。美国物理治疗协会开发了一套适合小联盟投手的拉伸运动。物理治疗师或教练可以让运动员进行这些运动。在比赛结束后，冰敷肘部10~15分钟能够缓解炎症和防止疼痛，避免发生进一步损伤。

并不是所有的手臂损伤都是可以避免的，但可以通过限制投球的数量并在投球之间进行适当的休息来减少伤害。限制投掷球数好过限制局数，因为我们永远无法确定一局比赛要投掷多少个球。在每个赛季开始前，新的指导方针应该参考美国全国少年棒球联盟或职业棒球联盟的网站（或二者兼具）提供的指导方针。如果进行了侵入性更强的手术，运动员可能会错过重要的比赛时间，直到完全感觉不到疼痛才能重返体育运动。

# 剥脱性骨软骨炎

## 常见原因

剥脱性骨软骨炎（Osteochondritis Dissecans，OCD）是一种肌肉骨骼疾病，通常会对有成熟骨骼的青少年和年轻的成年运动员产生影响。剥脱性骨软骨炎最常见于膝盖，但肘部的剥脱性骨软骨炎的发生率也在快速提高（Jones et al., 2010）。肘部最常受影响的部位是肱骨小头（肘部外侧）的前外侧表面。造成这种损伤的原因是反复投掷，对肘部造成微创伤。由于重复拉伤，肘关节内侧或外侧部分的关节软骨和软骨下骨会发生局部骨片分离。由于血液供应有限，一旦病理过程开始，小头骨的愈合程度将是有限的（Nissen, 2014）。

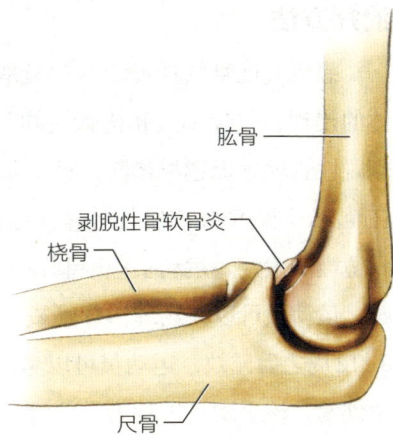

肱骨

剥脱性骨软骨炎

桡骨

尺骨

## 识别方法

青少年投手发生的肘部疼痛通常称为小联盟肘（见p.144），而剥脱性骨软骨炎是另一种不太常见的肘部疾病。小联盟肘通常沿着肘部的内侧产生疼痛，而剥脱性骨软骨炎通常沿着肘部的外侧产生疼痛。然而，这两种损伤通常同时发生。大约有90%的剥脱性骨软骨炎患者曾经有过肘部疼痛史，而大约有55%的患者肘部活动范围受限。最初，通过休息和使用非甾体抗炎药可以缓解肘部疼痛。当运动员再次做出引起问题的动作时，疼痛症状通常会复发。疼痛通常是间歇性的，而且会在运动时发生，尤其在用力投掷或增加了肘关节的应力时。在病情开始影响运动员的发挥水平之前，他们通常不会做检查（Nissen, 2014）。肱骨小头剥脱性骨软骨炎多见于13~17岁的青少年，发病原因为在过顶动作期间反复挤压肘部外侧。这种活动方式也可能导致桡骨头应力性骨折，因此可能需要由医生来区分病症。

许多运动员的症状类似于骨突炎或小联盟肘，因此在没有拍X线片的情况下，这两种损伤无法区分。X线片可以显示出关节内是否有游离体或异常的二次骨化（骨头形成）中心。肘部磁共振成像可以排除应力性骨折和韧带撕裂的可能。磁共振成像也能显示骨头碎片和软骨损伤的情况。CT可用来检测骨病变和游离体。

## 剥脱性骨软骨炎 >续

### 治疗方法

患剥脱性骨软骨炎的运动员是否需要做手术取决于骨病变的大小及其位置。游离体的出现、肱骨小头和桡骨头的关节软骨病变也有助于确定运动员是否需要做手术。剥脱性骨软骨炎越早诊断，运动员越年轻，就越有可能不需要做手术。保守治疗包括在至少6周内消除或显著缓解肘关节的压力（Nissen, 2014），这样可以使病情稳定并得到适当的治疗。运动员应限制投掷动作、使用消炎药物，在此之后，如果疼痛得以缓解，运动员可以在物理治疗师或教练的指导下做前臂增强力量训练。如果保守治疗在8~12周之后无效，运动员可以考虑做手术。外科手术方式的选择有很多，包括关节镜清创术。该手术将被称为关节镜的设备穿过皮肤，送入肘关节。关节镜上安装有摄像头，所以外科医生在手术过程中可以清楚地看到关节内的情况。关节镜进入关节内之后，外科医生就可以简单地刮除肘关节内的游离体，或者可以选择钻出剥脱性骨软骨炎病变，这有助于刺激骨头再生。

因为造成剥脱性骨软骨炎的主要原因还有过劳，所以这种损伤及其复发都是可以预防的。如第146页所述，不管是骨骼成熟还是未成熟的棒球投手，都必须适当限制投球的数量。教练、父母和运动员必须得到充分的教育，让他们及早认识这种损伤。所有棒球运动员和其他高风险运动员，例如标枪投手、铅球投手，甚至是网球运动员，都必须学会正确的技术和参加适应性训练。

投掷的过程通常涉及鞭打式或猛甩动作，而且手臂运动在相对水平的位置上，这是投掷导致肘部损伤的常见原因。因此，棒球投手应避免打开主导侧肩膀和过早从地面上抬起后脚。应该早在赛季开始之前就对运动员的前臂肌肉进行预防性增强训练，包括屈肌和伸肌、肩胛肌肉、支撑性肌肉，甚至是骨盆和大腿肌肉，而且在整个计划中持续进行训练。

### 重返体育运动

随着肘部疼痛消退和无痛全范围活动能力恢复，运动员就可以逐渐执行投掷计划，以增加耐力。必须由熟悉这项运动的教练评估运动员的投掷技术，一旦发现错误，必须立即纠正。磁共振成像检查可能有些价值，但是运动员对症状的描述是确定其何时重返体育运动的最佳依据。如果运动员的疼痛消失，肘部实现了无痛全范围活动，而且抓握能力得到了完全恢复（与健侧一样），就可以批准他们全面进行投掷运动了。

## 肘管综合征

### 常见原因

肘管综合征是由反复投掷动作引起的，因为这种动作会导致肘部内侧过度屈曲和扭转。这种损伤最常见于投曲线球的棒球投手、其他投掷运动员和高尔夫球手。进行持拍类体育运动的运动员也容易遭受该损伤。

### 识别方法

这种损伤是尺神经（控制环指和小拇指的前臂神经）在经过肘部的尺槽时受到刺激或卡压导致的。

尺神经受到压迫的位置

如果尺神经受到卡压，将导致神经传导受阻或神经纤维（轴突）受损，运动员的环指和小拇指外侧可能会出现麻木感，还可能出现手内侧肌肉萎缩和无力。如果尺神经在肘管内受到卡压，运动员的肘部通常会出现外翻畸形（肘部伸展时向外弯）。手部肌肉无力的运动员无法捏紧大拇指和小拇指。

### 治疗方法

短期治疗方法包括缓解炎症、休息、使用夹板和消炎药。应该用夹板将肘部固定在自然的45度角，从而缓解神经的压力。物理治疗师可以拉伸运动员的前臂和手腕，以活动神经和显著缓解症状。一旦肘关节疼痛和手部麻木消退，则应该由专业的手部物理治疗师或职业物理治疗师来增强运动员的手部肌肉力量及抓握力。

如果症状没有改善或者手部无力更加严重，可能运动员需要通过手术给神经减压。在手术后，肘部必须固定一段时间。固定期结束之后，职业物理治疗师将花多周甚至几个月来帮助运动员恢复手腕和前臂的力量。他们会采用许多不同的技术来恢复运动员的力量，例如在训练中使用增强手部力量的重物和阻力带。

### 重返体育运动

只有肘部恢复无痛全范围活动，而且抓握力和前臂力量与健侧相同或接近受伤前水平（如果主导侧的手受伤）后，投掷运动员才能重返体育运动。运动员需要进行体育运动专项训练才能安全地重返体育运动。

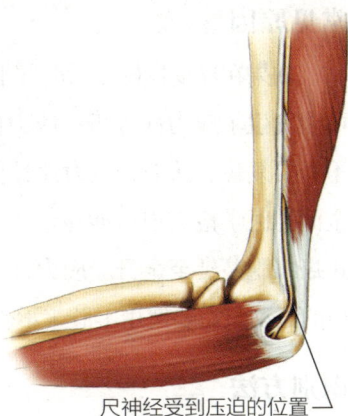

# 肱骨应力性骨折

## 常见原因

如果在反复投掷之后肘部上方的手臂出现疼痛，那么投掷运动员的上臂中部或肱骨可能发生了应力性骨折。应力性骨折不同于真正的骨折，前者的骨头没有移位，所以不需要复位。然而，应力性骨折可能因为不稳定而导致完全骨折。此外，有些症状在全面的医学检查中可能显示为常规的手臂骨折，而它实际上是骨癌，尽早治疗可以防止癌细胞蔓延至全身。应力性骨折也可以发生在桡骨头、肩部、腕关节和下肢。坐轮椅的运动员需要使用上肢来承受自重，因此是上肢和肘关节应力性骨折的高风险人群。

## 识别方法

应力性骨折的运动员通常会有慢性的、随活动逐渐增强的手臂或肘部疼痛。这些症状通常在休息之后消失，但是在恢复运动时又出现。教练或医生检查时，通常发现运动员的手臂局部压痛，或者如果发生桡骨头骨折，会发现其肘部远端有局部压痛。X线片可能不会显示异常，因此需要做磁共振成像或骨扫描来确诊应力性骨折。

非负重骨很少发生应力性骨折，因此必须考虑其他原因，例如良性病变、癌症或感染（骨髓炎）。如果磁共振成像怀疑病症是骨癌，医生必须要求运动员做活检。

## 治疗方法

运动员应该避免参与给受影响部位造成压力的活动。对于上肢应力性骨折，运动员应避免投掷和手臂负重活动，例如越野滑雪中用手臂推滑雪棍。通常情况下，恢复时间大约是6周，但准确时间取决于骨折的严重程度。在骨折愈合后的很长一段时间内，磁共振成像和骨扫描仍然会显示异常（骨折愈合几个月后的磁共振成像、2年后的骨扫描都会如此），所以除非症状复发，否则运动员通常不需要再做影像学检查。

## 重返体育运动

大约6周后，运动员进行重新评估，如果无疼痛，他就可以重新开始投掷运动了，而且可以开始训练，准备重返体育运动。逐步重返体育运动可以降低骨折复发的概率，但是如果真的再次发生骨折，运动员需要再次休息。增强受伤手臂周围肌肉的力量也有助于预防骨折复发，但是加强训练应该在教练或物理治疗师的监督下进行。

# 肘关节脱位

## 常见原因

　　肘关节脱位是发生率最高的儿童骨骼脱位问题，同时是发生率排名第二的成人骨骼脱位问题（肩关节脱位排名第一）。在10岁以上的患者中，运动损伤占脱位患者的44.5%（Stoneback et al., 2012）。青春期的男性最容易受到肘关节脱位的威胁。男性在足球、摔跤和篮球运动中最常发生肘关节脱位。女性在体操和滑冰运动中最常发生肘关节脱位（Stoneback et al., 2012）。90%的肘关节脱位是后脱位（骨头向远离手臂的方向移动），另外10%是前脱位（骨头向手臂的方向移动）（Cohen and Hastings, 1998）。大多数后脱位发生在运动员伸手且胳膊肘稍微屈曲摔倒时。前脱位通常发生在肘部后方遭受直接撞击后，导致肘部被手臂向前猛推。

　　肘关节脱位的主要风险是它可能会损伤该部位的神经和血管。虽然人们对肘关节脱位的第一反应是担心疼痛和可能发生骨折，但是最要紧的是确保运动员的前臂和手部仍有感觉、力量和脉搏。如果这些部位的皮肤变得苍白或发蓝，或者手腕几乎没有自主动作，而且手上的皮肤失去感觉，这将是紧急医疗情况，必须立即将运动员送往当地的急诊室。

## 识别方法

　　肘关节脱位的运动员会马上感到疼痛。如果正中神经或尺神经受损或拉伸，运动员患侧的手会感到麻木和刺痛。尺神经最常出现神经损伤，在肘关节脱位的成年人中，有尺神经损伤的高达14%（Wheeless, 1996）。如果肱动脉受损，由于缺乏血液供应，手部皮肤的颜色可能变得苍白或发蓝。在年轻运动员中，肘部受到拉力可能导致其桡骨头半脱位（桡骨头脱离原位）。要让受伤的孩子的肘部靠近其身体，避免肘关节发生移动。

　　通常只需做普通的肘部X线片检查就可以诊断肘关节脱位，同时也能排除相关的骨折的可能。对于年轻运动员，医生应留意其肘关节中的6个骨化（骨形成）中心和环状韧带（手臂中坚韧的纤维带）。在X线片中骨化可能被误认为是骨折。

## 治疗方法

　　紧急治疗方法是复位肘关节，但在这之前，运动员需要止痛和镇静，这不仅是为了舒服，还能够让手臂适当松弛。关节复位可以在俯卧或仰卧姿势下完成，但是应该在急诊室的可控环境中进行，或者由专业医疗人员指导进行。采用俯卧姿势时，胳膊

### 肘关节脱位 >续

从床边垂下，通常选择施加向下的牵引力来完成复位。

在复位之前和之后，对周围神经和血管进行全面检查至关重要。如果发现任何血管受损（流血）的现象，则需要立即进行护理，甚至可能需要立即让关节复位。然而，在大多数情况下要避免现场复位，因为脱位可能伴随不可知的骨折。如果发现任何血管受损的现象，运动员应该入院观察24小时并拍X线片，以排除骨折的可能。

完成复位而且肘关节稳定之后，需要固定一段时间。固定肘关节的时间取决于是否出现骨折（大约有15%的此类事故会伴随骨折）。此外，在所有肘关节脱位中，大约有15%会导致尺神经损伤（从肩部延伸到手部的神经），可能需要固定一段时间，让神经得到痊愈。得到外科医生的批准之后，运动员应尽快开始康复计划。

在受伤的急性期，医生会控制任何过多积液（水肿）的出现，并恢复运动员的肘部活动范围。一旦恢复了足够的活动范围，运动员就可以开始增强前臂和上臂肌肉的力量。一旦恢复了足够的肌肉力量，运动员就应通过体育运动专项训练来优化恢复治疗效果并帮助预防肘部再次受伤。

## 重返体育运动

对于参与非投掷类体育运动的运动员，例如足球或美式橄榄球运动员，外力引起肘关节脱位之后，只要肘部恢复了足够的无痛活动范围而且手臂力量得到恢复，就可以在6周后重返体育运动。投掷类体育运动员可能需要等待3个月或更久，等肘部完全恢复之后，才能重返体育运动。在全面重返体育运动之前，投掷运动员需要恢复无痛全范围活动和手臂力量，然后循序渐进地参加投掷训练。

# 鹰嘴滑囊炎

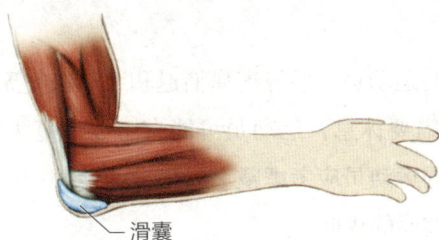

滑囊

## 常见原因

肘部遭到轻微但是反复性的创伤可能是鹰嘴（肘尖）滑囊炎的最常见原因，例如，长期倚靠胳膊肘会导致鹰嘴受到摩擦和反复性轻度损伤。鹰嘴滑囊炎有许多和明显成因有关的非正式名字，例如"学生肘"，因为学生学习的时候经常将肘部压在桌面上；或者一次性损伤鹰嘴滑囊炎，因为肘尖受到撞击也可能引发炎症。这种损伤通常发生在美式橄榄球、曲棍球、足球、篮球和其他接触类体育运动中。如果滑囊处的皮肤被划破或被细菌入侵，鹰嘴滑囊可能发生感染。如果不马上用抗生素或通过外科手术治疗，感染会变得非常危险。此外，许多例鹰嘴滑囊炎都是继发性的，这意味着找不到诱发原因，可能是由已经忘记的旧伤引起的。

## 识别方法

鹰嘴滑囊炎并不是很常见的损伤，但是一旦发生，肘部的结构会使鹰嘴容易反复受到创伤，从而引发很难治愈的损伤。运动员经常在肘部出现明显肿胀后才进行治疗。鹰嘴滑囊炎的症状包括炎症的各种典型问题：疼痛、发红、发热和肿胀。大面积红肿和发热以及全身发热可能表明运动员受到了感染，应立即就医。在鹰嘴滑囊炎的症状中，肿胀可能不会引起疼痛，但可能会导致运动员活动范围受限，影响运动表现。

## 治疗方法

运动员发生鹰嘴滑囊炎后应立即采用消炎措施进行治疗，例如冰敷肘部、使用非甾体抗炎药、用绷带缠绕肘关节和休息。运动员应该看医生，以排除有更严重的疾病的可能，例如感染或全身关节炎等。

只要运动员避免肘尖受到创伤，肿胀一般就会消退。对于肿胀，使用软垫支持可能有帮助。治疗后如果积液较多或者积液不退去，可能需要使用穿刺、法氏囊开窗术和注射可的松等手段。如果是这样，要保持无菌条件，避免滑囊和肘关节感染。

## 鹰嘴滑囊炎 >续

### 重返体育运动

受鹰嘴滑囊炎困扰的运动员，要等疼痛消退和肘部恢复无痛全范围活动之后，才能重返体育运动。如果需要休息，运动员可能有必要恢复上臂和前臂周围肌肉的力量。患有复发性滑囊炎的运动员应考虑戴上肘垫。即使损伤已经治愈，运动员肘部可能仍会残留一些松弛或增厚的皮肤。

## 第 8 章

# 手和腕关节损伤

史蒂文·贝尔德纳（Steven Beldner），MD；马塞尔·A. 巴斯（Marcel A. Bas），MD；
丹尼尔·B. 波拉奇（Daniel B. Polatsch），MD

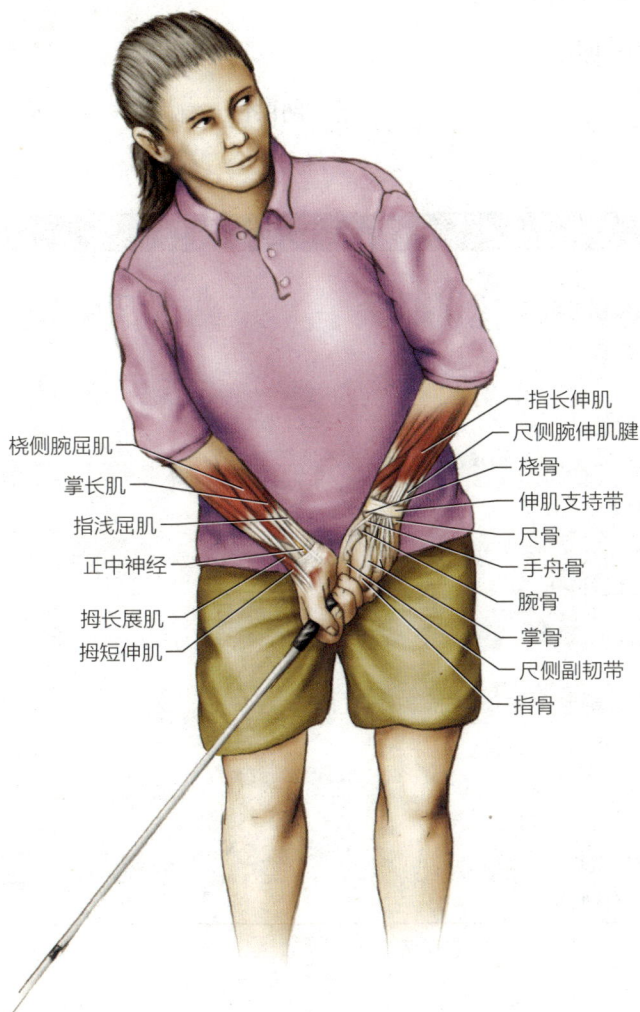

桡侧腕屈肌

掌长肌

指浅屈肌

正中神经

拇长展肌

拇短伸肌

指长伸肌

尺侧腕伸肌腱

桡骨

伸肌支持带

尺骨

手舟骨

腕骨

掌骨

尺侧副韧带

指骨

非常感谢弗兰克·C. 麦丘（Frank C. McCue）和苏珊·萨利巴（Susan Saliba）对本章的贡献

腕关节由桡骨和尺骨这两块较长的前臂骨的远端组成。这些骨头之间的关节被称为桡尺关节。桡尺关节能使前臂前后扭转或旋转（旋前和旋后）。桡骨和尺骨的远端是8个腕骨，分两排排列，分别是近侧列腕骨和远侧列腕骨。桡骨和第一排腕骨之间的关节称为桡腕关节，两排腕骨之间的关节称为腕中关节（见图8.1）。这些关节负责手腕的弯曲和伸展，以及手腕向桡侧和尺侧弯曲。

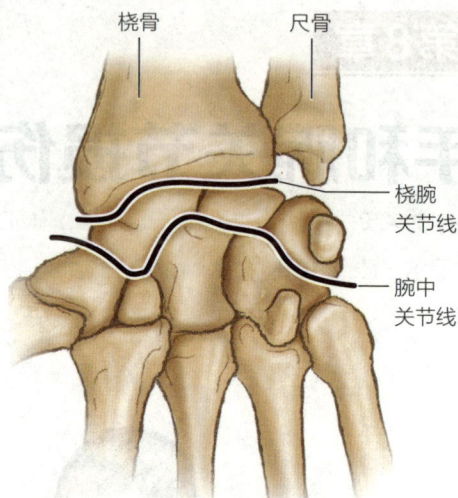

**图8.1** 腕部的桡尺关节和腕中关节

## 手和腕关节损伤

| 损伤 | 页码 |
| --- | --- |
| 腕关节骨折 | 157 |
| 三角纤维软骨复合体损伤 | 161 |
| 舟月骨韧带撕裂或脱位 | 162 |
| 手腕肌腱炎 | 163 |
| 腕管综合征 | 165 |
| 尺神经卡压 | 167 |
| 腕掌骨折和骨折脱位 | 168 |
| 腕掌突 | 170 |
| 掌指关节韧带撕裂和脱位 | 171 |
| 手指骨折 | 173 |
| 西摩骨折 | 174 |
| 近端指间关节和远端指间关节指侧副韧带损伤 | 175 |
| 近端指间关节和远端指间关节脱位 | 176 |
| 球衣指 | 177 |
| 槌状指 | 178 |
| 天鹅颈畸形或掌侧板破裂 | 179 |
| 钮孔状畸形或中央滑移断裂 | 180 |

# 腕关节骨折

对腕关节过度用力就会出现腕关节骨折。其实如果施加足够的负荷（应力），任何骨头都可能发生骨折。受伤后，骨折部位会出现肿胀、压痛，严重时还可能会出现畸形。人们可以通过观察肿胀、瘀伤和畸形来判断发生骨折的骨头。了解骨头的位置以及它们与可见和可触摸的伤痕的相关性，可以让检查人员确定受伤的结构。

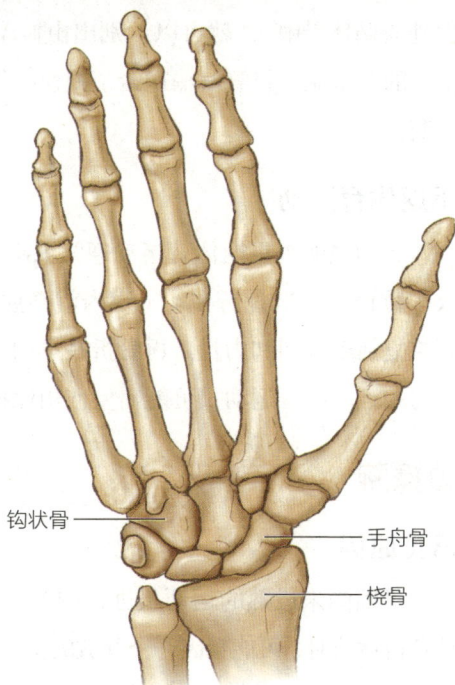

钩状骨
手舟骨
桡骨

## 桡骨远端骨折

### 常见原因

桡骨远端骨折是上肢最常见的骨折（Olsen, 2015）。对运动员来说，这通常是由于在跑步或跳跃时摔伤了手腕。在年龄较大的运动员中，这种类型的骨折可能是由于随着年龄的增长，骨骼逐渐变弱而从所在的位置脱落。

### 识别方法

在临床上，桡骨远端骨折后腕部会有肿胀和瘀伤，如果骨折移位就会出现畸形，桡骨上方会直接出现压痛，腕关节的运动将引起桡骨远端部位的疼痛。对于不稳定的骨折，可在骨折部位触诊（骨折部位可能会"嘎吱"作响）。在少数情况下，手指可能会感到麻木。这是由于正中神经直接受到外伤，或者由于肿胀引起的压力造成的，肿胀会挤压腕管中的正中神经（腕管综合征）。麻木可能会出现在正中神经分布的部位，该神经的分布部位包括大拇指、示指、中指和环指桡侧（大拇指侧）。

### 治疗方法

在运动场上，可以用夹板固定骨折的腕关节，以防止腕关节运动。如果条件允许，应该冰敷。将四肢抬高到高于心脏的位置也有助于减少内出血和缓解肿胀。如果上肢有任何损伤，应尽快摘除所有手镯和戒指，因为肿胀可能会使它们难以摘除，并限制血液流向戴首饰的肢体的远端。如果患处呈白色（无血液循环）或蓝色（有内向循环

**腕关节骨折** >续

但外向循环受限），就可以识别出由血流受限造成的血管损伤。患处呈蓝色是因为该部分的剩余血液将氧气输送给了缺血组织。血液在充分氧合时呈红色，失去氧气时变成蓝色。

### 重返体育运动

运动员能否重返体育运动通常取决于骨折的严重程度，这是由主治医生决定的。大多数桡骨远端骨折在4~6周内就会愈合，但骨折愈合后运动员需要更长的时间才能恢复活动范围和力量。再骨折是早期愈合过程中的一个问题，因此在骨折后最初几个月的运动中，运动员可能需要使用保护性夹板来降低发生再骨折的风险。

## 体操腕

### 常见原因

骨骼尚未成熟的运动员进行腕关节的重复性负荷运动时，可能会因一个开放的生长板造成桡骨远端应力性骨折，这通常称为"体操腕"。

桡骨远端生长板

### 识别方法

运动员桡骨远端生长板可能有肿胀和压痛，但在X线片上未发现骨折。这是因为生长板是由软骨组成的，所以在X线片上看不到骨折。射线可以穿透软骨（透明区域），所以只有磁共振成像能显示软骨骨折，X线片无法显示。

### 治疗方法

对体操腕的紧急治疗应包括间歇性冰敷，以缓解肿胀，并用夹板固定受伤部位。应该用夹板固定腕关节，直到疼痛和肿胀消失。只要运动员避免在手腕上负重，并用夹板固定受伤部位，疼痛和肿胀通常只需要2~3周就会消失。

### 重返体育运动

一旦疼痛和肿胀消失，运动员就可以重返体育运动。运动员应避免再次受伤，因为再次受伤可能会导致生长板早闭，这时就需要做手术才能矫正。

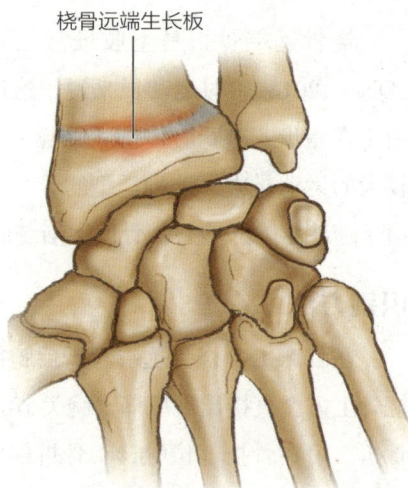

## 手舟骨骨折

### 常见原因

手舟骨骨折通常是在跌倒时四肢处于伸直状态下发生，这与桡骨远端骨折的情况类似，但腕关节通常处于一种更加伸展和纵向偏移的位置（向大拇指一侧弯曲）。

手舟骨骨折

### 识别方法

由于手舟骨供血不足，因此骨折后肿胀和挫伤通常不如桡骨远端骨折严重。压痛通常局限于鼻烟窝，鼻烟窝位于腕关节拇指侧的桡骨远端。在普通的X线片上可能无法看到手舟骨骨折，因此需要做磁共振成像检查。

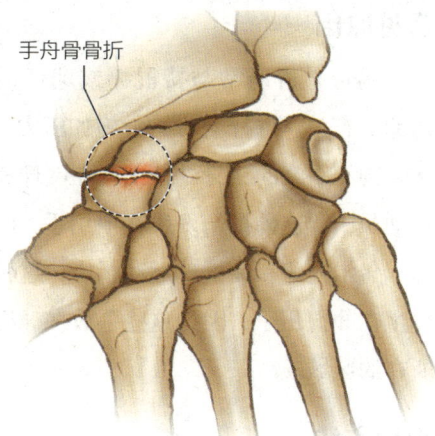

### 治疗方法

手舟骨骨折的现场急救治疗方法与桡骨远端骨折类似。非移位性骨折有时可用夹板或石膏固定6~8周。由于发生骨折的骨头的血液循环不良，骨折的愈合时间会延长。某些情况下，血液供应不足可能会导致缺血性坏死（骨死亡）和骨不连（延迟愈合）。移位性骨折通常需要手术复位和固定。一些非移位性骨折的患者可能会选择手术，以便更早地恢复活动范围和更快地恢复正常活动。

### 重返体育运动

一些医生允许他们的患者在骨头愈合期间重返体育运动，但要求他们在运动时戴上石膏。大多数医生建议运动员在骨头愈合和活动范围恢复之前避免运动，重返体育运动一般需要8~12周。

## 钩骨骨折

### 常见原因

钩骨骨折通常与持棍棒或球杆运动的运动员有关。球杆会对钩骨施加压力，导致钩骨钩从手掌的钩骨处伸出。在网球和马球运动员中，这种损伤发生在惯用手，而在棒球、高尔夫球和曲棍球运动员中，这种损伤发生在非惯用手，因为这些手放在球杆末端所在的区域。

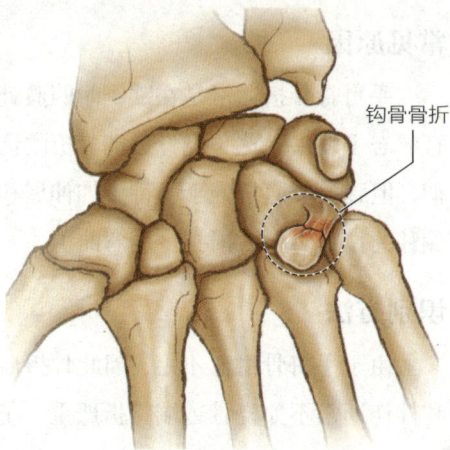

钩骨骨折

### 识别方法

由于钩骨处的血液供应能力很差，所以这种损伤通常很少出现肿胀和瘀伤。对钩骨施加压力会出现压痛。这种损伤有时与环指和小拇指麻木有关，因为这些骨头靠近腕关节的尺神经。

### 治疗方法

一些医生可能会考虑使用夹板或石膏对运动员受伤的部位进行固定，但效果并不理想，因为骨头末端可能无法一起愈合，而再骨折可能是由于愈合骨头的血液循环不良而造成的。由于这个原因，大多数医生建议手术切除钩骨，因为在病情不复杂的情况下，术后患者的满意度一般都很高。

### 重返体育运动

当运动员采用夹板或石膏进行治疗时，应先通过影像学检查证明骨折已愈合，才能重返体育运动。这通常需要3个月的时间，而且再骨折的概率极高。如果运动员选择手术切除，术后4周即可重返体育运动。

# 三角纤维软骨复合体损伤

## 常见原因

三角纤维软骨复合体（Triangular Fibro-cartilage Complex，TFCC）位于腕关节尺侧（小拇指），靠近腕关节的尺侧茎突（凸块）。三角纤维软骨复合体是稳定桡尺关节和尺侧腕伸肌（Extensor Carpi Ulnaris，ECU）肌腱的复合韧带。三角纤维软骨复合体损伤通常发生在前臂剧烈旋转（旋前和旋后）的运动员身上，例如高尔夫球、网球、棒球、曲

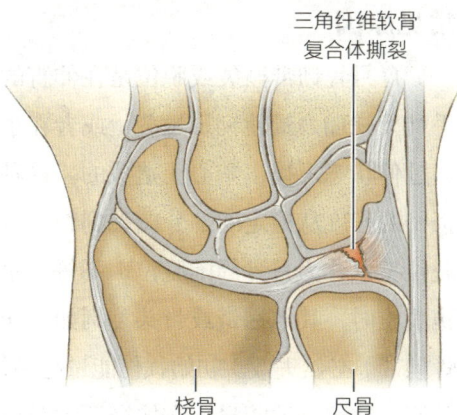

三角纤维软骨复合体撕裂

桡骨　　　尺骨

棍球、长曲棍球和马球运动员。当前臂被强迫旋前或旋后时，韧带可能会因负荷过重而撕裂。如果出现完全撕裂，桡尺关节或尺侧腕伸肌肌腱可能发生脱位。

## 识别方法

出现三角纤维软骨复合体损伤时，手部通常有轻微的肿胀和瘀伤，强迫旋前或旋后会使疼痛加剧。有大面积撕裂时，与对侧肢体相比，患侧可能存在不稳定性。触诊尺骨远端的软点可引起压痛。

## 治疗方法

用夹板或支撑性绷带包扎对局部撕裂有良好的效果，可防止受损部位在愈合过程中受到进一步伤害。石膏提供了更好的保护，尤其是将石膏包裹到肘部以上来控制前臂旋转时，但许多运动员很难接受石膏。注射可的松可以缓解韧带的肿胀，从而降低运动员在愈合过程中遭受进一步损伤的风险。虽然大多数损伤部位可以通过康复治疗治愈，但有些损伤可能需要手术治疗。

## 重返体育运动

这些损伤的愈合时间取决于损伤程度和损伤部位的血液循环能力。就像身体内血液供应不足的其他结构一样，它们的愈合速度很慢。一旦不稳定和疼痛消失，运动员就可以重返体育运动，这一般需要几天到几个月。

# 舟月骨韧带撕裂或脱位

## 常见原因

舟月骨韧带撕裂或脱位是在伸直的手腕上施加力量使韧带过载，或者在手臂过伸状态下撞击掌心而造成的。这种损伤的程度从稳定的部分撕裂到腕关节脱位（也称为月骨周围脱位）不等。手腕脱位时，其他韧带或骨头（例如三角骨韧带）必然失效。初始损伤能量越高，肿胀、破裂就越明显。在体操运动员或

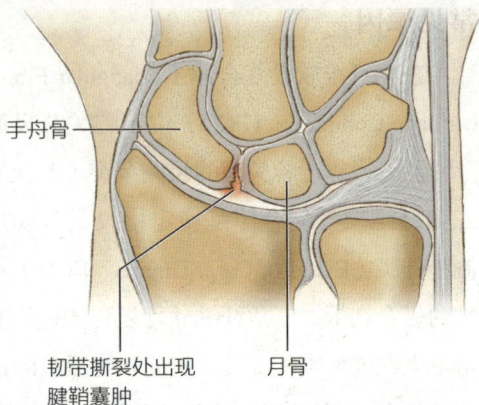

手舟骨

韧带撕裂处出现腱鞘囊肿

月骨

瑜伽爱好者身上，可以看到因腕关节的伸展而产生的轻度超负荷。这也可能与韧带渗出的液体有关，也就是所谓的腱鞘囊肿。高能量损伤（例如腕关节周围脱位）可导致大面积肿胀和腕关节畸形。

## 识别方法

舟月骨韧带撕裂或脱位后，在舟月骨连接处可见肿胀和瘀伤，在手腕中部靠近鼻烟窝的地方可以识别此损伤，强迫手腕伸展大于屈曲会加剧疼痛。对于较严重的损伤，可以通过腕关节运动来检测腕关节的不稳定性。当不存在不稳定性时，X线片可能是正常的，但舟月骨连接处应力视图可以帮助显示不易察觉的不稳定性，还可以使用磁共振成像来确定这些损伤的程度。

## 治疗方法

没有不稳定性的轻度损伤可以用柔软的绷带或夹板进行治疗，在疼痛缓解之前避免活动。较严重的不稳定损伤可能需要用石膏固定或手术治疗。

## 重返体育运动

一旦疼痛消失，运动员就可以重返体育运动，疼痛可能会持续几天到几个月。与不稳定性相关的较严重的损伤需要手术治疗。外科手术包括6~12周的固定，然后进行扩大范围的治疗。

# 手腕肌腱炎

## 常见原因

　　肌腱是连接肌肉和骨骼的"绳索"。当肌肉收缩时，肌腱需要来回滑动，让骨骼在近端关节处有一定的运动范围。肌腱位于具有滑膜衬里的纤维-骨管中。滑膜会产生一种润滑剂，促进肌腱在管道内滑动。如果肌腱增大或滑膜衬里增厚，肌腱可能会在管道内受挤压。肌腱一旦受到挤压，就会产生更多的肿胀，导致进一步的挤压。这就形成了恶性循环，需要打破这个恶性循环才能缓解症状。

　　任何导致肌腱增大的疾病都会导致运动员患上肌腱炎。这些疾病包括糖尿病、甲状腺功能减退，因各种原因（例如怀孕、绝经后、饮食失调）造成的妇女停经，炎症性关节病和肾功能衰竭。氟喹诺酮类药物（左氧氟沙星和环丙沙星）也会通过一种未知的机制增加患肌腱炎的风险。

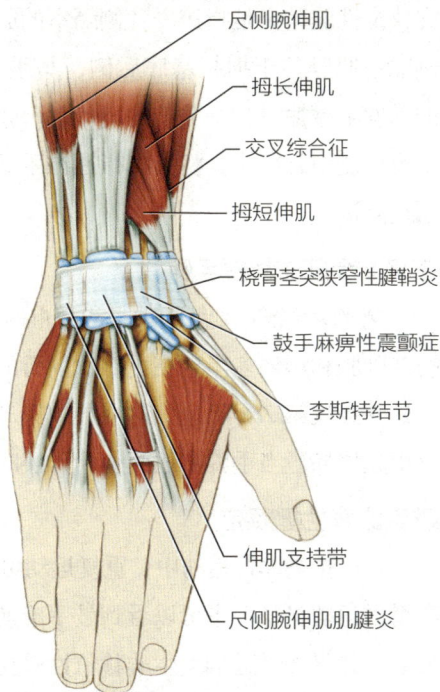

尺侧腕伸肌
拇长伸肌
交叉综合征
拇短伸肌
桡骨茎突狭窄性腱鞘炎
鼓手麻痹性震颤症
李斯特结节
伸肌支持带
尺侧腕伸肌肌腱炎

## 识别方法

　　人体中有数百根不同的肌腱，当它们被过度使用时，机械应力会导致其超过负荷和出现故障。有以下4种常见的手腕肌腱炎与流行的运动有关。

### 桡侧腕屈肌肌腱炎

　　桡侧腕屈肌肌腱炎发生在令腕关节反复屈曲的运动中，例如高尔夫球和网球运动。当肌腱进入梯形脊状隆起骨（手腕内侧、手掌侧）水平处的纤维-骨管时，肌腱最容易被夹住。桡侧腕屈肌肌腱炎可能与梯形脊状隆起骨骨折有关，因为骨愈合会使管道变窄并刺激肌腱。强制手腕弯曲以及刚好在梯形脊状隆起骨的近侧进行触诊可能会引起压痛。

### 桡骨茎突狭窄性腱鞘炎

　　这是一种在自行车运动员和球拍运动爱好者身上常见的过度使用性损伤。桡骨茎

## 手腕肌腱炎 >续

突狭窄性腱鞘炎是指第一背侧隔室的肌腱（拇长展肌和拇短伸肌）发生肿胀，第一背侧隔室肌腱位于拇指基底后侧，与手腕相连。当这些肌腱与桡骨茎突（手腕的拇指侧）发生摩擦时，腕关节的桡骨和尺骨会发生过度偏移，使肌腱受到刺激。触诊桡骨茎突可能引起压痛。将大拇指握在手掌上，腕关节会向尺骨方向偏移，这被称为芬科斯坦测试。

### 交叉综合征或划船手腕

交叉综合征在划船运动员和举重运动员中很常见，是由于手腕反复弯曲和伸展引起的。肿胀和疼痛多出现在更靠近前臂的地方，即第一个隔室与手腕后侧第二个隔室相交处并穿过第二个隔室。这会导致第二隔室受到刺激。在这个区域，弯曲和伸展手腕会引起疼痛。当手腕从屈曲变为伸展时，可以在这个部位触摸到肌肉的颤动状态。

### 鼓手麻痹性震颤症

在球拍类体育运动中，重复运动可能引起第三个背部隔室（拇长伸肌）受到刺激。在滑雪运动员身上也可以看到鼓手麻痹性震颤症，他们的运动方式导致手腕反复强迫伸展。如果桡骨远端发生非移位性骨折，肿胀会挤压李斯特结节周围的肌腱，有时还会导致肌腱断裂。当拇指离开平面时，李斯特结节上会产生压痛。如果肌腱断裂，患者将无法抬起拇指或伸展拇指指间关节。如果肌腱断裂，患者需要通过手术重建肌腱。在这种情况下不应使用类固醇注射剂，以防肌腱断裂。

## 治疗方法

治疗的目的是消除周期性肿胀和挤压。防止运动的夹板可以缓解肿胀和刺激。一些医生建议在慢性病中通过热敷加速血液循环，清洗炎性化学物质，如果近期病情加重，则应冷敷。一些医生建议交替使用热敷和冷敷两种治疗方法，以达到最佳疗效。口服消炎药对患者也很有帮助。如果保守治疗方法失败，有时患者需要通过手术释放受影响的隔室来减少挤压。

## 重返体育运动

如果运动员试图通过比赛来缓解疼痛，通常会加重病情。他们应等到疼痛和肿胀消失后再重返体育运动。

# 腕管综合征

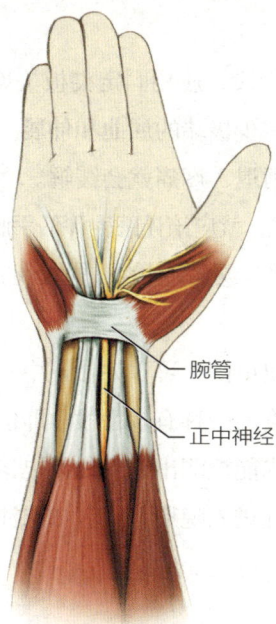

腕管

正中神经

## 常见原因

腕管综合征是指腕部的正中神经受到压迫。正中神经和手指肌腱穿过腕掌侧的腕管。腕管是腕骨形成的管道，被腕横韧带包围。当手指的肌腱在管道内肿胀时，它们会挤压正中神经。这会导致正中神经分布的疼痛、麻木和无力。正中神经向大拇指、示指和中指的手掌侧以及环指的桡侧提供感觉。它还提供了鱼际肌（靠近大拇指的手掌），这使我们能够对抗自己的大拇指（让大拇指指向小拇指）。任何增加患肌腱炎风险的疾病也会增加患腕管综合征的风险。腕管由于腕关节的弯曲和伸展而减小，这会加剧症状。划船运动员或其他运动员长时间弯曲或伸展手腕可能会引起这个问题。

## 识别方法

患者长时间完全弯曲或伸展腕关节时，会出现桡侧手指麻木的症状。由于人们在睡觉时经常弯曲手腕，他们可能会在夜间感到疼痛并醒过来。他们在甩动手部后会感觉好一些，因为这减少了对神经的压力，使手腕可以恢复血液循环。相应症状可以通过以下方式重现：在短时间内保持手腕弯曲（法伦测试），或者轻叩手腕前部靠近手腕折痕的中心，这样就可以在正中神经分布中产生触电感（蒂奈尔测试）。

## 治疗方法

在腕管综合征的初始治疗阶段，应用固定夹板（见p.67）或护具（见p.68）防止手腕过度活动，并最大限度地减少极端的屈曲和伸展。夜间使用夹板能有效减少手腕的活动。一旦神经周围的炎症消退，疼痛就会缓解。

如果使用夹板不能根除症状，就应该让医生评估手腕状态。医生可以开甾体类消炎注射剂，这应该能在未来几天逐步缓解症状。一些运动员服用维生素$B_6$也有效果（每天50~100毫克，服用一个月）。

电诊法（神经传导速度和肌电图）可以评估正中神经的工作状况，这是量化正中神经及其所控制肌肉的损伤程度的一种有效手段。即使电诊法的结果为阴性，腕管综合征也可能存在，只是电诊法未能检测出它。如果电诊法的结果为阳性，则极有可能是腕管综合征。如果腕管综合征进入晚期，或者如果注射剂没有效果，可能需要通过手术为正中神经创造更大的活动空间。

## 重返体育运动

一旦症状消失，运动员就可以重返体育运动。如果运动员接受手术，一旦皮肤愈合且没有不适感，他们就可以重返体育运动。

# 尺神经卡压

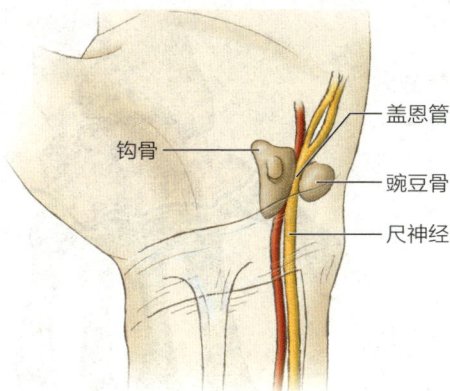

盖恩管

钩骨

豌豆骨

尺神经

## 常见原因

虽然多个部位都可能发生尺神经卡压，但我们的讨论范围仅限于腕部。尺神经可能在腕管处（腕关节的小指侧）被夹住，在自行车运动员身上经常可以看到这种症状（由于车把的压迫），因此该症状也被称为"自行车手麻痹性震颤症"。

## 识别方法

尺神经卡压会导致尺神经分布（环指尺侧和整个小拇指）的前面（而不是手背）感到麻木。运动员会出现手部无力，尤其是在握力方面。在重度病例中，还会有尺神经控制的肌肉出现萎缩的现象发生。这可能与钩状骨骨折有关，因为这块骨头靠近腕管。

## 治疗方法

尺神经卡压的治疗方法包括调整座椅和车把，以避免对管道施加压力，并根据需要结合使用间歇性夹板和非甾体抗炎药。

## 重返体育运动

症状缓解后，运动员可以通过改变运动方式来减少复发的风险。根据受压程度的不同，重返体育运动的时间由几天到几个月不等。如果症状没有缓解，有时运动员需要做手术。

# 腕掌骨折和骨折脱位

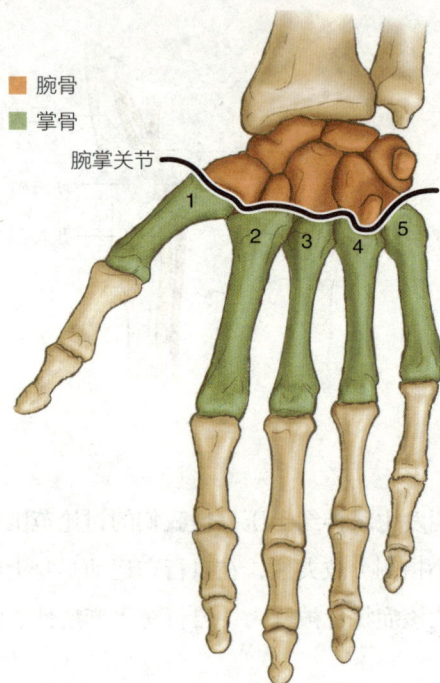

腕骨
掌骨
腕掌关节

## 常见原因

　　连接腕骨和掌骨的关节称为腕掌关节（Carpometacarpal，CMC）。5个腕掌关节均有可能发生骨折或骨折脱位。导致腕掌关节和掌骨受伤的原因包括挥拳猛击、有力的接触或通过手指传递的应力。

## 识别方法

　　掌骨的编号为1~5，从大拇指开始（1号）到小拇指结束（5号）。当发生腕掌关节脱位或掌骨骨折时，运动员会立即出现明显的疼痛、肿胀，甚至可能出现畸形。当运动员握拳时，应该看到每个指关节。当手指放松，手腕伸展时，手指应为阶梯级状，示指更加伸展，小拇指更加弯曲，手指指向手舟骨。将受伤的手与运动员的另一只手进行比较，确保两只手是对称的。如果不确定骨折出现的症状，应咨询医生。

　　具体的骨折和骨折脱位情况包括以下几种。

* 本内特骨折是指拇指腕掌关节的骨折脱位。
* 反向本内特骨折与第五腕掌关节的骨折类似。

- 腕掌关节骨折脱位可能发生在示指至小拇指处，以环指和小拇指处的最为常见，会出现临床畸形和大规模肿胀。
- 掌骨骨折可以通过骨头上的肿胀和压痛来判断，在移位性骨折中，可以看到指节突出消失或手指旋转不良。
- 第五掌骨颈骨折被称为"拳击手骨折"，因为这种骨折通常发生在击打坚硬物体时。
- 掌骨头骨折可能是由直接作用力或关节韧带头撕脱（撕脱性骨折）引起的。

## 治疗方法

非移位性骨折和一些轻微移位骨折可以用夹板或石膏固定4周。有明显移位的骨折和脱位需要重新排列骨头，用石膏或通过手术进行固定，这时可能需要4~6周才能痊愈。

## 重返体育运动

在固定结束之后，手很可能僵硬和无力，康复计划应该解决这些问题，同时保护手免受进一步损伤。运动员应该做增强力量训练，提升抓握力和改善腕关节功能。如果X线片表明骨折愈合良好，而且手部的灵活性和力量都得到了恢复，运动员就可以重返体育运动。虽然有些运动员可以在愈合前戴上石膏重返体育运动，但大多数人都要等到骨骼愈合，运动范围和力量都恢复后才能重返体育运动，这通常需要6~8周。运动员受伤后头3个月容易发生再骨折。

## 腕掌突

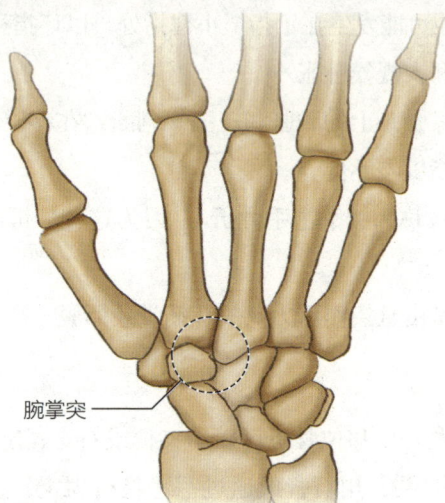

腕掌突

### 常见原因

腕掌突是第二和第三腕掌关节上的突出物，"拳击手"是在腕掌关节的反复超负荷中形成的。

### 识别方法

该突起是骨刺和囊肿的结合体，是由关节长期超负荷击打造成的，发炎时触诊会感到疼痛。

### 治疗方法

随着时间的推移，休息和夹板治疗可以减轻这些损伤。口服消炎药或注射可的松可以加速康复。如果采用保守治疗后复发或症状难以控制，可以通过手术进行切除，或者可以融合关节，防止严重病例复发。

### 重返体育运动

一旦肿胀和压痛消失，运动员就可以重返体育运动，一般需要几天到几周。如果进行手术，恢复时间为6~12周。

## 掌指关节韧带撕裂和脱位

掌骨和近端指骨之间的关节称为掌指关节。固定掌指关节、防止其过度伸展的韧带就是掌侧板。桡侧和尺侧副韧带可以阻止掌指关节左右运动。这些韧带撕裂时，会从掌骨或近端指骨上扯下一块骨头，造成撕脱性骨折或内部组织的撕裂。根据临床检查，这些损伤可分为3个等级。Ⅰ级损伤为部分撕裂（扭伤），即检查时未发现不稳定。与对侧手的对应关节相比，Ⅱ级损伤具有不稳定性，但在体检中可以发现抵抗感。Ⅲ级损伤是完全破裂，具有明显的不稳定性，没有抵抗感。

### 拇指韧带损伤

#### 常见原因

拇指，尤其是尺侧副韧带极容易被撕裂，这是由它的灵活性和位置决定的。尺侧副韧带位于大拇指和示指之间形成的网蹼的大拇指根部。它能够稳定掌指关节，容易在运动员摔倒手着地时受伤，或者在接触过程中拇指被扭时受伤。跌倒也可能导致大拇指受伤，尤其是使用滑雪杖时，因此该损伤又称为"滑雪者大拇指"。如果大拇指随着时间的推移而伸展开来，其又被称为"猎场看守人大拇指"。大拇指另一侧的压痛表明存在桡侧副韧带损伤。

#### 识别方法

大拇指受伤立即就会出现疼痛和肿胀。对比扭伤的大拇指和另一侧大拇指的外观，过度肿胀、压痛和无法使用大拇指都是严重损伤或骨折的表现，应该由医生进行评估。在进行X线片检查之前，不应对关节施加压力，因为这可能使无移位的骨折发生移位，并使损伤复杂化。一旦X线片检查排除了骨折的可能性，就可以对韧带施加压力来评估损伤程度。

#### 治疗方法

如果韧带被拉伸或部分撕裂（Ⅰ级和Ⅱ级损伤），应用夹板固定大拇指，让韧带痊愈。如果尺侧副韧带完全撕裂，断裂的一侧会缩到肌肉后面，需要通过手术修复韧带才能愈合。这就是所谓的"史田纳病变"，需要通过手术进行治疗。

#### 重返体育运动

愈合阶段通常需要4~6周，在此期间运动员参加导致手部压力的活动时，应该戴上夹板或缠绕运动绷带。只要没有疼痛而且大拇指得到保护，运动员就可以安全地参与体育运动。当运动员需要做手术修复韧带时，应由外科医生决定重返体育运动的时间。

### 掌指关节脱位

#### 常见原因

如果韧带断裂，关节就会脱位。这种情况通常发生在手指向后弯曲（过度伸展）时，

### 掌指关节韧带撕裂和脱位 >续

也可能发生在接触类体育运动中，当手指处于伸展和用力伸展时。

### 识别方法

关节会出现肿胀变形，活动范围会受到限制。

### 治疗方法

通过复位手法来重新排列关节。由于掌侧板插入关节，可能无法对关节进行重新排列。当出现这种情况时，需要通过手术进行治疗。

### 重返体育运动

如果关节变小且相对稳定，那么运动员使用绷带或夹板固定后便可重返体育运动。如果需要手术，关节稳定和恢复运动范围后，运动员就可以重返体育运动，一般需要4~6周。

## 掌指关节矢状带撕裂或拳击手关节

### 常见原因

掌指关节矢状带撕裂的范围包括从钝性创伤到无保护的指关节，再到第五指关节，通常与拳击和武术相关。第三指桡侧矢状带是最常见的受伤部位，因为它最为突出，并在出拳时吸收了大部分能量。

### 识别方法

由于矢状带覆盖了侧副韧带损伤的同一部位，所以肿胀和疼痛会局限在同一部位。对于稳定的损伤（Ⅰ级损伤），当掌指关节屈曲时，只会出现肿胀，但部分撕裂可能导致与损伤方向相反的伸肌腱半脱位（Ⅱ级损伤）。当关节伸展时，肌腱会集中在掌骨头的顶部。在Ⅲ级损伤中，肌腱会脱位并进入掌骨头之间的凹处中，如果有可能，可以主动伸展，在需要的时候可以被动伸展。

### 治疗方法

治疗方法包括使用夹板固定肌腱4周，让肌腱复位，然后进行绷带包扎。如果夹板固定没有效果或损伤变成慢性损伤，或者随着时间的推移症状没有得到缓解，则需要手术治疗。

### 重返体育运动

如果可以通过夹板固定和复位，运动员就可以重返体育运动。在涉及击打动作的体育运动中，运动员应通过恢复活动范围来消除肿胀和疼痛。根据受伤程度不同，消除肿胀和疼痛需要几天到几个月的时间。如果需要手术，那么运动员可以用夹板连续固定4~6周，然后进行正式治疗。运动范围恢复并消除肿胀后，运动员就可以恢复击打运动，这通常需要3个月的时间。

## 手指骨折

### 常见原因

手指骨折可能发生在许多体育运动中，包括棒球（常见于运动员头朝前滑进垒时）、曲棍球、篮球和足球运动。手指骨折通常发生在受到钝力作用或扭伤后。

### 识别方法

手指由被称为指骨的3个骨节和3个关节组成。这些关节是远端指间关节、近端指间关节，以及连接手指和手的掌指关节。连接的骨头是固有的远端指骨、中间指骨和近端指骨（请注意，大拇指只有两个指节，因此只有一个指间关节，而没有远端指间关节和近端指间关节）。这些部位损伤会导致手指肿胀和畸形，这取决于骨折发生的位置。这些损伤可能涉及关节（关节内骨折），也可能不涉及关节（关节外骨折）。远端指骨最容易受伤，疼痛和肿胀会出现在指甲或指髓间隙处。如果指甲深处可以看到血迹，则表明指甲下面有一个伤口。当对中指骨骨折进行畸形检查时，可能会发现其背部有凹陷或凸起。通常情况下，近端指骨骨折在检查中表现为背侧凹陷。这些骨折常伴有肿胀和淤青。

### 治疗方法

一旦在影像学和临床医学上确认了损伤模式，就可以尝试减少损伤，用绷带或石膏进行固定。如果由于肌肉拉伤，某些骨折无法保持原来的位置，就需要手术治疗。

### 重返体育运动

骨折通常需要3~4周才能完全愈合。

## 西摩骨折

### 常见原因

在骨骼尚未成熟的青少年运动员的身体中，会存在一些骨骼纵向生长的开放植骨。在手指远端施加轴向负荷后，可以在远端指骨处看到西摩骨折。因为植骨处于开放状态，骨骺可能会移位到骨干，随后在甲床撕裂处造成出血，并进入损伤部位。这些损伤可能与成年人的槌状指混淆（稍后讨论）。

### 识别方法

临床检查发现，青少年运动员的指尖会感到疼痛和肿胀。指甲下面可能有血迹，因为指甲床可能同时受到损伤。当伸肌腱抬高骺板进入伸展状态，屈肌腱使远端的肱骨下段进入屈曲状态时，也可能出现"下垂"的指尖。在进行任何干预之前，必须进行X线片检查。

### 治疗方法

如果怀疑指甲床有损伤，则必须进行修复，以防止出现任何感染、任何慢性指甲疾病和手指畸形。对于西摩骨折必须减少骺板分离，如果是稳定性骨折，随后可用夹板固定至少1~2周。如果骨折是不稳定性的，则必须进行手术治疗。如果分离不可行，则应怀疑存在组织插入，可能需要通过手术来减少分离。

### 重返体育运动

通常情况下，运动员重返体育运动的时间取决于受伤的严重程度。如果运动员患有闭合性损伤，指甲床完好，骺板分离减少，那么可以在1周后，在保护性夹板的辅助下重返体育运动。如果存在组织插入，则运动员进行至少3~4周的受限活动对开放性骨折的治疗有好处。

# 近端指间关节和远端指间关节指侧副韧带损伤

## 常见原因

手指关节损伤或手指卡住，也会影响侧副韧带，侧副韧带可以稳定手指或掌侧板的两侧，而掌侧板可以抵抗过度伸展。这些韧带的名称和功能与前文讨论的掌指关节类似。这种类型的损伤可以通过能否对运动物体进行有力抓握或扭转，或从侧面对任何手指的钝性创伤来观察。如果多个韧带出现故障，那么关节就会脱位。对于这种损伤的稳定性评估类似于前面讨论的掌指关节的稳定性评估。

## 识别方法

通常受影响的韧带上有肿胀和压痛。在确定没有相关的骨折后，应评估关节损伤的稳定性。

## 治疗方法

影像学检查后，应注意保持关节一致性，并防止进一步损伤。保护手指或用夹板固定手指（或两者兼具），以避免脱位或桡尺偏移。通常情况下，对于轻度损伤或全部韧带撕裂，使用绷带就足够了，一般至少需要3~6周才能恢复。

## 重返体育运动

通过绷带将受伤手指与未受伤的手指绑在一起或使用防护性夹板保护手指，运动员就可以立即重返体育运动。运动员应继续保护手指，直到其恢复稳定性和运动范围。

# 近端指间关节和远端指间关节脱位

## 常见原因

当外力作用于手指关节时，其中的多个韧带可能失效。这可能导致关节脱位，还可能伴有相关骨折。这些损伤通常出现在体操、摔跤和足球运动中。

## 识别方法

近端指间关节和远端指间关节脱位的表现有很大差异。重要的是要记住，其中一些损伤在事故发生后损伤立即就会自行减轻，只留下残余的疼痛和轻微的肿胀，而没有明显的畸形。与此相反，当关节脱位而未发生骨折时，关节处可能会出现明显的畸形，并伴有肿胀和疼痛。通常情况下，这种畸形比关节内骨折脱位的畸形还要明显，后者只有轻微的畸形。当关节脱位时，受伤部位将无法进行主动或被动屈曲。

## 治疗方法

如果是单独脱位，可以尝试复位，如果复位成功，则可以提高稳定性。可以尽早移动稳定性脱位，对于不稳定或不能复位的骨折，可能需要使用特殊的夹板来保持位置，或者需要手术治疗。

## 重返体育运动

当出现单独脱位时，建议运动员使用夹板或绷带进行1~2周的固定，并根据稳定性、活动范围和舒适度来确定重返体育运动的时间。

# 球衣指

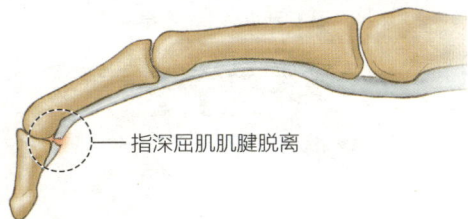

指深屈肌肌腱脱离

## 常见原因

顾名思义，球衣指通常出现在运动员抓住对手的球衣时。当对手抽离时，运动员弯曲的手指被强行伸展，肌腱从骨头上脱离，甚至会带走一小块骨碎片。环指是最常受伤的手指，因为当手指弯曲时，环指通常比其他手指更长。

## 识别方法

临床检查发现，由于伸肌腱发生无对抗性牵拉，与其他手指相比，远端指间关节将处于伸展位置。运动员无法主动弯曲远端指间关节，但手指具有完全的被动活动范围。一旦肌腱从骨头上分离，就会向近端收缩，有时会向掌骨收缩。而如果关节脱位，则运动员无法主动或被动地弯曲手指。这与球衣指形成了对比，球衣指可以被动弯曲，但无法主动弯曲。

## 治疗方法

这些损伤需要手术治疗，因为回缩阻碍了正常康复的可能性。治疗方法包括从骨性肌腱撕脱伤的闭合性复位（如果移位微小且可减轻）到开放性治疗，以便在手指或手的近端位置发现回缩肌腱。手术数天后就可以开始借助夹板尽早恢复被动活动范围，并在4~6周后开始恢复主动活动范围。

## 重返体育运动

损伤完全愈合后运动员才能重返体育运动，否则可能造成再次撕裂。当闭合的远端指间关节处的骨碎片减少时，愈合速度会更快，僵硬度也会降低。如果需要进行开放性治疗，运动员可能至少需要2~3个月的恢复期才能逐步康复。总的来说，预计在2~3个月后就可以重返体育运动了。

# 槌状指

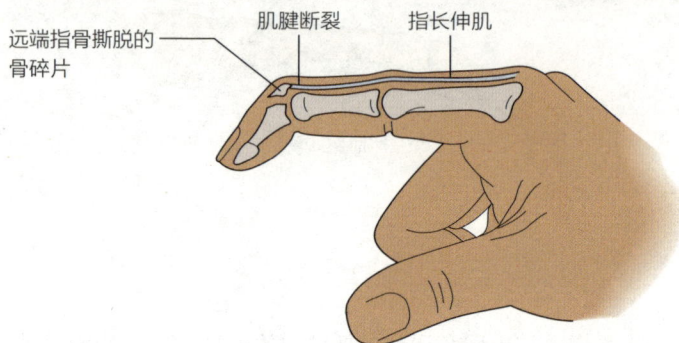

远端指骨撕脱的骨碎片　　肌腱断裂　　指长伸肌

## 常见原因

顾名思义，这种损伤是以畸形出现时手指的外观来命名的。当伸出的手指在远端指间关节上用力弯曲，伸肌腱随后出现撕裂。例如，当运动员试图在篮球或橄榄球运动中接球而没有戴手套时，就会出现这种类型的损伤。

## 识别方法

当损伤发生时，运动员会主诉远端指间关节的背部出现疼痛和肿胀。与相邻手指相比，通常有一个静止的屈曲的远端指骨，可以对该指骨进行被动矫正。运动员还会主诉手指下垂，无法主动伸展，由于手指无法主动伸展，它会有撞击物体表面的倾向。应该通过X线片检查肌腱是否扯下了一块骨碎片（撕脱性骨折）。较大的碎片可能导致关节失去一致性。

## 治疗方法

如果骨头移位很小或者没有骨折，那么这种损伤的治疗方法通常是非手术治疗。治疗方法通常包括6周的全天性伸展关节固定。如果取出夹板，手指再次向前下垂，那么最终疗效可能会打折扣。如果有较大的骨碎片或关节移位（或两者都有），可以考虑手术治疗。

## 重返体育运动

如果可以保持使用夹板且不影响运动表现，运动员就可以重返体育运动。

# 天鹅颈畸形或掌侧板破裂

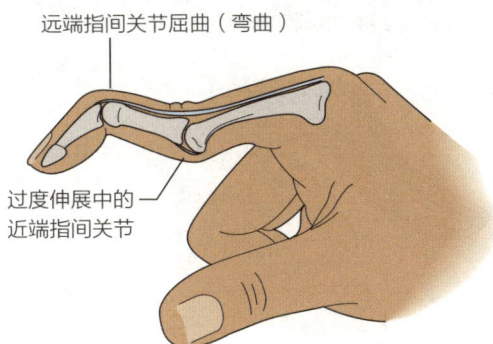

远端指间关节屈曲（弯曲）

过度伸展中的
近端指间关节

## 常见原因

这种类型的畸形可能由许多不同的损伤模式引起。天鹅颈畸形又称掌侧板破裂，可能由急性创伤（足球、篮球、橄榄球运动）或慢性反复性创伤引起。近端指间关节过度伸展，使远端指间关节处的伸肌腱松弛，导致远端指间关节屈曲。该问题可能继发于近端指间关节处的掌侧板破裂（急性或慢性）或槌型损伤，导致由于屈曲的近端指间关节或屈指浅肌破裂而引起近端指间关节处的伸肌拉力增加。

## 识别方法

在检查患有天鹅颈畸形的运动员时，必须考虑上述所有情况，因为这种畸形是一种或多种伤害的结果。通过X线片检查来排查骨头损伤非常重要。

## 治疗方法

治疗方法应该包括通过轻微屈曲位的夹板固定，来复位孤立的近端指间关节损伤。如果诊断为槌型损伤，则需要采用适当的治疗方法。

## 重返体育运动

运动员可以戴保护性夹板，在感到舒适的前提下重返体育运动。

# 钮孔状畸形或中央滑移断裂

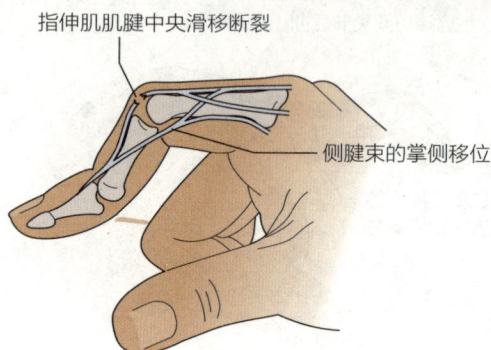

指伸肌肌腱中央滑移断裂

侧腱束的掌侧移位

## 常见原因

临床检查发现，特征性的钮孔状畸形（又称中央滑移断裂）与天鹅颈畸形相反，即当远端指间关节过度伸展时，近端指间关节发生屈曲变形。这种损伤模式可以在任何钝性创伤中看到，这种钝性创伤导致已经伸展的近端指间关节发生屈曲，并随后导致中节指骨的中央伸肌腱滑移断裂。

## 识别方法

重要的是，首先应该排除任何可能导致这种畸形的骨损伤，而X线片检查应该是首先要做的检查。由于伸肌腱从中节指骨中央束撕裂，掌侧近端指间关节脱位可能导致钮孔状畸形。在检查时会发现，由于远端指间关节的伸肌腱过度拉伸，患者远端指间关节的屈曲受限。通过最大限度地屈曲近端指间关节，并被动地将远端指间关节置于其运动范围内，埃尔森测试有助于了解患者是否存在中央滑移肌腱撕裂。如果在运动范围内可以进行固定的伸展但没有柔韧性，那么就可以假定患者患有中央滑移断裂。

## 治疗方法

当确认运动员有钮孔状畸形时，需要以完全伸展姿势用夹板固定近端指间关节4~6周。

## 重返体育运动

在感到舒适的前提下，运动员可以在夹板的帮助下重返体育运动。

## 第9章

# 胸部和腹部损伤

戴维·佩尔纳（David Perna），MD

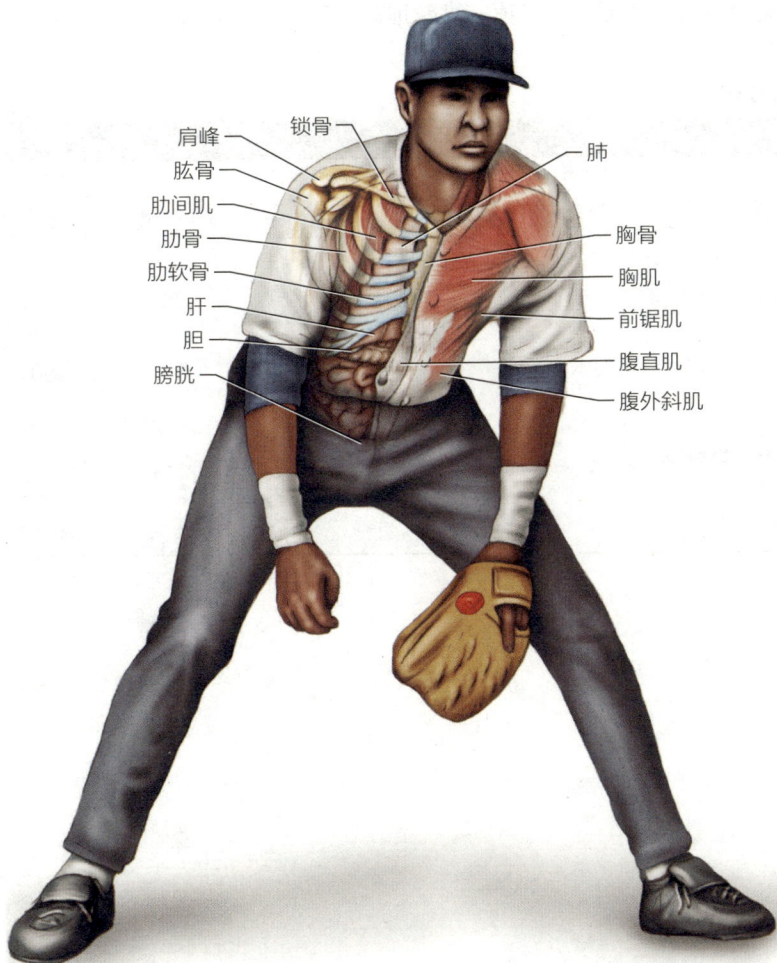

肩峰
锁骨
肱骨
肋间肌
肺
肋骨
胸骨
肋软骨
胸肌
肝
前锯肌
胆
腹直肌
膀胱
腹外斜肌

非常感谢丹尼尔·A. 波莱斯卡（Daniel A. Brzusek）对本章的贡献

运动员出现胸部和腹部损伤的情况比较少见，但是一旦发生，往往很严重，而且极其危险。所有参与体育运动的成年人都应有能力识别这些腹腔脏器（例如肝、脾等）损伤出现的症状，因为这些损伤可能危及生命。对于这些损伤中的大多数，教练甚至队医都不能现场确诊或提供治疗。然而，教练和队医应该熟悉胸部和腹部创伤的常见临床体征和症状，而且应该立即将任何出现这些症状的运动员送往医疗机构进行确诊；还可以向运动医学医生寻求详细诊断和治疗方法，且对于所有胸部和腹部损伤的治疗方法都应该是非常应急、有效的。

在球场上，做正确的决定非常重要，因为一些胸部和腹部损伤可危及生命。教练要了解相关的症状和体征，并迅速、高效地做出反应，这可能决定了运动员的生死。

## 胸部和腹部损伤

| 损伤 | 页码 |
| --- | --- |
| 血胸和气胸 | 183 |
| 心脏震荡 | 185 |
| 肋骨骨折 | 188 |
| 胸骨骨折 | 190 |
| 肋软骨炎 | 191 |
| 腹部损伤 | 192 |
| 睾丸损伤 | 193 |
| 膀胱、肾或输尿管损伤 | 194 |
| 斜肌损伤 | 195 |
| 胸大肌损伤 | 197 |

## 血胸和气胸

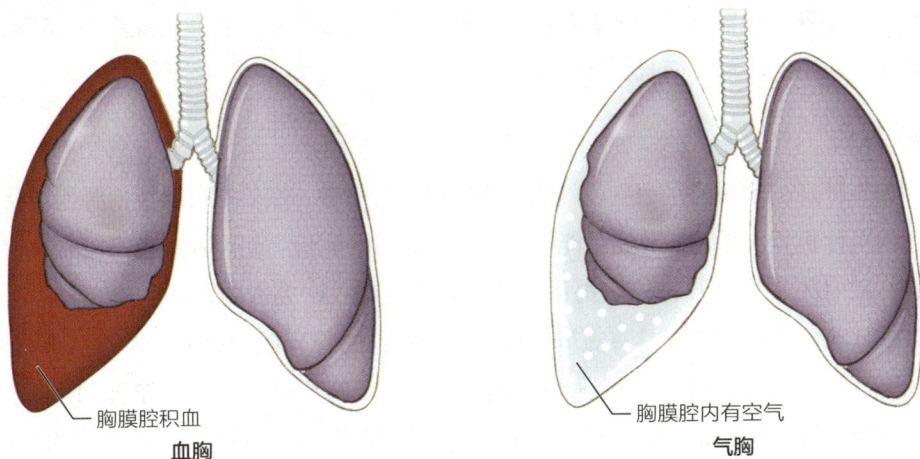

胸膜腔积血
**血胸**

胸膜腔内有空气
**气胸**

### 常见原因

应该将血胸和气胸放在一起考虑，所有评估胸壁钝挫性外伤和疑似肋骨骨折的人都应该注意这一点。钝性外伤引发的延迟性血胸很少见但非常严重，有时会危及生命。这种损伤通常伴随着肋骨移位骨折，最常出现在滑雪、单板滑雪、冰球和棒球运动中。

气胸是一种自然发生或由外伤引起的损伤。自发性气胸最常发生在年轻、高大的男性身上，多发生在一些非接触类体育运动中，例如潜水、举重和跑步。此外，自发性气胸也有可能发生在有潜在肺部疾病的老年人身上。创伤性气胸多由肋骨骨折导致胸膜直接损伤而引起。然而，有报道显示，在没有肋骨骨折的情况下，也会出现与运动相关的创伤性气胸。单纯性气胸本身很少危及生命，但它可能发展成张力性气胸，我们必须将二者区别开来，因为后者会迅速导致死亡。

### 识别方法

血胸是指血液聚积在胸壁和肺之间（胸膜腔）。胸部遭到钝性撞击之后，肋骨可能划破肺组织或动脉，导致血液在胸膜腔聚积。血胸也可能与气胸有关联，气胸即空气被滞留在胸膜腔内。肺衰竭可导致休克和心脏骤停，具体取决于胸膜腔内聚积的血液或空气量。

血胸或气胸通常是单侧的。有血胸或气胸的运动员通常会出现胸部疼痛，呼吸困难症状，例如气短或无法深呼吸，以及伴随着过度换气或呼吸频率增加产生的"大难

## 血胸和气胸 >续

临头"的感觉或焦虑感。如果有听诊器，可以听到患侧的呼吸音减退或消失。运动员可能出现极快的心率，而且感到焦躁不安。

### 治疗方法

如果怀疑运动员得了血胸或气胸，要让他保持平静，然后尽可能快地将他转移到最近的医疗机构。拍X线片通常能够快速诊断患者的病情。超声检查也可以有效诊断气胸，而且人们发现超声检查提供的数据非常准确。研究表明，超声检查与标准胸部X线片相比，超声检查具有更好的敏感性和相似的特异性（大于99%）（Ashrafian，2003）。虽然超声检查有这些令人惊喜的优点，但X线片检查仍然是首选，因为它可以提供整个肺部的图像，并评估气胸和骨损伤的程度。如果对X线片检查结果存疑，可以进行计算机断层扫描检查，后者被认为是识别气胸与血胸的"黄金标准"。

治疗的目的是稳定运动员的病情、止血和清除胸膜腔中的血液或空气。通常，会从胸壁插入一根胸管将聚积的血液和空气排出。（这根管子要保留好几天，因为它有助于让肺部重新扩张。）随后可对引起血胸或气胸的原因，例如肋骨断裂，进行治疗。对大多数患者而言，胸管引流就足够了，不需要做手术。

### 重返体育运动

运动员很可能至少在6~8周后才可重返体育运动。在发生这类损伤之后的几个月内，运动员有必要使用防撞夹克或塑料护罩保护受伤部位，以防进一步遭到撞击。在重返体育运动之前，运动员应该重新训练肺部功能，例如通过长跑和短跑冲刺进行训练。如果运动员得到适当治疗，就不易出现并发症。在少数情况下，胸膜腔与胸膜之间可能出现纤维化或瘢痕。在运动员开始跑步时，留意他是否主诉胸壁疼痛。如果有胸壁疼痛，为确定是否患上胸膜炎，运动员应该及时就医。胸膜是肺周围胸膜腔的衬里，这里发生的炎症称为胸膜炎，胸膜炎患者可能需要手术治疗。

## 心脏震荡

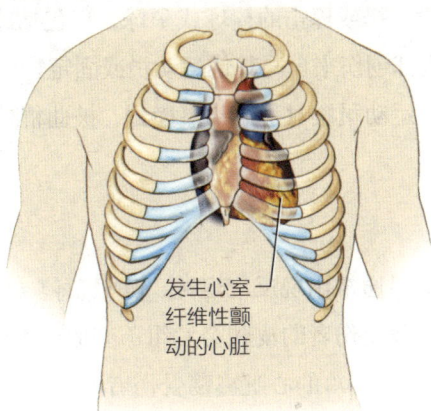

发生心室
纤维性颤
动的心脏

### 常见原因

心脏震荡是指胸部遭到非穿透性打击导致的心脏循环骤停。这是一种非常罕见的情况，然而，由于心脏震荡的潜在致命后果，临床医生必须意识到它的存在。当一个物体，例如棒球，击中胸部时就可导致心脏震荡。心脏震荡通常发生于高速撞击（速度大于40英里/时，约64千米/时）中，但也可发生于低速撞击中。心脏震荡通常不会导致肋骨或胸骨骨折。胸部中心遭到直接撞击更可能造成这种损伤。

了解造成这种损伤的机制可以让人们认识到自动体外除颤器（Automated External Defibrillator，AED）设备的重要性。心脏震荡是由对胸壁的直接撞击引起的。其严重程度取决于心脏轮廓上的撞击的位置、撞击的时机（在正常心动周期撞击到胸壁上）、撞击的速度（撞击物移动速度大于40英里/时更有可能引起心室颤动），以及撞击物的硬度和形状，撞击物越小、形状越圆、密度越大，就越有可能造成心脏震荡。在这些因素中，最重要的因素可能是撞击的时机。在发生心脏震荡的心脏周期中，有一个非常小的脆弱窗口。也就是说，当撞击发生在T波（早期心室复极化）上坡的20~40毫秒窗口时，会引起心室颤动。

心室颤动是一种心律失常。发生心脏震荡时，心脏无法正常跳动并将血液输送给器官，而是不停地颤动且无法充分泵出血液。受伤者处于心脏骤停状态。最常发生心脏震荡的体育运动包括棒球、垒球和曲棍球运动，其次是空手道、长曲棍球和美式橄榄球运动。篮球、板球、拳击和其他武术等运动很少有心脏震荡的病例报告。在大多数情况下（68%），心脏震荡患者遭到了速度为35~50英里/时（56~80千米/时）的

**心脏震荡** >续

投掷物的撞击，例如被投、扔或棒击的棒球或垒球，也包括冰球和曲棍球。在其余的32%心脏震荡病例中，胸部创伤来自与其他运动员或固定物体发生碰撞。例如，在美式橄榄球运动的擒抱中，运动员被对手的头盔撞到；被曲棍球球棍的弯部击中；被对手踢中；发生身体碰撞。

## 识别方法

发生心脏震荡的运动员通常出现反应迟钝、呼吸暂停（没有呼吸）、没有脉搏或听不到心跳等症状。大多数受伤者的皮肤会发绀（变成蓝紫色）。在某些情况下，心脏震荡会导致癫痫发作。大约1/3的心脏震荡受伤者的心前区（心脏的前面）会出现与胸部撞击区域相对应的胸壁挫伤和局部青紫。通常情况下，肋骨或胸骨不会发生骨折或受伤。受伤者往往会检查出心室纤维性颤动（伴随不规律心跳）。

## 治疗方法

虽然受伤者普遍年轻而且身体非常健康，但是复苏比预期更加困难。越早开始治疗，复苏的机会越大。在心肺复苏期间使用心前区重击（用拳头非常小心地瞄准胸骨中心击打）是有争议的，尤其是用在儿童身上。扩大自动体外除颤器的使用范围可以拯救心前区遭到钝伤且引发心脏骤停的受伤者的生命。在这种情况下，使用自动体外除颤器发出的电流可能是让心脏恢复正常节律的唯一机会。即使由只接受了少量培训的人员使用，自动体外除颤器也可以自动识别并为终止心律失常而工作。

但是自动体外除颤器的使用并非没有争议。有些人因为法律责任上的考虑而不敢使用它。其实，自动体外除颤器的使用方法比较简单，因为该设备会引导操作者如何操作。现在越来越多的青年联赛、公共场所和企业都配有自动体外除颤器，以防出现紧急情况。此外，绝大多数基础的心肺复苏课程中包含自动体外除颤器的使用方法培训，许多人甚至在家里安装了自动体外除颤器。

目前为止，尚未批准对8岁以下、体重小于55磅（约25千克）的孩子使用自动体外除颤器。但是最近也有建议指出，自动体外除颤器可用于1~8岁、没有血液循环体征的儿童。在理想情况下，如果可以使用，该设备应该配备儿童专用垫片和电线，它可以减弱电流，提供更适合儿童的电流。可用的除颤设备越多，遭受心脏震荡的运动员的成活率就越大。越来越多更先进、小巧、便宜和高效的除颤设备出现在教练和队医的随身药箱中。

## 重返体育运动

由于心脏震荡对生命的潜在威胁，对其的首要治疗方法实际上是预防。积极预防心脏震荡的措施包括训练运动员躲避袭来的撞击物，不惜一切代价保护胸部免受直接冲击。在不改变比赛性质的情况下，应尽可能使用较软且密度较小的球。例如，适合运动员年龄的安全棒球已被证明可以降低心脏震荡出现的风险。

迄今为止，还没有标准的人工胸壁保护器被证明可以降低心脏震荡的发生率。在一些报告的致命病例中，运动员一直在使用目前可接受的装备。2017年，美国国家运动器材标准运营委员会（National Operating Committee on Standards for Athletic Equipment，NOCSAE）批准了一种机械替代物，可用来评估胸壁保护器，预防或降低发生心脏震荡的风险。该机械替代物是一种可以模拟胸壁以及撞击对胸壁的影响的模型，从而能更好地评估胸壁防护装备。

成功接受治疗并存活下来的运动员至少需要休息2个月。患过心脏震荡的运动员一般不太容易再次遭受心脏震荡。尽管如此，运动员在重返体育运动之前还是应该让心脏病专家对其做彻底的检查。

# 肋骨骨折

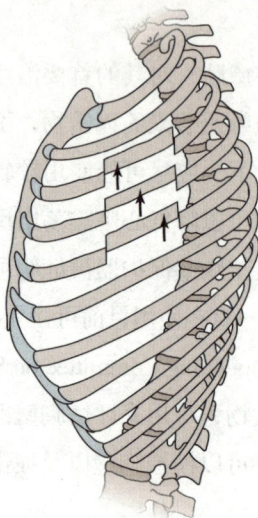

## 常见原因

肋骨骨折最明显的原因是遭到直接撞击，例如两个运动员相撞。运动员的身体也可能遭受许多过度的间接力量。肢体过劳而致的肋骨骨折与高尔夫球运动和棒球运动的投球有关。直接撞击骨折可能发生在曲棍球、美式橄榄球、足球、长曲棍球和棒球运动的碰撞中。

## 识别方法

发生肋骨骨折的运动员通常感到骨折处疼痛，深呼吸时尤为明显，触诊有局部压痛。此外，运动员的浅呼吸增多。在运动员深呼吸时，在其肋骨骨折部位施加轻微的压力可以在一定程度上缓解疼痛。受伤部位的瘀伤通常很明显。通过X线片、CT或骨扫描，或者不止一种检查，可以得到明确的诊断。

严重的肋骨骨折偶有发生，其症状包括呼吸急促、呼吸变浅、心率升高、呼吸困难和咯血。分别将一只手放在受伤运动员的两侧胸部上，观察呼吸过程中运动员胸壁的偏移情况。如果在吸气时胸部的一侧上升，而另一侧下降，那么下降侧至少有3根肋骨骨折，这就是所谓的"连枷胸"。连枷胸通常被称为矛盾呼吸，因为肋骨会随着吸气而移入，随着呼气而移出，这与正常呼吸的胸壁运动相反。如果在体格检查中发现连枷胸和反常呼吸，则应引起注意，认真检查是否存在更多威胁生命的潜在损伤，例如血胸和气胸（见p.183）。

## 治疗方法

如果怀疑肋骨骨折，应立即将运动员送往医院。如果受伤的运动员有任何呼吸窘迫的迹象就必须由他人运送，不过发生单纯性骨折的运动员一般可以自己行走。如果怀疑运动员有连枷胸，应让运动员以患侧卧下，并将一件衣服卷成条垫在骨折部位提供支撑，这将有助于缓解运动员呼吸时的疼痛。让运动员侧卧，继续监测其是否出现呼吸困难。如果运动员停止呼吸，可能需要让其躺平并提供人工呼吸。

紧急治疗应以止痛为目标。冰敷患处可以减轻疼痛。在得到明确诊断并排除大出血之前，只能服用对乙酰氨基酚控制疼痛，消炎药会加剧出血。一旦运动员当场（轻度肋骨损伤）或者在当地的急诊室（更严重的损伤）稳定了伤情，就可以做进一步治疗。一种新的、非侵入性的、非常有效的治疗方法是使用利多卡因麻醉贴片，通过轻微麻痹患处缓解疼痛。贴片贴12小时，然后停12小时，接着再贴另一片。这些麻醉贴片必须由医生开处方，并且要谨慎使用，因为使用麻醉贴片会导致一些人血压降低。

肋骨骨折一般需要3~8周才能痊愈。为了加快痊愈过程，运动员应避免进行剧烈的活动，注意不要磕碰受伤的肋骨。应鼓励运动员每天深呼吸数次，保护肺部免受感染。使用肋带或腹带会让运动员更舒服，但不鼓励这样做。

## 重返体育运动

对于一般的损伤，愈合过程通常需要3~8周的时间，但对于移位性骨折，痊愈可能需要更长的时间，这取决于运动员的治疗响应和骨折愈合是否延迟（如X线片的结果所示）。重返体育运动的时间也要根据情况做出相应的调整。一些运动员的痊愈可能需要3个月或更长的时间，之后才可以重返体育运动。对于参加接触类体育运动且发生移位骨折或骨折部位出现明显疼痛的运动员，其在剩余的赛季中应该穿防撞夹克。非接触类体育运动员通常没有必要使用腹带或护具，除非有局部疼痛或呼吸问题。接受肋骨骨折治疗的运动员应参加适应性训练，以在重返体育运动之前增强心肺功能和提高肺部工作效率。

# 胸骨骨折

## 常见原因

大多数胸骨骨折主要是胸部钝性损伤造成的，应力性胸骨骨折也发生在高尔夫球手、举重运动员和其他参与非接触类体育运动的运动员身上。接触类体育运动，例如冰球、美式橄榄球、曲棍球和足球运动以及从自行车上摔落，也可能导致胸骨骨折。在美国，机动车碰撞导致的胸骨骨折占到胸骨骨折病例的60%~90%。

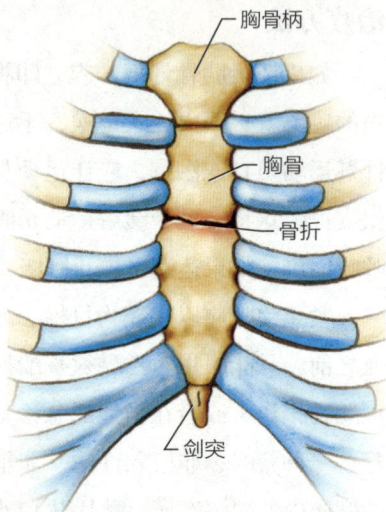
胸骨柄
胸骨
骨折
剑突

胸骨骨折在成年运动员中较为常见，因为其胸壁弹性较差。单纯的胸骨骨折导致的死亡率极低。死亡几乎都是由胸骨骨折引发的相关损伤（例如主动脉破裂、心脏挫伤、肺挫伤）或者与胸骨不相关的损伤（例如腹部或头部损伤）导致的。18岁以下的人很少发生胸骨骨折，但一旦发生往往更严重。

## 识别方法

胸骨骨折会引起胸骨疼痛和压痛，可以通过骨扫描或CT确诊。此外，如果没有拍X线片，很难将胸骨骨折与肋骨骨折区分开，因为这两种损伤都会产生剧烈疼痛。

## 治疗方法

发生胸骨骨折后，运动员应该休息并避免身体活动4~6周，不需要参加特别的康复训练。胸肋分离的治疗方法是自限性的，虽然偶尔也使用弹力带缠绕。运动员可能会留下外观畸形，但是不会留下后遗症，最多就是轻度不适之类的症状。

## 重返体育运动

单纯性胸骨骨折的愈后效果良好。大多数运动员可在4~6周内完全恢复，不需要特殊的治疗，恢复的过程和胸肋分离相似。在重返体育运动之前，运动员应该得到医生的批准。通常建议运动员使用保护性胸骨垫作为预防措施，但是一旦骨折愈合，就不需要了。

# 肋软骨炎

## 常见原因

上肋骨通过软骨与胸骨相连，连接部位发生的炎症称为肋软骨炎。肋骨插入胸骨上的圆柱管中，通常贴合得非常好。然而，直接创伤或某些体育运动中的不寻常动作，例如举重或游泳动作可导致贴合变得松弛，使肋骨摩擦胸骨引起炎症和不适。这种损伤很常见但是症状不明显，因此通常被视为轻度肌腱炎而忽视。

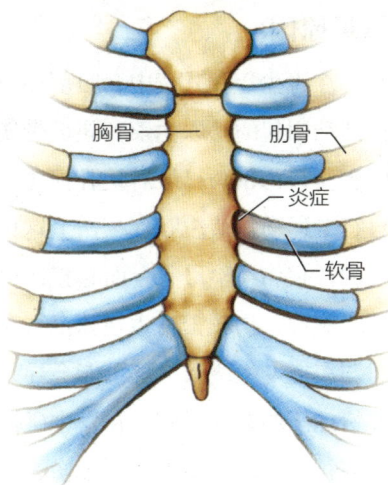

胸骨　　　　　肋骨

炎症

软骨

## 识别方法

肋软骨炎常被误诊或漏诊。在确诊之前，运动员可能已患肋软骨炎几周或几个月了。运动员通常先是胸部出现间歇性的尖锐刺痛，然后是持续数小时或数天的隐隐作痛。运动员在某些活动中产生滑动或脱落感很常见，例如弯腰、咳嗽、深呼吸、举重、伸手拿东西或从椅子上站起来。拉伸、旋转和扭动通常会让症状加剧。

肋软骨炎源于假肋肋软骨前端的过度活动。肋骨的过度活动通常由需要上肢做大量挥舞动作的体育运动或直接碰撞损伤导致。过度活动通常会导致受影响的肋骨在上方相邻肋骨下滑动。滑动或移动可导致肋间神经受到刺激、肋间肌肉拉伤、下部肋软骨扭伤或者受影响部位发炎。肋软骨炎也被称为肋软骨炎综合征、响肋综合征、肋骨移位、软骨间半脱位、神经挤压、疼痛肋骨综合征、肋骨尖综合征、肋软骨滑动综合征、外伤性肋间神经炎和第十二肋骨综合征等。

## 治疗方法

肋软骨炎的治疗方法包括物理疗法和向受损的软骨注射可的松。大多数情况下会采取保守的治疗方法，例如温水浸泡和适度使用消炎药（如果适用）。如果对疼痛的原因有疑问，可拨打当地的急救电话，将运动员送往急诊室，以排除心脏导致的疼痛。

## 重返体育运动

运动员重返体育运动的时间取决于症状的消退状态。一般不进行手术治疗。在大多数情况下，运动员在相对无症状时可以重返体育运动，但是可能需要较长的时间恢复，因此，重返体育运动的时间应该基于运动员和医生的讨论。运动员重返体育运动时通常不需要使用特殊的防护装备。

# 腹部损伤

## 常见原因

在青少年和儿童中，腹部损伤的最常见原因是直接创伤。一项针对儿童参与娱乐性活动引起的泌尿生殖和腹部受伤事件的研究发现，肾损伤最常见，为44%；其次是脾损伤，为36%；最后是肝损伤，为20%。冰球、美式橄榄球、滑板滑雪、雪橇和骑自行车运动常造成腹部损伤。这种伤害在篮球或足球运动中相当罕见。美式橄榄球运动的肾损伤风险最大，而脾损伤可发生在所有体育运动和娱乐活动中。

腹部创伤频繁发生在骑自行车的过程中，通常是年轻的自行车运动员在骑自行车时与车把发生碰撞，这可能会导致严重的损伤。可伸缩的自行车车把的设计包含一个弹簧加压的减震系统，在发生碰撞时会收起并吸收大部分撞击能量，极大地降低了年轻自行车运动员发生严重损伤的可能性。

## 识别方法

在遭受直接创伤之后要检查运动员是否有腹痛，腹痛可能是隐约的或局部的。在大多数情况下，运动员出现腹痛时应该立即将其送往拥有所需设备的急诊室，让专业医疗人员用超声、CT和MRI检查诊断病情。

## 治疗方法

在轻度损伤情况下，如果没有发现器官受伤，治疗方法为休息，直到运动员的疼痛消退。通常情况下需要4~6周的密切医学观察。只要腹部不适感没有增加，运动员就可以参加一般的适应性训练。有些情况下，钝性腹部创伤需要通过腹腔镜手术进行治疗。如果磁共振成像排除了严重的腹部创伤或损伤，多数情况下可以不做手术；如果磁共振成像显示器官受伤、内部出血或者发现可疑情况，可能需要做手术。

## 重返体育运动

运动员可能在4~6周后或症状消失后才可重返体育运动，并且必须得到医生的批准。如果是手术治疗，运动员在重返体育运动之前必须得到外科医生的批准，而且恢复期可能需要12周或更长时间，具体时间取决于损伤的程度。

# 睾丸损伤

## 常见原因

尽管睾丸所处的位置容易发生损伤，但睾丸损伤还是比较少见的，也许因为阴囊是可移动的。不过，睾丸损伤仍然值得密切关注，因为它对生育非常重要。

睾丸损伤根据受伤原因可分为钝性创伤、穿透性创伤和脱套创伤三大类，这涉及皮肤受到的剪切力作用，常见于15~40岁的男性。

钝性创伤占睾丸损伤的85%，穿透性创伤在剩余的15%中占大多数。大部分创伤都是单方面的。在大多数情况下，睾丸受到的钝性创伤较轻，只需要采取保守治疗。睾丸钝性创伤多见于彩弹射击、跆拳道、棒球、山地自行车、橄榄球和曲棍球（通常是运动员被球棍击中）运动中。睾丸穿透性创伤在体育运动中极为罕见，它在机动车事故和工伤中较为常见。在体育运动中，由于使用了防护装备（例如防护罩），睾丸脱套创伤很罕见，但是仍然会发生。例如，在足球运动中，运动员的一个错误铲球动作就会将阴囊压在身体和草皮之间，导致阴囊部分分离和撕裂。

## 识别方法

睾丸损伤的运动员通常会感到阴囊极度疼痛，常伴随恶心和呕吐。需要使用影像学检查进行特异性诊断，例如磁共振成像。通过影像学检查确定损伤的特定位置，然后由泌尿科医生评估，这点至关重要。

## 治疗方法

治疗方法要么是自限性的，要么是外科治疗，两者之间的范围很小，这意味着要么允许损伤自行愈合，要么需要做外科手术。目前，尚无药物或介入性手术可以用来缓解病症。

## 重返体育运动

如果是没有组织撕裂或功能丧失的轻度外伤，在症状消失之后，运动员在获得泌尿科医生的批准后，可以重返体育运动。经手术治疗的运动员痊愈之后，经外科医生批准可重返体育运动，这通常至少需要6周。大多数遭受过睾丸损伤的运动员在未来更容易发生这种损伤，因此推荐使用运动防护罩。

# 膀胱、肾或输尿管损伤

## 常见原因

这类损伤通常是在接触类体育运动中发生的直接外伤，接触类或碰撞类体育运动通常是罪魁祸首。然而，从自行车上摔落、骑马或者平常的慢跑也可能引起膀胱或肾损伤。

## 识别方法

这些损伤的症状包括胁部或下腰背剧烈疼痛、恶心、呕吐、腹部肿胀、尿液中带血、发热和休克。肾是最容易受伤的器官，其次是膀胱、尿道和输尿管（连接肾和膀胱的小管）。

在诊断这种特定性损伤时，病史很重要。应确定运动员以前是否发生过这类损伤，运动员是否从高处跌落过，腰部是否遭到过直接撞击。这些损伤可引起出血，可能是内出血或者尿血。具体诊断涉及血液和尿液检查、X线片、CT和磁共振成像检查等。

## 治疗方法

如果膀胱损伤仅是挫伤和尿液中含有少量血液，则无须治疗。最轻微的膀胱和肾损伤只需通过休息来让损伤愈合，通常需要4~6周。除了重复进行血液和尿液检查以确保病情稳定之外，不需要进行特别的治疗。如果损伤导致内部裂伤或撕裂，则需要立即做手术。可以通过影像学检查（例如磁共振成像）或膀胱镜（通过尿道插入膀胱的摄像管）诊断内伤。

主要根据诊断检查结果对膀胱、肾或输尿管的损伤严重程度进行分级。一般情况下，这些损伤的级别都比较低，包括挫伤、血肿（肾包膜下积血）或者肾、膀胱、输尿管壁发生小裂伤。遭受低级别损伤的运动员通常只需休息和观察。对于严重和不常见的损伤，运动员可能需要在医院接受密切观察和外科手术。

## 重返体育运动

由于这些损伤的性质，谨慎地延长休息时间（通常为几个月）是明智的。运动员至少需要3个月才可重返体育运动，但不需要参加特别的康复训练。

# 斜肌损伤

## 常见原因

在许多运动中，斜肌损伤是导致受伤和暂停运动的最常见原因之一，出现此类损伤的最广为人知、最常见的运动是棒球。一份2011—2016年所有棒球大联盟和小联盟运动损伤的总结报告显示，斜肌损伤在所有损伤中排名第五（共计1249例损伤病例）。从这个角度来看，在最流行的投掷运动中，斜肌损伤比尺侧副韧带拉伤更常见。核心肌群（胸横肌、腹内斜肌、腹外斜肌、腹直肌、腹横肌）是投掷和摆臂动作中沿运动链将力从下肢传递到上肢的主要肌肉群。

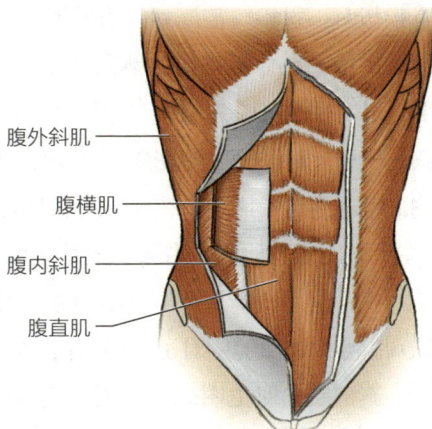

腹外斜肌
腹横肌
腹内斜肌
腹直肌

最常见的伤害机制是击球，占所有斜肌损伤的46%，投球占所有斜肌损伤的35%，其余20%的斜肌损伤发生在常规体育运动中，例如棒球、跑步、跳跃、跳水运动等。虽然棒球是最常被研究和公认的造成斜肌损伤的运动，但任何高速旋转的运动都有可能导致斜肌损伤。高尔夫、网球、板球和奥运会中的投掷运动都需要高水平的技术、动力链的传递和核心的高速旋转。

## 识别方法

了解腹部肌肉的解剖位置和功能，有助于全面评估这些损伤。腹内斜肌和腹外斜肌是相互垂直的，它们负责躯干的屈曲和旋转，并在复杂的运动过程中为躯干提供稳定性。腹外斜肌是两者中更浅层的肌肉，起于靠近前锯肌插入处的下位8根肋骨。腹外斜肌的纤维向前和向下延伸，插入髂嵴和白线。它的直接作用是控制躯干的屈曲和侧屈，以及对侧躯干的旋转。腹内斜肌位于腹外斜肌深处，起于腹股沟韧带、髂嵴和胸腰椎筋膜。腹内斜肌的纤维向上和向前延伸，插入第九至十二肋骨的肋软骨和白线。它的直接作用是控制躯干的屈曲和侧屈，以及同侧躯干的旋转。

患者可能会突然出现外侧腹剧烈疼痛。这种疼痛通常是由强烈的旋转活动引起的急性疼痛。在进行体格检查时，患者可能出现点压痛、被动伸展疼痛和咳嗽疼痛。由于没有针对斜肌的特定测试，在进行任何诊断性测试之前，了解特定动作的损伤机制和发生率就成了关键。

在识别斜肌损伤时，要重点了解击球和投掷运动时的旋转和侧向损伤机制。描述斜

## 斜肌损伤 >续

肌损伤时，我们经常提到"引导侧"和"跟随侧"，这两个词可能会与"同侧"和"对侧"混淆。在分析损伤的侧向数据并了解患者的病史和表现时，这些术语变得至关重要。以右手击球手为例，对他而言，左侧斜肌是他的对侧，因此左侧被认为是他的引导侧——引导运动，主导完成整个动作。右侧斜肌是他的同侧，右侧也被认为是他的跟随侧。考虑到这一描述，在评价运动员时，了解他们在击球和投掷时习惯用"右手"还是"左手"比知道他们是右撇子还是左撇子更重要。在其他旋转类体育运动（例如网球运动）中，这是一个重要的考虑因素。要确定疼痛是在正手击球还是反手击球时产生的。识别引导侧和跟随侧对了解斜肌损伤很重要，因为引导侧有较高的受伤可能性。

腹部肌肉肌电图研究表明，引导侧腹内斜肌和跟随侧腹外斜肌在用最大力量进行轴向扭转时活性最高。引导侧腹内斜肌更活跃一些，它们是同侧旋转肌，也更容易导致引导侧损伤。腹外斜肌作为对侧旋转肌时更为活跃，更容易导致跟随侧损伤。对侧斜肌也有显著的肌电活动，这表明它们在躯干旋转时也有稳定躯干的作用。投球手中78%的斜肌损伤和击球手中70%的斜肌损伤都是在对侧引导侧产生的。"左右开弓"的球手虽然很少，但也提供了类似的统计数字，68%的斜肌损伤发生在主击球侧的对侧。

这些损伤类型的首选成像是磁共振成像。磁共振成像的冠状和轴向成像可展示腹内斜肌和腹外斜肌的水肿模式和撕脱状态。

## 治疗方法

一旦做出诊断，斜肌损伤最基本的治疗方法就是休息。如果做某件事让你感到疼痛，那就停止做这件事。物理疗法包括理疗、核心稳定性训练、动力链力学评估，以及其他薄弱环节的识别，这些都是康复方案的一部分。棒球野手最常见的受伤机制是挥击，这也是最后恢复的动作。皮质类固醇或富血小板血浆注射尚未被证明是治疗斜肌损伤的有效治疗方法。在对接受注射的运动员进行比较的研究中，就待在伤残人员名单上的平均时间而言，接受注射的运动员比未接受注射的运动员多10天。斜肌损伤通常不需要做手术。

## 重返体育运动

斜肌损伤的平均恢复时间为3~4周。出现斜肌损伤的运动员不需要戴任何防护装备，也许最重要的是监测疼痛的再次发生。原发性斜肌损伤的复发率仅为8%左右，但是，复发后会导致运动员停止体育运动至少20天。

# 胸大肌损伤

## 常见原因

任何打算评估运动损伤患者的专业人员都应了解胸肌。一项对1822—2010年公布的胸大肌损伤案例的研究显示，75%的损伤发生在最近20年，超过80%的损伤都是非创伤性的，而几乎一半的胸大肌损伤与举重有直接关系。虽然举重是胸大肌损伤的最常见原因，然而任何使手臂肌肉在伸展和外旋时最大限度收缩的运动都可能引起胸大肌损伤。

## 识别方法

运动员在30岁或40岁左右，通常会在上臂内侧出现急性疼痛。患者在受伤时可能会听到"啪"的声音。据报道，在加压训练中肌肉收缩的离心阶段，也会出现胸大肌损伤。进行体格检查时，在胸部、腋窝和上臂可能会发现瘀斑，肱骨头上方可能出现压痛。让患者将手掌放在髂嵴上，尝试内收时等长收缩胸大肌，此时检查腋窝皱襞，并与对侧进行比较。观察皱襞情况，皱襞经常变薄、凹陷或完全消失。应该直接从外侧到内侧触诊肌腹，以确定肌腹或起源缺陷。最后，对内收、前屈和内旋进行主观力量检查，并评估伴随的不适感（Butt et al., 2015）。

拍普通X线片的价值是有限的。对胸大肌阴影的消失，专家有着不一致的研究发现，只有2%~5%的病例出现骨撕脱（Butt et al., 2015）。超声检查在临床应用中能快速产生结果，但是，它在评估方面非常依赖于评估人员。磁共振成像是评估疑似胸大肌损伤的最佳工具。标准的肩关节磁共振成像不足以完全识别或描述胸大肌撕裂。大多数标准的肩关节序列确实能使尾端延伸到足以包括腱的插入的程度。应获得从四边孔延伸到三角肌结节的专用序列。

## 治疗方法

在确定胸大肌损伤的适当治疗方法时，必须考虑几个因素。受伤的时间非常重要，在6周内发生的损伤被归类为急性损伤。损伤越难以治愈，采用包括外科手术在内的更广泛干预手段的可能性就越高，因为可能会分离粘连，需要组织移植，并需要更长的愈合时间。对于低需求或久坐的人，通常建议使用非手术治疗方法来治疗挫伤、部分撕裂、腹部肌肉破裂和完全撕裂。

根据损伤的严重程度，患者可能会留下外观缺陷和潜在的力量缺陷，这些可能会妨碍患者恢复到损伤前的运动水平。初期的非手术治疗方法包括休息、冰敷、血肿控

## 胸大肌损伤 >续

制、使用止痛药，以及将吊带固定在内收和内旋位置。被动和主动运动范围的训练应该在治疗的前2周内开始，并在接下来的6周内逐渐扩大运动范围，直到完全恢复运动范围。轻度抗阻训练可以在6~8周内开始，并在接下来的4~6周内逐渐扩大运动范围。

手术治疗的最大影响因素是撕裂位置。肌腱连接处受累、腱内撕裂、肱骨插入处撕裂（伴有或不伴有撕脱）均为需要做手术的迹象。对于术后的康复治疗，患者可能需要用吊带固定6周。在第2周，患者开始做摆动训练，并避免外展和外旋。在第六周时，患者可以开始在所有运动平面上做轻柔的被动运动，并在接下来的几周内增加肩胛周围和等长强化训练。在3个月后，患者应该能够进行接近全运动范围的活动，并可以开始轻度抗阻训练（Butt et al., 2015）。

### 重返体育运动

运动员往往至少在6个月后才能重返体育运动。而非手术病例（损伤主要发生在肌腹处）最快只需3~4个月的时间，就可以较快地恢复损伤前的渐进式抗阻训练。恢复接触类体育运动需要5~6个月，直到运动员恢复全运动范围和力量。如果非手术患者在3~4个月症状没有得到有效缓解，则应考虑做外科手术。

手术病例也有望在6个月后恢复体育运动专项训练。但是，恢复的时间是不同的。术后的前3个月主要是休息一段时间，然后恢复完全主动和被动范围的运动。术后3个月，运动员才能开始进行渐进式抗阻训练。对于术后病例和部分选择性非手术病例，建议避免高重量、低重复的卧推和其他以胸大肌为主的加压训练。

## 第10章

# 背部损伤

约瑟夫·李（Joseph Lee），MD

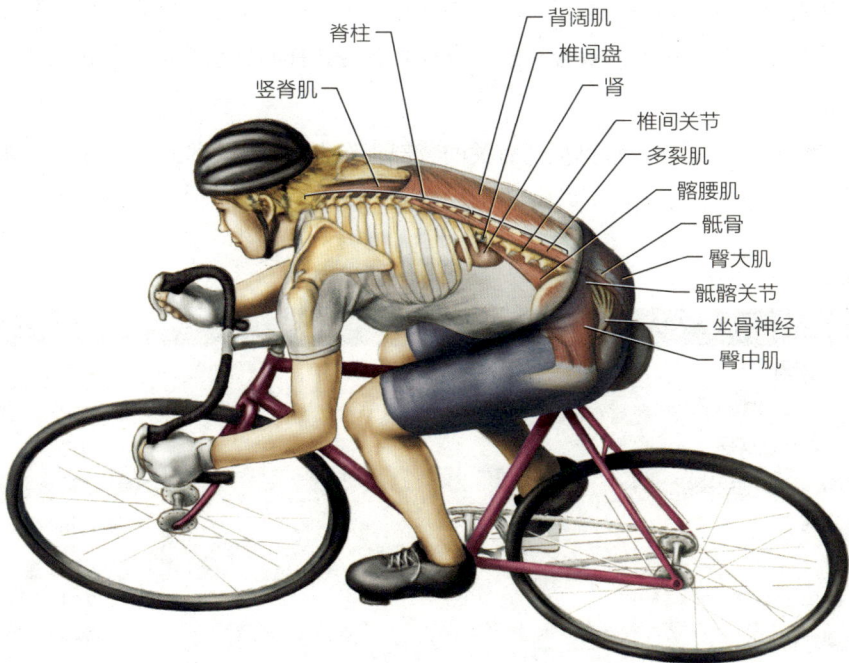

脊柱 — 背阔肌
椎间盘
竖脊肌 — 肾
椎间关节
多裂肌
髂腰肌
骶骨
臀大肌
骶髂关节
坐骨神经
臀中肌

非常感谢斯图尔特·卡恩（Stuart Kahn）和阿让·阿巴西（Arjang Abbasi）对本章的贡献

背部损伤在运动员中很常见。据估计，所有与体育运动有关的损伤中，有9%涉及腰痛。在美国，50%~80%的普通人在一生中至少经历过一段时间的腰痛。在职业体育运动中，腰痛是运动员缺席比赛的最常见原因。超过90%的背部疼痛都会自愈（自行消退），所以对于运动员的中背部（胸椎）和下背部（腰椎）疼痛病症尚未找到确切原因。

与中背部和下腰背相关的疼痛可由肌肉、韧带、椎间盘、神经、关节或器官引起。脊柱由椎骨组成，这些椎骨被凝胶状的椎间盘分开。脊柱由大约33块椎骨（12块胸椎和5块腰椎）和23个椎间盘组成。与果冻甜甜圈类似，椎间盘由一种称为髓核的胶质物质构成，其周围被称为纤维环的结缔组织所环绕。椎间盘起到了脊椎"减震器"的作用，防止椎骨间直接接触。脊柱被各种各样的软组织覆盖，包括肌肉、肌腱、韧带和筋膜。

本章将讨论与运动员常见损伤有关的背部损伤出现的主要原因。为了获得最佳的运动能力以及尽量减少损伤，运动员应该了解基本的诊断标准和初步治疗方案。

## 背部损伤

# 腰椎扭伤或拉伤

## 常见原因

扭伤是韧带过度拉伸或撕裂造成的韧带损伤。拉伤是肌肉纤维过度拉伸或撕裂造成的肌肉损伤。扭伤或拉伤引起的疼痛是组织受力超出其柔韧范围的结果。它们几乎可以发生在所有体育运动中，包括接触类体育运动（例如橄榄球运动）和非接触类体育运动（例如保龄球运动）。腰椎和胸椎部位包含多层韧带和肌肉，因此往往难以确定是哪根韧带或哪块肌肉发生了扭伤或拉伤。扭伤和拉伤是运动员产生腰痛的常见原因，而且常见于20~40岁的运动员中。

## 识别方法

腰椎扭伤或拉伤通常发生在体育运动期间，并会在24小时内变得更为严重。在损伤后的第二天，运动员的不适感增加。最常见的症状是下腰背疼痛、僵硬和痉挛，疼痛偶尔会放射到臀部。这种放射到臀部的疼痛被称为牵涉性痛，且不会被神经刺激引起（神经刺激引起疼痛的例子：坐骨神经痛）。下腰背的小块区域内通常能感到压痛。某些活动或动作会加剧疼痛，包括弯曲或拱起背部，但疼痛往往在坐下或躺下之后得到缓解。

竖脊肌是背部最大块的肌肉，它沿着脊柱纵向延伸，帮助脊柱伸展（向后倾）。其他主要肌肉（例如多裂肌群）的位置更深且更靠近椎骨，它们横向延伸，其功能是帮助脊柱旋转并保持稳定。脊柱的最小和最深层肌肉的长度较短，它们的主要功能是和韧带一起提供局部稳定性。腹肌和深层髂腰肌的主要功能是维持脊柱稳定，使脊柱向前屈曲。一般情况下，如果损伤不是创伤性的或较严重的，在受伤后的第一个月内，没有必要拍X线片。

## 治疗方法

任何腰椎扭伤或拉伤的初始治疗方法都包括每日冰敷疼痛部位3~4次。每次冰敷都应该间隔进行，敷5分钟停5分钟。如果运动员对特定药物没有过敏史或胃肠不适，可以使用非处方消炎药物（例如布洛芬）和止痛药（例如对乙酰氨基酚）来缓解疼痛和炎症。下面这些步骤将有助于缓解疼痛和炎症。在一般情况下，要保持休息，也就是说避免参加加剧疼痛的活动，最好是卧床休息。如果疼痛在48小时内没有改善，并且臀部区域感觉缺失，下肢无力或者肠道、膀胱失控就要咨询医生。

## 腰椎扭伤或拉伤 >续

一旦排除了严重损伤，就可以加入其他治疗方法，例如使用更有效的处方消炎药、肌肉松弛剂，进行物理疗法、整骨推拿、脊椎指压治疗、医学按摩和针灸，以加快恢复过程。物理治疗的重点在于进行腿部和下背部肌肉的拉伸训练，以恢复正常的腰椎曲度，增强腹部和腰部肌肉力量，为核心提供帮助。还可以根据需要使用冰敷、电刺激和超声波，以缓解疼痛和炎症。重点加强核心肌群（胸、腰、骨盆、腹）的训练可以进一步稳定脊柱，并且有助于防止未来再次受伤。

### 重返体育运动

一旦可以完成全范围关节活动，并且在进行日常生活中的简单活动时没有任何疼痛，运动员就可以参加交叉训练和体育运动，在参与过程中以不感觉疼痛为限度。运动员通常在受伤3~6周后可以重返体育运动。

# 脊柱区域软组织挫伤

## 常见原因

脊柱区域软组织挫伤，通常也称为瘀伤，经常发生在腰椎和胸椎部位。挫伤是软组织直接受到局部创伤而造成的，可能发生在接触类体育运动中，例如美式橄榄球、篮球、足球、拳击或武术运动，或者运动员在非接触类体育运动中意外撞到了坚硬物体。钝性创伤的力量如果足够大，将导致细胞破裂，进而造成软组织损伤。有时会导致局部血液淤积，称为血肿。

## 识别方法

腰椎扭伤或拉伤（见p.201）产生的疼痛在大约受伤后24~48小时后达到顶峰，而挫伤引起的局部疼痛在未来的数天内会逐渐加重。疼痛通常被描述为钝痛和非放射性的，触摸时疼痛会加剧。应寻找瘀伤迹象（皮肤表面黑色和蓝色的变色称为瘀斑），并查看特定部位是否存在明显的瘀伤和压痛。X线片或其他影像学检查可以排除更严重的损伤，如脊柱压缩性骨折（见p.211）或器官损伤（例如脾破裂），这些可能引发更严重的创伤并发症。

## 治疗方法

挫伤的治疗方法类似于治疗腰椎扭伤或拉伤的方法，包括休息、冰敷，以及初期服用消炎药物。如果挫伤或压痛在几天内没有得到缓解，请咨询医生做进一步评估。此外，器官损伤的感觉可能类似于背部疼痛，肺萎陷和肾挫伤是典型的例子，运动员可能会感到季肋部（肋骨底部以下的下腰背）或胸部不适。如果疼痛在几天之内没有消退，或伴有腹痛或呼吸困难等症状，就必须要咨询医生。

## 重返体育运动

在挫伤之后，运动员只要背部恢复正常的关节活动度，并且不再疼痛，就可以重返体育运动。通常情况下，就重返体育运动的时间而言，接触类体育运动的运动员比非接触类体育运动的运动员的恢复时间长一些。如果没有疑似的季肋部损伤（即器官损伤），运动员可在3~6周后重返体育运动。如果怀疑有严重的胁部损伤和器官损伤，运动员可能要停止运动几个月，具体时间由医生决定。

# 腰椎间盘退行性疾病

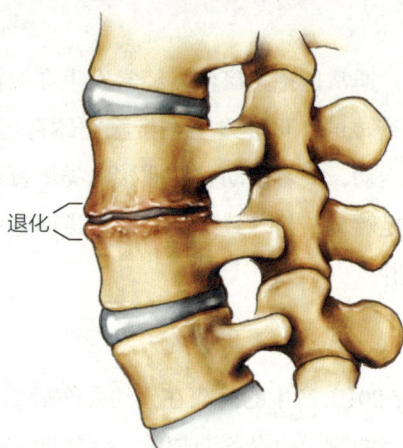

退化

## 常见原因

腰椎间盘退行性疾病（Degenerative Disc Disease，DDD）是一个通用名词，指椎间盘在机械和结构上的变化，可随着身体的自然衰老而导致椎间盘退行性改变。这不是一个真正的疾病过程，因为这是一般人随着时间的推移而发生的正常变化。椎间盘退行性疾病会导致椎间盘变干，使其失去柔韧性，有时会使椎间盘变扁平，从而增加相邻椎体的压力。随着时间的推移，可能会形成骨刺，椎间关节变得更容易出现炎症，并且韧带增厚。

有多种理论可以解释腰椎间盘退行性疾病形成的潜在原因。虽然体育运动可能会加重腰椎间盘退行性疾病的疼痛，但它们不会引发腰椎间盘退行性疾病。最近的文献表明，对于腰椎间盘退行性疾病而言，遗传因素比环境因素的影响更大。先前有过椎间盘损伤的人更容易出现椎间盘恶化和疼痛。

## 识别方法

在影像学检查中，腰椎间盘退行性疾病通常是无症状的，被认为是附带发生的，不需要治疗。影像学上发现的退行性程度未显示与症状的程度有很好的相关性。那些出现腰椎间盘退行性疾病症状的运动员可能会感到腰部疼痛，这种疼痛通常不是特异性的，而且很难确定。如果椎间盘退变导致背部脊神经受压，可能会导致坐骨神经痛的症状出现（见p.208）。X线片和磁共振成像可以显示腰椎间盘退行性疾病的迹象，但是，如前所述，这些检查结果并不一定与症状有较强的相关性。

## 治疗方法

有多种方法可以治疗有症状的腰椎间盘退行性疾病。如果短时间的休息和温和的止痛或消炎药物无法缓解症状，医生可能会让运动员口服类固醇来缓解炎症，然后在一周内重新评估运动员的损伤情况。如果疼痛或神经症状恶化，则医生会在更短的时间内进行评估。

如果没有特别令人担心的问题，运动员就可以开始一个以伸展训练为主的物理治疗，通过训练来减轻椎间盘的压力。腰部（核心）的增强力量和伸展训练有助于运动员恢复正常功能。如果症状开始改善，运动员可以逐渐开始运动。治疗这种病症最重要的原则是运动员接受指导并坚持执行核心力量训练和柔韧性训练计划。

## 重返体育运动

治疗的进展以运动员的疼痛情况和忍受活动的能力为指导。患有腰椎间盘退行性疾病的运动员偶尔会出现背部阵痛，因此他们需要定期进行增强核心肌肉力量训练以及腰背和下肢肌肉的伸展训练及力量训练，以减少疼痛的复发。对于受腰椎间盘退行性疾病困扰的运动员，需要谨慎参加所有训练，包括普拉提和瑜伽。运动员应避免超出关节活动度的动作，这些动作可能会导致病情加重，例如可以修改普拉提和瑜伽的训练内容，避免执行过度用力的屈曲动作。

## 纤维环撕裂和椎间盘突出

### 常见原因

纤维环撕裂和椎间盘突出是椎间盘的损伤。因为可以在患有脊柱疼痛的患者和健康人群的影像学检查中发现这种损伤，所以很难根据影像学检查结果确定是否有急性损伤和症状性损伤。

纤维环撕裂是由纤维环（椎间盘外层）破裂引起的，同时没有明显的椎间盘突出症状。椎间盘突出是指椎间盘受到损伤，髓核从椎间盘的环形层中流出，环形层不再含有髓核，由于化学刺激、炎症或者脊髓神经受到挤压，而引起椎间盘本身的疼痛（又称为椎间盘疼痛）。椎间盘的相关疼痛有两种基本机制。一种与化学刺激有关，这种化学刺激是由椎间盘内部环境中固有的各种液体引起的。这些液体有助于滋养和保护椎间盘，但当它们脱离其外壳时，会对周围的软组织和神经造成刺激。产生疼痛的另一种机制是椎间盘组织对包括神经在内的邻近结构的直接机械挤压。

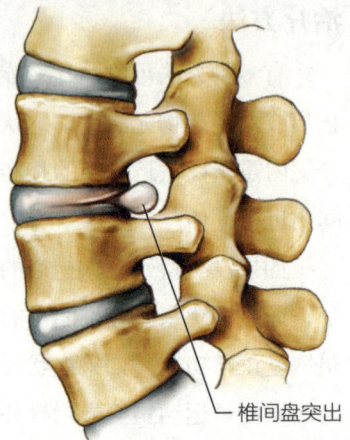

└ 椎间盘突出

腰椎间盘突出在运动员中很常见，特别是在20~35岁的运动员中。纤维环撕裂和椎间盘突出常见于涉及举重、弯曲和扭转动作的体育运动中以及屈曲性损伤中。从事投掷类和扭转类体育运动的运动员，例如网球、高尔夫、美式橄榄球和棒球运动员等，受伤的风险更高。需要极大关节活动度的运动，例如体操和瑜伽，其运动员受伤的风险也很高。

### 识别方法

患有椎间盘疼痛的运动员通常会出现局部疼痛和非放射性的腰部疼痛。因为坐姿会增加椎间盘的压力，所以患有纤维环撕裂或椎间盘突出的运动员站立时通常比坐着时更舒服。对椎间盘施加更大压力的姿势，例如坐着或弯腰，通常会加重疼痛。任何给椎间盘减压的动作，例如躺着，都有可能改善症状。椎间盘疼痛没有神经系统障碍（无力、感觉丧失或腿痛）。然而，椎间盘突出可能导致坐骨神经痛（见p.208），其症状可能导致疼痛、麻木或针刺感（或不止一种）的症状向下放射到腿部，以及由于脊柱神经的炎症或压迫（或两者兼有）引起的局部肌肉无力。就像其他损伤一样，运动员倾向于靠不疼的一侧进行代偿。

大多数与椎间盘突出相关的不适可能是由炎症引起的，而不是由于椎间盘对脊髓神经的直接压迫。如果运动员的背部疼痛放射到腿部且引起腿部无力，或者出现某些主要警告症状，医生应尽快评估运动员的病情，因为这些症状表明运动员出现了神经根性疼痛或坐骨神经疼痛，可能意味着严重的椎间盘问题。主要警告症状包括膀胱或肠道失控、顽固性疼痛和神经系统功能逐渐丧失，即迅速产生的无力感。

　　如果背痛的症状持续存在，并且怀疑有椎间盘突出，则建议进行磁共振成像检查。但要注意，脊柱在磁共振成像上的显示并不一定与症状或活动受限程度相对应。许多在磁共振成像检查中发现椎间盘突出的患者并没有症状。磁共振成像往往过于敏感，会得到不具有临床意义的信息。但是，如果症状确实与磁共振成像的检查结果相关，那么这些症状很可能就是椎间盘突出引起的。椎间盘造影术是将一根针插入可疑的椎间盘，并将含有染料的混合液体注入椎间盘以重现患者的疼痛，它已被用来诊断椎间盘疼痛，但由于假阳性结果的比率很高，其应用受到了限制。

## 治疗方法

　　症状性纤维环撕裂或急性椎间盘突出的治疗与腰椎间盘退行性疾病相似（见p.204）。如果相对休息和消炎药不能减轻症状，可以考虑口服类固醇药物，然后在一周内重新评估运动员的损伤情况。如果疼痛或神经症状恶化，则应在更短的时间内进行评估。应该留心的症状包括前文提到的主要警告症状。一旦出现任何这些症状，运动员应立即咨询脊柱外科或神经外科医生。

　　如果没有特别令人担心的问题，运动员就可以开始一项以伸展训练为主的物理治疗，通过训练来减轻椎间盘的压力。腰部（核心）的增强力量和伸展训练有助于运动员恢复正常功能。如果症状开始改善，运动员可以逐渐开始运动。如果症状未能改善，疼痛和功能障碍持续存在，运动员可以考虑在X线片（荧光透视）下进行硬膜外类固醇注射以及持续做物理治疗。如果运动员在这些保守治疗下仍然没有好转，可能需要做手术去除部分椎间盘。

　　在极少数情况下，受伤的运动员会突然发生肠道或膀胱失禁或者鞍区感觉丧失（臀部麻木），这时可能需要做磁共振成像检查来评估患者、使用类固醇以及进行紧急手术。这是严重的神经系统病症的迹象，暗示突出的椎间盘已经压迫到椎管中支配身体下半部分的大部分神经。在这种情况下，唯一的治疗方法是做椎间盘减压手术，因为它可能导致进行性和永久性的神经系统障碍，例如瘫痪。

## 重返体育运动

　　运动员重返体育运动的时间取决于具体症状。运动员的疼痛如果已经消退，就应接受物理治疗，包括渐进交叉训练、增强力量训练和重返体育运动训练。运动员需要继续执行物理治疗师制订的家庭训练计划，目标是增强核心肌肉力量、保持柔韧性和减轻脊椎的压力，从而降低复发的可能性。采取保守方法治疗椎间盘突出时，运动员可以在大约6~8周后重返体育运动。如果采用手术减压，运动员通常在整个赛季内或至少3个月内无法重返体育运动。

# 坐骨神经痛

## 常见原因

坐骨神经痛是指脊柱神经发炎和受压，导致下背部疼痛放射到腿部，产生麻木、刺痛、肌肉无力等症状，或这些症状的组合。事实上，被挤压的并不是位于身体下方的坐骨神经。出现坐骨神经痛的常见原因是椎间盘突出压迫（挤压）某一特定的脊髓神经。对于老年运动员来说，坐骨神经痛可能是因为椎管狭窄引起的，即脊椎管局部狭窄。坐骨神经痛会以一种特殊的方式扩散到腿部。除了疼痛，坐骨神经痛还会导致局部肌肉无力，以及麻木和刺痛感。

## 识别方法

磁共振成像通常是识别坐骨神经痛的具体来源的最佳影像学检查手段。然而，并非所有的磁共振成像检查结果都与患者的病情有关。影像学检查结果要与患者的症状相吻合。如果脊柱成像无法清楚地显示患者脊柱症状的病因，而且怀疑其有坐骨神经痛，那么可以考虑进行肌电图检查。

如果运动员患有急性、严重的背部疼痛，并伴有明显的下肢无力，或者存在某些主要警告症状，那么其应该立即接受医学评估，以排除严重的脊神经损伤。需要立即进行医学评估的主要警告症状包括膀胱或肠道控制丧失、顽固性疼痛、神经功能进行性丧失，也就是说，存在明显且迅速产生的无力感。

如果进行了保守治疗，仍出现神经受压的症状，则建议进行磁共振成像检查。重要的是，患者的症状要与磁共振成像上的特定发现有关联。例如，如果运动员的腰部疼痛放射至右腿，而磁共振成像检查结果显示左侧的局部椎间盘突出，那么这一发现与患者的症状不符，也不太可能表明症状的来源。

## 治疗方法

坐骨神经痛有多种治疗方法。如果休息和使用温和的止痛和消炎药无法缓解症状，医生可能会让运动员服用口服类固醇来缓解炎症。运动员可能会开始一个以增强核心力量和伸展训练为重点的物理疗法，这有助于运动员恢复正常的功能。医学按摩也可能有利于放松高渗组织，还有助于调动该区域的炎性液体。如果症状开始缓解，运动员可以重返体育运动。如果症状没有得到缓解且持续存在，运动员还可以考虑在X线片的引导下进行硬膜外类固醇注射。如果在这种保守治疗中症状仍然没有任何缓解，运动员可以考虑通过手术来减轻受压神经的压力。在极少数情况下，当出现任何主要的警告症状（膀胱或肠道失禁、顽疾性疼痛、明显且迅速加重的无力感）时，运动员应立即咨询脊柱外科医生。如前所述，这些都是潜在的严重神经损伤的迹象。在这种情况下，椎管中的神经可能受损，而且可能导致脊髓损伤，唯一的治疗方法是紧急手术减压，因为这种情况可能导致进行性和永久性的神经系统障碍，例如瘫痪。

### 重返体育运动

类似于有症状的椎间盘疼痛，能否重返体育活动或进行康复训练取决于运动员的症状。运动员运动时应该是没有疼痛的，并且应该制订一个物理治疗计划，包括核心柔韧性训练、增强核心力量训练、渐进交叉训练，以及重返体育运动训练。运动员应继续执行受监测的训练。采取保守方法治疗神经受压时，运动员可以在大约6~8周后重返体育运动。如果采用手术减压，运动员通常在整个赛季内或至少3个月内无法重返体育运动。

# 横突骨折

## 常见原因

横突是从椎体两侧延伸出来的骨性突起。横突骨折通常由高能量的创伤引起，例如直接钝伤（剧烈的足球铲伤）、用力侧弯或腰肌被强力拉扯导致的横突撕脱。这些损伤在接触类或碰撞类体育运动中很常见，特别是背部发生碰撞时很容易发生，例如在美式橄榄球、英式橄榄球、曲棍球运动中以及在滑冰和骑马时摔倒。

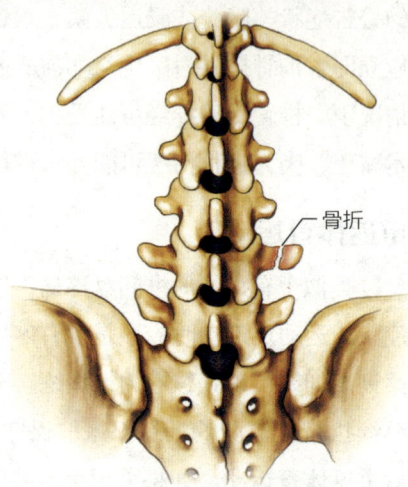

骨折

## 识别方法

横突骨折是一种稳定的骨折，通常没有神经系统症状。体格检查通常会显示骨折部位压痛，有时会出现挫伤。疼痛可能对脊柱运动产生不利影响。导致骨折的高能撞击，也可能导致严重的内脏器官损伤。这种潜在的器官损伤取决于横突骨折的程度。如果横突骨折发生在中背部（胸椎），那么肺、主动脉或胰腺可能会受到影响；如果发生在脊柱下部，那么肾就会处于危险中。横突骨折直接导致脏器损伤是很罕见的，然而，评估任何腹部不适症状都非常重要。如果运动员呼吸困难，这可能意味着肺损伤；如果运动员排尿疼痛（例如尿血），这可能是肾损伤所致（见p.194）。X线片可以检测到骨折，但也经常会忽略这些损伤，而且无法排除可能存在其他潜在的相关内脏损伤。如果诊断有问题或怀疑存在内脏器官损伤，建议做CT。

## 治疗方法

轻度横突骨折的治疗方法通常包括冰敷、使用止痛剂和软支架以及后续进行物理治疗。物理治疗的目标是缓解疼痛、恢复运动、增强柔韧性和核心力量。

## 重返体育运动

一旦疼痛得到充分缓解，运动员能够活动，就可以逐步开始训练。随着疼痛消退，运动员可以开始体育运动专项训练，目标是在疼痛完全消失后获得全关节活动度和重返体育运动。如果脏器受损，则不能批准运动员重返体育运动。年轻运动员的骨折愈合大约需要6~8周，仅在周末训练的运动员和年龄较大的运动员大约需要3个月。

# 脊柱压缩性骨折

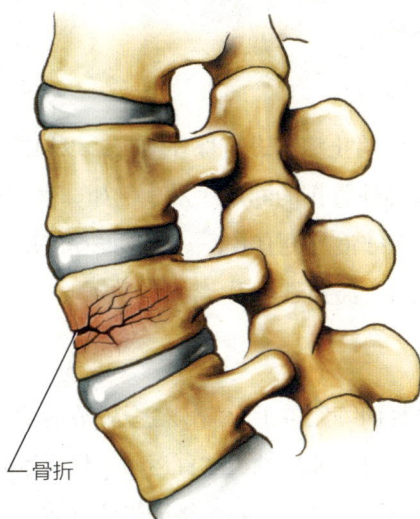

骨折

## 常见原因

脊柱压缩性骨折是指椎体骨折，导致骨骼受压。它是由运动员的胸椎或腰椎突然受到巨大的外力引起的。当力量足够大时，椎体自身可能会塌陷。脊柱骨折在体育运动中并不常见。可能发生这种损伤的体育运动包括英式橄榄球和美式橄榄球运动；可能从高处跌落的骑马、体操和田径运动；涉及高速碰撞的体育运动，例如滑雪或骑自行车（运动员可能以屈曲姿势摔倒）。对于有过骨质流失史的老年运动员，或者患有骨质疏松症等导致骨质流失的运动员，即使发生较轻微的创伤，也可能导致压缩性骨折，但这种创伤通常不会导致年轻运动员骨折或出现任何其他创伤。应当指出的是，骨质疏松和骨质流失并不只发生在老年运动员身上，这种情况在年轻运动员身上也可以看到，例如女性耐力运动员。

## 识别方法

发生脊柱压缩性骨折的运动员会感到剧烈疼痛，而且几乎做任何动作都会使疼痛加剧，特别是屈曲动作。通常情况下，发生脊柱压缩性骨折后不会出现神经功能障碍，除非有一块反向冲击的骨碎片（进入椎管的碎片）撞击到脊髓或脊髓神经。如果怀疑有神经系统损伤，例如在创伤期间手臂或腿部瘫痪，或者有其他神经系统症状，例如麻木、刺痛或腿部无力，应立即对运动员进行固定并将其送往医院急诊室进行全面的脊柱评估，用X线片进行诊断，以排除脊髓损伤。如果怀疑有神经损伤，则需要

## 脊柱压缩性骨折 >续

对腰椎进行磁共振成像检查。

## 治疗方法

脊柱压缩性骨折通常使用止痛药进行保守治疗，以控制疼痛，然后戴6~12周护具，随后是物理治疗。压缩性骨折的固定手术，例如球囊后凸成形术或椎体成形术，在医学文献中尚未显示比保守治疗更有效，一般不推荐使用。在极少情况下，尤其是在骨折导致神经系统受损时，需要进行手术治疗。

## 重返体育运动

脊柱压缩性骨折的康复训练侧重于无痛恢复全关节活动度，应该包括增强核心肌肉力量训练和适应性训练。对于非接触类体育运动，只要运动员恢复无痛全关节活动度，大概12周后就可以重返体育运动。对于接触类体育运动员，应该告知运动员再次骨折的风险，而且提醒他，必须权衡利弊。再次骨折或椎骨塌陷可能导致体位改变，并在未来导致疼痛病症。如果怀疑运动员患有骨质疏松症，应建议其进行骨质疏松测试。

## 腰椎爆裂性骨折

### 常见原因

腰椎爆裂性骨折是由轴向负重（从上到下）和脊柱弯曲共同引起的。在腰椎爆裂性骨折中，力会导致椎骨像椒盐脆饼一样爆裂，而不是像压缩性骨折那样自行塌陷。在这类骨折中，一块骨头碎片可能会卡在椎管内。最严重的时候，骨头碎片可能卡入椎管，并损伤脊髓。在脊柱容易受到高速撞击或有从高处坠落风险的体育运动中，运动员就可能出现这种损伤。攀岩运动员、骑马运动员、美式橄榄球运动员（尤其是那些可能被腾空抛出或头朝下摔倒的运动

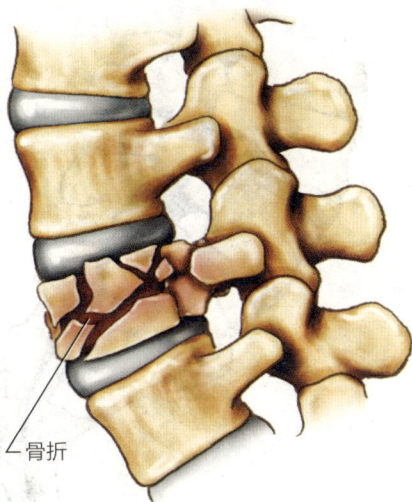

└ 骨折

员）、跳台滑雪运动员和悬崖潜水员都面临腰椎爆裂性骨折的风险。

### 识别方法

现场处理这种损伤时要非常小心、谨慎，这种损伤应被视为医疗紧急情况。如果四肢出现任何无力症状或者创伤导致了急性脊椎疼痛，则应该由经过训练的专业人员立即将运动员固定在脊椎固定板上，然后将其送往急诊室。腰椎爆裂性骨折产生的骨头碎片刺入椎管可能导致运动员的脊髓损伤，进而导致他们双腿瘫痪（胸和腰段爆裂性骨折）以及肠道和膀胱失禁。

### 治疗方法

到达急诊室之后，发生脊髓损伤的运动员将接受高剂量的类固醇静脉注射、磁共振成像检查和手术评估。发生脊髓损伤的运动员在进行手术后，很可能需要住院进行强化康复训练，以让神经损伤恢复最佳功能。在适当的时候，康复咨询师、物理治疗师或康复科医生可能会建议运动员参加其他体育运动项目，以适应运动员的未来发展。

### 重返体育运动

运动员手术后的恢复取决于神经损伤的程度，有可能完全恢复，也有可能永久性瘫痪。康复期长达 12 个月，持续性康复训练通常会持续数年或一生。出现这些损伤之后，通常不允许运动员再参加高速撞击类和高风险体育运动。

## 腰椎峡部裂和滑脱

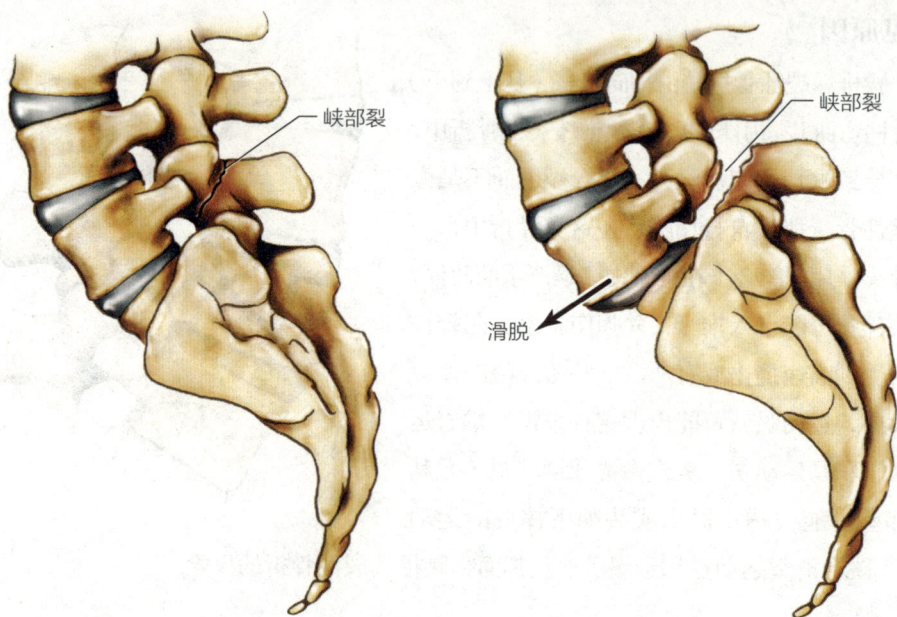

峡部裂

峡部裂

滑脱

### 常见原因

腰椎峡部裂是一种发生在脊椎后部（被称为关节间部）的应力性骨折。这种损伤是由反复过度伸展（向后弯曲）腰椎造成的，常见于骨骼尚未完全成熟的青少年运动员。峡部裂在体操、摔跤、美式橄榄球和网球等涉及脊柱反复扭转和负重的运动中很常见。峡部裂在女性中比在男性中更常见。它通常发生在最低一节腰椎或倒数第二节腰椎（L4和L5）处。

腰椎滑脱（滑移）是指一个椎体相对于另一个椎体的滑脱，有各种类型的滑脱。在运动员中，滑脱通常是由椎体两侧的应力性骨折（特别是峡部应力性骨折）引起的，它会使椎体向前滑动。

### 识别方法

腰椎峡部裂的症状通常被描述为腰部钝性疼痛，疼痛有时会放射到臀部。运动员在体检时伸展身体往往会出现疼痛，但是没有神经系统障碍。如果青少年运动员伸展身体会发生疼痛且包括止痛和短期治疗在内的保守治疗无效果，则应该怀疑其有腰椎峡部裂。腰椎峡部裂的早期评估是防止出现进一步损伤的关键。因为脊柱X线片可能无法显示早期问题，所以如果怀疑运动员患有腰椎峡部裂，通常建议做骨扫描。另外，如果怀疑存在峡部应力性骨折，而X线片和骨扫描检查结果为阴性，那么高磁场磁共振成像检查和螺旋CT可能会有帮助。

滑脱通常不会导致疼痛。但是，如果脊柱神经根受到刺激或由于椎体滑脱而受到压迫（或两者皆有），可能会导致坐骨神经痛。滑脱可以通过普通X线片确诊。需要拍伸展和屈曲体位的X线片，用来评估滑脱程度是否随着脊柱活动而变化，这将显示脊柱水平的不稳定性，并被认为是导致疼痛的主要原因。如果有坐骨神经痛症状或椎管狭窄，对腰椎进行磁共振成像检查是很有帮助的。滑脱的等级划分为Ⅰ~Ⅴ，每一等级代表着椎体相对于正下方椎体的进一步滑移。Ⅲ级、Ⅳ级和Ⅴ级的滑脱应该考虑手术治疗。在保守治疗之后仍然有放射到小腿的疼痛，或者存在有症状的、不稳定的脊椎滑脱，也要考虑手术治疗。

## 治疗方法

遭受急性腰椎峡部裂的运动员需要穿上矫正护具来防止脊柱伸展，疼痛消失后继续穿6周。治疗的持续时间取决于伤病症状、疼痛程度以及压力性反应或骨折情况。

对于没有在早期发现问题的运动员，症状最终可能由腰椎峡部裂或腰椎滑脱引起的神经压迫进而发展为慢性反复疼痛。在必要时，这些运动员的治疗药物应包括止痛剂或消炎药物（或两者）、肌肉松弛剂和阿片类药物。物理治疗应侧重于稳定核心、复位脊柱、强化盆底和改善生物力学机制。对于有持续坐骨神经痛症状的患者，可采用硬膜外类固醇注射。

## 重返体育运动

患有腰椎峡部裂或滑脱的运动员不允许参加体育运动，但是可以进行冲击较小的有氧运动，例如穿上护具骑自行车。物理疗法包括有氧运动、拉伸下肢肌肉和增强核心肌肉力量的训练。按照物理治疗师的指导，运动员坚持进行日常增强核心力量训练对预防症状复发非常重要。被诊断出急性腰椎峡部裂或腰椎滑脱之后，运动员可能需要3~12个月才可以重返体育运动，具体时间取决于愈合的进展和根据X线片评估的脊柱稳定性。运动员要有限度地重返体育运动，以不加剧疼痛为宜。

## 椎间关节疼痛

### 常见原因

椎间关节又被称为脊椎关节或关节突关节，位于脊柱的后方和外侧，它们连接着相邻椎体的后部或后方。椎间关节疼痛是由椎间关节炎症引起的。椎间关节是一个滑膜关节，在受伤或发炎时可能会肿胀。涉及扭转动作的运动员，例如高尔夫球手、网球运动员和棒球投手，都是存在椎间关节疼痛风险的人群。

### 识别方法

患椎间关节疼痛的运动员会主诉存在局部腰部疼痛，伸展和扭转身体会加重疼痛，而弯曲身体能够缓解疼痛。疼痛往往会放射到同侧臀部。然而，在临床检查中不易发现椎间关节疼痛。在疑似病例中，可以通过诊断性椎间关节注射或诊断性内侧支阻滞来确诊，即用麻醉剂阻断为椎间关节提供感觉的神经。

### 治疗方法

椎间关节疼痛的初期治疗方法是冰敷、使用止痛剂和消炎药。运动员应避免进行那些引起疼痛的活动，还应该进行侧重于增强核心肌肉力量和伸展腿部肌肉的物理治疗，也可以用超声波、冰敷和湿热来缓解疼痛。运动员在初期治疗阶段应避免伸展脊柱，但是在症状得到控制之后，要逐渐进行拉伸运动。运动员需要学习如何在运动中使用核心肌肉，以防止脊柱过度伸展，避免拉伤椎间关节。如果这些方法都不能缓解疼痛，必须考虑其他疗法，包括脊柱干预疗法，例如在X线片透视的引导下给关节注射阻滞药物，阻断控制受损椎间关节的神经。

### 重返体育运动

一旦在锻炼和体育运动专项训练中疼痛没有加剧，核心肌肉力量得到增强，运动员就可以重返体育运动，并且在相对较短的时间内（2~3周）就可以重返体育运动，前提是仅出现滑膜炎。但是如果椎间关节发生改变，则运动员可能需要更长的时间（3个月或以上）才可以重返体育运动。患有慢性椎间关节疼痛的运动员可以继续参与体育运动，但是需要改变运动强度。如果运动员愿意在运动后的第二天忍受稍微加重的疼痛，继续参与体育运动也没有风险。患慢性椎间关节疼痛的运动员在参加体育比赛之前，有时需要预先服用非处方消炎药，但不建议采用这种方法。长期使用消炎药可能导致副作用，例如胃炎或胃溃疡，以及潜在的肾衰竭风险。消炎药还可能掩盖症状，使运动员继续参加比赛，从而增加进一步受伤的风险。

## 第11章

# 髋关节和骨盆损伤

迈克尔·M. 威尼克（Michael M. Weinik），DO；里德·C. 威廉斯（Reed C. Williams），
MD；伊利亚·伊戈尔尼科夫（Ilya Igolnikov），MD

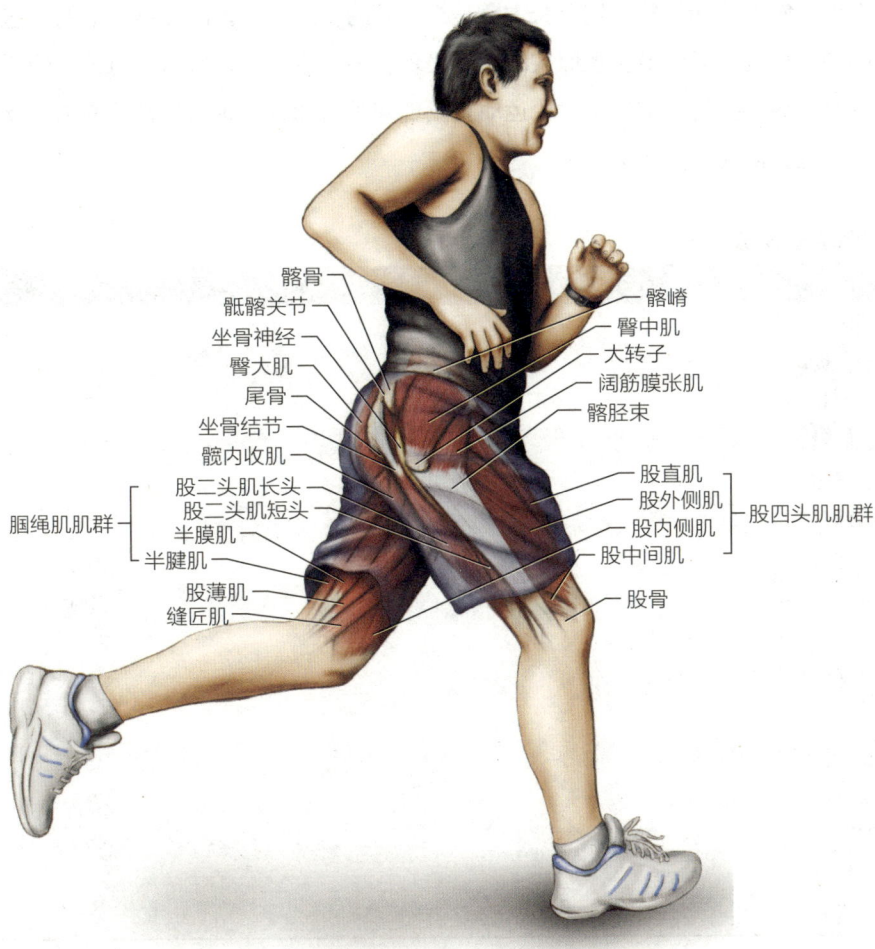

髂骨
骶髂关节
坐骨神经
臀大肌
尾骨
坐骨结节
髋内收肌
股二头肌长头
腘绳肌肌群 股二头肌短头
半膜肌
半腱肌
股薄肌
缝匠肌

髂嵴
臀中肌
大转子
阔筋膜张肌
髂胫束
股直肌
股外侧肌
股内侧肌 股四头肌肌群
股中间肌
股骨

非常感谢费迪南德·J. 福莫索（Ferdinand J. Formoso）对本章的贡献

　　总体来看，体育运动中髋关节和骨盆损伤的发生率并不高，跑步运动员为5%，曲棍球运动员为18%。闭经女性发生应力性骨折的概率较高，男性发生运动疝等损伤的概率较高。随着男性和女性平均寿命的增加，而且成年后期继续保持体育活动的趋势有增无减，似乎每一位运动员都可能遭受与体育有关的髋关节或骨盆损伤，而几乎每种竞技体育运动都需要髋关节和骨盆的强大支持。

　　很难对髋关节和骨盆损伤进行护理，因为髋关节和骨盆是将力和爆发力从腿部转移到躯干的耦合结构（反之亦然）。它们有助于吸收、减轻和分布跑步和跳跃带来的冲击；而且为爬、蹲、屈体、站立和这些动作之间的所有过渡动作提供柔韧性。与髋关节和骨盆相连接的肌肉是我们身体上最大块和最有力的肌肉，它们往往以最长的力臂作用于髋关节和骨盆，这个长力臂是根据腿的长度和身体的高度形成的。这个神奇的解剖结构能让运动员实现惊人的运动表现。但不幸的是这些结构对身体的要求很高，有时会导致损伤。本章将讨论运动员出现髋关节和骨盆损伤的常见原因以及识别和治疗这些损伤的方法。

## 髋关节和骨盆损伤

# 内收肌肌腱炎

## 常见原因

下肢肌腱炎在运动员中相当常见，这是因为在许多体育运动中，运动员的下肢会受到很大的张力。虽然传统意义上将这些下肢损伤归为有炎症的肌腱炎，但是许多临床医生现在将这些损伤视为退行性过程而非持续性肌腱炎的结果。而内收肌肌腱炎通常是一种与髋关节内收肌起点反复拉伤相关的慢性损伤。肌肉起点的轻微撕裂并不足以引起出血，因此没有触发愈合过程，从而导致损伤慢慢加重。内收肌肌腱炎通常以轻微损伤开始，在康复不当或康复效果较差的情况下，随着运动员继续参加比赛，曾经轻微的损伤将导致功能丧失。达到某种程度后，甚至肌腱起点受到最小的应力也会产生疼痛。为了尽量缓解疼痛，运动员需要调整动作姿势，从而使损伤部位局部无力，并最终丧失耐力。下肢肌腱炎往往发生在特定体育运动中，其中大部分内收肌损伤发生在足球运动员、冰球运动员、体操运动员和骑马运动员身上。

## 识别方法

内收肌肌腱炎的识别主要依据运动员的病史和体格检查。体格检查包括检查髋关节内收肌起点沿线和耻骨内侧边缘沿线（大腿和腹股沟）是否有明显压痛。如果诊断仍然存在可疑之处，做超声检查或磁共振成像可能有助于确定损伤的精确位置和严重程度。

## 治疗方法

内收肌肌腱炎的传统治疗方法包括物理治疗、使用止痛剂和消炎药物以及局部注射麻醉剂和皮质类固醇。如果采用这种保守方法6个月后症状没有改善，可能需要考虑手术，这涉及切开主要肌腱附着处，然后将它重新与耻骨连接。物理治疗通常包括按摩、拉伸、经皮神经电刺激（Transcutaneous Electrical Nerve Stimulation，TENS）和主动增强髋关节周围肌肉群的力量。然而，主动物理治疗已被证明仅对大约1/3的患者非常有帮助。消炎药的疗效尚未得到证明。局部注射麻醉剂和皮质类固醇通常只能短期缓解症状，而无论是否有辅助增生疗法，经皮肌腱切开术的使用都已获得了支持治疗的初步证据，但治疗结果并不尽如人意。另一项研究表明，只有63%的运动员在手术后能够恢复以前的能力水平。

虽然传统治疗方法成效不佳，但是未来仍有望进一步查明生物力学异常，且新兴的理疗方法也将越来越有效。

## 重返体育运动

一旦症状消退（这可能需要长达6个月的时间），运动员就可以重返体育运动，但恢复以前的能力水平的失败率高达25%。运动员无须使用护具或绷带。

## 髋关节骨炎

### 常见原因

骨关节炎（Osteoarthritis，OA）有时也被称为退行性关节病，大约有12%的25~75岁的美国人受其影响。髋关节骨炎通常是非炎症性疾病过程，是连接到髋关节关节窝（髋臼）的股骨头遭到破坏，以及容纳股骨头的髋臼发生退化造成的。关节透明软骨表面由于磨损而消失导致关节空间变窄、软骨下囊肿形成和边缘骨骼生长（也称为骨赘），这些病理变化的确切原因尚未确定，但是生理和生物力学因素很可能对病变过程产生影响，例如年龄较大、肥胖、遗传、关节对齐、关节松弛（可能归因于髂股韧带和髋臼唇变性或撕裂或两者兼有）和肌肉无力。

反复的髋部动作，以及涉及站立、行走、跑步、攀爬和蹲举重物的长时间耗费体力的身体动作，都可能导致该病症加剧。参加需要单腿支持或旋转髋关节的体育运动的运动员的骨炎疼痛发生率特别高，例如网球、其他持拍类运动或田径运动员。在体育运动期间不断使用单腿进行支持，会导致通过下肢转移的力高达身体质量的14倍。对于缓慢发展的、日常活动无症状的髋关节骨炎患者，在髋关节受到异常压力的情形下可能会引发症状。

### 识别方法

虽然髋关节骨炎的发病症状通常很隐蔽，逐渐加重的疼痛只有在运动过程中才能被感觉到，但是在一段时间不运动之后，运动员大多会出现典型的疼痛和僵直症状。疼痛可发生在腹股沟或者臀部侧边，而且可能向下放射到大腿，甚至到膝部。骨炎导致的髋关节疼痛往往会在休息后得到明显缓解。有严重骨炎症状的运动员也可能主诉臀部肌肉无力，部分原因是疼痛抑制。

通常通过标准的髋关节X线片来诊断髋关节骨炎。如果医生根据体检结果怀疑运动员存在髋关节骨炎，例如髋关节的被动活动范围受限和运动时出现疼痛，尤其是做内旋动作时，就需要拍X线片确诊。髋关节磁共振成像可以更详细地评估关节面（软骨和软骨下骨）的损伤、磨损、炎症和退行性变化状态，以便为软组织（盂唇、韧带、肌腱、关节囊和肌肉）提供支持。

### 治疗方法

髋关节骨炎的初始治疗采用保守治疗方法，包括改变生活方式、采用物理治疗、服用营养补充剂和药品。对于超重的患者，减重可能是缓解症状的重要手段之一。对于某些患者，减肥就足以缓解髋关节疼痛。

物理治疗和运动方案包括恢复关节活动度，有针对性地加强核心、骨盆带和大腿肌肉组织，做一些本体感受和协调训练，并完成一些专业运动任务，这些方法可以有效缓解症状。尽管一些可供参考的文献是根据病理的严重程度来进行治疗的，在急性期和亚急性期，采用冷热疗法可能会有所帮助。软组织松动术包括肌筋膜放松术、主动释放疗法和治疗性按摩，有助于缓解关节周围相关的肌肉疼痛。

止痛剂，主要是非甾体抗炎药，是治疗骨关节炎的主要药物。对乙酰氨基酚也很适合有轻度到中度症状的运动员，以及对非甾体抗炎药有禁忌证或不耐受的运动员。在某些情况下，在具有轻度屈曲和外展（或二者兼具）的情况下，使用拐杖或髋关节支架来承受不太重的重量可能会暂时缓解疼痛。

如果经保守治疗后症状仍然存在，运动员应谨慎使用超声或荧光镜引导的关节腔内注射可的松（糖皮质激素），因为人们已经认识到，重复注射对软骨表面是有害的。关节内富血小板血浆注射和干细胞治疗方法已引起人们的关注，并获得了部分专业人士的认可。但是仍然缺乏令人信服的研究和广泛的支持。髋关节关节镜手术的最新研究表明，该手术可以治疗可以导致髋关节骨关节炎的盂唇和关节外突（即关节松弛、盂唇撕裂或退行性病变或二者兼具）。有症状的中度至重度髋关节骨炎伴有相关的功能障碍，如果不进行长期的非手术治疗，可能无法改善病情，患者需要转诊进行手术咨询，以确定是否进行全髋关节置换手术。

## 重返体育运动

根据规定保守治疗4~6周后，运动员可以逐步进行针对重返体育运动的康复治疗，同时要密切关注症状是否再次出现。如果症状复发，运动员应避免参与诱发症状的活动，并重新接受相对休息、物理治疗和药物治疗。此时运动员需要进行其他高级成像检查，例如磁共振成像。运动员必须能够在整个运动范围内相对无痛地运动和使用全部力量，并具备特定运动所需的速度和灵活性，才能重返体育运动。

## 髋关节滑囊炎

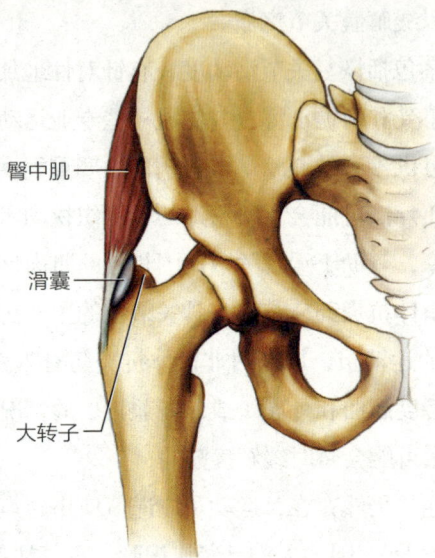

臀中肌

滑囊

大转子

### 常见原因

髋关节滑囊炎（常被称为股骨粗隆滑囊炎、髋关节外部旋转肌肌腱炎或股骨粗隆疼痛综合征）较为常见，特别是在年轻运动员中。它用于描述该区域任何或所有囊的炎症或肌腱的慢性退行性病变，并伴有相关的新血管形成，但没有急性炎症的迹象。

髋关节滑囊炎通常是由活动期间肢体姿势的变化引起的，例如内收（下肢向身体运动）或髋关节内旋，这让滑囊受到异常压力，从而引发刺激和发炎。髋关节滑囊炎在长跑运动员中很常见，而肌腱炎通常与下肢的其他病症有关，例如骨关节炎或类风湿关节炎、髂胫束过紧和双腿长度不一。髂胫束过紧还会导致滑囊对大转子的压力增加，导致大转子被刺激的可能性增大。

### 识别方法

髋关节滑囊炎最常见的症状是大腿外侧疼痛，并向下放射到膝盖外侧。夜间疼痛很常见，可能患者不能以患侧躺下。在行走、跑步或攀爬等活动中，症状会加剧。这种病症有时会急性发作，但最常见的是慢性加重。

医生不需要实验室或者影像学检查来诊断髋关节滑囊炎。通常情况下，诊断基于运动员的病史和彻底的体格检查。在体格检查中，要先触诊运动员的大转子试图引发压痛。然而，压痛点可能会出现在沿大腿侧面的任意位置。强制被动内收或主动外展

（下肢远离身体的动作）以及髋关节抗阻外旋可能会加重症状。应该评估运动员是否存在髂胫束过紧以及精确测量其双腿的长度是否一致。超声检查或磁共振成像有助于明确诊断疑难病例。

## 治疗方法

治疗方法可分为肌肉骨骼治疗和药物治疗。肌肉骨骼治疗包括相对休息、局部热敷和治疗性超声波，以减轻疼痛和促进周围组织的伸展；进行拉伸运动；纠正肌肉力量失衡；纠正双腿长度差异（如果存在）。药物治疗包括服用止痛药物和消炎药物、注射皮质类固醇。要想得到长期性的缓解，通常需要兼顾肌肉骨骼治疗和药物治疗。只包含药物治疗的方案忽略了造成滑囊炎的结构病理。也就是说，只进行药物治疗在某些情况下不可能纠正肌肉骨骼病理，例如骨赘（骨关节炎引起）刺激滑囊。

对于轻微的髋关节滑囊炎，使用消炎药物和休息可能就足够了。对于中度至重度髋关节滑囊炎，口服药物通常不足以让炎症消退，有必要给患者股骨大转子受影响的滑囊处直接注射局部麻醉剂和可的松的混合物。如果医生可以准确地找到发炎的滑囊并进行注射，该疗法通常是非常有效的。在出现肌腱炎的情况下，有证据表明，经皮穿刺肌腱切开术有一定的疗效（近期的研究文献支持使用增生注射疗法或其他新的生物制剂）。

## 重返体育运动

一旦疼痛逐渐消退，通常在几周内，运动员就可以重返体育运动。重返体育运动应循序渐进、保守进行。和其他髋关节损伤一样，运动员无须使用护具或绷带。

## 髂腰肌肌腱炎

### 常见原因

髂腰肌是强有力的下肢屈髋肌肉，是身体最强壮的肌肉之一。髂腰肌肌腱炎是指髂腰肌的肌腱发生炎症。通常情况下，炎症会蔓延到肌腱附近的滑囊，从而导致髂腰肌滑囊炎。髂腰肌肌腱炎最常见于田径运动员、足球运动员、体操运动员和舞蹈演员，他们往往需要反复屈曲髋关节。如果未发现炎症迹象，但成像显示存在肌腱退行性磨损且超声检查中有新生血管形成的迹象，则应怀疑运动员有髂腰肌肌腱炎。

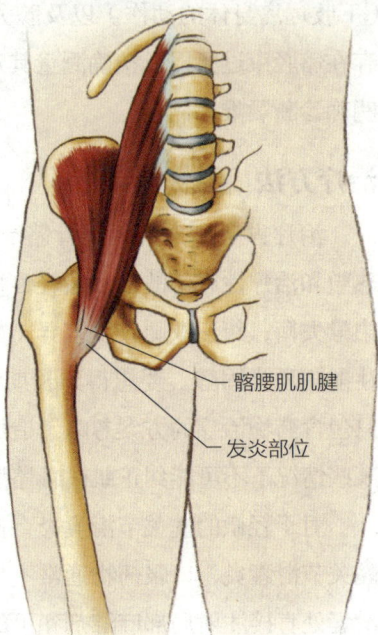

髂腰肌肌腱

发炎部位

### 识别方法

髂腰肌肌腱炎最常见的症状是大腿前侧疼痛，有时疼痛会沿着大腿向下放射。在髋关节屈曲过程中，肌腱通过骨盆移动时会发出"啪"的声音或者有这样的感觉。那些需要重复屈曲髋关节的活动会加剧症状，包括登山跑和踢腿动作。

医生不需要通过影像学检查来诊断髂腰肌肌腱炎，尽管有时可能会利用超声检查或磁共振成像来确诊。诊断通常基于运动员的病史和彻底的体格检查，典型的症状是髂腰肌肌腱上出现压痛点，髋关节在阻力下屈曲时出现疼痛。

### 治疗方法

髂腰肌肌腱炎的初始治疗包括使用消炎药和避免执行引起问题的重复动作。冰敷可能会缓解症状，特别是对很瘦的运动员来说，因为髂腰肌肌腱位于大腿比较深的位置。加入系统化的拉伸运动和力量训练计划的物理疗法会有帮助。在比较棘手的情况下，可以在超声引导下注射类固醇和麻醉剂，或通过经皮穿刺肌腱切开术治疗长期性肌腱炎。

### 重返体育运动

一旦疼痛逐渐消退（通常在3~6周内），运动员就可以重返体育运动。重返体育运动应该循序渐进。和其他髋关节损伤一样，运动员无须使用护具或绷带。

# 内收肌损伤

## 常见原因

大腿内侧的肌肉包括内收肌群和股薄肌。内收肌损伤通常在冰上曲棍球和足球运动中发生，但也可能发生在其他体育运动中。这种损伤通常发生于大腿外旋和髋部外展导致内收肌群突然收缩时。导致内收肌损伤的原因包括髋关节肌肉无力和失衡（内收肌群比外展肌群弱）、柔韧性差和有受伤史。这些损伤更可能发生在赛季前和经验较少的运动员身上。

## 识别方法

内收肌损伤可能是急性疼痛事件，也可能是慢性的、在不知不觉中出现疼痛。运动员抗阻做内收动作（向身体中线拉近）时，大腿内侧或腹股沟的疼痛会加剧，肌腱交界处通常会发生压痛，肌腱完全断裂会导致远端耻骨有明显缺陷或肿块。运动员可能发生撕脱伤，内收肌群的起点也可能发生撕脱性骨折。这类似于腘绳肌肌腱撕脱，但是受影响的是不同的肌肉群和附着处。对于腹股沟疼痛的可能来源，应该排除髋关节骨炎（见p.220）、耻骨骨炎和运动性耻骨痛（见p.235）、运动疝（见p.239）。拍X线片也能排除撕脱性骨折和耻骨骨炎。磁共振成像可以用于评估出现其他病症的可能性，也可以定位和量化肌肉和其他软组织的损伤程度。

## 治疗方法

内收肌损伤的治疗方法类似于其他肌肉损伤。治疗首先从PRICE原则开始，如果需要，运动员可以使用拐杖。一旦疼痛得以缓解，运动员就可以开始等长训练，然后在疼痛可以忍受的范围内过渡到等张训练。整个过程持续使用冰敷和电刺激。拉伸运动非常重要，其主要目的是保持肌肉的柔韧性和消除疼痛，从而降低再次受伤的风险。运动员应在疼痛可以忍受的范围内开始慢跑和短跑训练。如果直线跑步不会出现疼痛，可以开始旋转和急转方向训练。如果运动员在6个月的物理治疗后症状未能改善，可以考虑行手术治疗（内收肌切断术）。

## 重返体育运动

当大腿的柔韧性和力量均衡，且可以毫无困难地执行敏捷性动作和进行体育运动专项训练计划时，运动员就可以重返体育运动了。重返体育运动的时间从轻微损伤所需要的1周到更严重损伤所需要的6周不等。

# 髋关节盂唇撕裂

## 常见原因

髋关节盂唇是骨性髋臼的软骨延伸，增加了髋关节的深度并增强了稳定性。盂唇上分布有伤害性（疼痛）和本体感觉性（位置觉）游离神经末梢，因此一旦盂唇受伤，髋关节就会产生疼痛和不稳定的感受。盂唇撕裂常常是单一创伤性事件导致的，例如美式橄榄球或英式橄榄球运动中的擒抱，以及骑自行车或滑雪时摔落；也可能是重复应力造成的，例如跑步或滑冰。根据受伤的原因，撕裂可能发生在盂唇的任何部位。

## 识别方法

髋关节盂唇撕裂可能导致髋关节外侧、髋关节前侧、腹股沟内侧甚至是臀部疼痛，具体位置取决于损伤的具体部位。前外侧盂唇损伤最常见。如果前盂唇受到应力，而且髋关节前推、旋转或踢腿时产生疼痛或不稳定性，应该怀疑是这种损伤。运动员屈曲股骨向后挺髋关节时，例如向后挺臀部，如果产生类似的症状，就要怀疑是后盂唇撕裂。髋关节主动活动时可能会产生扯断感或发出"啪"声，这可能是髂胫束侧向过紧或髂腰肌肌腱向前内侧过度活动导致的。一般来说，如果髋关节完全被动活动（这意味着由训练师、物理治疗师或医生来执行所有动作，而患者处于完全休息状态），可能不会产生这种"啪"声或不那么明显。然而，如果这种"啪"声持续存在或者在被动关节活动度受限，那么应怀疑出现关节内损伤，例如盂唇撕裂、软骨损伤或退行性病变。

普通髋关节X线片可能有助于识别髋臼发育不良。髋臼发育不良是指髋臼，即髋关节的杯状部分不规则或形状异常。髋臼发育不良会使股骨头（髋关节的球状部分）不正常、受限不足地活动，这会给盂唇造成压力，导致运动员易患盂唇撕裂、耻骨骨炎（见p.235）或骨关节炎。这些病症可能与盂唇损伤类似或伴随着盂唇损伤。与传统的磁共振成像相比，磁共振造影是先将稀释的对比溶液注入髋关节，因此其检测盂唇撕裂的敏感度更高。许多盂唇撕裂无法被检测到，只有用关节镜对髋关节进行评估时才能被发现。

## 治疗方法

初始的保守疗法往往有助于缓解疼痛。运动员应避免进行让盂唇增加压力的活动（例如旋转和扭转臀部）和让髋关节过度负重的活动（例如深蹲和髋部拉伸运动）。如果这些初始措施不能缓解疼痛或恢复关节活动度，运动员可能需要考虑给髋关节注射可的松和使用拐杖。6~8周的综合康复疗程可以帮助纠正髋部的力量失衡和柔韧性不足，改善平衡能力和本体感觉，以及发现体育运动或训练计划中可能导致盂唇损伤的错误动作。

如果保守疗法未能缓解症状，运动员就必须考虑盂唇修复手术或清创（切除受损组织）。考虑使用关节镜治疗这类撕裂不只是为了缓解疼痛。一些医生认为髋关节盂唇损伤类似于膝关节半月板损伤，因为关节运动导致的不协调、隐匿的半脱位和异常关节负荷都可能让运动员的关节过早发生炎症病变。

## 重返体育运动

运动员重返体育运动或其他快速活动之前，其患侧的力量应恢复到健侧的水平。在手术修复之后，运动员重返体育运动的时间取决于体育运动的要求和术前的适应程度，可能需要6个月才能重返竞技类体育运动。

# 收肌管综合征

## 常见原因

这种综合征涉及收肌管（亨特管）内的股浅动脉受压。收肌管中还包含股静脉、股神经到股内侧肌的分支以及隐神经。动脉、静脉和神经可能受到压迫，这可能是内收肌群的异常肌腱束的压力所致。这可能是先天性的，也可能是后天的训练或损伤导致的，例如踢足球时，他人的脚踢到运动员的大腿内侧。由于过度的抗阻训练，大腿内侧肌肉明显过于肥大，也有可能导致收肌管综合征，然后压迫这条管道及其内容物。这种综合征非常罕见，但与其他人群相比，收肌管综合征在年轻人和运动员中更常见。

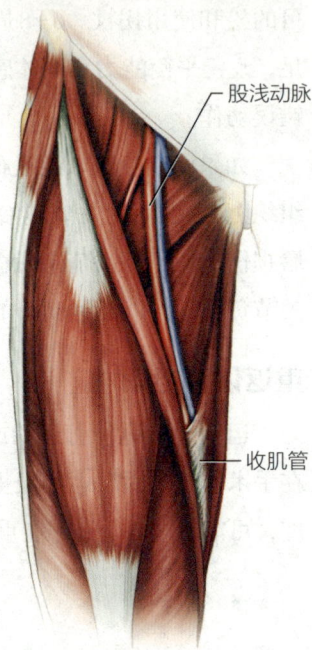

股浅动脉

收肌管

## 识别方法

患有这种综合征的运动员会主诉由于股动脉受到压迫而导致血液供应减少，从而致使下肢跛行（腿部用力时感到疼痛）和疲劳加重。这种不适感会因进行运动而加剧，需要通过休息来缓解。在体格检查期间，运动员静息时脉搏正常，但当出现症状时，受累肢体的脉搏可能减弱或消失。当隐神经受压时，运动员可能会感觉到灼痛感，也就是说，沿大腿内侧和小腿内侧有一种电击感或麻木感，这种感觉可能会延伸至脚内侧。如果有助于确定血管的损伤情况，可在休息时和运动后立刻进行血管超声检查。另外，动脉造影可用于诊断收肌管位置的股浅动脉闭塞。

## 治疗方法

收肌管综合征的治疗方法包括手术切除压迫股动脉的肌腱带。如果发生动脉壁损伤，可能还需要修复血管。如果是大腿内侧周围肌肉的局灶性肥大引起的症状，则建议对抗阻训练进行调整。在手术后，可以制订一个康复计划，内容包括拉伸训练、力量训练和增强耐力训练。

## 重返体育运动

运动员重返体育运动的时间取决于手术的类型和程度。运动员在手术后2周~3个月都可以重新开始训练，但是要在外科医生和物理治疗师（如果物理治疗师是治疗团队的一员）的监测下进行。

# 骨盆应力性骨折

## 常见原因

在跑步和跳跃等活动中，由于要通过下肢传递巨大的力，所以骨盆很容易发生应力性骨折。这些损伤是由强壮的大腿肌肉附着在骨盆骨上产生的反复应力以及通过骨定向传递的力造成的。骨盆应力性骨折通常发生在耻骨支（骨盆前部的4块骨头）、股骨颈和髋臼处。患有厌食症、营养摄入不足、长期运动导致的相对能量不足、闭经时间延长导致的骨矿化不足等症状的女性运动员最易发生骨盆和髋关节应力性骨折。患有睾酮缺乏症和类似营养缺乏症的男性运动员也被认为有发生这些骨折的风险，尽管这种情况发生在男性运动员身上的概率较低。这些骨折常见于长跑运动员和耐力类体育运动的运动员身上。

## 识别方法

当运动员选择不治疗这种非特异性疼痛（指通过休息和使用止痛药可缓解的疼痛）时，许多应力性骨折将不会被发现。发生骨盆应力性骨折的运动员通常主诉盆腔和腹股沟疼痛，活动时疼痛加重，休息可以让症状得到改善。许多情况下，疼痛加剧都与训练的增加有关。骨盆前部疼痛，尤其是肌肉附着处，可能表明存在耻骨应力性骨折。腹股沟疼痛可能是跳跃和长时间跑步所致。X线片检查偶尔可以检测到应力性骨折，但是骨扫描或磁共振成像检查更可靠。

## 治疗方法

骨盆应力性骨折的治疗方法中的第一个措施就是识别有可能造成骨盆应力性骨折的潜在性活动，并减少或避免进行这些活动。其他练习活动可以在专业知识丰富的教练、物理治疗师或医生的指导下继续进行。治疗方法包括休息，有时运动员需要在一段有限的时间内使用拐杖或助行器来消除负重或承担部分负重。非甾体抗炎药应在短时间内谨慎使用，因为长期使用可能会延迟骨折愈合。还应改善营养不良和激素缺乏的情况。如果再次出现应力性骨折，则运动员需要做彻底的代谢诊断检查。对于女性，建议做骨密度检查，以诊断潜在的骨质减少或骨质疏松症。对于发生应力性骨折的女运动员，应筛查女运动员三联征这个潜在原因，三联征包括闭经、骨质疏松症以及饮食不当或饮食失调。如果怀疑存在三联征，运动员应接受医疗和营养咨询，如果发现行为问题（运动成瘾或痴迷、厌食症或其他行为问题），则应进行心理咨询。

## 重返体育运动

运动员通常可以在受伤后4~6周重返体育运动，应逐渐增加康复训练，并修改导致损伤的训练计划。运动员在为重返体育运动做准备时，首先要着重于进行增强力量训练，然后进行逐步增加负重的训练。跑步里程应该从受伤前的总里程的20%开始，并在恢复期间逐步增加，这通常需要几个月。

# 骨盆撕脱性骨折

## 常见原因

撕脱指的是拉扯或撕裂的动作，撕脱骨折是指由于巨大的拉力，致使骨头碎片从主要骨块上撕裂或断裂。撕脱通常发生在肌腱的插入部位。骨盆撕脱性骨折主要发生在青少年身上，通常发生在3个部位上。第一个部位是髂前上棘（髂嵴前部和顶部可触摸到的骨性突起），也就是缝匠肌肌腱附着的地方。篮球、排球等跳跃类体育运动的运动员会通过缝匠肌产生强大的收缩力，从而导致撕脱性骨折。第二个容易发生撕脱的部位是髂前下棘（髂前上棘正下方的髋关节前部的骨性突起），强有力的股直肌收缩可能引起髂前下棘撕脱。美式橄榄球或足球等球类体育运动的运动员，可能发生由于与髂前上棘连接的股直肌（股四头肌之一）收缩而引起的撕脱性骨折。

骨盆内第三个容易发生撕脱性骨折的部位是坐骨结节（坐骨）。跑步类体育运动的运动员可能会因为强有力的腘绳肌收缩而引起坐骨结节撕脱。这种坐骨撕脱性骨折在短跑运动中很常见。在短跑运动中，运动员必须快速用力将腿伸向地面，以便为下一次蹬地做出快速反应。在运动员倾向于用单脚用力着地的其他运动中，坐骨撕脱性骨折也很常见，例如为改变横向传球方向做铲球动作，或者用假动作躲避潜在的阻截者时。

## 识别方法

骨盆撕脱性骨折的症状包括局限于损伤部位的突发性局部疼痛。急性疼痛通常伴随"啪"或"噗"的一声。触摸骨折部位时有压痛，而且在髋部做正常范围活动时也会引发疼痛，即撕脱碎片处的拉伸或牵引。受影响的肌肉和肌腱的主动收缩活动也会引起疼痛。

## 治疗方法

对于髋关节前部骨折会采取保守治疗，包括使用止痛药、冰敷和限制活动，直到骨折痊愈，无须手术。关于坐骨结节撕脱性骨折（髋关节后侧）的适当治疗方法尚存在一些争议。在更严重的坐骨结节撕脱中，已有力量不足、骨痂形成时发生疼痛等并发症的报告。一些医生建议，对于位移超过0.4~0.8英寸（约1~2厘米）的大骨块应该及早进行外科手术修复。然而，如果撕脱碎片能够保持稳定，大多数坐骨结节撕脱性骨折的治疗方法与其他损伤相似。

## 重返体育运动

一旦相关肌肉恢复了被动和主动关节活动度和力量，而且能够通过成像观察到有骨痂形成的骨折愈合，运动员就可以重返体育运动。运动员可以使用等速测试来精确地比较力量，并通过X线片来评估愈伤组织的成熟程度。根据病情严重程度的不同，恢复时间可能会有很大的不同，但一般情况下需要2~4个月的时间。

# 髋关节弹响综合征

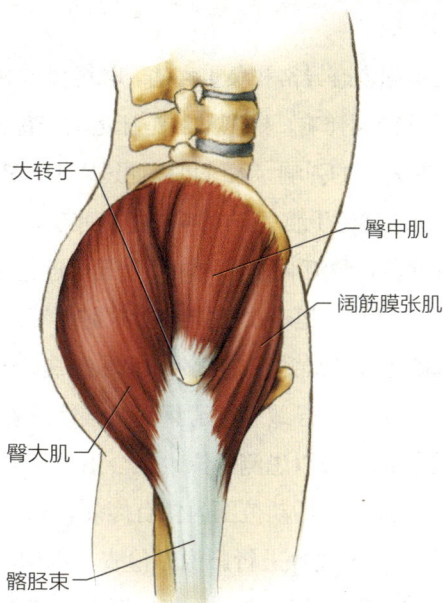

大转子

臀中肌

阔筋膜张肌

臀大肌

髂胫束

## 常见原因

　　髋关节弹响可能由多个过程引起，这些过程会导致运动员的髋关节发出"啪"声。这种弹响可能是无痛的，也有可能引起非常痛苦的反应。由于弹响感既可能来自关节外（髋关节外侧），也可能来自关节内（髋关节内侧），因此运动员可能听到髋关节周围发出"啪"声，也可能在髋关节内听到这种声响。在运动过程中，或者当髋关节处于其关节活动度内时，任何运动员都可能听到髋关节弹响，尤其是进行包括髋关节的内外旋转运动的屈伸运动时。髋关节弹响综合征常见于跑步运动员、铁人三项运动员、啦啦队队员、舞蹈演员和赛艇手。

　　虽然没有关于关节外病因是否比关节内病因更普遍的争论，但关于两种关节弹响综合征中哪一种最普遍仍存在争论。第一种髋关节弹响发生在髂胫束（大腿外侧的肌肉）经过大转子（臀部外侧的凸块）时，更确切地说，是发生在股骨或腿骨外侧。第二种髋关节弹响发生在髂腰肌肌腱在骨盆的耻骨隆突（骨盆中连接股骨或大腿骨的骨凸起）处。在所有这些病症中，运动都形成"弓弦"效应，导致人体发出听得见的或感觉得到的响声或弹响。出现关节内弹响的常见原因包括髋臼唇撕裂和关节内存在游离体。

## 髋关节弹响综合征 >续

### 识别方法

关节内弹响很可能会引起步态异常和负重疼痛。教练可以和运动员一起行走，将一只手放在运动员的大转子处检测弹响。检测方法是让运动员保持内收姿势并旋转髋部，感觉髂胫束从大转子滑过时发出的弹响。教练可以通过以下方式来感受髂腰肌弹响：将手放在髂腰肌肌腱［髂腰肌肌腱位于髋关节前部内侧（朝向身体中线），就在腹股沟韧带的下方］，要求运动员屈曲髋部，然后内旋、内收（使腿靠近身体中线），最后伸展臀部。如果在任何一种情况下出现疼痛，运动员可能会感觉到韧带经过骨骼隆突处发生的弹响。关节内病变引起的弹响可能会导致步态异常和负重疼痛，因为髋关节本身发炎了。

肌腱和骨骼摩擦部位的刺激可导致急性滑囊炎或慢性滑囊病。继发性股骨粗隆部滑囊炎会引起大转子压痛，运动员以患侧卧位时也会出现疼痛。继发性髂腰肌滑囊炎会引起前髋关节压痛，并在髋关节活动范围内伴有疼痛。如果运动员有明显疼痛或者髋关节活动范围不稳定，应拍X线片进行影像学检查，以检查关节内是否有骨碎片。X线片对诊断关节内病因有帮助，但对诊断关节外病因价值不大。超声检查和磁共振成像是诊断关节外病因的最佳方式，而磁共振成像也是诊断髋臼唇关节内撕裂的最佳方式。动态超声检查能有效地观察关节外弹响。

### 治疗方法

髋关节弹响综合征的治疗重点是伸展紧绷的肌腱、髂胫束或髋关节囊（或其中的多个囊），以及增强髋关节外展肌和内收肌、髋关节屈肌和阔筋膜张肌的力量。治疗的目的是纠正导致机械弹响的病理力学。运动员最好通过正式的物理治疗，然后再制订一个家庭训练计划来完成治疗。如果感到疼痛，运动员应该休息，避免进行与弹响有关的活动。治疗疼痛或相关滑囊炎时，可能需要用消炎药物。如果症状长期存在，运动员可能需要向滑囊或弹响部位注射可的松。顽固性髋关节弹响问题可能会导致肌腱病变或肌腱撕裂，最终需要做经皮肌腱切开术或矫形术，或者需要通过其他手术修复。在进行注射和做经皮肌腱切开术时使用超声引导，可以提高准确性。

### 重返体育运动

通过积极参加拉伸与力量训练，大多数运动员的症状会减轻，而且在2~4周内可重返体育运动。如果运动员在这段时间内症状未得到改善，就需要进行进一步的检查或治疗，并继续避免进行刺激性活动。

# 髂嵴挫伤

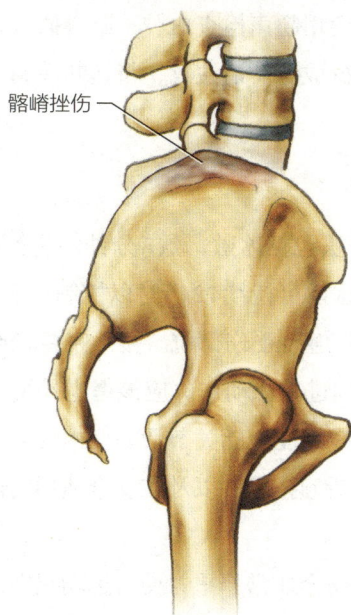

髂嵴挫伤

## 常见原因

髂嵴挫伤（也称为髂嵴疼痛）是沿着骨盆发生的挫伤，尤其是髂嵴前部和髋关节侧部。这种挫伤一般是其他运动员对运动员的髂嵴进行直接暴力行为导致的（例如在美式橄榄球运动中运动员被其他运动员的头盔击中、在足球运动中被踢中，或者在棒球运动中被投球击中），或者是与坚硬表面发生碰撞导致的（撞到曲棍运动球场周围的挡板、摔倒在冰冻的草皮上、被推倒在篮球场上，或者在棒球运动中发生猛烈滑动）。

## 识别方法

髂嵴挫伤的标志性症状是髂嵴沿线发生局部性疼痛，而且通常发生在只有少量软组织覆盖的骨盆外侧。髂嵴挫伤也可发生在骨盆周围其他任何骨头的突起部位。通常情况下，发生急性损伤后会立即出现疼痛。但在进一步检查时，受伤的运动员反映，在做仰卧起坐或其他腹部收缩动作（例如打喷嚏或咳嗽），或者躯干在阻力下旋转或同侧髋关节在阻力下外展（远离中线方向侧向伸腿）时，会出现疼痛。损伤部位出现肿胀和淤青可能暗示着更严重的损伤。严重的触摸性疼痛和淤青可能意味着发生了骨折，需要立即让医生进行诊断评估。通常不需要影像学检查，但在更严重的情况下，诊断性成像有助于确定运动员的哪些结构受到影响以及受影响的程度，并可以排除骨

**髂嵴挫伤** >续

折的可能。在治疗时，可以使用超声检查血肿、肌腱插入处撕裂或肌肉缺损。在最严重的情况下，建议使用磁共振成像。请注意，将诊断性利多卡因（局部麻醉剂）注射到最大疼痛点也有助于诊断。

## 治疗方法

髂嵴挫伤的初始治疗方法包括冰敷，敷5分钟停5分钟，如此交替进行30~40分钟，每天4次。根据需要，冰敷可持续72小时以控制疼痛、表面肿胀和血肿的形成。在2次冰敷期间应该用压迫带缠绕受伤部位。接下来要轻柔地拉伸髋部肌肉，但如果有大面积淤青，则要推迟1周进行该动作。应该考虑并解决肌肉痉挛问题。然后，由教练或物理治疗师进行的治疗可能包括关节活动度内的锻炼和强化训练，以及其他治疗方法，例如电刺激、格拉斯顿技术，以及在安全适用的情况下，使用治疗性超声波或高温暴晒。

在少数情况下，髂嵴挫伤会非常严重，使得运动员在步行时异常疼痛。对于这种情况，运动员应在患肢侧使用拐杖1周左右，减轻体重对其产生的压力。如果出现大面积淤青，并怀疑有大血肿，则应将运动员转交给物理治疗师或骨科医生进行评估。早期实施吸引术（用注射器吸出积血）可能对缓解大块血肿有好处。吸引术可以降低组织肿胀程度、促进更完全的吸收和加速愈合。

## 重返体育运动

轻微的髂嵴挫伤可能会在1周内消退，在此期间运动员要让髋部和躯干舒适地负重和进行无痛全范围活动。在这种情况下，运动员可能马上就可以重返体育运动。对于更严重的髂嵴挫伤，特别是形成了血肿或周围肌肉轻微撕裂，运动员可能需要2~4周才能恢复无痛活动和让周围肌肉恢复力量。在受伤之后1个月左右，运动员应该使用黏弹性或其他耐压缩护垫保护受影响的髂嵴。有限度地使用长效麻醉药（只在比赛日使用），将其注入疼痛部位可能会让运动员更早重返比赛，而且可大大降低其进一步受伤的风险，但不推荐高中生运动员使用该方法。

# 耻骨骨炎和运动性耻骨痛

## 常见原因

耻骨骨炎是指耻骨联合（左、右耻骨在骨盆前部的交会点）发生炎症或退行性疾病。运动性耻骨痛是导致该部位疼痛的另一个原因，而且与附着并作用于骨盆的许多肌腱的拉伤或撕裂，或者肌肉的无力有关，这会造成骨盆不稳定。耻骨骨炎和运动性耻骨痛可以单独发生，或者其中一种病症可以影响另一种病症的发展。根据定义，运动性耻骨痛是一种疼痛的病症，但是耻骨骨炎导致的耻骨退行性病变可能产生疼痛，也可能不产生疼痛。

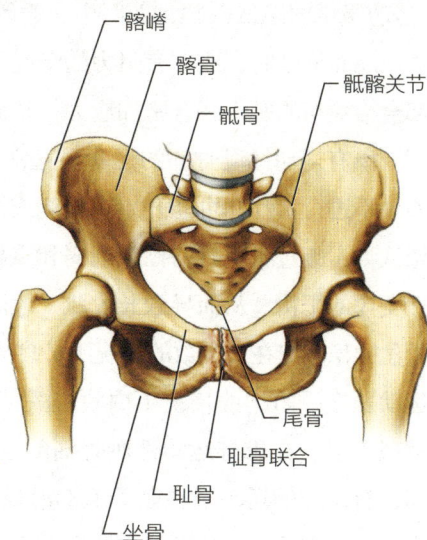

（图中标注：髂嵴、髂骨、骶髂关节、骶骨、尾骨、耻骨联合、耻骨、坐骨）

耻骨骨炎和运动性耻骨痛在接触类体育运动（例如美式橄榄球、英式橄榄球、曲棍球运动）和非接触类体育运动（例如足球、越野跑、滑雪和花样滑冰运动）中都很常见。运动性耻骨痛常发生在网球、壁球和篮球运动中，在游泳运动中则比较罕见。

导致耻骨骨炎的原因可能是耻骨联合反复受到应力或剪切力。当运动员用一条腿短暂支持骨盆，另一条腿有力地摆动时，就会给耻骨联合带来剪切力，例如在足球或橄榄球运动中踢球，在跑步、曲棍球或滑冰运动中突然转向或冲刺，以及在花样滑冰运动中跳跃。头盔撞击耻骨、在猛烈的擒抱中挤压耻骨或者侧身摔倒都可能导致这种损伤。

一般认为，运动性耻骨痛更多发生在一部分高水平运动员身上。这部分运动员正遭受肌腱（连接腹肌和骨盆前部）拉伤或撕裂的痛苦，主要是腹直肌肌腱。躯干在外展或伸展的臀部上反复执行各种旋转动作，例如挥动球棒；躯干用力伸展（向后弯曲），例如在改变方向时运动的背部突然遭到擒抱；四分卫在身体重心处于后面一条腿上时被头朝地擒抱倒地，这些情况都可能导致腹直肌肌腱受伤。当冰球运动员快速向对方球门滑去，在猛地站起的过程中遭到对方后卫阻截时，也会出现同样的损伤。

## 识别方法

对于有症状的耻骨骨炎，耻骨联合会逐步开始出现局部疼痛。疼痛可能伴随轻微肿胀，但一般很少有淤青，除非疼痛由该部位遭到直接撞击所致。遭受耻骨骨炎的运动员主诉在快步走、慢跑或跑步时出现疼痛，尤其是在受到阻力的情况下内收髋关节

## 耻骨骨炎和运动性耻骨痛 >续

（运动员试图跷二郎腿，而医生、教练或物理治疗师试图把他的双腿分开）时。运动员在地面仰卧时，或在有阻力的情况下抬起一条腿时，也会感到疼痛。所有这些动作都会给受伤的耻骨联合施加应力，从而引起疼痛。

患有运动性耻骨痛的运动员通常最初在中、下腹部出现急性而不是慢性的不适，如果不进行治疗，可能开始在一侧或两侧大腿内侧和腹股沟部位感到疼痛。有一种理论认为，腹直肌肌腱的撕裂削弱和重新分配了腹部和臀部髋骨带肌肉对骨盆关节稳定性支撑的平衡，从而导致长收肌、股薄肌以及其他髋骨带和下腹部肌肉收紧，以保持骨盆的稳定。在极少数的情况下，疼痛会放射到会阴处，即生殖器和肛门之间的区域。运动员在受阻力的情况下内收髋关节、抬起双腿或在受阻力的情况下旋转躯干，会重现疼痛。在患有运动性耻骨痛的运动员中，只有25%的运动员在耻骨联合上有压痛，有33%的运动员在耻骨下部沿线有压痛（内收肌肌腱附着处）。在接受医生的检查时，受伤的运动员可能在腹股沟管沿线有压痛，但是很少发现真正的疝。

对这种病症的诊断测试方法可能包括拍X线片，它可以显示耻骨联合退行性病变，提示发生耻骨骨炎或并发髋关节骨炎，这是导致腹股沟和大腿内侧疼痛的另一个原因。骨盆磁共振成像能够显示腹直肌张力不对称、远端腹直肌肌腱炎症或撕裂、腹直肌和内收肌联合肌腱撕裂、耻骨联合不规则或炎症以及其他非特异性结果。将这些结果综合起来考虑，可为医生提供有用的信息。

### 治疗方法

耻骨骨炎和运动性耻骨痛的初始治疗都涉及避免进行引起问题的活动（有力的侧踢、极度旋转躯干、冲刺和跳跃）、服用对乙酰氨基酚或布洛芬，以及在带来舒适的情况下间歇性冰敷或热敷患处。这种保守治疗应持续7~10天。如果在该治疗阶段结束之后疼痛仍然存在，运动员应该在有资质的运动训练师或物理治疗师的引导下开始正式康复治疗，或者根据医生的建议进行治疗。

在使用理疗介质（例如超声波）的同时拉伸内收肌和髋关节，可能有助于恢复这些结构的柔韧性和灵活性，从而减轻对耻骨联合和下腹部肌肉的拉力。有趣的是，治疗性按摩对治疗这些病症有帮助，按摩能够进一步伸展筋膜和肌肉、重置牵张反射和减轻受影响肌肉的水肿程度。如果症状持续存在，则运动员可能要注射皮质类固醇，如果是耻骨骨炎，注射到耻骨联合；如果是运动性耻骨痛，注射到耻骨下半部分的近端内收肌肌腱附着处。在超声引导下进行诊断性利多卡因注射，可能有助于识别任何潜在的重叠的疼痛位置。

如果诊断性超声或磁共振成像能够识别关节腱撕裂或脱离，运动员可以考虑在超声引导下进行富血小板血浆注射。

初期的康复治疗可能包括骑固定式自行车、水上步行或水上慢跑，以及平地上行走。如果运动员可以连续几天做抗阻髋关节内收训练，而且没有立即发生疼痛或第二天没有残留的疼痛，那么就可以进行增强和平衡髋部和腹部肌肉力量的训练。运动员应以中立姿势（臀部和躯干对齐，没有任何扭转）开始这些初步增强力量训练，双脚站在地面或训练设备上。这些训练完成之后，接下来就是进行允许下肢离开地面的训练。然后，只要力量允许，依次加入跑步、急转方向和体育运动专项训练。专业医疗人员应该小心地进行系列评估，要评估从脚到腿到臀部再到腹部和脊柱的力量、关节活动度和柔韧性是否存在不足的情况，因为这条路线（动力链）出现任何薄弱环节都可能导致运动员持续或反复受伤。

如果使用以上方法后，运动员在6~8周内症状没有得到改善，他们应该进行全面的医学检查，以排除其他原因导致的疼痛，包括泌尿生殖系统感染、结直肠肿瘤和隐匿疝（男性和女性）；子宫内膜异位症、卵巢囊肿、良性或恶性的子宫肿痛或卵巢肿瘤（女性）；前列腺炎，前列腺或睾丸肿瘤（男性）。

在极少数情况下，耻骨骨炎的退行性病变会导致耻骨联合严重不稳定，盆腔带状支撑可能会缓解症状。只在最严重的情况才需要做外科融合手术。如果运动性耻骨痛在保守治疗下效果不理想，运动员需要求助于在该方面有丰富经验的外科医生或骨科医生，可能需要做修复手术、伸长术，并对削弱的腹直肌和盆底肌肉组织进行再植。对于持久性大腿内侧疼痛，运动员还需要进行长收肌的肌外膜（该肌肉周围的致密结缔组织）松解。术后运动员就应开始下床活动，术后几周内即可开始恢复训练。根据手术时的检查结果和对修复的信心，所有外科医生都有自己特定的康复方案。

## 重返体育运动

运动员只要在休息和各个康复阶段都没有出现疼痛，就可以重返体育运动。在重返体育运动之前，运动员必须具备从事的运动所需的各方面的表现能力。在重返体育运动之后，运动员还应该继续做康复训练，以最大限度地增强核心肌肉和髋部肌肉力量，防止再次发生损伤。

## 尾骨骨折

### 常见原因

尾骨由4块退化的尾椎融合而成，分别通过骶尾韧带连接到骶骨最底部以及通过骶棘韧带连接到骨盆。尾骨通过柔韧的纤维软骨与骶骨连接，因此它是可以活动的（尽管是极小的活动）。尾骨很少会受伤，但遭到直接创伤除外，例如在坐下时跌落在坚硬的表面、臀部直接落地或被快速移动的物体击中（例如曲棍球、棒球或冰球）。尾骨骨折在一些情形中并不少见，例如体操运动员从平衡木上坠下或跌落在单杠边缘处，或者骑自行车的人的尾骨撞在横梁上。

### 识别方法

尾骨骨折通常与骶尾韧带损伤有关联。初次拍X线片可能发现不了骨折，因为骨折部分可能没有移位。磁共振成像或CT可以明确诊断尾骨骨折及周围的软组织损伤，但是很少需要这样做，除非疼痛症状持续超过1个月。外伤也可能导致尾骨脱位，这种情况在X线片上可清楚看到。在受伤的时候，尾骨骨折或脱位会让运动员感到中度至重度疼痛，而且受伤部位会有淤青和肿胀。刚开始时由于疼痛，运动员进行简单的步行都难以做到，但是这种情况通常会在一两天内缓解。接下来，受伤的运动员坐在坚硬的表面上或转动臀部时会感到尾骨部位疼痛，一些运动员在未来几天内排特别大的或硬的大便或排便后擦拭时会感到尾骨部位疼痛，男性舞蹈演员穿托底腰带和紧身裤时也可能刺激到受伤部位。

### 治疗方法

这种损伤的治疗旨在使用冰敷和非处方止痛药缓解疼痛和肿胀。与正常的坐姿相比，让重心偏向坐骨结节，或者坐在枕头、可充气圈状软垫或尾骨下方切开一个小孔的楔形泡沫垫上会更加舒适。坐着时向后倒往往会造成疼痛。如果症状持续时间超过4周或继续恶化，运动员应该看医生。注射麻醉剂和利多卡因可能对持续性的疼痛有帮助。通过手法治疗（直肠指诊）可以重新对齐尾骨骨段。这种疗法可能有助于缓解疼痛。只有慢性尾骨问题极为严重时，运动员才需考虑做尾骨切除手术。

### 重返体育运动

运动员重返体育运动的时间取决于其忍受疼痛的能力。只要运动员不再以同样的方式摔倒，在体育运动中就不会加剧这种损伤。

# 运动疝

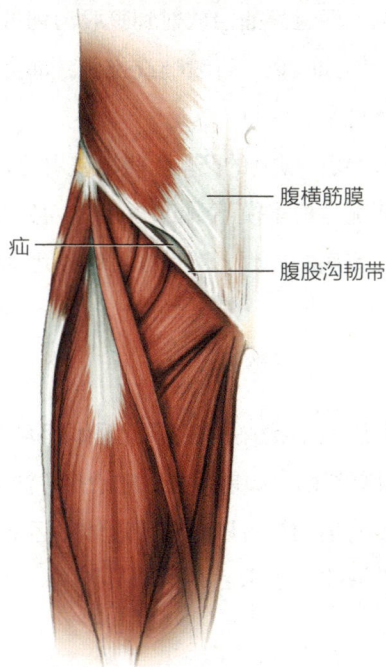

腹横筋膜

疝

腹股沟韧带

## 常见原因

　　运动疝是以慢性腹股沟疼痛为特征的病症，由腹股沟后壁无力所致。它通常是缓慢渐进式发病的，因此会延误诊断和治疗。研究认为，导致运动疝的原因有多种，包括骨盆承受剪切力、过度使用和肌肉不平衡。运动疝是由腹腔内部的特定肌肉无力引起的。即使是腹部肌肉强壮的运动员也可能发生运动疝，因为运动疝并不是由较厚的肌肉组织——腹直肌无力导致的，而是由过薄的腹壁组织导致的。人们经常会混淆运动性耻骨痛和运动疝。具体来说，运动疝是由腹横筋膜或联合肌腱的缺损导致的，运动性耻骨痛的发生是因为腹直肌无力。体育运动中不断的拉伸、跳跃和扭转动作给这些先天很薄的组织施加反复应力，可能导致下腹内部的组织突出形成疝。例如，腹横筋膜（腹股沟部位的后部屏障）缺陷可导致膀胱或肠突出或挤入腹股沟部位。

## 识别方法

　　与运动疝相关的症状包括逐渐加重的下腹或腹股沟疼痛，有时可能使其与内收肌损伤相混淆。在男性运动员中，疼痛可能出现在睾丸上，通常由骨盆部位的髂腹股沟神经损伤所致。该神经位于腹横筋膜下，会随着腹横筋膜的拉伸而拉伸。踢、跑、急

## 运动疝 >续

转方向或跳跃会让疼痛加剧，而且疼痛会放射到腹股沟韧带、腹直肌、内收肌和睾丸处。强力的闭气呼气动作，例如咳嗽、打喷嚏或排便，都会使症状恶化。运动员可能会出现腹股沟压痛和内收肌痉挛。

虽然很多人认为疝是一个可感觉到的凸块，咳嗽或用力时可以摸到疝，但实际情况并非总是如此。更常见的情况是根本摸不到凸块。医生必须评估运动员的症状并对其进行检查，以排除其他可能致病的原因，然后才可确诊运动疝。通常用超声检查来诊断疝。

### 治疗方法

采用遵循PRICE原则的保守治疗方法和逐步重返体育运动来治疗运动疝通常是没有效果的。物理治疗有时会很有帮助。如果这些保守治疗方法失败，可以考虑手术干预。在手术修复后，大约有90%的运动员可以全面重返体育运动。手术修复涉及开腹或使用腹腔镜来修复腹股沟后壁缺陷。手术后，运动员必须对局部肌肉群进行伸展和增强力量训练。

### 重返体育运动

手术后，运动员得到医生的批准后就可重返体育运动。重返体育运动的时间存在差异，取决于手术的程度。运动员可能需要暂停体育运动少至6周或多达6个月。在手术矫正疝后，大多数运动员在大约6~8周后可重返体育运动。运动员重返体育运动时，只容许有极其轻微的不适（如果有不适）。

# 骶髂关节损伤

## 常见原因

　　骶髂关节是由脊柱的最低节（骶骨）和两块相邻的髂骨（骨盆的"翅膀"）构成的关节。这个关节由一条非常强的、弥漫性的复合韧带连接，所以它非常稳定。骶髂关节损伤可能由突然发生的单一创伤所致，例如在滑滑板、滑雪或溜冰时着陆失误，在美式橄榄球运动中被其他运动员的头盔击中；也可能由重复性创伤所致，例如长距离跑步、越野滑雪或划船。

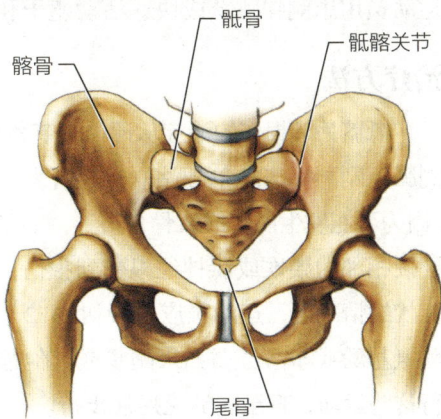

## 识别方法

　　骶髂关节帮助转移、吸收和分散从地面向上传递经过腿、臀部、骨盆到达脊柱的作用力。在跑步期间，脚跟每次触地都会产生相对于身体质量几倍的向上作用力。尽管足部、腿部，特别是大腿的肌肉和关节吸收了部分作用力，但是仍然有相当大的作用力经过骶髂关节。反复的活动可能导致韧带和关节本身被拉伤或损伤。当骶髂关节被迫承受重压时，例如深蹲起立，或者受到长力臂扭力时，例如做弓箭步或跨栏和在武术中做高踢腿动作时，也可能会发生骶髂关节损伤。骶髂关节受到的直接创伤更有可能损坏关节面和引发早期骨关节炎，但也不太可能导致韧带被破坏，仅可能发生轻微对线不良。怀孕妇女（她们松弛耻骨的激素水平较高，用于增加骨盆韧带的弹性，为分娩做好准备）和患有遗传性过度松弛综合征的人更容易发生骶髂关节损伤。

　　这种损伤的疼痛通常位于骶骨的一侧或两侧，就在臀部中间夹缝的侧边。疼痛通常是钝痛，但是发生急性损伤时疼痛可能会非常剧烈，而且可能放射到臀部和大腿后侧，少数情况下甚至会放射到小腿后侧。疼痛还可能绕过大腿放射到腹股沟的外壁（外侧）。与腰椎神经根受挤压或发炎引起的疼痛不同——通常有类似放射模式，这种疼痛除了限制力量之外，没有任何麻木、刺痛或无力症状。久坐或伸展脊柱的运动（向后弯曲）会导致症状加剧，因为它们增加了关节的负荷。在这种情况下，受伤运动员可能指出骶骨或臀部疼痛侧有一个小的皮肤凹陷（腰窝）是最疼痛的部位。除非关节本身遭到直接创伤，否则上层软组织通常不会出现肿胀和淤青。在急性损伤情况下，

## 骶髂关节损伤 >续

运动员用患侧腿跳跃或快速活动躯干和髋关节，都可能让疼痛加剧。

### 治疗方法

　　骶髂关节损伤的治疗从评估关节和周围组织损伤的程度开始。如果运动员不能用患侧腿无剧烈疼痛地单独站立，或者发生了大面积肿胀或淤青，应由医生立即进行评估（因为可能发生骶骨或髂骨骨折）。如果运动员感到生殖器、直肠或小腿麻木或刺痛，应怀疑相邻的腰椎或骶神经根受到损伤，这时同样也应该由医生进行评估。在没有这些症状的情况下，运动员应在最初的72小时内每小时冰敷20分钟，并根据需要使用对乙酰氨基酚或布洛芬。如果跑步或其他撞击类体育运动可能造成伤害，运动员应避免进行这些运动，直至能够无疼痛步行。

　　对于骶髂关节损伤，轻微伸展髋骨带肌肉都可能影响到腿部和骨盆的柔韧性以及导致大腿和臀部肌肉失去平衡，这两者都会对该关节产生不利影响。注意，不要把腿作为长力臂来伸展髋骨带（坐着做拉伸运动、双腿伸直、双脚搁在凳子或咖啡桌上），因为这会给关节造成过多压力。同样，不要让踝关节负重，伸直双腿会对骶髂关节产生相当大的压力。进行增强髋带力量训练（包括平板支撑、让髋部和脊柱处于中立位的拱身训练）能够很好地增强周围的肌肉力量。

　　如果症状持续几周，运动员应该找技术精湛的推拿医生（整骨疗法、对抗疗法或整脊疗法）或者经验丰富的物理治疗师进行治疗。这种疗法可以帮助纠正任何潜在的不对齐、腿长度不一致或者相关的肌肉疼痛或痉挛问题。对于关节过度松弛的情况，使用骶髂关节压迫带可能有助于缓解症状和保持对齐。如果经过这些治疗疼痛仍然存在，运动员可能需要在超声波X线的引导下将糖皮质激素和麻醉剂注入骶髂关节，以缓解疼痛和炎症。在少数情况下，慢性骶髂关节损伤会导致关节持续松弛，此时通过图像引导注入药物有目的地让韧带产生瘢痕和收紧（增生疗法或硬化疗法）是有帮助的。对于严重的关节分离状态，是有必要进行手术的，但这种情况很罕见。

### 重返体育运动

　　在发生骶髂关节损伤后，运动员重返体育运动的时间取决于休息时的症状和医生制订的训练计划逐步进展情况。一般来说，运动员尝试重返体育运动之前，应该改善柔韧性不足和力量失衡问题。运动员一旦在进行体育运动专项训练时没有训练后疼痛或延迟性疼痛就可以开始重返体育运动。跑步和赛艇运动员应通过数周而不是数天来逐步达到受伤前的运动距离。举重运动员应逐渐增加举重重量，并且在达到无痛状态1个月之内应避免单腿下蹲。骶髂关节带或绷带技术可能在初始阶段有助于缓解由不稳定性所导致的疼痛，但是不能指望它们在跑步或其他撞击类体育运动中能够有效地保护运动员的骶髂关节免受损伤。

## 盆腔神经损伤

### 常见原因

在接触类体育运动中（例如美式橄榄球或英式橄榄球运动），运动员的腹壁遭到创伤性打击可能导致盆腔神经损伤。常见的例子包括髂腹下神经、髂腹股沟神经和生殖股神经损伤。根据打击的力量或直接的神经损伤程度，运动员可能会在创伤后立即出现症状，也可能在损伤后出现组织瘢痕或纤维化，继而出现刺激神经的症状。造成髋关节疼痛的神经卡压较为少见，它会影响臀部臀神经和大腿外侧皮神经。

### 识别方法

髂腹下神经损伤的症状包括腹下区域（肚脐和耻骨之间的区域）灼痛。当这些神经经过髂前上棘内侧时，可能会出现压痛。髂腹股沟神经损伤的症状包括下腹部有烧灼感，而且可能会向下放到大腿和生殖器。生殖股神经损伤可导致大腿内侧或生殖器有麻木或烧灼感，伸展臀部或大腿可能导致症状加剧，保持屈曲的姿势可以缓解这些症状。大腿外侧皮神经损伤可能引起大腿前外侧出现麻木或烧灼感，可能压痛点在髂前上棘或软带（缝匠肌和阔筋膜张肌之间形成的肌筋膜吊带）处。臀神经支配着臀部的皮肤，对皮肤的刺激可能导致皮肤疼痛或麻木，从而引起臀部疼痛。为了获得明确的诊断结果，可能需要进行神经阻滞，而且可以根据解剖标志和常规解剖学知识，通过注射完成神经阻滞；或者为了提高诊断结果的准确性，可以通过神经的超声定位和超声引导注射来完成神经阻滞。

### 治疗方法

和大多数神经损伤一样，盆腔神经损伤的治疗方法包括限制活动和休息，让神经有时间恢复。运动员过早尝试重返体育运动可能会导致更严重的神经损伤。局部用药，例如将利多卡因贴剂贴在烧灼部位可能有帮助。髂腹下神经损伤和大腿外侧皮神经损伤的症状可以通过注射可的松来缓解。由于这些注射需要非常精确，为了获得良好的疗效，并防止进一步损伤神经或破坏周围的结构，首选超声引导注射。在极少数情况下，可能需要通过手术释放周围组织对神经的压迫。现在新的选择已经出现，包括在成像引导下放置外周神经刺激器。但是，这些选择尚待进一步研究，不是治疗准则。

## 盆腔神经损伤 >续

### 重返体育运动

运动员可以在症状缓解的情况下重返体育运动。恢复时间取决于受伤的严重程度，但从安全角度考虑，运动员应该需要4~6周的恢复时间。如果疼痛持续，需要进行手术减压或其他干预手段，运动员可能需要暂停体育运动3个月。保守治疗和术后康复要侧重于关节活动度训练和增强核心力量训练。

## 第 12 章

# 大腿和腘绳肌损伤

莉萨·M. 巴尔托利（Lisa M. Bartoli），DO，MS，FAOCPMR

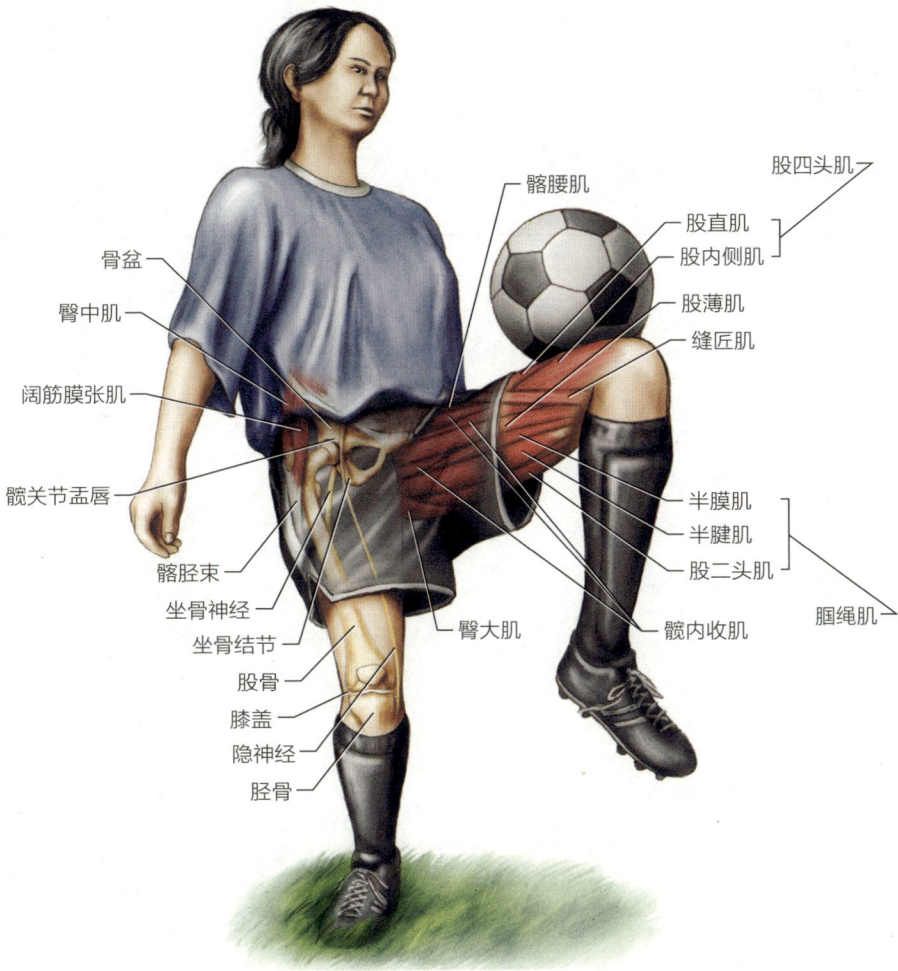

髂腰肌

股四头肌

股直肌

股内侧肌

骨盆

臀中肌

股薄肌

缝匠肌

阔筋膜张肌

髋关节盂唇

半膜肌

半腱肌

股二头肌

腘绳肌

髂胫束

坐骨神经

坐骨结节

股骨

臀大肌

髋内收肌

膝盖

隐神经

胫骨

在体育运动中，发生于腘绳肌和股四头肌的腿部损伤非常常见。运动中的腿部肌肉损伤通常有两种形式：拉伤和扭伤。拉伤是最常见的损伤。任何需要爆发性速度或快速改变方向的体育运动都可能导致腿部肌肉群出现牵引性损伤，而与其他运动员或物体的碰撞则会导致挫伤性损伤（Ramos et al., 2017）。早期和全面的康复训练可以让运动员尽快重返体育运动，并降低再次发生这些损伤的风险。

## 大腿和腘绳肌损伤

| 损伤 | 页码 |
| --- | --- |
| 腘绳肌肌腱撕脱 | 247 |
| 腘绳肌拉伤 | 249 |
| 股骨应力性骨折 | 253 |
| 股四头肌挫伤 | 255 |
| 股四头肌拉伤 | 257 |
| 骨化性肌炎 | 259 |
| 筋膜间室综合征 | 260 |

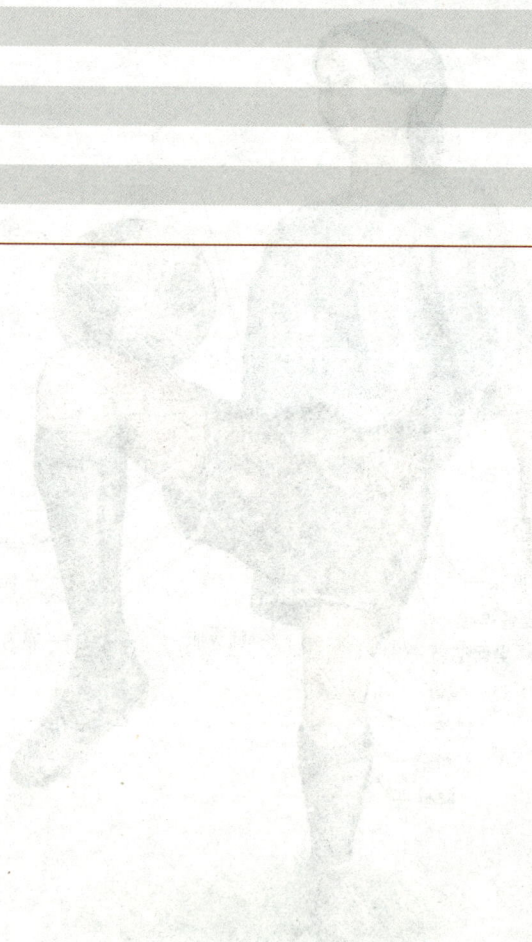

## 腘绳肌肌腱撕脱

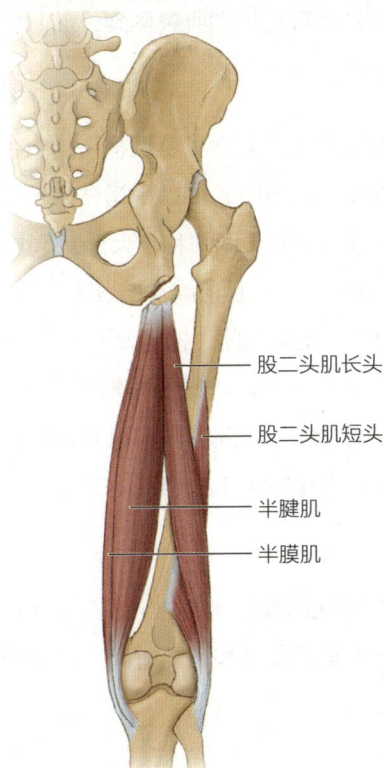

股二头肌长头

股二头肌短头

半腱肌
半膜肌

### 常见原因

撕脱是指拉扯或撕裂。腘绳肌肌腱撕脱是一种较为常见的撕脱伤，涉及从坐骨处开始撕裂整个腘绳肌肌腱（由股二头肌肌腱、半膜肌肌腱和半腱肌肌腱共同组成）。腘绳肌肌腱撕脱不如肌腱交界处或肌腹的拉伤常见，通常发生在髋关节被迫屈曲而膝盖保持完全伸展的情况下，例如滑水或分体式动作。青少年往往有较高的骨性撕脱伤发生率，这种情况会发生在肌腱保持完整，但坐骨部分被撕脱时（Buckwalter et al., 2017）。

### 识别方法

患有撕脱伤的运动员有明显的功能缺陷，包括速度、力量和柔韧性、敏捷性下降，而且通常无法恢复到以前的功能水平。他们会出现持续疼痛、坐位时疼痛、髋关节伸展和膝关节屈曲无力、下肢控制能力力差的症状，尤其是在下楼梯或走下坡路时。坐骨神经损伤也可能是由周围神经形成的瘢痕接近腘绳肌和血肿而造成的。X线片通常可以确诊骨撕脱伤。磁共振成像除了可以确诊撕脱伤之外，还可以显示肌腱断裂或

## 腘绳肌肌腱撕脱 >续

撕裂的程度。肌肉骨骼超声检查可以识别肌腱撕裂，而且常常可以识别骨撕脱。

## 治疗方法

治疗急性撕脱时要遵循适用于所有常见急性损伤的PRICE原则。运动员可以使用拐杖来帮助行走，减少再次受伤的风险，可以用拐杖来承受一部分自重，但要注意避免过度运动。如果腘绳肌肌腱与坐骨之间的移位大于1英寸（约2.5厘米），或者如果保守治疗失败了，运动员一定要做手术。目前的常用做法是通过手术修复急性撕脱伤，即使移位小于1英寸（约2.5厘米）也是如此。越早做手术，运动员可越快重返体育运动。对许多运动员而言，在受伤后4~6周内进行的早期手术比长时间的保守治疗更可取，因为后者可能要多休息几周的时间。因此，应将患有这些损伤的运动员转诊至骨科进行外科手术（Buckwalter et al., 2017; Subbu et al., 2015）。

## 重返体育运动

重返体育运动的标准与腘绳肌拉伤的标准（见p.249）一样。经手术修复后运动员需要在物理治疗师的监督下延长康复和恢复时间。运动员必须得到外科医生的批准才可重返体育运动。

# 腘绳肌拉伤

## 常见原因

拉伤是肌肉纤维发生一定程度的撕裂。腘绳肌撕裂或拉伤，特别是股二头肌长头，在体育运动中非常常见，尤其是需要快速加速和急转方向的体育运动，例如英式橄榄球、美式橄榄球、足球和网球运动。虽然也可能发生完全撕裂，但大多数撕裂都是部分撕裂，并且是由于收缩时无法拉伸肌肉（离心收缩）而发生在肌肉肌腱交界处的撕裂（Ramos et al., 2017）。

如前所述，腘绳肌包括3块不同的肌肉：股二头肌、半腱肌和半膜肌。该肌群经过两个关节：髋关节和膝关节。腘绳肌拉伤通常发生在肌肉肌腱交界处。在腘绳肌的3种肌肉中，股二头肌最容易受伤。导致运动员容易发生腘绳肌拉伤的因素包括热身运动不足、疲劳（在训练或比赛的后期以及赛季的后期更容易发生拉伤）、肌肉协调性差、骨盆过度倾斜、腘绳肌受伤史，以及腘绳肌和股四头肌的肌肉力量不平衡（其中腘绳肌较弱）。

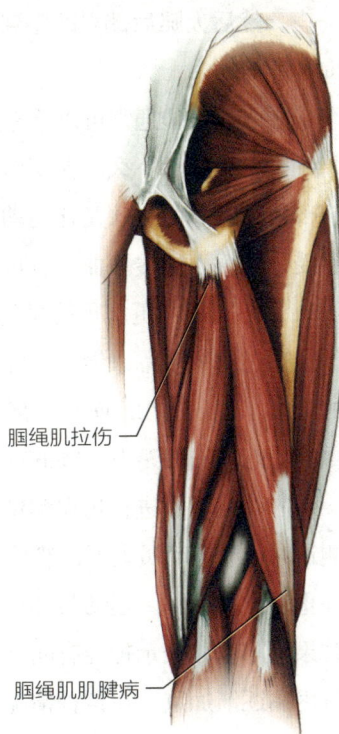

腘绳肌拉伤

腘绳肌肌腱病

髋屈肌和股四头肌的柔韧性差会造成骨盆前倾，从而改变脊柱、骨盆的力学结构，并增加腰椎前凸（后背下部的弧线）的程度，这给腘绳肌施加了额外的张力。不正确的跑步姿势也会造成影响，若运动员过度前倾，会导致臀大肌（冲刺时的主要伸髋肌）不能很好地发挥功能。这会导致运动员跨步过长，增加腘绳肌的长度，因此更可能发生拉伤。

腘绳肌肌腱病是一种由于腘绳肌过度使用而导致其致密纤维化（肌腱纤维增厚），偶尔导致腘绳肌肌腱与坐骨附着处发生玻璃样变性的病变。它不同于肌腱炎，因为肌腱病更像慢性损伤，其中真正的肌腱纤维开始重塑并发生结构改变。而在肌腱炎中，纤维完好无损，只是急性损伤导致局部炎症。肌腱病可能发生在短跑运动员身上以及需要快速起跑和停止的运动中，或者需要在高速奔跑时改变方向的运动中。

## 识别方法

在大腿后侧发生疼痛时，运动员经常因为听到或感觉到腘绳肌部位发出"噗"的

## 腘绳肌拉伤 >续

一声，然后大腿后部立即感到疼痛，而意识到受伤。这通常发生在短跑冲刺或急转方向期间。

在损伤部位通常可以感觉到可触及的缺损。运动员可能会感觉到特定部位有压痛，特别是在受伤后不久。在受伤24小时后，压痛开始扩散，很难确定疼痛部位。定位压痛部位最简单的方法是让运动员俯卧和屈曲膝盖，然后对腘绳肌进行触诊。让膝关节在受阻情况下慢慢屈曲，就可以在受伤部位重现不适感。近端大腿后侧可能出现一个肿块，特别是在更严重的拉伤中。从功能上讲，如果腘绳肌受伤的运动员尝试跑步，他会通过缩短步幅来缓解疼痛。在Ⅲ级拉伤中，受伤部位通常发生在坐骨上的腘绳肌的起端（见p.247），而且该部位甚至可能伴随骨折，其中肌腱单元完全撕裂，导致严重的功能缺陷和无力（Malliaropoulos et al., 2013）。

应对运动员进行坍塌测试，以排除神经损伤导致大腿后侧疼痛的可能性。进行该测试时，让运动员坐下，然后分别单独伸展每条腿。随后让运动员把下巴收靠到胸部，并重复伸腿动作。运动员伸展腿和收靠下巴时，如果受影响侧疼痛加剧，则坍塌测试结果为阳性，表示神经有问题。一些运动员会经历与背部相关的腘绳肌肌腱拉伤，而且疼痛逐渐加重。在这种情况下，磁共振成像通常显示不出腘绳肌肌腱拉伤，但可能显示L5/S1椎间盘水平的损伤和腰骶韧带肥厚，这些损伤会导致神经根受到刺激。这些神经根为腘绳肌提供神经输入。如果这种输入受损，肌肉力量就会变弱，就更容易受伤。这种损伤在年龄较大的运动员里往往更为常见，会导致30岁以上运动员的腘绳肌肌腱和小腿肌腱拉伤的发生率变得更高（Orchard et al, 2003）。

腘绳肌肌腱拉伤的诊断主要是通过获得运动员的详细病史来帮助确定拉伤原因，并进行体格检查，包括检查腰椎、膝盖和小腿。最初，受伤的运动员不管是被动伸展还是在受阻力情况下收缩腘绳肌肌腱都会感到疼痛加剧。通常会出现点压痛和明显的筋膜缺陷或者球状撕裂的肌肉。受伤部位下方可能出现明显的、大片的淤青。在怀疑腘绳肌肌腱或近端肌腱完全撕裂的情况下，做大腿磁共振成像能够更准确地查明损伤程度，帮助确定治疗方法。通常情况下，磁共振成像不仅对确定损伤的位置和损伤程度极其有用，而且也对预后和确定运动员重返体育运动的时间非常有帮助。普通X线片仅有助于排除坐骨结节撕脱性骨折。而肌肉骨骼超声检查越来越多地用于帮助确定肌肉损伤的位置和程度。

在Ⅱ级或Ⅲ级腘绳肌撕裂合并伴有血肿的病例中，坐骨神经可能受到卡压。如果发生这种情况，运动员会主诉坐着疼、臀部深处疼，或者快速跑步时大腿后侧疼痛。如果坐骨神经没有受到挤压，疼痛通常不会放射到大腿或腿部，只会出现局部不适。直接压迫损伤部位，例如坐着会使症状加剧，因为神经和其他局部结构受到压迫。磁共振成像对确定受伤部位及沿神经的受伤程度有帮助。

## 治疗方法

应采用分阶段的方法治疗腘绳肌肌腱拉伤和腘绳肌肌腱病。在第一阶段，目标是缓解局部出血、肿胀、疼痛和炎症。在受伤48~72小时后，非甾体抗炎药可以帮助抑制炎症反应和加快康复，但这些药物只能在受伤后使用3~7天，因为它们会延缓肌肉再生和干扰愈合（Ramos et al., 2017）。

在治疗的第一阶段，急性腘绳肌拉伤的保守治疗方法与大多数软组织损伤相同，即PRICE原则。开始冰敷并尽快使用弹性绷带轻轻压迫患处。应通过限制在山坡、坡道、楼梯和不平整表面上的活动来保护受伤的腘绳肌，而使用拐杖有助于减轻自身负重，但是借助拐杖屈曲膝盖让脚离地可能会加重损伤。建议运动员采用扁平步态行走或使用拐杖承担负重，直到能够无痛行走。如果正式的康复疗法可用，将电刺激和冰敷结合起来可以帮助缓解疼痛和炎症。

在受伤后的7~8天，进入第二阶段。大多数专家认为，在该阶段可以引入电刺激、被动关节活动度训练、肌筋膜放松训练和等长训练。在收缩过程中，运动员应该变换髋关节和膝关节的姿势。在保持骨盆前倾的同时伸展腘绳肌，每次伸展保持20秒，这种训练很有用。脉冲超声波和按摩疗法可能会进一步缓解肿胀和促进康复。

一旦运动员恢复75%~80%的正常关节活动度，就可以开始抗阻拉伸技术训练，例如等长收缩放松训练、主动分离拉伸训练、本体感受神经肌肉促进训练和神经滑动训练，以防止沿坐骨神经形成瘢痕组织。在增强力量训练阶段，采用向心抗阻训练（缩短肌肉收缩），不管是等速（恒速）还是等张（恒重）训练，都要优于采用离心抗阻训练（延长肌肉挛缩），因为前者发生再次受伤的风险更低。此时，如果疼痛在可以忍受的范围内，要加入游泳和骑健身车项目。此时，还可以增强腰椎、骨盆和其他腿部肌肉（例如小腿和股四头肌）的力量和柔韧性。所有训练都应该在无痛关节活动度内进行。

第三阶段是重塑阶段，始于受伤后1~6周内的任何时间。无疼痛静态拉伸腘绳肌、腰大肌、股四头肌仍然是康复计划的重要内容。此外，还应引入离心增强力量训

## 腘绳肌拉伤 >续

练、等速增强力量训练和本体感觉神经肌肉促进训练。一些拉伸运动和增强力量训练应该包括髋关节转动练习，这很重要。因为许多体育动作，例如原地旋转、急转方向或改变方向都涉及髋关节在伸展的情况下向内、向外转动，从而给腘绳肌带来压力。腰椎和肩胛骨的稳定性训练也应在允许的情况下继续进行。

在治疗的最后阶段，目标是让运动员重返体育运动。这一阶段包括体育运动专项训练，侧重于让腘绳肌腱的力量和柔韧性恢复至受伤前水平或更好。运动员要逐步从慢跑提升到冲刺，不仅要做急转方向和原地旋转动作，还要训练快速加速和减速。快速伸缩复合训练在最后阶段进行，而且应作为运动员常规训练计划的一部分继续进行。

其他有益于治疗腘绳肌腱拉伤的方法包括脉冲超声波（治疗的最后阶段）、深层摩擦按摩和神经活动法。针灸也是有益的，可在损伤发生后尽快使用，也可以贯穿整个康复过程。各级腘绳肌腱拉伤的最新治疗方法之一是富血小板血浆（见p.341）注射和骨髓抽吸术（Young, 2012）。读者可以参阅第17章中关于生物制剂的内容，以获取关于这些非常有前景的治疗方法的更多信息。

对于发生近端腘绳肌完全撕裂的运动员，如果保守治疗（包括再生疗法）后仍然持续出现无力症状，通过手术修复撕裂并且随后参加康复计划，几乎都能完全恢复力量，尽快重返体育运动（Subbu et al., 2015）。

### 重返体育运动

对于腘绳肌拉伤和腘绳肌肌腱病，运动员只有在可以无痛参与体育运动专项训练之后，才可重返体育运动。一些专业人士建议运动员在等速测试中，包括慢速和快速测试中，只有当患侧腿的力量恢复至健侧的90%以上，而且柔韧性和耐力达到同等水平时，才可重返体育运动。为了防止旧伤复发，运动员应该继续定期进行拉伸运动和增强力量训练，并应始终适当地进行热身运动。运动员应该严格进行腘绳肌和其他髋骨带肌肉拉伸训练，继续增强并维持股四头肌和腘绳肌力量的平衡，这些都有助于预防再次受伤（Ramos et al., 2017）。

腘绳肌肌腱拉伤的最大风险因素之一就是有拉伤史，因此运动员必须继续进行康复训练。恢复最快可能需要1周，也可能需要6周甚至更长时间，具体时间取决于拉伤的严重程度。

# 股骨应力性骨折

## 常见原因

　　股骨颈骨折在所有下肢应力性骨折病例中只占到1%~10%，而股骨干应力性骨折更少见。应力性骨折可发生在股骨干内侧的任何部位，但最常发生在近1/3与中1/3的交界处。股骨在此交界处是向前外侧弯的，这也是股内侧肌的起点和内收肌群的附着处。

　　股骨颈应力性骨折的原因目前还不清楚，但是生物力学、激素影响和骨矿物质含量的变化都可能与之相关。通常情况下，参与耐力类体育运动的运动员会发生这种损伤，例如跑步和足球运动员。造成股骨颈和股骨干应力性骨折的危险因素包括增加跑步的里程、强度或频率。新跑道或新跑鞋也可能是影响因素之一。其他可能的影响因素包括低骨密度、股骨干短且薄、股骨不对齐、双腿长度不一、下肢肌肉无力、体重超重和女性闭经（Brunet and Hontas, 1994; Provencher et al., 2004; Ivkovic, Bojanc and Pecina, 2006）。髋内翻（髋关节畸形）很可能是增加股骨颈应力性骨折发生风险的因素之一。

## 识别方法

　　由于股骨颈骨折的并发症（股骨头缺血性坏死、骨折移位、骨折畸形愈合和骨折不愈合）发生率极高，所以越早诊断越好。发生股骨颈应力性骨折的运动员一般会感到腹股沟或臀部疼痛，有股骨干应力性骨折的运动员可能会感到大腿和膝关节疼痛，疼痛在休息时减轻，在运动时加重。

　　体检检查股骨应力性骨折往往存在局限性。受伤部位可能出现压痛，但是通常是不明确的，因为上面有肌肉覆盖。可以使用各种临床测试（支点测试、拳头测试或单腿跳测试）来诊断股骨应力性骨折，但是影像学检查是最好的。股骨颈骨折可能导致疼痛或单腿跳动作受限、髋关节内旋和屈曲以及髋关节拉伸受阻。

　　在损伤早期，X线片可能显示不出骨折线，在痊愈过程开始（最初疼痛后2~12周）和骨痂形成之前，在普通的X线片中可能无法看到骨折部位，在这个时候可能显示出有光亮的骨折线。放射性同位素骨扫描能够立即显示骨折，它历来是初期诊断应力性骨折的最佳工具。磁共振成像还可以显示应力性骨折和周围骨骼炎症以及软组织损伤的状态。

## 股骨应力性骨折 >续

### 治疗方法

　　发生在内侧或压迫侧的股骨颈骨折被认为较稳定，可以采取保守治疗。运动员通常要使用拐杖（4~6周）来避免肢体负重。X线片可以帮助监测愈合状况。发生在张力侧（外侧）的股骨颈骨折有较高的位移概率，因此建议进行内部固定。手术内固定常常需要把钢钉放入骨折部位，对其进行固定。对于一些非移位的张力侧应力性骨折，较好的治疗方法是严格的卧床休息和每周拍X线片进行检查。应将患有应力性骨折的运动员（如果骨折排列不整齐），或患有股骨颈侧应力性骨折的运动员，转诊给骨科医生进行紧急复位和固定。

　　股骨干应力性骨折非常少见，仅占运动员应力性骨折病例的2%~7%（Ivkovic, Bojanc and Pecina, 2006）。受伤运动员经常主诉大腿前部隐隐疼痛，在跳跃或奔跑时疼痛加剧。此情况的诊断方法与股骨颈应力性骨折相似。运动员要使用拐杖，在1~4周只允许脚尖刚好碰地面。如果走路没有疼痛感，而且X线片显示有愈合迹象，则运动员可以不用拐杖。成功的治疗方法是根据运动员的2种不同的体检测试（单足跳测试和支点测试）结果制订运动计划，通过难度逐渐增加的运动帮助高水平运动员加速治愈。这些测试每3周进行1次。2种测试均无痛感的运动员将进入下一个阶段。该治疗方法能使运动员在12~18周内重返体育运动。还可以通过连续的X线片对运动员进行监测，以确保其完全康复（Ivkovic, Bojanc and Pecina, 2006）。

### 重返体育运动

　　运动员在疼痛发生后8~16周才可重返体育运动。建议运动员在伤后3个月内每月拍X线片1次，确保愈合正常和没有骨移位。运动员在恢复训练之前应确定应力性骨折的原因，避免再次受伤。在重返体育运动之前，闭经女性应该做骨密度检查和治疗闭经。运动员应该纠正训练中的错误方法，而且要避免快速增加训练里程和训练强度。运动员在重返体育运动之前，应该在相当剧烈的运动中没有疼痛，例如骑自行车、游泳或者游泳池中跑步，且单腿跳没有疼痛。运动员应限制自己在1~3周内不得进行超过3~5英里的跑步训练，在距离和强度上都应缓慢增加。如果在跑步中没有出现疼痛，可以在接下来的2周将里程增加至正常里程的一半。如果出现疼痛症状，运动员应停止跑步，并进行之前未引起疼痛的运动（例如，如果跑步造成疼痛，运动员应进行骑自行车或游泳运动）。

# 股四头肌挫伤

## 常见原因

股四头肌挫伤通常是由钝性创伤引起的（通常从膝盖到大腿根）。最初，症状可能不起眼，但是在接下来的24小时可能出现明显的肿胀和疼痛以及活动范围受限。钝性创伤通常导致与骨头相邻的肌肉层受损，因此受到伤害的肌肉通常比拉伤位置更深。这种损伤在美式橄榄球、英式橄榄球、空手道、柔道、足球、曲棍球和长曲棍球运动中很常见。

## 识别方法

挫伤通常分为轻度、中度和重度，大部分病例为轻度至中度。这种分类是在伤后24~48小时确定的，此时肿胀和血肿已稳定。分类基于膝关节的活动度和体检结果。对于所有的股四头肌挫伤，运动员通常会采用止痛步态。发生股四头肌轻度挫伤时，膝关节屈曲角度大于90度，有轻度压痛。发生股四头肌中度挫伤时，膝关节屈曲角度为45~90度，大腿的压痛面积变大。发生股四头肌重度挫伤时，膝关节屈曲角度小于45度，有明显的肿胀，股四头肌收缩出现疼痛（Kary, 2010）。如果挫伤严重，并有剧烈疼痛和肿胀，则应考虑做筋膜室压力测试（Compartment Pressure Testing, CPT），以排除筋膜间室综合征（见p.260）的可能。

X线片可以排除骨折的可能。在受伤2~4周后，还可以通过X线片来排除创伤性骨化性肌炎（见p.259）的可能。磁共振成像和肌肉骨骼超声检查可以显示具体损伤情况（血肿、拉伤，或两者兼具），以及它的大小和具体位置。

## 治疗方法

尽早的、积极的治疗是让运动员快速重返体育运动和减少并发症的关键。只有膝关节屈曲角度大于120度时，运动员才可重返体育运动。因此，早治疗是关键，即在运动员的膝关节屈曲角度大于120度之前治疗。在该情况下，运动员应被动地屈曲和用绷带缠绕膝关节，以保持120度屈曲，并在该部位使用护具或者缠绷带24小时和使用拐杖（Aronen and Chronister, 1992）。让股四头肌受到张力会减慢肌内出血并让股四头肌得到最大伸展。

在24小时后，运动员可以拆除护具或绷带，接下来进行冰敷、电刺激和被动无痛股四头肌拉伸运动。应鼓励运动员在全天内进行多次被动拉伸运动。运动员需要一直使用拐杖，直到他们可以无痛执行股四头肌等长收缩，且肿胀已消退、大腿恢复正

## 股四头肌挫伤 >续

常维度（Aronen and Chronister, 1992）。增强力量训练从膝关节和髋关节屈曲训练开始，在允许的情况下过渡到膝关节拉伸训练，应随着动作能力和力量的恢复而不断地调整训练内容（Kary, 2010）。

如果运动员在发生肿胀和肌肉痉挛后才进行治疗（此时让运动员的膝关节屈曲角度达到120度变得很困难或极其疼痛），应尝试修改治疗方法。让运动员俯卧执行无痛膝关节伸展等长训练，直到股四头肌疲劳，这样可以减少痉挛。一旦运动员感到疲劳，开始做股四头肌被动无痛伸展训练。在开始时，无痛的舒展、放松和拉伸训练各进行3次。然后将膝盖固定在有铰链的护膝中，让膝关节保持最大的无痛屈曲范围。在接下来的治疗中，加入冰敷和电刺激，并重复该疗法。运动员要一直戴着护膝，直到膝关节屈曲角度达到120度（Aronen and Chronister, 1992）。

### 重返体育运动

运动员只要恢复全范围活动，而且患侧腿的力量恢复到健侧的水平，就可以重返体育运动。对于轻度至中度挫伤，返回时间通常在1周内（Kary, 2010）。运动员应该使用防护垫，而且在余下的赛季中都要坚持使用。未能积极地治疗股四头肌挫伤可能会将运动员重返体育运动所需的时间推迟到4周。

# 股四头肌拉伤

## 常见原因

股四头肌由位于大腿前侧的4块肌肉组成：股内侧肌、股外侧肌、股中间肌和股直肌。股直肌跨越2个关节（髋关节和膝关节），同时起到屈髋肌和伸膝肌的作用。其他3块肌肉仅负责伸展膝关节。

股四头肌拉伤常见于美式橄榄球、英式橄榄球、足球、田径、篮球、曲棍球和其他需要反复冲刺、踢腿和跳跃的体育运动中。拉伤一般是由于强有力的（接近最大值）收缩或伸展股四头肌引起的。股四头肌拉伤一般发生在肌腱交界处，可以是部分或全部拉伤。Ⅰ级拉伤是轻微的肌肉纤维破裂，Ⅱ级拉伤是范围更广的肌肉纤维撕裂并伴随出血，而Ⅲ级拉伤是肌腱交界处完全撕裂。股直肌最常发生拉伤，其次是股中间肌和股外侧肌。

## 识别方法

在髋关节伸展而不是屈曲的情况下，如果运动员屈膝会加重疼痛，则说明股直肌受损。运动员会因膝关节伸展、髋关节屈曲或两者兼有而感到疼痛或无力。触摸肌肉可以帮助找到损伤部位。因膝关节伸展而出现塌陷、肿胀或肿块常见于Ⅱ级和Ⅲ级拉伤中。一旦发生肿胀和形成血肿，将很难触诊肌肉中的问题。磁共振成像被认为是肌肉损伤成像的标准方法。在大多数情况下，磁共振成像可以显示拉伤的确切位置和严重程度（Kary, 2010）。

## 治疗方法

股四头肌拉伤的治疗类似于腘绳肌拉伤，并遵循类似的治疗阶段（见p.251）。一旦运动员经治疗达到无痛活动阶段，就可以开始完全伸展等长训练，并升级到膝关节90度屈曲训练。在早期应该避免直腿抬高训练，因为这会给股直肌带来巨大的压力。应尽早进行股四头肌强化等长训练，以促进肌肉再训练（Kary, 2010）。在这一阶段，运动员应开始温和、谨慎的主动拉伸运动。运动员一般从俯卧位开始拉伸运动，根据可忍受程度主动对抗重力屈曲膝关节。应在治疗的最后阶段和恢复运动之前，加入力量吸收和产生训练，例如，从1英尺（约30.5厘米）高的箱子上跳下来，吸收冲击力，然后从该位置跳回箱子上。在治疗的最后阶段，还应加入快速伸缩复合训练。

针灸（见第16章）也有助于缓解疼痛和肿胀（特别是在急性疼痛期间），也会促进关节活动度增大，让运动员康复得更快。应尽早进行针灸，并且在整个康复过程中

## 股四头肌拉伤 >续

坚持针灸。注射富血小板血浆和骨髓抽吸术也被证明有助于加速康复。有关这些治疗方法的更多细节，请参阅第17章。

### 重返体育运动

在恢复无痛全范围活动、等速力量测试中患侧腿的力量达到健侧的90%以上，而且可以毫无困难地完成敏捷测试和短跑时，运动员就可以重返体育运动了。在整个赛季中，运动员应该继续使用有防护垫的压迫套筒。运动员一般在发生损伤后的2~3周可以完全重返体育运动（Kary, 2010）。

# 骨化性肌炎

## 常见原因

骨化性肌炎是在离血肿、肌肉撕裂或骨折等创伤很近的肌肉内形成的骨骼异位（错位）。这是一种并发症，通常发生在Ⅱ级和Ⅲ级股四头肌挫伤中，而且最常发生于股骨附近。在一项针对遭受大腿挫伤的新兵的研究中，发现在治愈的挫伤中有20%会发展成骨化性肌炎（Brunet and Hontas, 1994; Kary, 2010）。

在肌肉中形成的骨块

## 识别方法

挫伤发生3~4周后，疼痛突然加剧、运动范围缩小、肿块变硬，这可能就是骨化性肌炎。一般拍X线片就可以确诊骨化性肌炎，但在X线片中的发现往往与实际的临床症状有差异（Kary, 2010）。在X线片中骨化性肌炎显示为白色的聚积物。这堆聚积物可能与股骨相连，也可能不相连。一般来说，它的成熟需要3~6个月（最终停止生长）。在X线片显示不出骨化性肌炎的形成时，超声就可以检查出来。

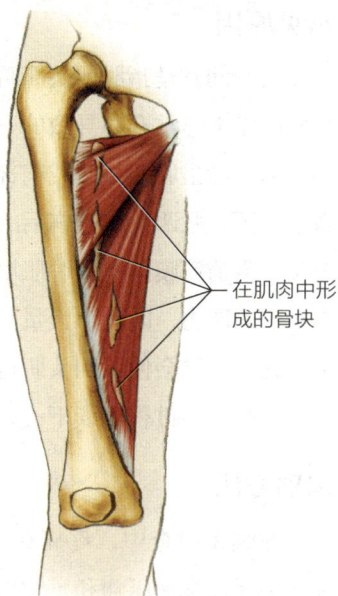

## 治疗方法

骨化性肌炎的治疗方法和股四头肌挫伤基本一致（见p.255）。如果不加以治疗，其就会导致关节活动度持续缩小、出现疼痛的骨块，可能严重影响运动功能。治疗性超声波有助于击碎肌炎结块。

其他可以考虑的治疗方法包括单次低剂量电离辐射和使用非甾体抗炎药（特别是吲哚美辛或萘普生）2~6周（Larson et al., 2002; Wang et al., 1999; Kary, 2010）。这两种方法都有助于抑制异位骨的进一步形成，而辐射可能有助于分解异位骨。

在极少数情况下，需要做手术进行切除。如果是这样，要让异位骨达到完全成熟状态之后，大约需要12~24个月，才可进行手术切除（Kary, 2010）。如果在异位骨成熟之前将其切除，它可能会再次生长，甚至比原来还大。如果做了手术，建议运动员在术后开始辐射治疗，抑制异位骨重新形成。

## 重返体育运动

发生骨化性肌炎之后，运动员重返体育运动的时间可能比发生挫伤更久。运动员重返体育运动的时间应由医生或物理治疗师决定。

## 筋膜间室综合征

### 常见原因

筋膜间室是指股四头肌群被一层称为筋膜的保护层所覆盖。筋膜间室综合征是筋膜腔内压力异常升高导致的一种疾病。在接触类体育运动中，当膝盖、头盔或其他硬物有力地撞击股四头肌或前部肌群时，可能会在大腿前区引发筋膜间室综合征。在少数情况下，股四头肌挫伤后的过度出血和水肿可能导致筋膜室充盈并引起筋膜间室综合征。当前筋膜间室的肿胀增加时，筋膜间室的压力就会升高。这种筋膜不具备大幅度扩张的能力，因此，大量肿胀会导致筋膜室内的压力增加，最终压迫筋膜室内的血管和神经。这会使股四头肌得不到足够的血液供应，从而引起肌肉的氧气和营养物质缺乏。如果该过程继续下去，可能会导致肌肉死亡。

### 识别方法

在临床检查中，疼痛和损伤程度不成比例、休息时疼痛、被动屈曲膝关节时疼痛、出现弥漫性压痛和感觉大腿紧绷都可能暗示着运动员出现了筋膜间室综合征。隐神经沿线（膝盖和胫骨内侧）可能出现感觉障碍。出现运动障碍和无脉搏时已经是晚期症状，意味着更严重和永久性的肌肉损伤。如果出现上述任何一种症状，请对运动员进行转诊，以进行紧急医学评估。

最终诊断是通过测量大腿前侧的筋膜间室的压力来确定的。可导致永久性损伤的临界压力的持续时间是4~8小时。

### 治疗方法

急性大腿压迫的治疗方法是筋膜切开术，即通过手术切开筋膜，让肌肉获得充足的血液供应。在肿胀消退之后，再次通过手术缝合筋膜。在手术减压后运动员要开始早期康复训练，以抑制肿胀、疼痛和肌肉萎缩，扩大关节活动度。

### 重返体育运动

在完整的康复计划结束之后，只要得到医生的批准，大多数运动员可以在8~16周内重返体育运动。

## 第13章

# 膝关节损伤

罗恩·诺伊（Ron Noy），MD

股四头肌

股骨

髌骨

外侧副韧带

后交叉韧带

前交叉韧带

半月板

隐神经

胫骨结节

髂胫束

腘绳肌
（股二头肌）

腓骨

腓肠肌

比目鱼肌

胫骨

非常感谢迈克尔·凯利（Michael Kelly）和伊冯娜·约翰逊（Yvonne Johnson）对本章的贡献

　　膝关节损伤是各个年龄段的运动员最常见的损伤之一。由于许多原因，膝关节损伤变得越来越普遍，其中一些原因包括在较小的年龄阶段参与高风险的体育运动，尤其是女性；50岁以上的人开始更多地参与体育运动；障碍赛、极限举重等高风险运动的普及；在一周内更频繁地参与体育运动等。

　　由于社交媒体和其他在线信息来源的普及，人们对不同类型的损伤有了更多的了解，这为对损伤进行早期干预提供了机会。诊断评估和检测手段的不断进步，加上治疗方案的改进，有助于当今各级受伤运动员恢复正常生活和运动，同时防止长久性残疾。

## 膝关节损伤

| 损伤 | 页码 |
| --- | --- |
| 髌股关节综合征 | 263 |
| 髂胫束综合征 | 265 |
| 半月板撕裂 | 267 |
| 内侧副韧带撕裂 | 270 |
| 前交叉韧带撕裂 | 272 |
| 后交叉韧带撕裂 | 276 |
| 外侧副韧带撕裂 | 277 |
| 髌腱炎 | 278 |
| 髌骨骨折 | 280 |
| 髌股关节不稳定症 | 281 |
| 胫骨结节骨骺炎综合征 | 283 |
| 剥脱性骨软骨炎 | 284 |

## 髌股关节综合征

### 常见原因

髌股关节综合征，也被称为髌骨软骨软化症，是在无外伤情况下膝关节前部疼痛的最常见原因。虽然髌股关节综合征在女性中更为常见，但在所有性别和年龄组中都普遍发生。需要冲击力的运动（跑步和跳跃），反复弯曲膝盖的运动（棒球或垒球、举重、高尔夫），久坐不动的运动（划船、赛车、电子游戏）和攀登运动（徒步旅行、障碍训练）

图中标注：股骨、股四头肌肌腱、外侧副韧带、髌骨、髌腱、胫骨

可能会随着时间的推移而导致此病症的出现，而且最有可能引起突发症状。膝盖骨（髌骨）的直接损伤也会导致此病症的出现，因为它会损伤髌骨和股骨沟的软骨表面；但该病症更可能发生在长时间久坐、重复爬楼梯（向下或向上）、跑步或跳跃之后。

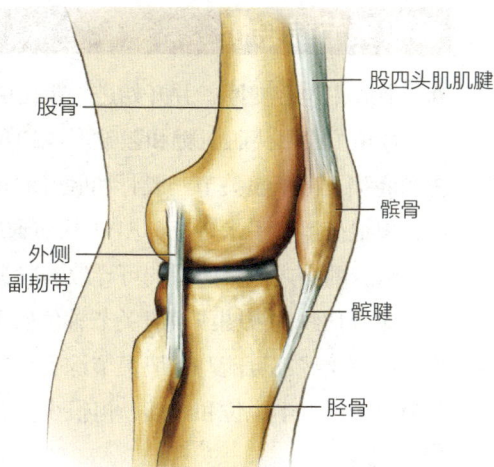

### 识别方法

患髌股关节综合征的运动员会主诉膝盖前部隐隐作痛。在要求运动员确定疼痛位置时，通常会让他们的整只手绕整个前膝盖旋转。但是，这种疼痛通常还会向中间、后方或向外侧（不太常见）放射，当患者自行在网上研究其症状时，这常常使他们感到困惑。虽然屈曲问题与其他损伤（例如前交叉韧带和半月板撕裂）相比更为常见，但这种情况不常发生于长时间坐着然后突然上下楼梯（例如在地铁或火车上长时间通勤，然后需要长时间上下楼梯）之后。肿胀通常很轻微，运动员感觉不到，而且会认为是训练后隔天出现的酸痛。虽然关节积液不足以限制关节屈曲或者使运动员无法参加体育运动，但是足以使股四头肌力量变弱。这是身体试图让运动员停止体育运动的一种方式。无力的股四头肌在运动时对膝盖骨的控制变弱，这反过来又会导致出现更多的肿胀，从而使无力感加重，使症状持续时间和康复时间延长。

体检的阳性结果包括"研磨测试"的结果。研磨测试是指在休息时，向后和向远端按压股四头肌，然后让运动员将大腿压向检查台，以此来刺激股四头肌，这会引起剧烈的疼痛。另一个阳性特征是在屈曲和伸展时骨骼嘎吱作响，但这并不总是存在。有时人们在弯曲膝盖甚至行走时都可能听到"劈啪"声，这表明表面软骨退化得更严重了。沿前内侧关节线可能存在压痛，但也有可能与另一实体（皱襞）有关。皱襞是存在于膝关节连接处的关节囊组织的正常包膜。有时，它会卡在髌骨和股骨髁之间（主要发生在跑步者身上）。当出现这种情况时，它会发炎并产生剧烈疼痛（直到炎症消退）。患有此问题和髌股关节综合征的患者可能主诉膝盖弯曲时有"橡皮筋"的感觉。随着时间的推

## 髌股关节综合征 >续

移，髂胫束也会变厚，并开始进一步侵蚀髌骨或股骨髁上的软骨。

Q角（股四头肌肌腱和髌腱形成的角度）较大的运动员在这个区域更容易感受到侧压和磨损。由于髋关节、股骨和胫骨的正常解剖结构变异，女性的Q角往往角度更大一些，但很少需要手术矫正。AP（从前到后）X线片检查可显示对齐问题，而侧面视图可显示髌骨的高或低。两者均可导致髌股关节疼痛，但只有高位髌骨与髌骨不稳定有关。

髌骨切线位视图或髌股关节轴位像（轴向截面）也可以显示横向压缩、倾斜和半脱位，所有这些都可能与髌股关节综合征有关。现代磁共振成像技术可以精确显示受损关节面、倾斜、半脱位和皱襞，但很少需要做出诊断或启动治疗计划。

## 治疗方法

大多数情况下，在非手术治疗6~8周后，髌股关节综合征将得到改善。初始治疗方法包括对膝盖冲击力小的股四头肌训练和腘绳肌力量强化训练。除了增强大腿肌肉的力量外，治疗方案还应注重增强柔韧性。髌股关节综合征很少需要药物治疗，但可以将非甾体抗炎药作为一种辅助治疗手段，以减少这种综合征可能引发的炎症。硫酸软骨素加氨基葡萄糖对髌股关节综合征也有一些疗效。运动后冰敷对预防炎症反应（炎症反应会进一步导致股四头肌无力，直到力量完全恢复）很重要。护具可能有用，但通常不是必需的。

力量训练应包括闭链和开链训练，但在任何运动中都应避免膝盖进行超过90度的反复弯曲。虽然弓箭步对膝盖的冲击力较低，但也应避免做这个动作，因为弓箭步会模拟下楼姿势，给膝盖施加很大的压力。

如果在4~8周后症状仍无好转，则应增加磁共振成像扫描，看看是否存在软骨裂隙或皮瓣、炎症性皱襞增厚、骨软骨病变，或其他可能导致炎症和疼痛的因素，这些因素可能会阻碍治疗取得成功。对于机械性病变，应考虑手术治疗（关节镜检查、截骨、胫骨结节移位、软骨表面置换、甚至部分关节置换）；如果没有病变，则应考虑注射治疗。注射药物包括可的松（现在较少使用）、透明质酸黏液补充剂、富血小板血浆、骨髓抽吸剂、脂肪干细胞和同种异体移植干细胞注射剂。

## 重返体育运动

一旦体力完全恢复，运动员就可以重返体育运动，完全恢复通常需要6~8周的时间。根据体育运动的不同，有些运动员可能会提前归队，但完全康复可能需要更长的时间。通过使用护具或绷带，运动员可能可以在完全恢复之前参与体育运动。经手术治疗的运动员需要更长的时间才能重返体育运动，简单的关节镜手术需要2个月的康复时间，而截骨和表面置换手术需要6~12个月。

## 髂胫束综合征

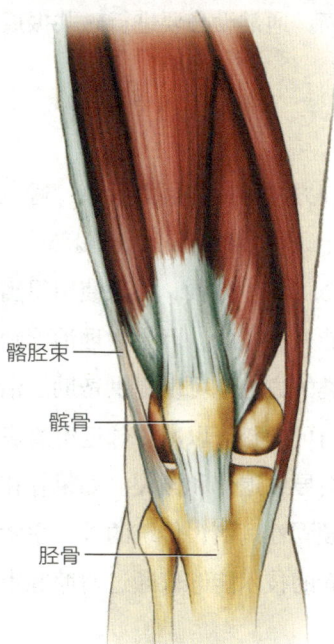

髂胫束

髌骨

胫骨

### 常见原因

当膝关节屈曲30度时，髂胫束会经过膝关节上髁外侧并可能会受到刺激。髂胫束综合征是一种过度使用性损伤，经常发生在爬山或坡道跑步后。髂胫束综合征常见于长跑运动员和自行车运动员，尤其是铁人三项运动员。

### 识别方法

髂胫束综合征的疼痛通常被描述为大腿外侧从髋关节外侧到膝关节外侧的任何位置的放射性疼痛，有时会与下背部的神经根性疼痛混淆。疼痛通常发生在跑步中途，一旦停止跑步或稍稍停留，疼痛就会停止，但是更严重的情况会引起持续的疼痛。当Ober测试结果呈阳性时，髂胫束通常会有紧绷感，而且在绷带包扎时会有压痛感。大拇指压力测试结果呈阳性是一种特殊病症反应。检查人员将大拇指放在膝关节远端股骨的外上髁上，同时在膝关节的活动范围内移动膝关节。如果膝关节仅在屈曲30度时才有疼痛，那么检查结果为阳性。肿胀很少见，更有可能是由相关的滑囊炎引起的。除非有罕见的钙化性肌腱炎，否则活动范围不受影响。X线片检查通常会在外上髁上发现一些刺激反应，但检查结果通常很微妙，不能做出诊断。外上髁钙化很罕

## 髂胫束综合征 >续

见，但伴有严重的限制性疼痛。通常没必要进行磁共振成像扫描，但该扫描可能显示炎症或增厚的髂胫束。

### 治疗方法

髂胫束综合征的初始治疗方案包括伸展髂胫束、避免跑步和骑自行车。伸展动作应该包括交叉腿侧向靠在墙上，伸展髂胫束的远端部分，并朝4个方向屈曲，以伸展髂胫束的近端部分，每天5次，每次30秒。如果使用得当，泡沫滚轮或滚棒对患者很有帮助。正规的物理治疗可能是有益的，因为物理治疗师通常可以更有效地帮助运动员拉伸。超声波和电刺激之类的方法也可以提供帮助。治疗过程中还经常使用非甾体抗炎药、止痛药和冰敷。注射可的松可以减少邻近滑囊炎的炎症，但应避免直接将其注射到滑囊炎部位，因为它会导致退化和撕裂。如果存在钙化并持续有症状，可以通过微创技术进行切除。对于顽固性病例，传统的外科手术可以移除位于外上髁部分肌腱中间的椭圆形部分，但最新的技术能够仅通过对髂胫束的退行性部分进行显微清创术从而保留髂胫束肌腱。

骑自行车的人应该对其自行车进行评估并适当改装。跑步者应该在平坦或无斜坡的地形下进行训练。穿戴矫正鞋或使用矫正器，或者两者同时使用，对治疗髂胫束综合征很有帮助。

### 重返体育运动

一旦症状缓解，运动员就可以重返体育运动，但应继续进行预防性拉伸运动。市面上可以买到的髂胫束背带可以在治疗过程中让运动员更早重返体育运动。在跑步和骑自行车等重复性体育运动中，建议运动员采用缓慢、渐进的方法重返体育运动。

# 半月板撕裂

## 常见原因

内侧半月板和外侧半月板是膝关节的重要结构。虽然半月板常被描述为"减震器"和"止动楔",但它最重要的功能是利用更大的表面区域分担膝关节的负荷。从侧面观察股骨髁时,它们是圆的,而胫骨主要是平的。如果没有半月板,该结构就会像路上行驶的轮胎一样,所有压力都作用在一点上。

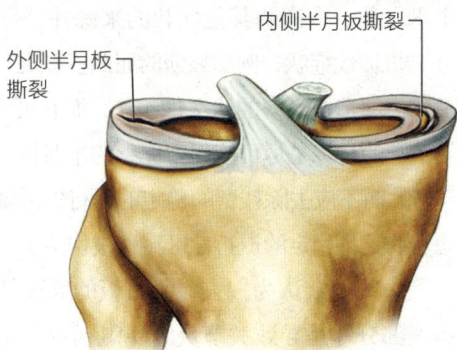

软骨表面无法承受那么大的压力,最终会导致软骨断裂和关节炎。半月板越完整,负荷分布的面积就越大。

在考虑如何治疗半月板撕裂时,应该充分认识到,因为成年人的血液供应减少,修复能力也有所下降。传统的学说认为,外侧半月板10%~25%的区域是有血管的(图中的红色区域),其余大部分区域是无血管的(图中的白色区域),这种划分在儿童和青少年身体上更为准确。大多数成年人只有一小部分外侧半月板是有血管的。与内侧无血管区域相比,外侧有血管的区域有更大的愈合机会。

半月板撕裂在篮球、橄榄球、足球、滑板、滑雪和网球等体育运动中较为常见,但在任何运动中都有可能发生,尤其是在发生滑倒或扭伤时。内侧半月板撕裂比外侧半月板撕裂更常见,因为更多的重量会压在膝关节的内侧,而膝关节更多是在内侧关节的后部完成重复性枢轴旋转。这会导致后角和1/3的内侧半月板主体发生退化,而且很容易在出现剧烈扭转损伤时发生撕裂。在青少年运动员中,即使组织是健康的,半月板也有可能撕裂,但要多次受到外伤才会导致这种情况。患者在受伤时可能会听到"啪"的声音,甚至听到"咔嚓"声,就像是断了一根骨头一样。大多数情况下,虽然有一些困难,但他们可以继续参加体育运动。他们可能会在当天晚上到第二天出现轻微到中度的延迟性肿胀。唯一的例外是如果有血管的红色区域有大面积的外侧撕裂,可能会快速出血和填满关节。

半月板撕裂的类型包括桶柄状撕裂、皮瓣撕裂、鹦鹉嘴撕裂、放射状撕裂、径向撕裂和退行性磨损。

半月板的桶柄状撕裂会锁住膝关节(患者无法屈曲或伸展膝关节),撕裂的桶柄状碎片会翻转并卡在膝关节前方,卡住膝关节髁状突。在这些情况下,运动员无法让腿部承受重量或移动,通常会感到很不舒服。退行性半月板撕裂可能有轻微的症状或根本没有症状。如果在磁共振成像扫描中偶然发现退行性半月板撕裂,可能不需要手术治疗。如果该撕裂仅在体育运动后引起肿胀,首先应该考虑物理治疗和注射治疗。在进行关节镜

## 半月板撕裂 >续

手术之前，应查明其他症状的来源并进行治疗。

机械性症状，例如频繁的屈曲或锁定，应考虑使用外科手术进行治疗，因为屈曲可能对关节表面造成更多的永久性损伤，而且可能增加撕裂的大小（前者的可能性更大一些）。由于治疗的目标是尽可能保留完整的半月板，所以在做关节镜检查时，应仅去除松动的半月板碎片，而不应去除残留的稳定的退行性区域。从历史病例上看，为了防止未来的撕裂，有些患者的这种稳定的退行性区域也被切除了，但这种情况很少发生，半月板保留得越多越好。

一些专家认为，去除半月板的撕裂部分会导致关节炎，但实际上，不再分担负荷的撕裂部分才是导致关节炎的罪魁祸首。无论你是移除这个非功能性部分还是将其留在体内，负荷都会增加，从而导致关节炎。如果松动的碎片是有症状的，并导致屈曲、锁定、撞击疼痛，以及不能通过非手术治疗控制反复性积液，那么就应该像移除身体的故障部分一样移除它。关键是不要去除过多的半月板，如果有可能成功修复半月板，则应尝试这么做。不幸的是，30岁以上的成年人的半月板再撕裂率很高。使用生物制剂可以帮助降低再撕裂率，但还需要做更多的研究。

### 识别方法

半月板一侧的局部疼痛和运动后的延迟性轻度肿胀和不适是半月板撕裂最常见的症状。运动员通常会继续进行一段时间的体育运动，如果有可能，许多队医会将手术治疗推迟到赛季结束进行。屈曲和锁定意味着半月板存在较严重的撕裂与较松散的碎片，可能需要手术治疗，通常运动员应该及早关注此症状。急转方向和扭转通常会有痛感，晚上侧躺时会感到疼痛，这是膝盖相互碰触时内侧半月板撕裂的常见症状。上楼梯时可能会感到疼痛，但髌骨软骨软化症也会发生这种情况，这种病症是非病理性的。

用来鉴别半月板撕裂的两个标志性测试是关节线压痛和McMurray阳性测试。这类测试是通过在屈曲和伸展膝盖的同时扭转膝盖来完成的。出现疼痛、"啪"声或"咔嗒"声都是阳性检查结果，表明半月板撕裂可能在这些部位发生，而且不稳定。现代骨科医生很少使用Appley测试，但它是以前使用过的一种测试。

内侧半月板撕裂通常与腘窝囊肿有关，例如贝克囊肿。当膝关节肿胀到一定程度时，压力可以将液体推过半月板，在关节外形成囊肿（囊肿是膨胀的囊状组织，就像一个被吹起的口香糖）。由于半月板塌陷形成了单向阀，液体不会渗回关节。有时囊肿会引起不适，这可能就是目前表现出来的症状。这些囊肿最常见于退行性斜向复杂撕裂或径向撕裂中。在手术过程中，如果囊肿与半月板撕裂处仍相通，尽量通过半月板撕裂处将这些囊肿进行减压。在手术后的第一个星期，半月板主体通常会从连通孔壁上脱落，这可以防止复发，或者外科医生可能在修复过程中将孔封闭。

外侧半月板撕裂也会产生囊肿，但更常见的是较小的囊肿，称为半月板囊肿。半月板囊肿通常不会产生疼痛感，而且很容易摸到，因为在膝盖侧面会形成一个像大理石一样的坚硬结构。半月板囊肿通常伴有外侧半月板1/3主体径向撕裂。在手术过程中，这些囊肿从关节内部进行减压。放射状撕裂可能会将半月板"切"成两半，因此冒着复发的风险修复该撕裂比去除该撕裂更好，因为去除该撕裂会导致前后角彼此分离。

X线片可能会显示退行性半月板撕裂患者的关节间隙变窄。一些专家可以通过超声波发现撕裂，但标准的医疗诊断成像检查是磁共振成像扫描，它在确定半月板撕裂的诊断中非常准确。

## 治疗方法

半月板有血管的部分在外侧，可以为运动员提供最好的修复机会，尤其是对桶柄状撕裂而言。这个区域会随着年龄的增长而缩小，但是由于前文所述的原因，外科医生为了尽可能多地保留半月板组织而不懈努力。利用生物制剂可以增强愈合能力，但还需要更多的研究来确定这一点。最常见的治疗方法仍然是半月板部分切除术，即去除有症状的撕裂部分。如果半月板撕裂没有症状，则可以进行非手术治疗，这种情况可能发生在撕裂未移位的情况下。如果有可能，应将手术推迟到赛季结束后。而手术的目的是保留尽可能多的功能性半月板。

## 重返体育运动

对于非手术治疗，运动员可以在没有屈曲或锁定的情况下重返体育运动，因为屈曲或锁定可能会进一步损伤膝盖。戴上护膝可以帮助运动员改善运动表现。

对于半月板部分切除手术，运动员在术后可以立即用拐杖来承受重量。运动员一旦完全恢复活动范围和力量，就可以重返体育运动。对于职业运动员来说，这最少需要2~3周的时间，通常需要4~6周。

半月板修复需要更长的恢复时间，因为修复需要一定的时间。运动员在术后可以用拐杖来分担重量，并在4~6周内戴着限制膝盖运动超过90度的护具，以防止对修复部位造成压力。在康复期结束后，运动员一旦完全恢复了活动范围和力量，就可以逐渐重返体育运动，并对肿胀和疼痛进行监测。如果出现肿胀或疼痛，则应对运动计划进行调整。通常需要2个月缓慢的、循序渐进的康复训练，运动员才能达到受伤前的表现水平，从而重返体育运动。

## 内侧副韧带撕裂

### 常见原因

内侧副韧带（medial collateral liga- ment，MCL）是位于膝关节内侧的大而粗的关节外韧带，分为浅韧带和深韧带。该部位出现孤立性损伤最常见的原因就是膝关节受到外翻力的作用，通常是对手从侧面对脚部进行撞击造成的。非接触性损伤也有可能发生，而重复性应力损伤并不常见。足球的进攻前锋很容易由于他们所处的位置而受伤，而一些运动员为避免受伤会使用预防性护具。这种损伤在滑雪运动中也很常见。

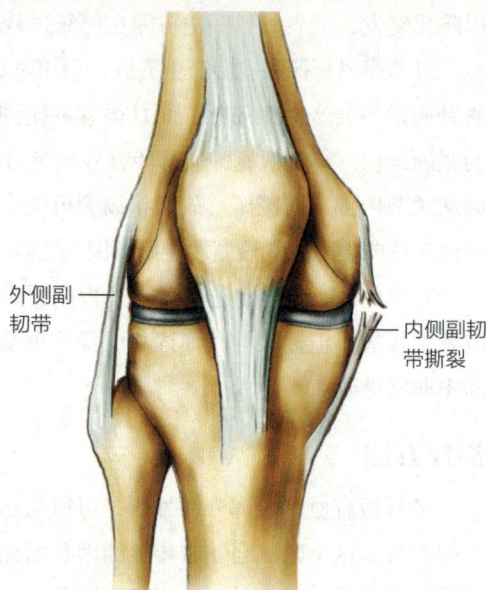

外侧副
韧带

内侧副韧
带撕裂

### 识别方法

内侧副韧带撕裂的运动员经常回想起或感觉到膝盖内部有"啪"的声音。疼痛可能会相当严重，以致于难以行走。行走时使用一个双立杆型有铰链的护膝可以明显缓解疼痛。如果沿内侧副韧带撕裂处有压痛，那么在股骨内上髁的近端处会感到压痛，在胫骨的远端插入处或中间物质处也会感到压痛，或两处都能感到。近端撕裂通常能自主愈合，而远端撕裂则不能，这可能是由于滑液遭到了破坏。

膝关节内侧肿胀（无关节积液）可能很明显。膝关节伸展的最后10度的活动范围可能受限，因为内侧副韧带部位会出现疼痛。外翻应力测试是针对内侧副韧带撕裂的。这个测试是在膝盖弯曲30度和0度的情况下进行的。与对侧膝关节相比，在外翻应力作用下，膝关节屈曲30度（而不是0度）时，内侧副韧带沿线如果有疼痛感或开口增大，则表示存在内侧副韧带撕裂。如果在0度时也有韧带松弛，则表明同时发生了前交叉韧带撕裂、后交叉韧带（posterior cruciate ligament，PCL）撕裂或骨折。韧带松弛可进一步分为有终点和无终点，分别为Ⅰ、Ⅱ、Ⅲ级，对应开口增大0~5毫米、6~10毫米或大于10毫米。

可以使用应力X线片和超声波，但磁共振成像是放射学测试的最佳工具。虽然很少需要用其鉴别内侧副韧带撕裂，但它可以帮助显示撕裂的严重程度和位置，以及检查中可能掩盖的任何其他软组织损伤。

## 治疗方法

孤立性内侧副韧带撕裂的初始治疗是非手术性的。对于Ⅰ级撕裂，可能需要物理治疗，包括冰敷，以及恢复活动范围的训练和力量训练。护膝可以提供额外的舒适感，防止膝关节僵硬，从而令运动员更快地进行恢复。如果在比赛中内侧副韧带没有感到疼痛，在内侧副韧带恢复期间，使用有铰链的护膝有助于运动员更早地重返体育运动。

对于Ⅱ级和Ⅲ级撕裂，需要一个双立杆型有铰链的护膝，这样运动员就可以在没有辅助设备的情况下行走。注射某种干细胞可能对治疗远端撕裂有益，因为这些损伤愈合起来更加困难。护具可能要戴4~6周，但物理治疗可以提前。如果运动员还存在前交叉韧带或后交叉韧带损伤，通常需要手术治疗。内侧副韧带和前交叉韧带的损伤都可以通过修复内侧副韧带和重建前交叉韧带来治疗，但很多时候，在成功的内侧副韧带手术所需的4周术前治疗期间，可以使用护具对前交叉韧带进行非手术治疗。如果运动员在重建前交叉韧带之前已经以非手术方式治愈内侧副韧带，那么在前交叉韧带手术过程中无须处理内侧副韧带。与早期修复前交叉韧带并重建内侧副韧带相比，这种治疗方法可能会有更好的长期效果。

物理治疗的目标集中在重新恢复全活动范围和力量。随着治疗的进行和内侧副韧带的愈合，运动员应该完成一个下肢增强力量训练计划，侧重于增强臀部肌肉力量。在做内侧和外侧大腿力量训练时，运动员应该小心，不要给内侧副韧带造成压力。在训练后进行冰敷，可以减轻肿胀和疼痛。

## 重返体育运动

运动员康复可能需要3个月的时间，具体时间取决于撕裂的严重程度以及特定体育运动的要求。许多运动员可以在康复过程中使用内侧副韧带护具，只要他们在使用护具的时候不感到疼痛，就应该循序渐进，逐渐增加体育运动参与时间。在全面参与体育运动之前，运动员应完成跑步和急转方向训练。

# 前交叉韧带撕裂

## 常见原因

前交叉韧带撕裂是最常见的季节性膝关节损伤。这种损伤在女性中更为常见，原因有很多，包括女性与男性的股骨髁的解剖学差异，导致女性前交叉韧带穿过的区域更为狭窄，即A型切口；女性的韧带更薄、雌激素水平更高；股骨旋转增加以及跃起后着地技巧较差伴膝外翻姿势等。研究表明，较早教授经过改进的落地技巧可以降低女性前交叉韧带撕裂的发生率。

前交叉韧带撕裂在所有运动员中都很常见，有接触和非接触机制。铲球并扭曲和过度伸展机制都可能导致前交叉韧带撕裂。前

前交叉韧带撕裂

者在急转方向类体育运动中很常见，例如足球、篮球、网球、橄榄球和滑雪运动。后者可能发生在野外跑步踩在小凹坑上时。在落地过程中，这两种情况都有可能发生。胫骨隆起（前交叉韧带附着处的胫骨区域）撕脱在青春期前的运动员中更为常见，会导致前交叉韧带缺失，而韧带（而不是骨头）撕裂在青少年和成年运动员中都很常见。在撕裂前韧带处于拉伸状态，所以大多数的部分撕裂会导致前交叉韧带功能不全，还有可能需要手术治疗。在包括前交叉韧带撕裂的复合损伤中，其他损伤（例如半月板或其他韧带撕裂）并不罕见，必须确定这些损伤，以确定适当的治疗时间和治疗的必要程度。

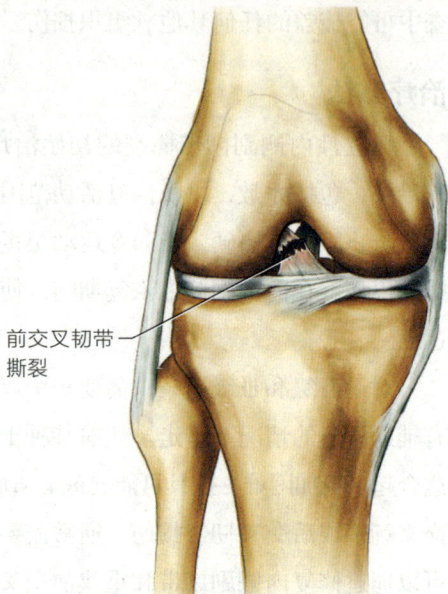

## 识别方法

大多数运动员都会将膝关节移位描述为膝关节脱位并复位。他们可能会听到或感觉到"啪"的声音，但疼痛感可能有，也可能没有，通常没有相关的疼痛感。肿胀是立即发生的，使大多数运动员无法继续参加比赛。没有肿胀的情况可能是慢性撕裂，有时甚至更严重。如果撕裂较大，则可能导致直接在膝盖内出现最小的肿胀。因为肿胀可能扩散到膝关节囊和小腿，所以在膝盖部位会观察到不太集中的局部肿胀。前交叉韧带中的血管撕裂可能造成因膝关节出血而引起的更典型的实质性和即时性肿胀。疼痛更有可能来自骨挫伤部位，而不是急性胫骨平移发作引起的。前交叉韧带撕裂后，膝关节会屈曲，感觉不稳定，或者感觉像是过度伸展。步态可能受到影响，这就是所谓的前交叉韧带回避步态模式。

体检包括拉赫曼测试、前抽屉测试和枢轴移位测试。拉赫曼测试是此类测试的最佳选择，是指将膝盖处于30度屈曲位，在该位置对胫骨施加前向压力，松弛度增加则表现为阳性。缺乏终末点与更高等级的撕裂相关。所有的膝关节韧带存在相同的撕裂分级系统：Ⅰ～Ⅲ级之间的差距为5毫米（与对侧膝相比）。发生撕裂后，活动范围通常会缩小。X线片可能会显示一种名为Segund的病症，即侧囊的小撕脱，这是前交叉韧带撕裂的特征性表现。一些人认为这与副外侧韧带撕裂有关，可能需要修复，也可能不需要修复。

磁共振成像是首选的影像学检查方法。除了确认撕裂，它还可以识别并提示急性胫骨前平移发作（股骨前外侧髁和胫骨后外侧平台骨瘀伤）导致的骨挫伤和其他伴随损伤，例如半月板撕裂。挫伤发生在膝关节外侧半脱位然后弹回原位的旋转过程中，在复位过程中两块骨挫伤区域会发生"触碰"在这些病例中，膝关节内侧不会出现半脱位。在过度伸展机制中，可能存在不同的骨挫伤模式。

## 治疗方法

在决定前交叉韧带撕裂的治疗方法时，要考虑运动员的年龄、职业、喜欢的活动、体育运动参与程度和存在的与膝关节相关的各种损伤，但几乎所有前交叉韧带撕裂的治疗目标都是对其进行重建。在20世纪后半叶，如果患者超过20岁，而且不是高水平运动员，则不会为他们做重建手术。但这已不再是治疗的标准，现如今，大多数患者都需要做重建手术。前交叉韧带纤维在撕裂前处于拉伸状态，因此修复（而不是重建）前交叉韧带可能导致前交叉韧带长期松弛。一些外科医生正在研究修复前交叉韧带的更好方法，并展示了对过去技术的一些改进。如果大腿肌肉可以恢复所有力量，而且不稳定性被最小化，则可以选择非手术治疗。

动态前交叉韧带护膝是一个相对较新的选择。这个护膝可以防止胫骨半脱位。然而，功能正常的前交叉韧带对于膝盖的正常力学机制是至关重要的，其不仅有助于保持膝盖的稳定，还有助于膝盖正常运动。有前交叉韧带缺陷的膝关节会形成关节炎，但最近的研究表明，即使做了成功的前交叉韧带重建手术，大多数患者在受伤后出现关节炎的平均发展时间为12年。

受伤后，膝盖会变得虚弱并丧失活动范围。在进行重建手术之前，通过有监督的物理治疗方案恢复力量和正常运动，已经被证明可以改善长期功能，并使运动员恢复到以前的比赛水平。运动员受伤后通常需要大约4周的恢复时间，因此大多数前交叉韧带重建手术会推迟到膝盖能够发力之后进行。

## 前交叉韧带撕裂 >续

推迟手术，直到活动范围和力量得到全面恢复，而且受伤部位没有肿胀，这是现代运动员有机会完全重返体育运动的前提之一。几十年前，前交叉韧带撕裂意味着运动员的运动生涯结束。现如今的手术技术包括解剖性关节镜前交叉韧带重建、将重建的移植物放在最佳位置、改进移植物的选择、采用更厚的移植物或双束移植物（或二者兼具）、固定技术和预防关节出血、术后早期运动，以及改良的物理治疗技术，这些都有助于运动员恢复正常的运动能力。

存在开放的生长板的年轻运动员可能需要护具，并且需将手术推迟到他们的植骨板闭合之后，因为只有这样才能在不用冒生长异常的风险的前提下，在手术中对生长板部位钻孔。应避免在生长板上放置骨栓和使用骺板保留技术，以尽早完成重建手术。半月板修复技术在这个年龄段可能会起到更有效的作用。

现在，即使是60岁以上的患者，也可以进行重建手术，以便恢复正常的膝关节功能和运动，例如滑雪和篮球等体育运动。人们的预期寿命持续增长，体育运动预期寿命也在增长。在治疗时应该考虑每个运动员的目标，无论其年龄大小。

前交叉韧带重建后的恢复分为以下几个阶段：缓解肿胀和疼痛，增强走动的能力（如果不是职业运动员，也可以是指回到办公室或学校），骨隧道（股骨和胫骨）的移植愈合，恢复全范围活动和力量，移植物成熟，以及恢复到损伤前的表现水平。恢复的进展可能会同时受到半月板或其他韧带修复的影响，但单独的前交叉韧带重建通常有很好的效果。使用自体移植物（骨头–髌骨–骨头、腘绳肌、股四头肌）或同种异体移植物（骨头–髌骨–骨头、腘绳肌、跟腱、后胫骨）也会影响恢复的进展。

手术是在门诊进行的。现在，许多外科医生使用局部（股动脉/股神经或内收肌）阻滞或全身麻醉或两者都用。术后第一周最好居家并抬高膝盖，连续使用被动运动器械和冰敷。抬腿和冰敷有助于缓解肿胀，肿胀是造成术后疼痛的一个原因。作为一种多模式治疗方法的一部分，还应使用非处方药物，例如对乙酰氨基酚和非甾体抗炎药（禁忌证除外）。大多数患者可以避免使用阿片类止痛药，目前在美国这些药物的使用是一个问题。然后加入正规的物理治疗，以帮助继续减少肿胀，同时帮助恢复活动范围和力量。初步治疗应集中在使患侧恢复到与对侧相同的完全伸展，因为这有助于将前交叉韧带移植物正确放入切口。如果不这样做，可能会导致在前外侧切迹内形成骨赘，从而导致移植物发生撞击。这可能会导致前膝疼痛、肿胀和股四头肌萎缩，还会导致移植物的性能下降、持续的膝盖肿胀和潜在的伸展。之后，在恢复完全屈肌时，继续恢复腘绳肌和股四头肌的全部力量。直到完全恢复关节活动度和力量，膝盖才会感觉正常。

CT研究显示，移植骨通常在6周内愈合，但随着新血管的生长和重塑，移植骨需要更长的时间才能成熟。由于在这段时间内移植物比较脆弱，移植物撕裂的风险比较高。此风险会逐渐降低，直到9个月后趋于稳定。这也是许多外科医生建议患者在9~12个月前不要重返体育运动的原因之一，但在3~6个月时，撕裂率可能只会增加几个百分点。具体重返体育运动的时间应该由患者和外科医生共同决定。一旦肌肉恢复了90%的力量，如果运动员愿意接受风险，其可以考虑在使用护具的情况下逐渐恢复体育运动。一年后，已经不再需要护具了，但许多运动员还是会继续使用它，也许是将其视为一种精神支柱。

总体来说，移植物撕裂率实际上低于对侧膝关节前交叉韧带撕裂率。前膝关节疼痛现在被认为是缺乏伸展性导致的，而且是可以预防的。在治疗期间增强臀部的肌肉力量也是极其重要的，这有助于恢复下肢的稳定性和减轻对重建韧带的压力。

## 重返体育运动

虽然有些运动员可以在3~4个月后重返体育运动，但大多数接受过良好的外科手术和适当物理治疗的运动员一般要在4~6个月后才能重返体育运动。因为一些研究显示，在受伤后的前9个月内，再次撕裂的概率会略高一些，所以许多专业球队不会冒险让他们的运动员在这个时间参加体育运动，即使他们可以参赛，也会从长期比赛的角度考虑让他们延迟参赛。移植物的选择与撕裂率相关，也与重返体育运动的时间有关，而重返体育运动的时间与再次受伤有关。一些研究表明，接受同种异体移植的高水平青少年运动员的撕裂率更高，但当一个人将所有同种异体移植（来自自身以外的移植组织）和某些同种异体移植（就像某些自体移植一样，是运动员自己的组织）结合起来时，再撕裂率仅略高于使用其他移植物。不管移植物类型如何，最高的失败率发生在10~19岁的年龄组，但性别不是一个危险因素。原始前交叉韧带长33毫米，厚13~14毫米，前束和后束纤维根据膝关节屈曲位置的不同而有不同的作用。

较厚的移植物可以更好地复制这一点，因此具有更好的结果。较厚的移植物或缝合孔固定（或两者都较厚）可以减少术后关节出血量，有助于关节的恢复。适当的康复治疗已被证明可以降低40%~60%的前交叉韧撕裂复发的风险，因此，运动员在重返体育运动之前必须接受训练。最重要的是，在外科手术和康复治疗完成后，大多数运动员能够恢复到最佳状态。

# 后交叉韧带撕裂

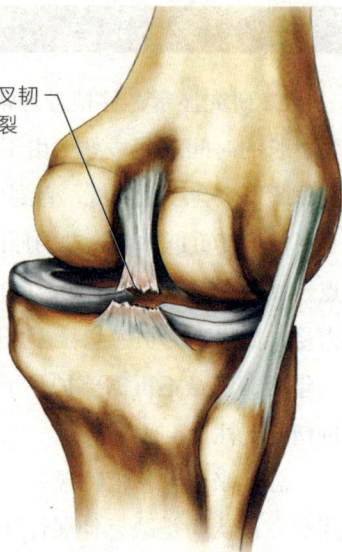

## 常见原因

当胫骨上端受到向后的直接外力时，就可能发生后交叉韧带损伤。这通常发生在膝盖弯曲摔倒或撞到车内的仪表板时。后交叉韧带也可能因伸展膝关节前部损伤或过度伸展损伤而受伤。运动员通常认为后交叉韧带扭伤是一种简单的扭伤，他们一般不会寻求治疗。然而，这种轻微的症状可能会持续数年。当损伤不稳定时，原因往往是存在后外侧角或前交叉韧带损伤。

后交叉韧带撕裂

## 识别方法

后交叉韧带损伤远比前交叉韧带损伤少见。运动员会主诉膝关节不舒服，但不能清楚地确定问题所在。运动员可能会有疼痛感、轻微的肿胀，但没有感到不稳定性。但是，由于对膝关节的不信任，这种损伤会使人变得虚弱，并影响其全速奔跑的能力。体检结果呈阳性，股四头肌活动测试、后抽屉测试和后下垂测试也呈阳性。在膝关节屈曲90度和30度时，后外侧角损伤会增加外旋。使用磁共振成像检查很容易确诊并排除其他相关损伤。

## 治疗方法

大多数后交叉韧带损伤无须手术即可治疗，新的动力学改变后交叉韧带护膝可以帮助胫骨在活动中保持向前。后交叉韧带撕裂比前交叉韧带撕裂更容易愈合。患者常常需要进行较多的康复训练，康复训练的重点是增强股四头肌的力量，因为这些肌肉能够增强有后交叉韧带缺陷的膝关节的稳定性。同时，也要保留外科手术的可能以应对复合性损伤和严重不稳定的孤立性损伤。现代技术，例如嵌体重建技术，已经改善了治疗效果，但许多患者术后仍有轻度的1+级不稳定性。

## 重返体育运动

通过非手术治疗，运动员可能需要3~6个月的物理治疗病情才能得到最大程度的改善。通过手术重建的膝盖需要6~12个月的时间来恢复，尤其是在手术过程中还进行了其他修复时。一旦膝关节恢复关节活动度和力量，没有疼痛，而且通过一系列的膝关节功能测试，通常运动员就可以借助术后护具重返体育运动。必须严格执行按照运动员进行的这项体育运动制订的循序渐进的计划，以确保安全且最大限度地提高疗效。

## 外侧副韧带撕裂

### 常见原因

外侧副韧带（lateral collateral ligament，LCL）损伤是由内翻机制造成的，其作用力从膝关节内侧指向外侧。受到直接打击是引起外侧副韧带损伤的一个原因，武术比赛中的失误或4字形伤害也可能造成外侧副韧带损伤。

外侧副韧带撕裂

内侧副韧带

### 识别方法

发生这种类型的撕裂后，沿着外侧副韧带，运动员会感到膝盖外侧的疼痛。盘腿而坐或4字形坐姿都会引起疼痛。外侧副韧带在水平方向上没有压痛，而在垂直方面有压痛。膝盖30度（而不是0度）屈曲时内翻应力测试结果呈阳性，这是确定外侧副韧带损伤的最佳测试。应进行外旋拨号测试，以排除更广泛的后外侧角结构撕裂的可能。前交叉韧带、后交叉韧带和半月板撕裂测试也可排除可能需要手术的损伤，大多数外侧副韧带损伤不需要手术。磁共振成像是首选的影像学检查。

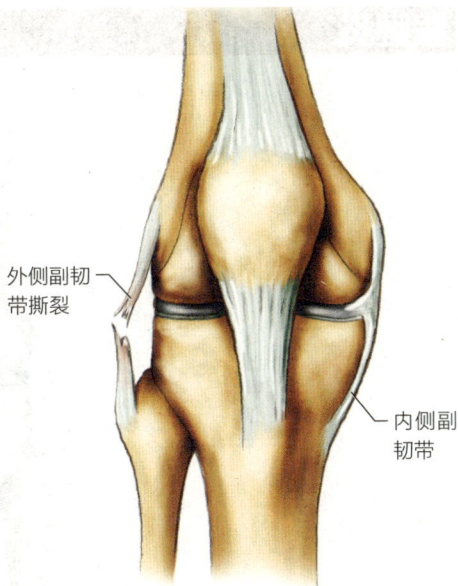

### 治疗方法

大多数孤立性外侧副韧带损伤可以用护具（必要时）和物理治疗进行非手术治疗。更多不稳定的损伤，尤其是与其他韧带或后外侧角损伤相关的损伤，可能需要修复或重建外侧副韧带，或两者同时进行。半月板手术很少会与外侧副韧带修复或重建同时进行，而后者可以用护具进行治疗。在做半月板关节镜手术时，应注意不要对韧带施加压力。这时，可要求延迟半月板手术，直到外侧副韧带愈合。

对于Ⅰ级和Ⅱ级外侧副韧带损伤，运动员应立即开始主动和被动的活动范围训练、冰敷、增强股四头肌和腘绳肌力量训练。有监督的物理治疗应该能够加快康复。除非有Ⅱ级或Ⅲ级损伤，或者没有护具时膝关节感到疼痛，否则不需要采用护具。通常情况下，运动员只需要一个护膝来支撑，也许还需要弹性的支撑条。为治疗外侧副韧带损伤通常需戴护具4周，但偶尔需要戴6周。运动员应注意髋关节的训练，以免给大腿和外侧副韧带施加压力。

### 重返体育运动

运动员重返体育运动可能需要4~12周。在重返体育运动时，运动员通常会使用给内侧和外侧提供支持的护膝。在尝试全面重返体育运动之前，运动员必须逐步恢复体育运动，模拟他们之前在体育运动中执行的动作。

## 髌腱炎

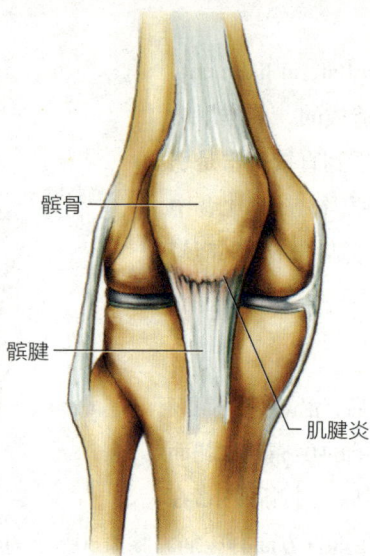

髌骨

髌腱

肌腱炎

### 常见原因

髌腱炎通常被称为跑步膝或跳跃膝，因为它与重复的跑步和跳跃运动联系最为密切，是一种过度使用性损伤。篮球运动员、长跑运动员和排球运动员最容易出现这种损伤。髌腱炎通常包括慢性退行性病变（肌腱病变）和急性炎症（肌腱炎）。青少年运动员很少有退行性病变，但可能有骨突炎或骨软骨症，这可以通过 X 线片确诊。

### 识别方法

髌腱炎的特点是髌骨下部的髌腱近端出现局部疼痛。疼痛在跑步和跳跃时加重，而且通常不与任何单独的创伤性事件相关。疼痛通常从参与体育运动开始。在发生 I 级损伤而停止活动后，疼痛将会停止。在发生 II 级损伤而停止活动后，疼痛会持续一段时间。III 级损伤有持续的疼痛，而 IV 级损伤则表示存在肌腱撕裂。重要的是，应尽量避免损伤发展为 IV 级撕裂。疼痛可能会限制运动员跑步和跳跃，也可能会影响其爬楼梯和坐姿（不同于髌骨软化症）。肿胀可能表明在患有肌腱炎之前运动员患有滑囊炎，通常不存在该炎症。钙化性肌腱炎在该区域很少见，但可能在与活动无关的情况下突然发作，并带来剧烈疼痛。超声波和磁共振成像扫描可以识别退行性撕裂和部分撕裂的区域。

## 治疗方法

髌腱炎的初始治疗方法是调节活动和休息。如果使用髌腱带时没有疼痛感，运动员可以用它来帮助在治疗期间继续运动。使用冰敷和非甾体抗炎药可能有助于缓解急性炎症，而不会影响肌腱。执行强调股四头肌伸展和增强力量的训练计划有助于预防复发性症状。如果症状持续，可以考虑手术治疗。传统手术包括在损伤部位切开一个小切口并做简单的清创。随后采用微创手术，例如微创清创术。但最近，超声引导下的经皮穿刺技术取代了微创手术，该技术使用的设备可以分解和移除退行性区域。这项技术应在治疗失败6周后使用。传统的开放性手术治疗可能需要3个月甚至更长的恢复期，而新的经皮治疗通常需要6周的恢复期。可的松注射禁止使用于这个区域，因为它会增加髌腱撕裂的风险。注射富血小板血浆和干细胞，以及血管通道技术，显示出了巨大的潜力，在进行手术之前应予以考虑，或者可以将它们作为经皮微创清创术的辅助手段。

## 重返体育运动

在非手术治疗的情况下，运动员重返体育运动的时间的变化性很大；在接受经皮清创术治疗的情况下，重返体育运动的时间约为术后6周。注射干细胞也需要6~8周的时间才能让病情得到改善，且可能需要重复治疗。

# 髌骨骨折

## 常见原因

髌骨骨折几乎总是物体直接撞击膝盖、与其他运动员发生碰撞或直接撞击屈曲的膝盖而造成的。这种损伤在任何运动中都有可能发生，严重时可导致残疾，但幸运的是并不常见。使用骨头－髌骨－骨头自体移植物技术重建前交叉韧带后，也有可能出现这种损伤，尤其是当髌骨的骨栓移植部位在闭合过程中没有回填骨移植物时。如果运动员用这个区域落地，该区域会充当压力提升器（也就是说，这个区域的骨折风险会增加）。

## 识别方法

髌骨骨折会立即引起疼痛、肿胀、活动能力减弱、畸形和行走困难。运动员应该使用膝关节固定器并进行X线片检查。

## 治疗方法

如果骨折未移位，也没有关节面脱位，则可以用膝关节固定器进行非手术治疗，一般需要4~6周的恢复时间。在承重能力允许的情况下，运动员可以使用护具承受重量。青少年运动员应该打石膏，因为他们很有可能会摘除固定器。可以用骨骼刺激器来加速愈合，但拥有开放式生成板的青少年运动员应该禁用，只有老年患者才可以使用。

根据骨折类型，垂直骨折有时可以在专业物理治疗师的指导下进行早期的运动锻炼。水平骨折更为常见，由于股四头肌和髌腱对骨折碎片的拉扯力量，水平骨折移位的风险变得更大。如果有明显的移位或关节面脱位，则需要通过手术来缓解骨折和关节面脱位的症状（防止关节炎），并使用张力带和其他技术。术后固定膝关节的时间比不做手术固定膝关节的时间短，这使得运动员进行早期的活动范围训练成为可能。使用护具和石膏时的承重状况取决于骨折类型、骨骼质量、固定物的强度和类型，以及外科医生的偏好。股四头肌萎缩可能是一个问题，需尽早治疗。

## 重返体育运动

骨折愈合后，运动员可能需要4~8周才能重返体育运动，但如果股四头肌萎缩，可能需要数月才能重返体育运动。运动员必须在进行体育运动专项训练前恢复活动范围和力量，为重返体育运动做好准备。接触类体育运动的运动员通常应该推迟重返体育运动的时间，直到4~6个月的愈合期结束。

## 髌股关节不稳定症

髌骨

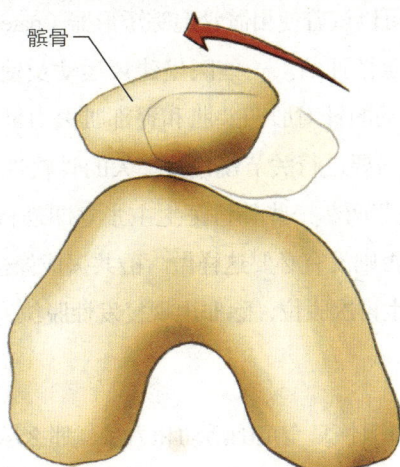

### 常见原因

由于跟踪障碍和外侧受压综合征（髌骨外侧对股骨的压力增加），不稳定的髌股关节可能导致运动员残疾和表现不佳。由于向量拉力的增加，髌骨脱位的风险也在增加。快速、剧烈地弯曲膝盖，同时扭转或旋转小腿，就可能导致髌骨脱位。复发性脱位可能需要手术治疗，而简单的脱位很少需要手术治疗。30岁以上的运动员的创伤性脱位很少复发，除非有复发或持续的症状，否则应采取非手术治疗方法。

### 识别方法

即使运动员可能没有意识到脱位的发生，因为它可以自发还原，髌骨脱位仍是需要被重视的。髌骨脱位给人的感觉非常类似于前交叉韧带撕裂，而且经常被人与该撕裂混淆。然而，如果脱位没有自发还原，运动员将会承受巨大的疼痛，并且由于膝盖骨向一侧脱落，会导致腿部严重畸形，露出皮肤下的股骨。伸直腿可以缓解疼痛。在髌骨脱位和移位后，由于内侧髌股韧带（medial patellofemoral ligament，MPFL）和支持带撕裂（发生于髌骨外侧脱位时），膝关节内侧常有压痛。当检查人员将患者的髌骨推向脱位的方向时，患者会很恐惧，如果有恐惧反应，则恐惧征为阳性。

### 治疗方法

急性髌骨脱位的治疗方法取决于患者的年龄、解剖因素和病史复发情况。必须尽快复位，如果在赛场上无法进行复位，应将运动员送往急诊室进行复位。如果复位后

## 髌股关节不稳定症 >续

的X线片显示没有骨折，可以试着使用髌骨追踪矫形器（patella tracking orthosis，PTO）6周，以便进行愈合和稳定性评估。一些医生建议运动员使用简单的膝关节固定器2周，然后进行一个积极主动的针对股四头肌和臀部肌肉力量的康复训练。应该用X线片来排除游离体，还可能需要进行关节镜检查。大的骨软骨碎片可能需要用开放性手术技术来固定，以保护关节面。一些外科医生主张立即进行内侧髌股韧带重建手术，但除非膝关节反复脱位，否则没有必要这样做。磁共振成像检查对诊断此损伤有帮助。年龄较大的运动员很少发生再次脱位，除非出现复发性脱位，否则应避免手术治疗。

### 重返体育运动

一旦恐惧征呈阴性，并且恢复全范围活动和力量，那么运动员就可以安全地重返体育运动，这通常需要10~12周。运动员在受伤后的第一年中可以继续使用髌骨追踪矫形器。如果需要手术治疗，重返体育运动的时间通常更长，尤其是在需要进行胫骨结节截骨和移位的时候。这可能需要6~12个月的时间，因为术后会有明显的瘢痕、运动功能丧失和肢体萎缩，需要进行治疗。手术在预防进一步的髌骨脱位方面有很高的成功率，但由于关节面受损，一些疼痛可能还会持续。

# 胫骨结节骨骺炎综合征

## 常见原因

胫骨结节骨骺炎综合征是一种影响成长中儿童的疼痛病症，由反复的微创伤和胫骨结节附着处髌骨远端肌腱的牵拉造成。这实质上会导致微骨折反复愈合、断裂、愈合、断裂，长此以往，造成膝盖骨下方的膝盖上出现视觉可见的肿块。该病症通常是由跑步和跳跃运动引起的，症状就是疼痛。一旦生长板闭合，症状通常会有所缓解。

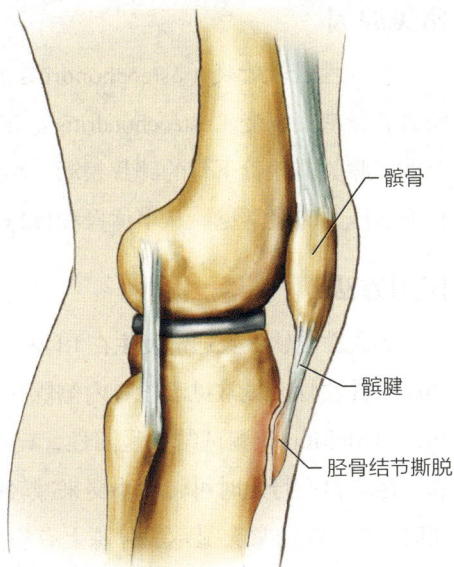

髌骨

髌腱

胫骨结节撕脱

## 识别方法

胫骨结节骨骺炎综合征的特点是胫骨结节的局部压痛。肿胀可能与邻近的滑囊炎有关，存在结节突出。有胫骨结节骨骺炎综合征病史的成年人在胫骨结节处可能仍有阵发性疼痛，尤其是在有未愈合的小骨（一小块松动的骨头）时。这可以从侧面X线片、磁共振成像或CT上看出来。

## 治疗方法

治疗胫骨结节骨骺炎综合征，要求运动员在跑步和跳跃运动过程中进行休息。很少需要对损伤部位进行固定，但在某些情况下固定可能会有帮助。治疗方法是通过冰敷按摩、伸展训练和力量训练来缓解疼痛。在需要的时候，运动员可以连续服用非甾体抗炎药7天。少数对治疗无反应的成人需要进行手术治疗，且通常只需要切除小骨。

## 重返体育运动

一旦症状消失，运动员通常在几周后就可以重返体育运动。在生长板闭合之前，病症可能会复发。

# 剥脱性骨软骨炎

## 常见原因

剥脱性骨软骨炎（osteochondritis dissecans，OCD）通常是由重复性创伤引起的，而骨软骨缺损病变（osteochondritis defect lesion，OCDL）则可能是由单个创伤事件引起的。膝关节软骨下骨的碎片松动，导致隐痛和残疾。这种情况在运动员经历重复性膝关节压力时最常见。从事体操和棒球运动的运动员发病率较高。

## 识别方法

剥脱性骨软骨炎通常发生在18岁之前的运动员身上，男性的发病率是女性的2倍。剥脱性骨软骨炎最常见于股骨内侧髁的外侧，其次是股骨外侧髁的后侧。关节线有压痛，但McMurray测试结果呈阴性，Wilson测试结果可能呈阳性。关节负荷会导致疼痛，运动员在行走时可转动小腿来减轻撞击的压力。负重时疼痛最明显，尤其是在伸展时。X线片通常会显示股骨髁上有病变，但有时需要通过磁共振成像扫描才能发现早期病变。磁共振成像有助于评估病变的稳定性。如果骨病变周围有液体，则认为该病变是不稳定的。骨软骨缺损病变通常是创伤性的，在年龄较大的运动员中更为常见。开始可能只是软骨损伤，但暴露的骨头可能会断裂。如果软骨下骨有水肿，可能需要手术治疗。

## 治疗方法

减轻病变部位的压力可以使病变部位得到治愈。拐杖和不负重装置对青少年运动员来说常常很有帮助。可能需要几个月的时间进行康复。青少年运动员的外科治疗方法可能包括稳定病灶。成年人通常需要切除骨片和使用某种表面修复技术，这取决于软骨下骨的损伤程度。这可能包括骨软骨同种异体骨移植或自体骨移植修复成形术，但如果骨缺损较浅，可以尝试单独使用软骨表面修复技术，但该技术仍处于试验阶段。

## 重返体育运动

无论是保守治疗还是手术治疗，恢复时间可能都为6~8个月。如果成人骨软骨同种异体移植栓塞的病变较小（10毫米或更小），有时可能允许运动员较早地重返体育运动。在后续的X线片检查中，应检查伤口是否愈合，愈合后才能重返体育运动。在重返体育运动前，运动员的活动范围和力量应该恢复到受伤前水平。运动员可在术后或非手术治疗期间（或同时在这两种情况下）使用无负重护具来减轻该部位的负荷。

## 第14章

# 小腿和踝关节损伤

克里斯托弗·E. 哈伯德（Christopher E. Hubbard），MD；威廉·G. 汉密尔顿（William G. Hamilton），MD

拇长伸肌
趾长伸肌
腓骨短肌
腓骨长肌
胫骨前肌
腓骨
髌骨
髂胫束

距腓前韧带
外踝

腓骨肌腱
跟腓韧带

胫骨

距下关节
距骨

腓肠肌
比目鱼肌
内踝
跟腱
胫骨后肌腱

非常感谢安德鲁·A. 布里夫（Andrew A. Brief）对本章的贡献

　　踝关节损伤在体育运动中非常常见，特别是在旋转类和接触类体育运动中，例如篮球、足球和美式橄榄球运动。独特的解剖结构和软组织相对薄弱的支撑使得踝关节特别容易发生运动损伤。踝关节由3块骨头组成：距骨和小腿的2块骨头（胫骨和腓骨）。距骨被牢牢地固定在类似于倒置的盒子的结构中，该结构称为榫槽，小腿的2块骨头是胫骨和沿着小腿外侧分布的小骨头（腓骨）。距骨只能向上和向下活动，因此存在另一个关节允许其向内和向外活动，即距下关节。这个关节位于脚踝下面，能够向内和向外活动，从而弥补了踝关节本身活动方向的不足。踝关节的运动由几块肌肉提供动力：踝关节后面的跟腱、踝关节内侧的胫骨后肌肌腱、踝关节外侧的腓骨肌腱以及踝关节前侧的伸肌肌腱（即胫骨前肌）。

　　踝关节可以相对于膝关节外旋10~15度，它可以上下活动，但是几乎不能向内或向外旋转。如果强迫踝关节向内、向外旋转，往往会使运动员受伤，因为踝关节天生就不具备这样的活动能力。距下关节让我们可以顺利地走在不平整的地面上，例如鹅卵石路面或山坡。距下关节的活动方向极为重要，当它因为关节炎或损伤而失去活动能力时，就会极大地影响行走能力。

　　踝关节（和脚）的主要作用是吸收脚着地时的能量，然后通过脚趾推动我们前进。这一过程通过踝关节下方的距下关节来实现，它能有效地将来自跟腱的能量通过脚传递到地面。任何显著限制或干扰距下关节的这一动作的外因都会极大地影响整个下肢的功能。

　　涉及跳跃的体育运动要求运动员的脚踝能够很好地吸收能量，而在重复性体育运动中，例如跑步（每1.6千米需要踏步1000次，而且每步几乎都是完全相同的），微小的差异，例如双腿长度有细微差别或距下关节的僵硬程度稍微不同，都可导致重复性应力损伤。本章将介绍最常见的小腿和踝关节损伤，并讨论如何治疗它们。

## 小腿和踝关节损伤

# 胫骨骨膜炎

## 常见原因

胫骨骨膜炎和内侧胫骨应力综合征（一种更严重的胫骨骨膜炎）是胫骨周围组织的骨膜袖发炎引起的。这种类型的损伤常见于跑步或其他重复性心肺活动中，通常发生在运动员突然增加距离、持续时间或训练频率时。扁平足已被确定为导致这种损伤的原因之一。发生损伤后，胫骨前肌、胫骨后肌和比目鱼肌的肌肉附着处经常受到影响。

胫骨

胫骨骨膜袖炎症

## 识别方法

在比赛结束后，患胫骨骨膜炎的运动员腿部或胫骨内侧（靠近身体中线）的症状通常包括有烧灼感或疼痛。进行马拉松训练的跑步运动员或在新赛季之初进行适应性训练的年轻运动员最常反映出现了这种疼痛。疼痛和压痛的部位通常分布在胫骨前侧或后侧边缘沿线三指宽处。X线片通常显示一切正常，但是骨扫描会显示胫骨边缘沿线有局部的应力区。

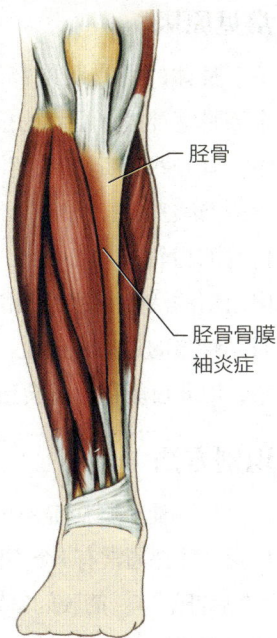

## 治疗方法

胫骨骨膜炎的治疗涉及改变运动员的训练计划（例如，减少距离、降低频率或训练强度）。运动后冰敷受影响的部位在短期内有帮助。如果在降低运动水平的情况下疼痛持续存在或恶化，运动员应该寻求专业治疗，以排除更严重的损伤的可能，例如疲劳性筋膜间室综合征（见p.288）或应力性骨折（见p.289）。此外，还要检查运动员的鞋和脚是否有其他问题。检查跑步鞋鞋底是否有过度和不均匀磨损，这可能暗示着生物力学缺陷。此外，如果运动员的脚过度内旋（在负重时双脚着地、足弓变平），可能需要使用矫正器来增强脚部力量，从而支撑足弓。

## 重返体育运动

通常情况下，运动员暂停冲击性训练1~2周后就可以重返体育运动。建议运动员在可以舒适地训练和无痛进行剧烈运动之后再重返体育运动。对于胫骨骨膜炎，使用绷带一般对恢复没有太大帮助。

# 小腿筋膜间室综合征

## 常见原因

身体的所有肌肉都被分组到解剖结构筋膜室中，每个筋膜室都被一层称为筋膜的软组织所包裹。在这些隔室中，有一些负责给肌肉供应血液的神经和血管。在这些紧凑的筋膜室中，肌肉在剧烈的运动中会膨胀扩大，压迫到自身的血管或局部神经（或两者兼而有之），从而危及肌肉组织的活性。这种损伤通常发生在长跑运动员或需要长时间跑步的运动员身上。一些运动员的筋膜室天生就很狭窄，因此可能很早就会出现这些症状。

前筋膜室

## 识别方法

和其他小腿病症不一样，筋膜间室综合征的症状更加广泛。腿部通常有4个不同的隔室：外侧隔室、前侧隔室和2个后部隔室。筋膜间室综合征可能是由创伤性损伤，例如机动车事故引起的，也有可能是由重复过度使用小腿而引起的，例如跑步。重复过度使用引起的筋膜间室综合征也被称为运动诱发筋膜间室综合征（exercise-induced compartment syndrome，EICS）。由运动引起的运动诱发筋膜间室综合征最常见于前侧隔室或外侧隔室。通常情况下，在结束特定时间或距离的运动后［例如在跑步3分钟或4英里（约6.4千米）后］，或者在运动的高峰期，受影响的肌肉筋膜室就会出现疼痛、肿胀和敏感。症状通常在运动过程中加重，运动后消退。在这种情况下，在休息和运动后立即测量筋膜室压力，可以进行最准确的诊断。作为指导，如果运动前筋膜室压力超过15毫米汞柱，而运动后筋膜室压力超过30毫米汞柱，则认为运动诱发筋膜间室综合征为阳性。另一个标准是在运动后，筋膜室压力是运动前的2倍。

## 治疗方法

如果通过休息和调整运动来避免下肢受力都不能缓解症状，可能需要做一个小手术（筋膜切开术）来释放累及的筋膜室周围的绷紧筋膜。

## 重返体育运动

手术后，运动员通常应逐渐恢复体育运动，在术后4~6个月完全恢复。运动员通常可以在术后2周开始下肢训练。采取保守治疗方法时，在进行重复性跨步（例如在跑步机上跑步）时疼痛几乎消失之前，运动员应避免跑步或全面参与体育运动。

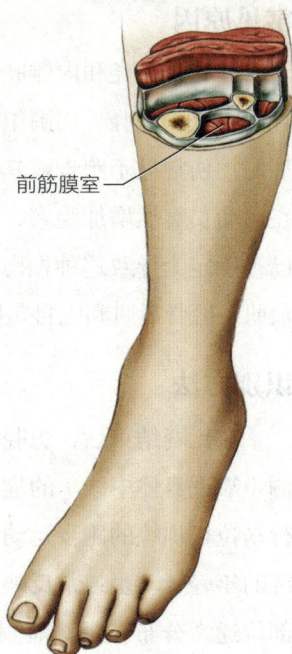

# 小腿应力性骨折

## 常见原因

应力性骨折是正常骨组织受到异常压力时的反应。骨头长时间反复超负荷工作时，就可能发生这种类型的骨折。这种病症特别容易发生在开始训练时比较脆弱的骨骼上。应力性骨折的高发人群包括骨质疏松症患者、饮食不当者、突然增加训练强度者或饮食失调者。据报道，高达47%的应力性骨折患者都缺乏维生素D。胫骨（49%）、跗骨（25.3%）和跖骨（8.8%）是小腿中最易受影响的骨头。

## 识别方法

应力性骨折的疼痛通常与活动有关。在骨折实际发生之前的一段时间，骨结构出现破坏，但骨还没有破裂，这被称为应力反应。一个恰当的类比是反复弯折曲别针让它变弱（应力反应）直到它断裂（应力性骨折）。一旦发生骨折，疼痛将大大加剧，而且在检查时可能局限于非常特定的部位（一指宽）。如果骨头的症状已经持续了很长一段时间，那么愈合的过程可能会在骨头上形成一个小而柔软的肿块（骨痂）。在早期阶段，诊断应力反应或应力性骨折的最准确方法是骨扫描，这要在骨折一个月或更长时间之后进行，否则X线片可能显示不出任何有效信息。到目前为止，已调查发现几个出现慢性应力性骨折的患者继续跑步或跳跃而导致骨头断裂的案例。

## 治疗方法

应力性骨折和应力反应的治疗方法通常是减少活动，使骨折得以愈合。如果症状严重，运动员可能需要使用拐杖或穿步行靴来承担一部分自重。此外，建议使用骨刺激器（有助于沉淀新骨、加快愈合过程）。

女运动员得了慢性应力性骨折之后，一定要检查女性运动员三联征症状：闭经、骨质疏松症以及饮食不当或饮食失调。如果存在这些症状，运动员应该在恢复过程中进行治疗。

## 重返体育运动

一旦开始治疗，治疗过程往往要持续到运动员运动时无疼痛。对于一些运动员，这意味着3~6个月后才可重返常规训练和比赛。然而，运动员在骨折愈合期间通常可以参加非冲击性交叉训练（例如深水跑步和某些形式的力量举），以保持健康。

# 小腿拉伤或撕裂

## 常见原因

小腿拉伤或撕裂，通常由训练或运动前拉伸不当引起，或者由于小腿肌肉无法适应发生在许多运动中的下肢突然变向产生的向心力（肌肉缩短）和离心力（肌肉伸长）所导致。小腿拉伤最常发生于网球（有时被称为网球腿）、壁球、板手球和大部分需要旋转改变方向和急转方向的体育运动中。小腿拉伤在周末运动和不定期参与体育运动的运动者中更为普遍。

## 识别方法

小腿拉伤或撕裂的运动员会感到小腿有弹响，然后是小腿中间部分的内侧肌肉出现界限明显的局部紧绷感。由于这种损伤会立即产生疼痛，运动员受伤的腿通常无法负重。小腿拉伤的严重程度包括轻度（Ⅰ级）、中度（Ⅱ级）和重度（Ⅲ级），具体严重程度取决于肌腹的损伤程度。

## 治疗方法

立即进行的治疗方法是遵循PRICE原则，然后由医生进行评估。严重的小腿拉伤可能需要打石膏固定或使用可脱卸步行靴固定。通常情况下，一个简单的腿套就够了。在完全愈合之后，物理治疗对于恢复力量和柔韧性以及防止复发非常有用。只要给予充足的愈合和康复时间，小腿拉伤的预后通常是良好的。很多遭受小腿拉伤的运动员会穿木底鞋或高跟的鞋，以在愈合阶段减轻跟腱的张力，让受伤部位更舒适。

## 重返体育运动

在受伤之后至少1个月以内，运动员应避免所有有氧类训练，然后应在可承受的范围内增加活动量。运动员可根据实际需要用绷带或绳带缠绕小腿肚，不要过早重返体育运动。运动员通常试图在仅仅3周之后就重返体育运动，但是如果过早重返体育运动，再次撕裂会让原本1个月的恢复时间变成3个月。一般来说，运动员至少要在进行1周的完全无痛活动和保持正常力量之后，才能重返体育运动。

# 跟腱断裂

## 常见原因

跟腱断裂是非常严重的损伤，它的发生通常与预先存在跟腱炎或开始运动前拉伸不足有关。这种损伤通常发生在一些体育运动的旋转改变方向或扭转身体的动作中，例如美式橄榄球、足球和篮球等运动中。跟腱可以帮助脚向下弯曲。

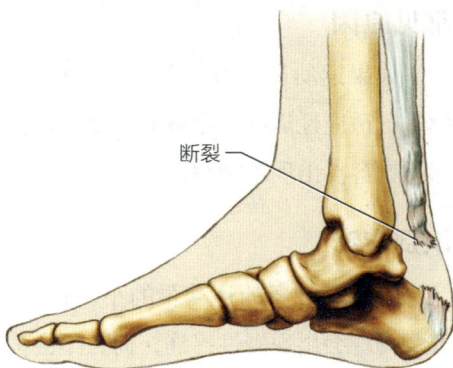

断裂

## 识别方法

跟腱断裂的运动员的踝关节背会发出"噗"的一声。在肌腱上出现了一个可以触摸到的间隙，可以用手摸到，而且肌腱功能丧失。如果让受伤的运动员向下屈曲踝关节（"踩刹车板"），他们往往无法做到。由于疼痛剧烈，运动员受伤的腿通常无法负重。但是，由于趾长屈肌横穿踝关节，一些患者仍然可以行走并向下屈曲踝关节，这些损伤中有30%的损伤会被做初始检查的医生忽略。

## 治疗方法

同样，即刻的治疗方法遵循PRICE原则，然后由医生进行评估并制订治疗方案。如果只是部分撕裂或由缺乏经验的医生进行检查，很多跟腱断裂在受伤的时候都会被误诊。

跟腱断裂的两种基本治疗方法，即非手术治疗方法和手术治疗方法。它们各有其优点和缺点，而值得一提的是，这两种方法有相同的并发症发生率（19%）。非手术治疗方法是在脚跟部位打石膏固定，直到肌腱愈合，这需要6~8周。这种疗法的好处是避免了手术及术后相关的并发症，缺点是损失肌腱强度，而且在肌腱愈合期间再次发生断裂的可能性更高。使用富血小板血浆可能有益于治疗轻度跟腱断裂。手术治疗方法可以恢复肌腱的正常长度和强度，但是可引起静脉炎和伤口感染并发症。使用哪种方法应由运动员和医生共同决定。无论使用哪种方法，都要进行康复训练。

## 重返体育运动

跟腱断裂后的恢复过程强调重建肌肉力量和恢复活动范围。不管采取哪种治疗方法，运动员都需要在受伤2~3个月之后才可重返健身房，在4个月之后才可以跑步，在6个月之后才可以参加旋转改变方向的运动，完全恢复可能需要1年的时间。建议运动员遵守此标准。

## 跟腱炎

### 常见原因

如果运动员没有定期拉伸跟腱和对跟腱进行适应性训练，跟腱会因此变得僵硬，那么就容易出现跟腱损伤。

炎症，部分撕裂

### 识别方法

患有跟腱炎的运动员的小腿背部和下部及脚踝会出现慢性疼痛，而且不会消退。跟腱拉伤通常发生在肌腱本身内部（通常在峡部或踝关节后方的最窄部位），或者在脚跟肌腱的附着处（称为黑格隆德氏病）。在损伤的急性阶段，跟腱出现发热、肿胀、软化和疼痛症状，此时叫作肌腱炎。在损伤的慢性阶段，炎症已经缓解，但并没有消失，此时叫作肌腱病。受伤的肌腱通常会形成一个疼痛的肿块。

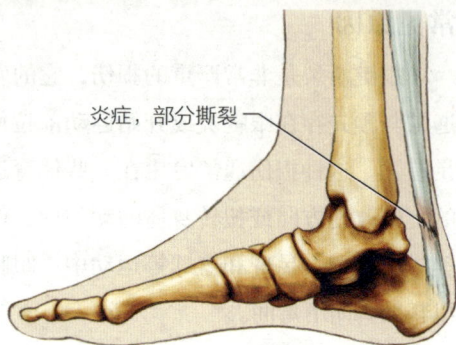

### 治疗方法

跟腱炎的愈合过程往往是漫长的。在愈合阶段，运动员最好穿木底鞋或高跟的鞋，以防止再次拉伤跟腱。运动员应避免进行拉伸运动，直到大部分疼痛消退。这种损伤可能需要数月才能痊愈，而且通常发生在非常活跃的运动员身上。通常可以通过症状和肿块压痛的缓解来评估痊愈程度。跟腱完全愈合时，仍然会留有一个硬肿块，但它通常是无症状的。体外冲击波治疗法和注射富血小板血浆已被证明是非常成功的非手术治疗方法。如果非手术治疗方法无法消除疼痛，则应通过手术清除和修复肌腱。如果肌腱的炎症很严重，那么通过肌腱转移来增强肌腱力量可能会有所帮助。

### 重返体育运动

运动员应延迟重返体育运动的时间，直到疼痛完全消失。在恢复期间，运动员应着重进行物理治疗和拉伸运动。

# 踝关节扭伤

## 常见原因

在美国的急诊室中，每10个患者就有1个是踝关节扭伤者。这些扭伤大部分都发生在接触类和需要旋转改变方向的体育运动中。

## 识别方法

踝关节扭伤会引起疼痛、肿胀和淤青，最常发生在运动员的踝关节外侧。踝关节内翻（向内滚动）是常见的损伤机制。受伤运动员的踝关节可能无法承受自重。踝关节扭伤的严重程度包括轻度（Ⅰ级）、中度（Ⅱ级）和重度（Ⅲ级），具体取决于损伤的程度。踝关节外侧有2条主要韧带将它固定住：距腓前韧带（anterior talofibular ligament，ATFL）和跟腓韧带（calcantofibular ligament，CFL）（见p.285）。在大多数的扭伤中，最常见的是距腓前韧带撕裂，其次是跟腓韧带撕裂。在Ⅰ级扭伤中，距腓前韧带只发生部分撕裂；在Ⅱ级扭伤中，距腓前韧带完全撕裂，跟腓韧带完好无损；在Ⅲ级扭伤中，距腓前韧带和跟腓韧带都完全撕裂。幸运的是，Ⅲ级扭伤非常罕见。拍X线片可以辅助诊断踝关节是骨折还是扭伤。

## 治疗方法

急性踝关节扭伤的治疗方法类似于大部分急性损伤的治疗方法，即遵循PRICE原则。许多扭伤都是轻伤，几天后就会改善，而且患处通常会自己愈合。然而，如果疼痛明显而且踝关节基本无法承受自重，应该由医生检查一下。这些损伤通常需要运动员使用拐杖和某种护具来保护脚踝，帮助踝关节愈合。恢复通常从愈合阶段开始，包括晚上睡觉的时候要用枕头将脚垫高以减轻肿胀、在受保护的条件下活动和根据可忍受的疼痛程度负重。在该阶段，超声波、按摩、针灸、非甾体抗炎药可能有帮助。随着愈合的进行，在康复阶段开始进行物理治疗，以恢复踝关节的运动能力、力量、本体感受和功能。

踝关节痊愈之后通常会变得薄弱。如果不纠正薄弱问题，可能发展出复发性踝关节扭伤：踝关节薄弱使它容易崴到，而崴脚之后踝关节又会变得更加薄弱。踝关节扭伤反复发作的常见原因是不完全康复和残留的、未意识到的虚弱。久治不愈的脚踝扭伤通常涉及下列病症。

• 腓骨肌腱薄弱。这两个肌腱位于踝关节外侧，防止脚踝崴伤。

## 踝关节扭伤 >续

- 跗骨窦综合征。踝关节侧面有一个凹陷区域，而愈合产生的瘢痕组织可能引起该区域疼痛。
- 腓骨肌腱受伤。慢性踝关节不稳定会导致腓骨肌腱部分撕裂，这会引起疼痛和功能失常。磁共振成像通常不能很好地显示撕裂程度，但超声波扫描可以。

踝关节不稳定的特征是反复发作的踝关节"无力感"，或反复出现的症状性扭伤，在最初的扭伤后，大约40%的患者会出现这种情况。如果在功能康复后症状仍然存在，可通过手术修复受伤的韧带，让踝关节恢复稳定。

### 重返体育运动

患有Ⅰ级扭伤的运动员通常需要1~2周的时间才能重返体育运动，Ⅱ级扭伤需要2~4周，而Ⅲ级扭伤需要4~6周。在快速愈合的阶段，缠绷带或戴踝关节护具能够为运动员提供稳定性。

## 联合踝关节扭伤

### 常见原因

联合踝关节扭伤，或高位踝关节扭伤，是由外部旋转、脚外翻或向外旋转引起的。这与更常见的外侧或内翻踝关节扭伤相反。

### 识别方法

患联合踝关节扭伤的运动员通常会描述一种不同于典型扭伤的受伤机制，例如足球运动员脚不动，身体却被扑倒在地。另一个示例是下坡的滑雪者，如果滑雪杖的尖端卡在雪中或门上，而滑雪杖在向外旋转，会使得脚踝的联合处受伤。联合踝关节扭伤的压痛部位略高于典型的踝关节扭伤，腿的下端可能会感到压痛。除非踝关节的胫骨和腓骨之间有分离（舒张），否则X线片是无法显示症状的。可能存在胫骨后侧（后踝）骨折。触诊外膝关节以评估其压痛很重要，因为有时踝关节的联合损伤可能涉及小腿腓骨的高位骨折，这被称为迈松讷夫骨折。如果运动员的膝盖下方有明显的疼痛，则应怀疑存在骨折，而且必须做影像学检查。可能需要做磁共振成像或CT，以确定踝关节没有出现分离。

### 治疗方法

对于高位踝关节扭伤而无分离的患者，治疗方法是先穿上步行靴，然后进行物理治疗。固定治疗的目的是最大限度地缓解肿胀，使韧带在正确的张力下愈合，从而产生稳定的踝关节联合。如果有任何分离，则需要通过手术进行治疗。

### 重返体育运动

高位踝关节扭伤通常需要很长的时间才能痊愈，运动员可能需要12周的恢复时间。根据扭伤的严重程度，术后恢复可能需要6周~4个月。

## 后踝撞击

### 常见原因

后踝疼痛和撞击最常发生在需要踝关节过度屈曲（当踩下汽车的油门踏板时，脚部向下的有力运动）的运动中。后踝撞击最常见于舞蹈演员，尤其是芭蕾舞演员。导致后踝疼痛的原因包括骨三角区、姆趾屈肌肌腱（flexor hallucis tendon，FHT）病变和后囊增厚。骨三角区是位于踝关节后部的一个额外的骨化中心，有5%~11%的人存在该区域，但通常没有症状。而姆趾屈肌肌腱会沿着踝关节后部的管道变厚，从而引起撞击。

### 识别方法

后踝撞击的症状是踝关节背部疼痛、压痛和肿胀。疼痛可能与涉及踝关节屈曲、伸展和上抬活动的跳跃和舞蹈姿势有关。当最大限度地向下屈曲踝关节时，足底屈曲测试会使踝关节后部产生疼痛。

### 治疗方法

后踝撞击的治疗方法是休息、步行或影像引导下的类固醇注射。造成后踝撞击的问题可以通过手术来解决，包括切除骨三角区、释放姆趾屈肌肌腱或消除后囊肥大。

### 重返体育运动

一旦能够无痛行走，并完成康复计划，运动员就可以重返体育运动。术后可能需要8~12周的恢复时间。

## 踝关节前外侧软组织撞击

### 常见原因

踝关节内翻损伤可导致20%~40%的运动员出现持续性前外侧疼痛。滑膜瘢痕组织以及距腓前韧带或前胫腓韧带（anterior fibiofibular，ATF）的异常肥厚愈合都是导致这种情况的原因。篮球、足球和网球是导致运动员外侧韧带受到损伤的常见运动，这些损伤可以愈合，但有时会留下大量的瘢痕组织。这种瘢痕组织会在特定的位置撞击或卡住踝关节，最常见的是在脚向上弯曲的时候。

### 识别方法

患者会感到踝关节疼痛、肿胀和背屈受限。阳性下蹲测试通过让患者在下蹲的同时保持脚跟着地来重现前外侧疼痛。

### 治疗方法

物理治疗和类固醇注射可能会有所帮助。如果疼痛仍然持续，可以通过关节镜清创术来消除软组织撞击疼痛。

### 重返体育运动

如果类固醇注射疗效显著，运动员通常会在注射后不久重返体育运动。如果需要做关节镜清创手术，那么运动员可能需要8~10周的时间才能恢复和重返体育运动。

# 距骨的骨软骨损伤

## 常见原因

距骨的骨软骨损伤（osteochondral lesions of the talus，OLT）是踝关节软骨和下层骨的局灶性损伤，发生在50%以上的踝关节扭伤中。这种损伤一开始通常不会被发现。足球和篮球是可能出现严重扭伤和距骨软骨受压迫的常见运动。

## 识别方法

与一般踝关节扭伤的疼痛持续时间相比，运动员在发生距骨的骨软骨损伤后，通常会经历更长时间的疼痛。踝关节深处会感觉到疼痛，运动员可能会感到踝关节被抓住、卡住或锁住。当进行切入或转向运动时，运动员会感到不适。X线片可能无法显示症状，磁共振成像具有诊断性，是这种病症的首选诊断方法。

## 治疗方法

增强腓骨肌腱力量的康复计划和本体感受训练可以治疗这种损伤。但是，由于距骨的骨软骨损伤是踝关节内的机械损伤，因此通常需要通过踝关节镜检查和微骨折手术来治疗。目前，生物制剂（例如骨髓抽吸剂）和同种异体软骨移植等可以改善软骨再生的质量。

## 重返体育运动

术后恢复时间可能会很长，运动员通常需要6个月或更长时间才能重返体育运动。软骨修复可能需要4~6个月的时间，因此建议谨慎地进行适当的修复。在康复过程中，运动员应缓慢进行从低强度到高强度的活动。

# 腓骨肌腱损伤

## 常见原因

腓骨肌（腓骨长肌和腓骨短肌）是脚部的主要伸肌（它们可以让脚向外移动）。腓骨肌腱始于腓骨和骨间膜，腓骨短肌附着在第五跖骨的基部，腓骨长肌附着在第一跖骨基部的下表面。腓骨肌腱可能由于踝关节内翻而受伤，也可能因踝关节背屈（踝关节的伸展和向外运动）受伤而被推出凹槽，尤其是在滑雪时。这些损伤可能会导致肌腱纵向撕裂或肌腱半脱位。

## 识别方法

腓骨肌腱撕裂的运动员经常隐约感到踝关节外侧疼痛。外侧踝关节后部肿胀非常常见，而且在触诊时经常感到肌腱疼痛。腓骨肌腱半脱位可以通过使运动员背伸（向上延伸）和踝关节外翻来重现。这种操作经常会产生"咔哒"声或肌腱半脱位。通过磁共振成像或超声波可以确认诊断。

## 治疗方法

这些撕裂损伤的初步治疗方法包括：穿步行靴、注射富血小板血浆和物理治疗。如果体征和症状仍然存在，则需要通过手术进行修复。腓骨半脱位或完全腓骨脱位可能导致腓骨支持带（使肌腱保持在其沟内的韧带）撕裂，通常需要手术。

## 重返体育运动

运动员受伤或手术后需要3~6个月的时间才能康复。在康复过程中，需要强行限制踝关节外翻活动。当运动员没有疼痛感，且踝关节可以自由活动时，才能重返体育运动。

# 踝关节骨折

## 常见原因

踝关节骨折通常是高能量损伤，例如源自从高处摔落、机动车辆事故或接触类体育运动。

## 识别方法

踝关节骨折很像踝关节扭伤，只是更加严重，通常涉及踝关节疼痛、肿胀和踝关节擦伤。大多数运动员的踝关节在骨折后不能承受自重。

## 治疗方法

如果踝关节发生骨折，但是骨头没有移位，可能不需要做手术。如果骨头发生移位，一般都需要通过手术来恢复踝关节的稳定，以及确保骨折得到充分愈合。

## 重返体育运动

与跟腱断裂的恢复过程类似，踝关节骨折需要几个月的时间才能康复。通常情况下，需要做手术的踝关节骨折运动员需要打石膏，而且踝关节在2个月内不能负重，之后开始物理治疗。运动员受伤之后需要2~3个月才可重返健身房，在3~4个月之后才可以跑步，在4~6个月之后才可以进行旋转运动。至少需要1年才能全面恢复，患者应该谨记这点。

# 胫骨后肌腱炎

## 常见原因

胫骨后肌腱（posterior tibial tendon，PTT）是脚踝内侧最大、最结实的肌腱，它为足弓的隆起提供支持。胫骨后肌腱炎常见于内旋（扁平足）跑步者或小腿外旋（外八字脚）者。

## 识别方法

患胫骨后肌腱炎的运动员的踝关节内侧往往会经受不断加重的疼痛或慢性疼痛。运动员可能反映扁平足畸形逐步恶化，或者足弓随着时间的推移而塌陷。与胫骨后肌腱扭伤有关的另一个问题是附生性足舟骨疼痛（见p.309）。

## 治疗方法

胫骨后肌腱炎的治疗方法通常包括穿步行靴固定，如果疼痛剧烈，需要给足弓提供支撑物，例如鞋内的矫形器或缠绕绷带。注射可的松是危险的，因为它可能损伤胫骨后肌腱。对于40岁以下的运动员，损伤会随着时间的推移和治疗而愈合；而对于超过50岁的运动员，尤其是超重的女性运动员，这种病症通常很难治愈。对于这部分人，肌腱炎症可能逐步变得更严重，导致肌腱缓慢断裂和足弓塌陷（就像皮筋，逐渐被拉长并最终断裂），可能需要通过手术重建缺陷肌腱和调整后足。

## 重返体育运动

运动员在症状消退之后就可以重返体育运动，他们可以考虑在未来的体育运动中使用鞋内矫形器。

## 踝关节骨刺

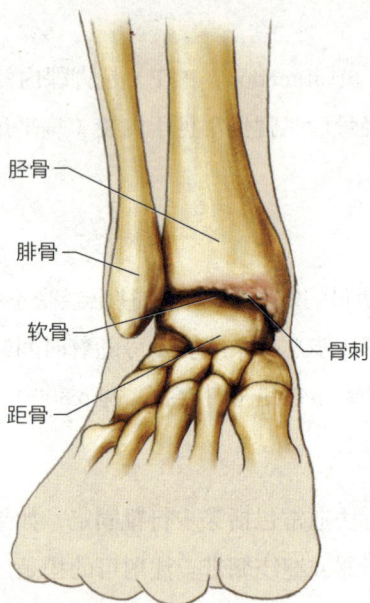

脊骨
腓骨
软骨
距骨
骨刺

### 常见原因

跳跃类运动的运动员的踝关节前部一般都会长出骨刺，因为该部位的骨头会相互发生碰撞。骨刺是随着时间的推移慢慢形成的。

### 识别方法

有踝关节骨刺的运动员的踝关节前部会经历持续性疼痛和肿胀。这种病症的标志性症状是踝关节的向上运动（背屈）受到限制，这是骨刺相互摩擦导致的。

### 治疗方法

如果症状严重到一定程度，可以通过关节镜或小切开术切除骨刺。如果症状不严重，可以根据症状采用局部冰敷和使用药物缓解疼痛。

### 重返体育运动

采用手术疗法通常非常有效，但是踝关节是一个敏感的关节，术后康复速度往往比较慢。运动员可能需要几个月才能够恢复受伤前的运动水平。

## 第 15 章

# 脚和脚趾损伤

克里斯托弗·E. 哈伯德（Christopher E. Hubbard），MD；威廉·G. 汉密尔顿（William G. Hamilton），MD

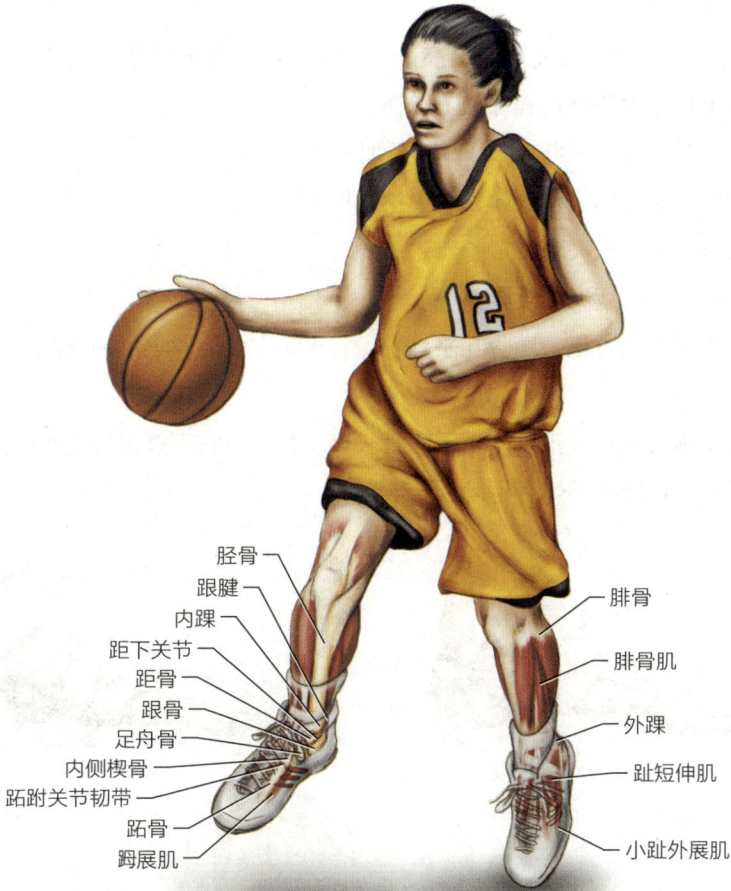

胫骨
跟腱
内踝
距下关节
距骨
跟骨
足舟骨
内侧楔骨
跖跗关节韧带
跖骨
姆展肌

腓骨
腓骨肌
外踝
趾短伸肌
小趾外展肌

非常感谢安德鲁·A. 布里夫（Andrew A. Brief）对本章的贡献

脚由26块骨头和软组织组成。软组织包括皮肤、血管、神经、连接肌肉骨骼的结缔组织（包括肌腱）和韧带，软组织将骨骼连接起来，使关节只能向某些方向活动。足后部就是脚跟骨（也称为跟骨），足中部或跗中骨头就像构建罗马拱的石头一样牢固地叠在一起，而足前部包含一些连接脚趾的长骨头，也就是跖骨。

我们每个人的双脚都是由基因决定的。就足弓而言，一共有以下3种类型（见图15.1）。

- 足弓正常——拱起离地面适当高度——是吸收能量的理想脚。这种脚既不太硬，也不太柔软。
- 扁平足——拱起离地面过低——活动过大，不能很好地转移能量。这种脚容易过度拉伸和疲劳。
- 足弓过高——拱起离地面过高——太僵硬，不能很好地吸收能量。这种脚很容易出现应力性骨折和踝关节扭伤。

就足的形状而言，一共有以下5种类型（见图15.2）。

- 希腊脚有时被称为莫顿脚，其中第二根脚趾最长。
- 埃及脚的第一根大脚趾最长。
- 猴脚是形成蹬囊炎的宽脚。
- 农民脚又宽又方正，跖骨几乎等长。它很稳定，能够很好地吸收能量，是理想的运动脚。
- 模特脚比较窄，呈锥形。由于跖骨长度不相同，它不能很好地吸收能量，因此不适合进行冲击类体育运动。

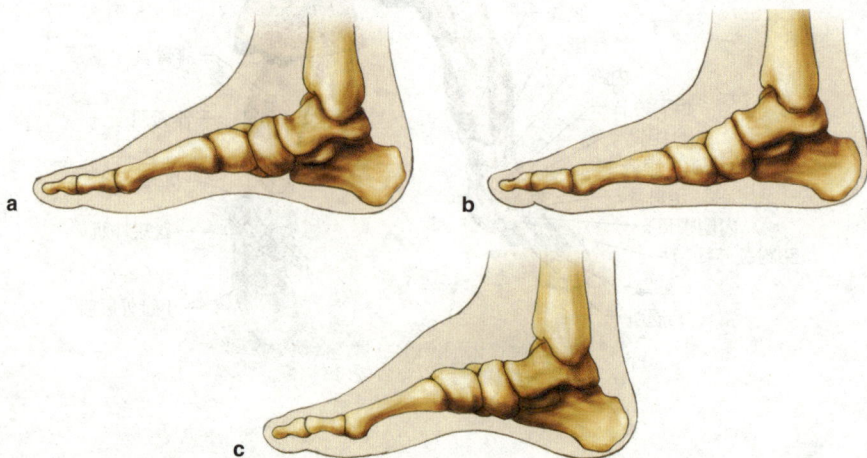

**图15.1** 3种足弓类型包括：a. 足弓正常；b. 扁平足；c. 足弓过高

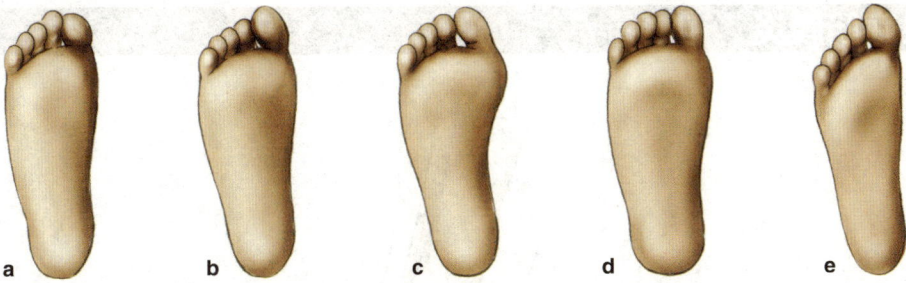

**图15.2** 5种脚形包括：a.希腊脚；b.埃及脚；c.猴脚；d.农民脚；e.模特脚

## 脚和脚趾损伤

| 损伤 | 页码 |
| --- | --- |
| 足底筋膜炎 | 306 |
| 踵挫伤 | 308 |
| 附生性足舟骨疼痛 | 309 |
| 足舟骨应力性骨折 | 310 |
| 跖跗关节扭伤 | 310 |
| 跖骨应力性骨折 | 311 |
| 第五跖骨骨折 | 312 |
| 踇僵症 | 313 |
| 草皮趾 | 314 |
| 踇滑囊肿 | 315 |
| 籽骨损伤 | 316 |
| 网球趾 | 317 |
| 弗莱堡坏死 | 318 |
| 前足神经瘤 | 319 |
| 第二跖趾关节不稳定 | 320 |
| 跗骨黏合 | 320 |
| 鸡眼 | 321 |
| 真菌感染 | 322 |
| 跗管综合征 | 323 |
| 鞋带压力综合征 | 324 |
| 蓝趾综合征 | 325 |
| 足跟瘀斑 | 326 |

# 足底筋膜炎

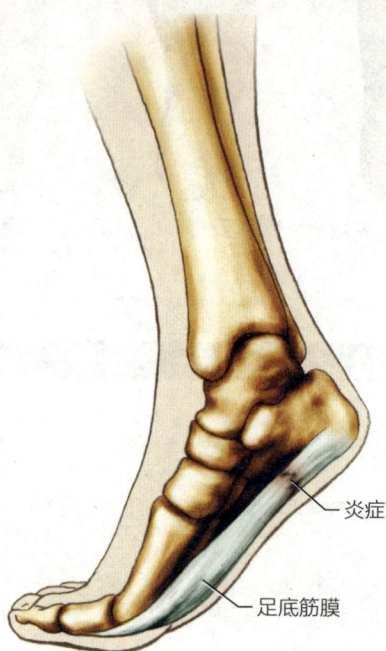

炎症

足底筋膜

## 常见原因

　　足底筋膜是一条位于脚底的结实、坚韧的组织带，始于脚掌，连接到脚跟底部。它可能产生急性或慢性拉伤，慢性拉伤似乎更常见。足底筋膜炎常常是过度使用脚跟的结果，无论是无休息跑步时间过长还是用脚跟跳跃过多。拉伤有时发生在足弓中段，但更常见于脚跟附着处，通常在脚跟内侧。少数情况下，足底筋膜可能在身体活动时发生部分或完全撕裂。

　　人们以前曾认为足底筋膜炎是导致跟骨骨刺（可在X线片上看到）的原因。然而，足底筋膜炎的刺激点实际上位于筋膜附着处上方，而不是在筋膜本身。骨刺很可能不是疼痛的原因。

　　必须将足底筋膜炎与足底纤维瘤病区分开。虽然足底纤维瘤病也会影响到足底筋膜而导致疼痛，但是问题的根源是形成于足底筋膜中的纤维状肿块，而不是炎症。足底纤维瘤病倾向于家族遗传，有时与手掌筋膜的类似病症相关。这种病症可以通过脚底上的软质可滑动肿块来识别，触摸时可出现疼痛，在站立或体育运动过程中可出现症状。该病灶会随着时间的推移而变大，但是通常不是快速生长的肿瘤。足底纤维瘤是良性肿瘤，而且最好不要去处理，因为手术切除后其有很高的复发率。患有足底纤维瘤病的运动员要根据可忍受的疼痛程度参与体育运动。

## 识别方法

足底筋膜炎的症状是脚跟底部的局部压痛，而且在早上起床的时候会特别疼。刚起床走的几步让人非常痛苦，但随后疼痛会有所缓解。前几步的不适感可能是由于在睡眠期间，跖骨一直处于弯曲的姿势（脚趾向下）所导致的。因此，在走前几步时，脚趾和脚会向上伸展（背屈），这一动作会导致足底筋膜紧张并刺激发炎组织。运动员也会因活动和冲击力的增加而感受到这种疼痛。

## 治疗方法

足底筋膜炎的治疗方法存在一些争议，因为在市场中有几十种针对该病症的产品。美国足踝骨科协会所做的一项研究表明，不管是否进行治疗，该病症在9个月内都有90%的痊愈率。运动员可以尝试使用后跟垫、物理治疗和保持脚朝上的夜间夹板，使人在躺下时脚会向上延伸到胫骨。这种夹板通常能够缓解早上的疼痛，而且一旦晨痛缓解，病症通常会自然痊愈。愈合过程可能是缓慢和令人沮丧的，但是足底筋膜炎的最佳治疗方法就是休息和避免刺激因素。在少数情况下，如果症状未好转，可能需要注射类固醇、使用冲击波疗法或做释放手术。

## 重返体育运动

运动员应该在完全无痛之后才重返体育运动。重返体育运动的时间是可变的，可能短至几周或者长达整整1年。在手术后，运动员可能需要休息几个月才可重返比赛。

# 踵挫伤

## 常见原因

导致脚跟疼痛的原因有很多，脚跟有许多神经末梢，对损伤非常敏感。踵挫伤由石头或其他物体导致脚底出现瘀伤引起。这种损伤可能听起来微不足道，但是它会产生剧烈的疼痛，具体严重程度取决于受伤的细胞数量。踵挫伤最常见于运动员和其他活跃群体。很多时候，这些瘀伤伴随细微骨裂。它在早期不会显示在X线片上，但是在愈合开始时可能会显示（用X线片检查骨折部位是否出现瘀伤组织）。在跑步和其他重复性体育运动中，这种疼痛也可能是足舟骨应力性骨折引起的（见p.310）。

## 识别方法

如果脚跟底部出现瘀伤，往往会极其疼痛且愈合缓慢。疼痛可能伴随肿胀和压痛，运动员的脚可能无法负重。

## 治疗方法

踵挫伤的最佳治疗方法是尽量限制走路，直到损伤痊愈。应将脚固定并穿上步行靴，直到症状消失，这需要2~8周。

## 重返体育运动

踵挫伤的愈合速度比较慢。运动员应该在完全无痛之后再重返体育运动。这可能需要长达8周的时间，如果未细心治疗，可能需要更长时间。

# 附生性足舟骨疼痛

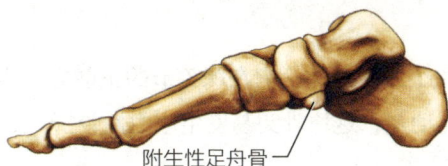

附生性足舟骨

## 常见原因

大约有5%~10%的人的足弓内侧天生就有一块额外的骨头，叫作附生性足舟骨，这块骨头与足舟骨相邻。如果运动员的一只脚有附生性足舟骨，那么另一只脚有50%的概率也有。它从出生起就存在，除足弓上的异常突起外，通常不会引起问题。它的存在让足弓看起来是平坦的，但实际并非如此。

## 识别方法

许多有附生性足舟骨的人一生中都不会因为它而遇到问题，但是有一少部分人从幼年开始就出现症状。一些人在该部位扭伤或遭到直接撞击之后出现疼痛。一旦该部位开始疼痛，疼痛可能最终会停止，但是往往会发展成疼痛畸形或扁平足畸形。

## 治疗方法

对这种病症最初的治疗是穿步行靴或打石膏固定，并使用拐杖。如果这些治疗方法都失败了，可以通过手术切除骨头，但是恢复时间通常很漫长且令人沮丧，需要3~9个月。不过，做手术的运动员越年轻，术后恢复得越快。

## 重返体育运动

对于有症状的附生性足舟骨，运动员应该进行固定直到症状消失。只有疼痛完全消失，运动员才可重返体育运动，而且可能需要内侧足弓支撑或在网球鞋或跑鞋内使用矫形器。

## 足舟骨应力性骨折

### 常见原因

足舟骨是一块形状像小船的骨头，它在踝关节的正前方，横贯足中部。对于吸收能量的能力较差的高足弓运动员，这块骨头易发生应力性骨折。

### 识别方法

足舟骨应力性骨折通常会在无损伤的情况下导致足中部产生剧烈的疼痛。和所有的应力性骨折一样，足舟骨应力性骨折在X线片上可能显示不出来，但它是很危险的骨折，因为如果不能及时发现和治疗，其骨折线可能会变长且骨头碎片将会分离。如果怀疑有足舟骨应力性骨折，通过CT通常能够确诊。

### 治疗方法

这种损伤具有潜在的严重性，需要积极治疗，通常需要做手术，包括使用螺钉固定受伤部位以促进愈合和防止复发。

### 重返体育运动

如果采用手术治疗，运动员的脚在术后2个月之内不能承受自重，重返体育运动的时间预计为6个月~1年。

## 跖跗关节扭伤

### 常见原因

脚的中部通常相当僵硬，因为它由一系列强有力的韧带绑在一起。足前部（足中部前面）一共有5副骨头，每副都由一根跖骨和一根脚趾骨组成。第一副骨头连接大脚趾，其他的依次连接第二至第五脚趾。第一副骨头的下部有一根强有力的韧带（跖跗关节韧带），将它和其他4副骨头绑定在一起。如果该韧带被撕裂，5副骨头之间的绑定就会松开，导致脚无力、不稳定。在美式橄榄球、足球和任何可能严重扭伤脚的体育运动中，这种扭伤特别常见。

### 识别方法

这种损伤有几种不同的类型和严重程度。重要的是不要忽略它，因为它可能导致慢性疼痛和创伤后骨关节炎。拍双脚负重X线片有时能够显示出扭伤，但是需要做磁共振成像和CT来确诊，并确定中足的骨头之间是否有分离或舒张。

## 治疗方法

跗跖关节扭伤的运动员通常需要做手术来稳定足中部，防止慢性疼痛。然而，如果相关结构的解剖学位置是对齐的，那么在一段时间内不让脚部负重和使用矫形器，可以成功有效地治疗这种病症。

## 重返体育运动

这种损伤的恢复时间比较长。如果采用手术治疗，运动员的脚在2个月之内不能负重。在手术之后，运动员重返体育运动所需的时间预计为6个月~1年。

# 跖骨应力性骨折

## 常见原因

跖骨应力性骨折又名"行军骨折"，因为它在长途行军的士兵中非常常见。这种损伤通常发生在足前部的第二或第三跖骨的中部。它在刚开始训练马拉松的跑步运动员中也非常常见。女性芭蕾舞演员也会遭遇这类骨折，但是骨折不是发生在骨径上的，而是在第二跖骨的基部，这很可能与她们用脚尖跳舞有关。跖骨颈骨折最常见于第二和第三跖骨。

## 识别方法

跖骨应力性骨折造成的疼痛和压痛通常局限于足中部的骨径上。和所有应力性骨折一样，它在开始的时候很少能在X线片上显示出来，但几周之后，它开始愈合并沉淀新骨时，就会显示出来了。早期诊断应力性骨折的最可靠方法是做磁共振成像。

## 治疗方法

运动员应避免活动，直到骨头痊愈。出现这种骨折的女性芭蕾舞演员应该筛查女性运动员三联征，包括闭经、骨质疏松症以及饮食不当或饮食失调。治疗方法通常是穿步行靴，直到治愈为止。这种病症很少需要手术。

## 重返体育运动

运动员通常在确诊并开始治疗后6周才可重返负重训练，在3个月之后可以开始跑步。

# 第五跖骨骨折

## 常见原因

第五跖骨是紧挨踝关节下方的足前部外侧的一块小骨头。这块骨头很容易受伤，通常是在摔倒过程中突然扭伤脚导致的。

## 识别方法

第五跖骨骨折的运动员可能感觉到"噗"的一声，受伤部位立即会疼痛、变色和肿胀。骨折会发生在该骨头的4个不同位置。

结节性骨折发生在最靠近踝关节的骨头基部，此处通常有一个凸块，肌腱通过它与骨头相连。这种骨折是第五跖骨骨折最常见的情形，也是最不严重的情形。琼斯骨折非常接近结节，但发生在血液供应较少的部位，因此愈合效果很差。它是这些骨折中最严重的。螺旋斜形骨折（也称为舞者急性骨折）发生在骨径靠下的位置，在远端的第三节。当舞蹈演员用脚掌跳舞而发生崴脚时，很容易发生这种骨折。拳击手骨折是骨头的远端破裂，即靠近第五趾关节的关节骨骨折。

## 治疗方法

人们通常用穿步行靴和拐杖来治疗结节性骨折，直至痊愈。这种病症很少需要手术。琼斯骨折往往无法自主愈合，会发展成骨折不愈合，导致慢性疼痛和活动受限，尤其会让运动员难以步行。鉴于此原因，许多骨科医生喜欢用螺钉将骨头固定住，以促进愈合和防止复发。另一种方法是使用拐杖6~8周，避免负重，直到骨折愈合，但成功率只有75%。螺旋斜形骨折通常不需要手术就可痊愈，尽管可能发生一些移位。对于拳击手骨折除了遵循PRICE原则和限制活动之外，很少需要治疗。

## 重返体育运动

不需做手术治疗第五跖骨骨折的运动员通常可在受伤后2个月全面重返体育运动。需要通过手术治疗琼斯骨折的运动员，需要在几个月之后得到外科医生的批准才可重返体育运动。

# 踇僵症

## 常见原因

踇僵症是大脚趾关节开始磨损并变得疼痛、僵硬和出现关节炎的病症。其可发生在一只脚也可发生在两只脚，而且很少是由具体的受伤事件引起的。女性的踇僵症通常更加麻烦，因为穿高跟鞋会导致疼痛。

## 识别方法

出现踇僵症的运动员会感到大脚趾疼痛和僵硬。其关节的顶部通常会形成一个肿块，而且常被误认为是踇滑囊肿（见 p.315）。踇僵症很容易和踇滑囊肿区分开，因为患有踇僵症的运动员会因疼痛而活动受限。踇滑囊肿通常不会出现僵硬症状，活动受限是踇僵症的标志性症状。

## 治疗方法

运动员一旦出现踇僵症，尽管接受了治疗，病情通常也会继续慢慢发展。非手术治疗方法包括穿着合适的鞋子，防止大脚趾关节被迫超出其活动范围。这通常意味着患者要穿带有硬底和摇杆机制的改良鞋，可以允许其在不使大脚趾上抬的情况下行走或跑步。

如果非手术治疗方法无效，则需要根据关节炎和疼痛的严重程度来决定是否做踇僵症手术。在早期阶段，骨关节炎会出现在关节的最顶部，随着时间的推移会破坏整个关节表面。在踇僵症的早期阶段，清除受伤炎症部位和去除骨刺会使治疗效果较好，但是一旦大部分或所有关节恶化，手术就没有效果了。对发展到严重阶段的踇僵症，做手术会遇到一个难题。传统的治疗方法将该脚趾两侧的两根骨头融合在一起，让该关节消失，但是融合过程需要 3 个月，而且以后可能会导致一定的局限性。例如，在融合手术后，即使患者可以参与越野滑雪，也会变得极为困难，因为趾关节不会向上活动。此外，患者在融合手术后不能穿高跟鞋。一种比较新的方法是通过外科手术植入由异丙醇（与隐形眼镜材料相同）组成的植入物，该手术比以前的大脚趾移植手术更加有效。

## 重返体育运动

患上这种病症的运动员，只要舒适性允许，就可以参与体育运动。然而，他们在需要跳跃（篮球运动）或爆发性短跑（网球运动）的体育运动中通常会受到限制。若采用手术治疗方法，运动员要得到外科医生的批准才可重返体育运动。

# 草皮趾

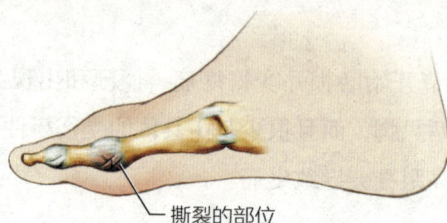

撕裂的部位

## 常见原因

草皮趾是一种暴力损伤，通常发生在接触类体育运动中，例如美式橄榄球、篮球和足球运动中。受伤情形为一个运动员跌倒在另一个运动员的脚上，导致后者的第一跖趾关节向上移动极大的角度，撕裂大脚趾基部下方的籽骨附着处。脚趾的副韧带以及关节内的软骨也会因此受到损伤。

## 识别方法

和许多骨科损伤一样，草皮趾根据损伤的程度可分为Ⅰ级、Ⅱ级或Ⅲ级，症状包括疼痛、肿胀、淤青和脚掌负重困难。

## 治疗方法

草皮趾是严重的损伤，有可能导致长期残疾。通常情况下，需要做手术来恢复骨头的正常解剖结构。保守治疗方法包括用绷带缠绕脚趾和穿硬底鞋，以减少脚趾的活动和促进愈合。

## 重返体育运动

患有草皮趾的运动员至少需要暂停体育运动1个月。根据严重程度，运动员受伤之后可能需要长达1年的时间才可重返体育运动。

# 踇滑囊肿

## 常见原因

踇滑囊肿是遗传性疾病，会导致大脚趾基部内侧形成一个肿块。这将导致大脚趾偏向一侧，有时会插入第二个脚趾下方。女性患踇滑囊肿的概率比男性高。过紧的跑鞋或训练鞋可能会加重踇滑囊肿的症状，但它们不是引起踇滑囊肿的原因。外伤性踇滑囊肿是一种越来越常见的损伤，会导致大脚趾向上弯曲，类似于草皮趾，但也可能出现大脚趾外翻或向内弯曲的症状。

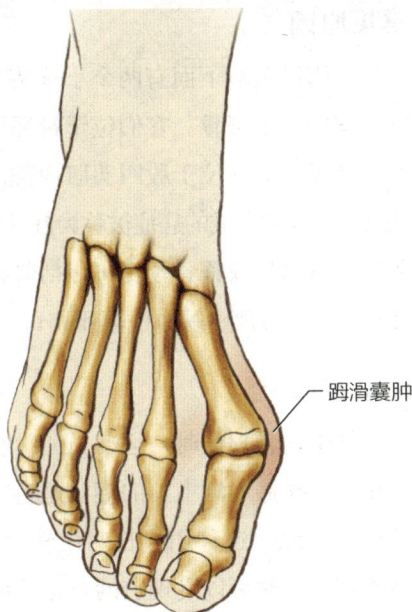

踇滑囊肿

## 识别方法

很多人都患有踇滑囊肿，但是一辈子都不会有任何症状。有一部分人在穿鞋子的时候会感到疼痛，或者在训练的时候足前部疼痛。疼痛一般出现在肿块本身或者脚掌的第二跖骨上，此处可能形成了愈伤组织。有一种误解认为畸形是骨关节炎引起的，但实际上并非如此。

## 治疗方法

有踇滑囊肿的运动员应该穿适合其脚形的鞋子，因为大多数疼痛都是鞋子压迫肿块引起的。有踇滑囊肿的女性通常可以通过购买更宽的运动鞋甚至男鞋来缓解疼痛，因为它们比为女性设计的鞋更宽，也可以购买脚趾垫片，穿鞋子的时候将其放在第一和第二脚趾之间来缓解疼痛。许多有踇滑囊肿的人选择通过手术解决问题，效果通常很好，并发症发生率也很低。

## 重返体育运动

在大多数情况下，运动员不需要停止体育运动。在不适与疼痛允许的范围内，运动员可以尽可能保持活跃。如果采取手术治疗，运动员至少需要 3 个月才能重返体育运动。

# 籽骨损伤

## 常见原因

大脚趾关节下面有两个小骨头形状像芝麻，它们就是籽骨。它们位于趾屈肌肌腱内部，就像膝盖骨位于股四头肌内部。这些骨头受伤和疼痛形成的病症被称为籽骨损伤。许多因素可以导致籽骨损伤，包括骨折或应力性骨折、骨分离、缺血性坏死和骨关节炎。

应力性
骨折

## 识别方法

发生籽骨损伤时，运动员通常会感到大脚趾下方疼痛逐渐增加的症状是自发的，不是受伤所致。这种病症相对比较容易诊断，因为在体检时可以发现它的典型症状，而且压痛位置比较固定。然而，要确定问题是不是骨折、两块籽骨分离或扭伤（很多人天生有两块籽骨而不是一块）或籽骨缺血性坏死所导致的，可能会很困难。对于籽骨缺血性坏死这种情况，由于人们对其原因了解甚少，可能在籽骨可能坏死和疼痛几个月之后才会去做检查。籽骨缺血性坏死通常发生在应力性骨折之后，此时的骨头不是愈合，而是分离的。籽骨关节炎在年龄较大的运动员中可能会引起疼痛。想要得到确切的诊断结果通常需要做骨扫描或磁共振成像。

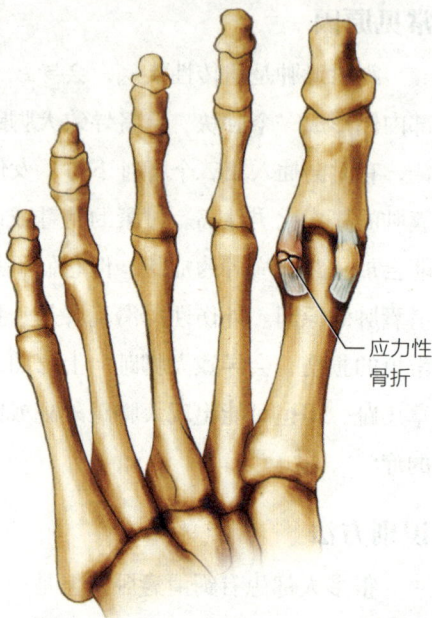

## 治疗方法

治疗方法取决于诊断结果，可能包括使用矫形器，用于限制关节运动和减轻疼痛区域的重量，让籽骨得到愈合。治疗方法还可能包括穿步行靴、使用拐杖或进行骨刺激。手术应该是最后的手段，但是如果非手术治疗方法失败了，则可以安全地做手术去除两块籽骨之一。

## 重返体育运动

在大多数情况下，运动员不需要停止体育运动。对于遭受籽骨损伤的运动员，在不适和疼痛允许的范围内，可以尽可能保持活跃。如果采取手术治疗，运动员至少1个月后才能重返体育运动。

## 网球趾

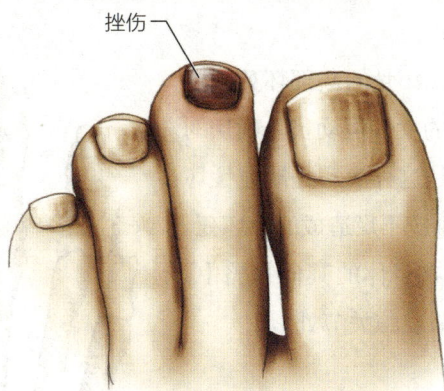

挫伤

### 常见原因

网球趾是趾甲下方产生挫伤或瘀伤引起的黑趾甲，通常发生在第二个脚趾或者最长的脚趾处。这种病症是穿的鞋太小或者鞋带系得不够紧导致脚过度靠前引起的，即脚趾向前滑动撞在鞋头上。

### 识别方法

一旦趾甲变黑，需要检查脚以做出诊断。运动员会感到疼痛，但伤势并不严重。

### 治疗方法

网球趾最好的治疗方法是不要管受伤的脚趾。一旦长出新的趾甲，旧的趾甲就会脱落。

### 重返体育运动

患有网球趾的运动员不需要停止体育运动。在允许的范围内，运动员可以尽可能保持活跃。

## 弗莱堡坏死

### 常见原因

弗莱堡坏死是指第二跖骨的头部坏死。这种病症最常见于20多岁的女性运动员。确切的原因目前尚不清楚，但是这种疾病是缺血性坏死的例子之一，即血液供应不足造成的骨坏死。缺血性坏死有时也出现在身体的其他骨骼中，包括脚、踝关节、膝关节或腕关节处。

缺血性
坏死

### 识别方法

弗莱堡坏死的特征是慢性疼痛和足前部中间僵硬。运动员在负重和体育运动时可能出现疼痛。最初的X线片可能显示是正常的，但是在几个月后还要拍X线片，因为症状持续出现可能表明存在这种疾病。如果弗莱堡坏死发生在脚部，那么它与其他部位的问题无关联。

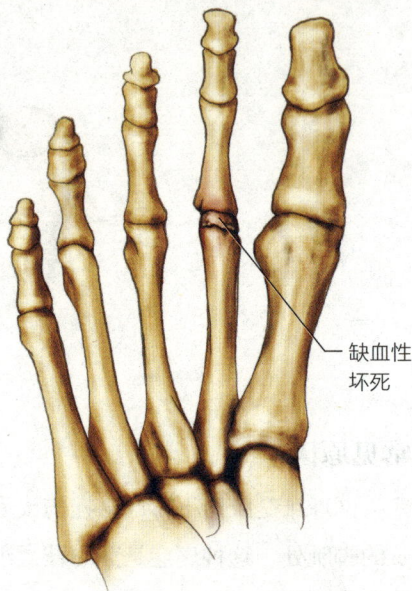

### 治疗方法

如果矫正治疗不成功，运动员可能需要通过手术来解决问题。

### 重返体育运动

在大多数情况下，运动员不需要停止体育运动。在不适与疼痛允许的范围内，运动员可以尽可能保持活跃。如果采取手术治疗，运动员至少需要2个月才能重返体育运动。

# 前足神经瘤

## 常见原因

神经瘤是神经受挤压或受刺激引起的。一共有几种不同类型的神经瘤，它们可发生在身体的任何部位。莫顿神经瘤常见于女性，最常发生在第三脚趾和第四脚趾之间的第三趾蹼（80%）中，其次是第二脚趾和第三脚趾之间的第二趾蹼中（20%）。莫顿神经瘤通常是穿太紧的鞋子引起的。乔普林神经瘤发生在大脚趾内侧下方与籽骨内侧相邻的部位，常见于步伐内旋或撇脚的跑步运动员中。

莫顿
神经瘤

乔普林
神经瘤

## 识别方法

神经瘤会导致独特的局部疼痛，经常被描述为麻木、刺痛、叮咬痛或沿着足部向上或向下放射的疼痛。对于莫顿神经瘤，疼痛会放射到脚趾，典型的缓解办法是脱下鞋子和按摩足部。乔普林神经瘤常与籽骨损伤相混淆（见p.316），前者的疼痛倾向于沿着足部内侧向上和向下放射。

## 治疗方法

前足神经瘤的初始治疗方法包括穿更宽松的鞋或使用矫形器。如果这种方法无效，建议注射可的松。如果仍然无效，建议手术切除。

## 重返体育运动

患有这种病症的运动员不需要停止体育运动。在不适和疼痛允许的范围内，运动员可以尽可能保持活跃。如果采取手术治疗，运动员至少需要恢复1个月。

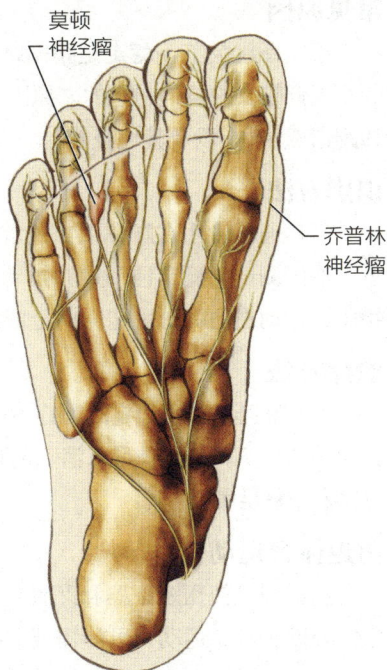

## 第二跖趾关节不稳定

### 常见原因

第二跖趾关节不稳定是指跖趾关节松弛。这是由关节韧带（尤其是连接跖骨和趾骨的跖板韧带）的拉伸引起的。原因可能包括重复的体育运动（例如跑步）、足部畸形（例如蹞滑囊肿），以及其他炎症。

### 识别方法

疼痛通常发生在脚掌下，最常发生在第二脚趾附近。在第二跖趾关节不稳定的情况下，抽屉测试（稳定住跖骨并推动脚趾向上）会引起疼痛。在承受自重时，与另一只脚相比，运动员的脚趾可能会向上或向一侧偏移，这种情况经常被误诊为神经瘤。

### 治疗方法

第二跖趾关节不稳定的治疗方法是对脚趾进行交叉绑扎以提供稳定性，还可以使用矫正器和跖骨垫。船底鞋可以消除前脚的负担，但如果疼痛和不稳定持续存在，最终可以通过手术修复足底板。

### 重返体育运动

运动员应使用矫正器和跖骨垫进行固定，这样做通常可以更快地重返体育运动。如果需要做手术，运动员可能需要10~12周的时间才能重返体育运动。

## 跗骨黏合

### 常见原因

跗骨黏合是一种先天性畸形，在这种畸形中，脚后部和脚中部的骨头无法自由移动，黏合在一起。1%~2%的人可能会发生跗骨黏合，但其中只有25%的人会有症状。常见的足部骨头黏合是跟骨和距骨的黏合。

### 识别方法

患跗骨黏合的运动员会出现疼痛、痉挛、活动范围受限以及频繁的足部和脚踝受伤。通常，与年轻患者相比，发生黏合的成年人的后脚位置是正常的，年轻患者的后脚更加外翻或更加扁平。

### 治疗方法

短期内，用步行石膏固定或穿步行靴可以帮助缓解疼痛。矫正器、物理治疗和非甾体抗炎药可能会有所帮助。如果这些方法均无效，当黏合部位非常大时，可以通过手术重置黏合部位或融合距下关节，从而缓解疼痛。

### 重返体育运动

通常情况下，矫形器和非甾体抗炎药可以让运动员在4~6周后重返体育运动。与进行融合手术相比，切除较小黏合部位的手术为运动员提供了重返体育运动的更好机会。

# 鸡眼

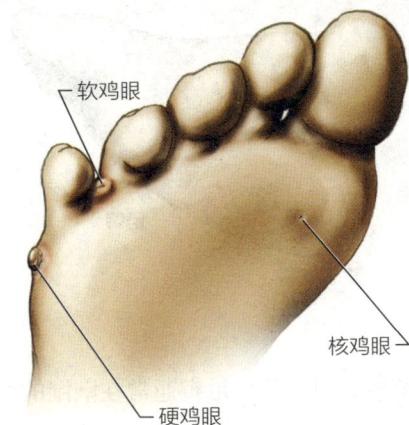

软鸡眼

核鸡眼

硬鸡眼

## 常见原因

鸡眼的类型包括硬鸡眼、软鸡眼和核鸡眼。硬鸡眼形成于脚部表面上，就在皮肤和鞋发生摩擦的位置，它们往往随着时间的推移而变大。软鸡眼发生在脚趾之间的趾蹼中，通常在第四和第五脚趾之间，它们是穿鞋挤压脚趾引起的。核鸡眼与胆固醇斑块相关，是一种长在脚掌上的鸡眼。

## 识别方法

所有鸡眼都会导致明显的疼痛和不适。硬鸡眼和软鸡眼通常像洋葱一样由皮肤层堆积而成。而核鸡眼深入皮肤里面，会形成一个白色的小病灶，非常像一根刺。鸡眼很容易识别，在鸡眼的中心有一个小白点。

## 治疗方法

硬鸡眼可以通过穿鸡眼垫和偶尔用浮石打磨鸡眼来控制。软鸡眼可以通过在脚趾之间垫羊毛或棉花加以控制。对于慢性鸡眼，则可能需要手术。对于核鸡眼，在医务室由专业人员将白色的小病灶去除，症状马上就能得到缓解。

## 重返体育运动

患有这种病症的运动员不需要停止体育运动。在不适和疼痛允许的范围内，运动员可以尽可能保持活跃。

# 真菌感染

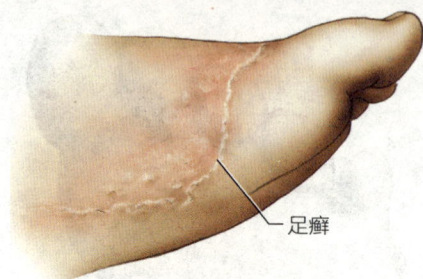

足癣

## 常见原因

足癣和甲癣都是由真菌感染引起的。足癣通常在潮湿的场所传播，例如更衣室和淋浴室。甲癣是一种特别的足癣，它长在脚指甲下面，非常难治愈。它通常不是严重的问题，但是有碍美观。

## 识别方法

足癣会导致脚趾之间的皮肤干燥、发痒和剥落。在更严重的情况下，可能使脚趾之间的皮肤起鳞屑、长水泡或疼痛和肿胀。如果不治疗，症状可能会蔓延到足底、足背和脚指甲。手在脚上抓痒之后触摸身体的其他部位，可导致这些部位被感染（例如腹股沟、膝盖、肘部或腋窝）。患有甲癣的运动员的脚趾通常会变形、变色和发硬，有碍美观。

## 治疗方法

运动员应保持良好的足部卫生。要保持脚清洁和干燥，每天换袜子，再次穿鞋之前让鞋通风晾干，在有潜在感染风险的地方（例如更衣室）行走要穿凉鞋或人字拖鞋。通常需要使用外用抗真菌药物。根据症状的慢性和严重程度，可能需要口服抗真菌药物。

关于甲癣的治疗，专业人士尝试过各种局部给药方法，但都失败了。摆脱这种感染的唯一有效的方法是定期口服抗真菌药物至少3~6个月。然而，这些药物可能损害肝脏，所以服用这种药的人需要每6周做1次肝功能检查，以确保肝脏未损伤。由于这种潜在的副作用，很多人觉得不治疗比治疗更好。

## 重返体育运动

在治疗期间，有足癣或甲癣的运动员应避免赤脚在更衣室行走，防止感染蔓延。除此之外，在不适和疼痛允许的范围内，运动员可以尽可能保持活跃。

# 跗管综合征

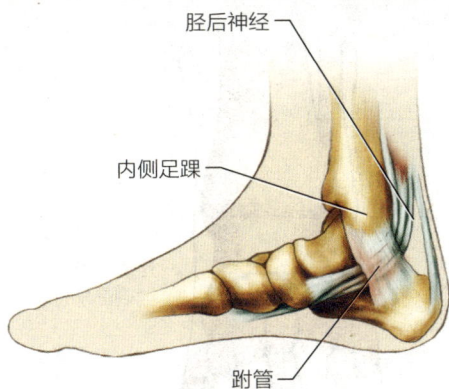

胫后神经

内侧足踝

跗管

## 常见原因

踝关节上有两个突起（足踝），一个在外侧，一个在内侧。在内侧突起后方有一条管道，有多种组织都从中经过，包括胫后神经。当这条管道受到挤压并刺激到胫后神经时，就会导致跗管综合征。发生跗管综合征的常见原因是生物力学的改变和创伤。促成因素包括足过度内旋、胫后缺陷，以及占位性病变（例如囊肿或静脉曲张）。

## 识别方法

患有跗管综合征的运动员通常会感到踝关节内侧隐约疼痛。此外，踝关节内侧还可能出现麻木、刺痛、烧灼感和"奇怪的感觉"，这些症状可能放射到足弓。症状在休息之后通常得到改善，而在进行跑步或其他负重活动时会加剧。

## 治疗方法

对于生物力学问题引起的症状，矫形器可有助于纠正问题，例如过度内旋或扁平足。将类固醇注射到管道中有时有助于缓解炎症。如果保守治疗无效，可能有必要做管道减压手术。

## 重返体育运动

对于患有跗管综合征的运动员，重返体育运动的时间取决于致病的根本原因。只要运动员能够无痛做各种动作和参与活动，而且症状没有复发，就可以重返体育运动。采取保守治疗方法时，只要症状得到缓解，运动员只需短短的2~3周后就可以重返体育运动。根据手术的类型，采取手术治疗可能需要运动员停止体育运动2~3个月。

# 鞋带压力综合征

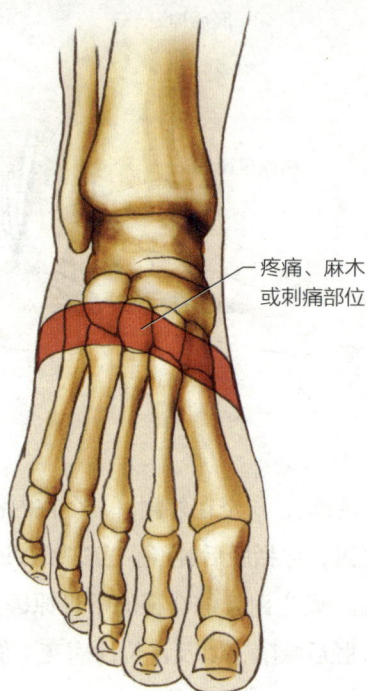

疼痛、麻木
或刺痛部位

## 常见原因

如果运动员的鞋带系得太紧，或者鞋舌和鞋的顶部太紧就可能引发鞋带压力综合征。

## 识别方法

鞋带压力综合征会导致鞋带下方的脚背出现疼痛、麻木或刺痛，症状可能放射到脚趾。

## 治疗方法

一旦通过适当的诊断研究排除了其他原因，运动员只需要将鞋带绑松点就可缓解症状。请记住，在白天脚会膨胀变大。运动员应该在傍晚购买运动鞋，而且要穿类似跑步期间或参加体育运动期间所穿的袜子。

## 重返体育运动

如果没有其他问题，运动员换上合适的鞋子就可以重返体育运动了。

# 蓝趾综合征

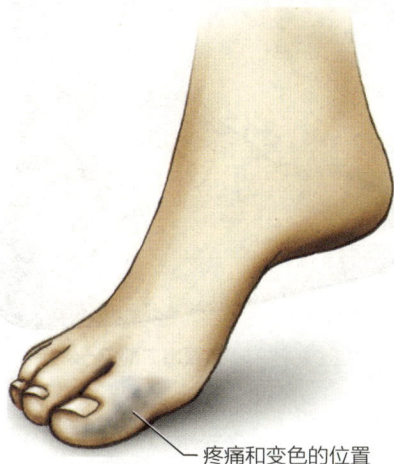

疼痛和变色的位置

## 常见原因

蓝趾综合征类似于网球趾（见 p.317），但会影响整个脚趾而不仅仅是趾甲。它是鞋头重复撞击脚趾导致的。这种重复性创伤会导致甲床下方轻微出血。蓝趾综合征常见于长跑运动员和鞋头狭窄的运动员中。

## 识别方法

蓝趾综合征会导致脚趾变成紫色，而且出现阵痛，脚趾多少会有些肿胀。第一根和第二根脚趾最常受到影响。

## 治疗方法

对于蓝趾综合征，PRICE 原则很有帮助。对鞋做适当的调整通常是有必要的，以提供更多的支持并缓解脚趾的压力。鞋头不应太僵硬，可能还需要在鞋内放置矫形器。通常情况下，这种病症只与过度使用有关（即跨步次数过多）。

## 重返体育运动

运动员一旦恢复无痛全范围活动，而且致病根本原因得到解决（例如鞋子和生物力学问题），就可以重返体育运动。

# 足跟瘀斑

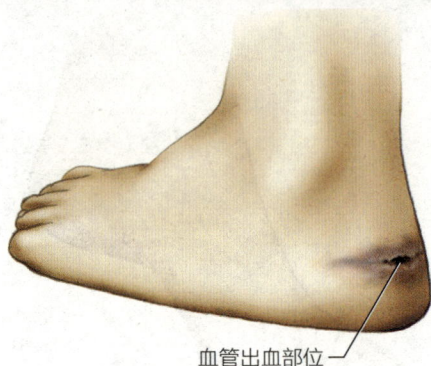

血管出血部位

## 常见原因

重复性跳跃、急转方向、扭转身体或转身都会给足跟皮肤内的小血管带来剪切应力。当这些血管出血时，它们会导致脚跟变黑，因此得名足跟瘀斑或黑脚跟。它常见于年轻运动员、跑步运动员、举重运动员、网球运动员和登山运动员中。

## 识别方法

足跟瘀斑通常会导致脚跟后部或底部出现无痛蓝黑色斑点或变色。尽管运动员可能感觉不到足跟瘀斑，但是可能会注意并担心它们是否会对运动表现产生负面影响。

## 治疗方法

这些无症状的变色一般不需要治疗，但是足跟垫有助于让病症更快消失。如果病症持续超过1周，运动员应咨询医生，以确保不是其他更严重的问题，例如恶性皮肤癌。

## 重返体育运动

对于这种无症状的病症，运动员可以继续参与体育运动。

## 第16章

# 补充与综合健康和运动损伤

南希·安·科特（Nancy Ann Cotter），MD，CNS

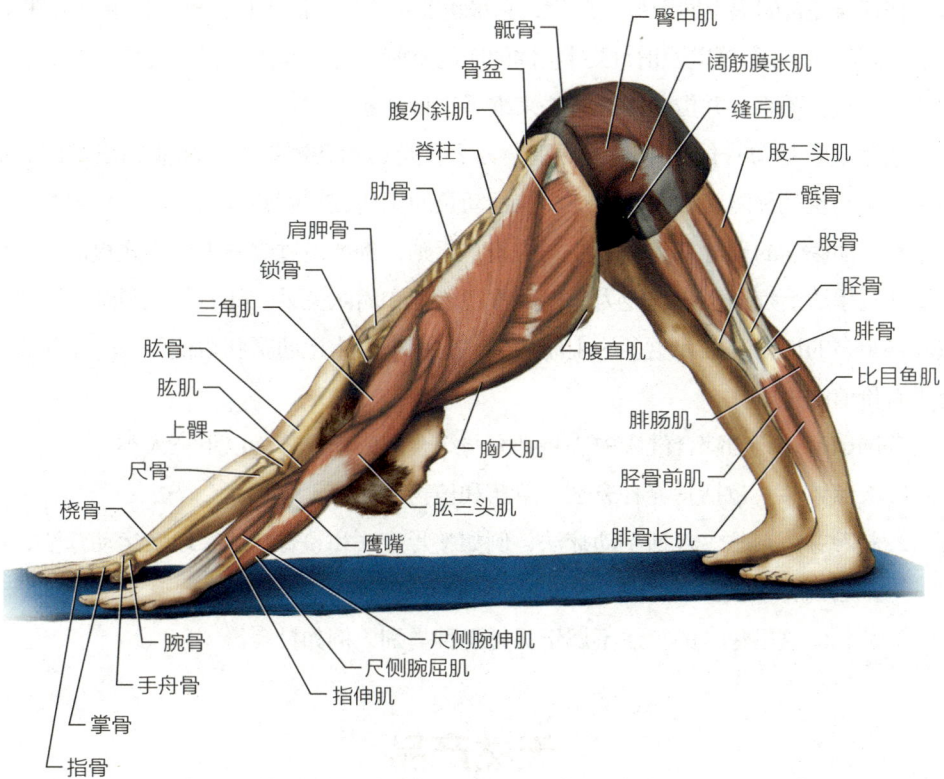

臀中肌
骶骨
阔筋膜张肌
骨盆
缝匠肌
腹外斜肌
股二头肌
脊柱
髌骨
肋骨
股骨
肩胛骨
胫骨
锁骨
腓骨
三角肌
比目鱼肌
肱骨
肱肌
腹直肌
上髁
尺骨
腓肠肌
桡骨
胫骨前肌
胸大肌
腓骨长肌
肱三头肌
鹰嘴
腕骨
尺侧腕伸肌
手舟骨
尺侧腕屈肌
掌骨
指伸肌
指骨

非常感谢罗伯塔·李（Roberta Lee）对本章的贡献

补充与综合健康（complementary and integrative health，CIH）是一个术语，是指以协调的方式将传统（或主流）方法和补充（非主流）方法结合在一起的方法。美国国家补充与综合健康中心（National Center for Complementary and Integrative Health，NCCIH）是美国联邦政府对补充与综合健康方法进行科学研究和传播的主要机构。

在美国各地的护理机构中，越来越多的人在保健和健康方面开始采用综合方法（Nahin，2016）。研究人员探索了综合健康在各种情况下的潜在益处，包括军人和退伍军人的疼痛管理、癌症患者和幸存者症状的缓解，以及促进健康行为的项目。综合健康是疾病治疗和健康维护领域一个相对较新的方向，它将传统和非传统医学结合在一起。补充与综合健康不同于传统医学，它采用非主流的方法进行护理，提倡全人理念，并认识到生活方式、环境和社区对整体健康的贡献。它强调医疗保健提供者和患者之间的治疗伙伴关系，并借助团队方法来维系这种关系。

运动医学是与身体健康有关的医学分支，是运动和锻炼中的功能和表现能力的基础科学，也是预防、诊断和治疗影响运动员的损伤或疾病的基础科学。补充与综合健康和运动医学的理念基于一些共同的基本原则，例如通过改善生活方式提高健康水平、通过手法治疗增强表现能力，以及重视治疗和团队关系。随着补充与综合健康方法获得更多的证据基础和更多的主流认可，它们可以为运动员和与他们一起工作的人提供有价值的见解。

美国国家补充与综合健康中心将补充与综合健康模式分为以下三大类。

1. 天然产品。包括营养补充剂、草药和植物制品。

2. 精神身体训练。包括手动疗法，例如整骨疗法和整脊疗法，以及运动疗法，例如瑜伽和太极。

3. 其他。这里包含的疗法不属于另外两种类别，例如针灸。

# 天然产品

运动营养是一个广泛的实践领域，有专门的培训课程和证书，例如国际奥林匹克委员会（International Olympic Committee，IOC）发放的证书。人们普遍认识到，与运动员体力消耗有关的营养需求的增加导致了热量消耗的增加。营养需求的增加必须通过精心选择食物来满足肌肉重组和组织修复的需求。

对运动员来说，营养专家的建议是无可替代的。这种专业指导应该考虑到运动员的身体成分、医疗和训练历史以及训练要求。美国奥林匹克委员会（U. S. Olympic

Committee，USOC）提供了关于营养的一般性建议，包括预防感冒、旅行营养、根据训练强度调整食物摄入量、补水、饮食结构和时间等方面的指南。虽然本章没有提供运动饮食的细节，但一些优秀的营养学资源可以在南希·克拉克（Nancy Clark）的《运动营养指南》（*Sports Nutrition Guidebook*）和美国奥林匹克委员会和国际奥林匹克委员会的相关出版物中找到。与中西医结合相重叠的一个较新的营养领域是营养补充剂和植物制剂。国际奥林匹克委员会已就在体育运动中使用膳食补充剂达成了共识，可在国际奥林匹克委员会的网站上找到相关声明。

## 膳食和植物补充剂

2016年，全球运动营养市场的销售额为283.7亿美元。在美国，补充剂和植物性治疗药物是作为食物而不是药物管理的，所以这些产品的质量应该通过咨询专业人士或通过其他手段来评估和监控。例如，参考文献和独立的检测实验室。在美国，主要通过美国膳食补充剂健康与教育法令（DSHEA）对这类产品进行管理，而出现目前这种产品质量参差不齐的局面，是因为产品质量的控制主要由制造商自行决定。

尽管如此，市场上还是存在一些信誉良好的植物性治疗药物和补品公司，而且越来越多的研究表明，某些补品可能有药用价值，特别是对于治疗运动损伤而言。和传统药物相比，植物性治疗药物中天然存在的药理活性成分的含量低。低剂量需要更多的时间来达到治疗效果。此外，对于所有的口服制剂，必须考虑其特异过敏反应和与传统药物发生的相互作用。人们经常错误地认为，因为很多补充剂都是"天然的"，所以它们不会有什么副作用。但是已有因为被误导和剂量使用不当而导致严重药物反应和滥用补充剂导致极大危害的报告。虽然补充剂不受管制，但大学生和高水平运动员都要接受国家管理机构的药物测试。每个运动员都应该知道哪些药物是禁用的，并且只能使用那些已宣布可以安全使用的补充剂。

国际奥林匹克委员会的共识声明将补充剂定义为"除了习惯性饮食外，为了达到特定的健康和/或表现能力益处而有目的地摄入食品、食品成分、营养物质或非食品化合物"（Maughm, 2018）。虽然关于补充剂对表现能力有影响的证据的完整回顾超出了本章的范围，但其中的一些重点却非常突出。为了补充体力，对运动员来说，补充维生素D（20~30微克）、钙（每天1500毫克）和铁（女性和男性分别为18毫克和8毫克或更多）是很正常的。对于增强表现能力，有合理证据支持使用的补充剂包括咖啡因、肌酸、β-丙氨酸（含和不含碳酸氢钠）和硝酸盐。

- 咖啡因已被证明对提升长跑运动员（French et al., 1991）、自行车运动员（Paton, Costa and Guglielmo, 2015）、橄榄球运动员（Wellington, Leveritt and Kelly, 2017）和赛艇运动员的耐力有帮助（Bruce et al., 2000），剂量为每千克3~6毫克不等。

- 肌酸是一种含氮有机酸，在细胞的能量循环中起作用。肌酸主要存在于骨骼肌中，较少见于心、脑、睾丸和其他组织中。人体每天在肝脏、肾脏和胰腺通过食物来源（主要是肉和鱼）合成1~2克肌酸。肌酸在肠道的吸收非常高效，因为几乎100%的肌酸都是在肠道内作为食物吸收的。国际运动营养学会（International Society of Sports Nutrition，ISSN）的一份声明指出，一水合肌酸是目前运动员用于增强高强度运动能力和在训练期间增加瘦体质量的最有效的人体营养补充剂（Buford et al., 2007）。建议剂量为每天每千克0.3克，持续至少3天，然后每天3~5克，以维持较高的储存量。

- 补充β-丙氨酸可以增加肌氨酸浓度，增强运动能力和表现能力。肌肽（β-丙氨酰-L-组氨酸）是由氨基酸β-丙氨酸和组氨酸组成的化合物，在骨骼肌中含量丰富，这表明它在运动中起着重要的作用。肌肽的一个关键作用是调节细胞内的pH值。研究表明，补充β-丙氨酸和碳酸氢钠可以增强细胞内和细胞外的缓冲能力，并且比单独补充β-丙氨酸的效果更好。

- 绿叶蔬菜和甜菜中含有丰富的硝酸盐。补充硝酸盐已被证明具有增强运动表现能力的生理作用。大多数研究都是用甜菜汁进行的，而不是以药片或胶囊的形式。

其他一些补充剂，例如谷氨酰胺、鸟氨酸α-酮戊二酸、硼、铬、硒、锌、人参、西伯利亚人参（人参球菌）、肉碱、胆碱、辅酶Q10（泛醌）、吡哆醛α-酮戊二酸和丙酮酸盐，已经被运动员使用，因为他们相信这些补充剂可以提升耐力或力量。许多关于这些补充剂的研究虽然取得了算是正面的结果，但是就目前的研究结果而言，还不足以在运动医学中建议使用它们。

## 消炎植物性药物

许多消炎植物性药物对运动损伤很有效。因为植物性治疗药物可能需要使用后2个月才能达到最佳疗效，所以一个治疗方法是在损伤的亚急性期使用植物性治疗药物，而且要在使用传统的非甾体抗炎药控制炎症之后使用。有关以下内容中讨论的许多植物性药物的更多信息，请参阅第337页的参考资料列表。

## 姜黄

姜黄是咖喱中的5种香料之一，它是一种植物的根，其活性成分具有显著的消炎特性。这种香料中的活性成分是姜黄素和姜黄酮，它们对前列腺素、白细胞三烯和环氧合酶的影响和传统非甾体抗炎药是一样的。在饮食中添加这种香料将产生一些积极的消炎影响，但是为了最大化这种天然的、类似阿司匹林的香料的药用疗效，应该让患者服用浓缩姜黄补充剂。尽管亚洲人平均每天会食用大约2克姜黄，且该剂量被认为应该有一定的消炎作用，但在烹饪中并没有关于等效剂量的推荐。

## 生姜

另一种具有消炎功效的根茎是生姜。多项临床试验表明，生姜能够有效缓解骨关节炎、癌症和胃肠道疼痛患者的疼痛。鉴于这些研究的结果，我们可以推断，生姜作为膳食补充剂有益于任何有炎症反应的或者被建议使用非甾体抗炎药的体育运动员。生姜的活性成分是姜酮和姜烯酚，它们都集中在根部。生姜的耐受性良好，但如果每日食用超过5克，可能导致胃灼热。在饮食中生姜作为消炎植物性药物的推荐剂量是250毫克，每天2次。可能有消炎功效的另一个生姜饮食来源是蜜饯生姜，它含有大量可以抑制炎症的姜烯酚。

## 魔鬼爪

非洲原生植物魔鬼爪（南非钩麻）是另一种具有很好消炎效果的植物性治疗药物。对魔鬼爪的单独使用或联合非甾体抗炎药使用已有研究，初步结果表明它对骨关节炎疼痛症状有一定的缓解作用。此外，将非甾体抗炎药与魔鬼爪结合使用的研究表明，这样做可降低非甾体抗炎药的高使用剂量（Chantre et al., 2000）。在2012年的针对下腰背疼痛的研究中发现了有力的证据，就短期改善疼痛而言，每天定量摄入50~100毫克的玄参苷（魔鬼爪提取物）比使用安慰剂和急救药物效果好（Gagnier et al., 2016）。根据研究，魔鬼爪还能够适度降低血糖、降低血压、增加胃酸和促进胆汁分泌。对于有临界性高血压或胃酸反流的人群，使用魔鬼爪可能效果更佳。使用魔鬼爪治疗骨性关节炎的剂量是每天2.6克，作为每日的饮食补充剂，该剂量相当于57毫克玄参苷和87毫克环烯醚萜苷类成分。

# 精神身体训练

这类被称为精神身体训练的补充与综合健康训练包含大量各种各样的技术，这些技术是由训练有素的从业人员或教师对他人进行管理或教授的。这些技术包括针灸、按摩疗法、冥想、放松技巧、脊椎推拿和瑜伽。虽然这些技术需要学习，但经过充分的训练后，每种技术都可以自行练习。例如，可以教授给会针灸和按摩的人穴位按摩（或用手刺激穴位）和自我按摩的方法，此外，可以鼓励学习冥想和瑜伽的学生在家里进行自主练习。每种技术实质上都是不同的，但都可以用来治疗损伤、增强表现能力、恢复健康或改善整体健康状况。

## 肌肉骨骼推拿和运动疗法

肌肉骨骼推拿是由熟练的技师执行的被动的推拿，即"使患者的活动范围超越弹性极限但不超过解剖学极限"（Greenman, 1996）。最知名的两种推拿手法是整骨疗法和整脊疗法，两者都创始于19世纪90年代。按摩也属于推拿。每种推拿手法都有其独特的医学模式作为手法治疗的基础，而且每种推拿手法都是运动医学的重要组成部分。

### 整骨疗法

整骨疗法用到了各种各样的技术，美国整骨疗法协会对这种疗法进行了介绍。整骨疗法包括软组织技术，或在脊柱和关节附近施加压力、牵引力和拉伸力。其目的是让肿胀部位的多余组织液消散，减轻存在损伤或压力的部位的肌肉和纤维组织的张力。

- 肌筋膜放松是指通过手动按摩技术来伸展筋膜（结缔组织）和放松筋膜与肌肉和骨骼之间的纽带，目的是保持身体平衡、消除疼痛和扩大活动范围。在实现放松之后，通过被动运动引导或"重新训练"存在功能障碍的组织，恢复其柔韧性。

- 颅骨整骨疗法的目的是平衡脑脊液的固有节奏。恢复自然节奏后，神经系统和肌肉组织可以得到更好的支持。

- 淋巴技术是手动刺激淋巴液流动的过程。在实施过程中，医生用手给运动员的淋巴系统施加压力。运动员俯卧，医生的手向其胸部上方移动。当运动员吸气时，增加手压；当其呼气时，松开手。该动作会产生负压力，并让更多的淋巴液通过胸导管自然回流到右心房。

- 高速推拿技术的目标是恢复关节的自然活动。这种手法能够"重置"神经反射，恢复关节活动并缓解疼痛、僵硬和压痛。
- 肌肉能量技术是一种手动干预技术，要求运动员确定精确的肌肉位置。医生运用反作用力改变或重置受伤部位的神经肌肉不对称，以恢复关节的灵活性和活动范围。
- 摆位放松术用于治疗因疼痛或动作严重受限而不能采取更猛烈手法的急性损伤。医生将运动员从受伤导致的限制姿势改变为舒适姿势。如果运动员不感到疼痛，在这种无痛状态下，该手法能够重置受限的活动范围和增强柔韧性。

对1441名娱乐和职业运动员（包括高尔夫、橄榄球、足球和棒球运动的相关人员）所采用的整骨推拿疗法（Osteopathic Manipulative Therapy，OMT）或单一整骨推拿疗法的回顾表明，整骨推拿改善了肱骨内旋、腘绳肌伸展性、慢性踝关节不稳和慢性上上髁炎，并改善了运动表现（Civitillo, 2018）。

### 脊椎按摩疗法

脊椎按摩疗法是由丹尼尔·帕尔默（Daniel Palmer）创立的。丹尼尔是一位自学成才的自然主义治疗师，他通过观察发现，脊椎按摩手法似乎有助于各种疾病的痊愈。脊椎按摩疗法不仅包括脊柱推拿，还包括生活方式建议、营养管理和许多物理治疗，例如超声波、电刺激、牵引、热介质理疗和手法治疗。相关报道显示，脊椎按摩疗法有助于改善急性或亚急性腰背部和颈部拉伤，以及体育运动中过度使用导致的其他肌肉紧张和酸痛。

医学文献综述表明，在运动损伤中，整骨疗法和脊椎按摩更适合急性的非手术背部拉伤和颈部拉伤，以及体育运动导致的其他部位的急性肌肉紧张或足底筋膜炎（Grimshaw, 2002）。整骨推拿或脊椎按摩疗法的风险是可能导致运动员出现椎动脉综合征。这是一种椎动脉内膜衬损伤，是颈椎在伸展和转动时受到突然的推力引起的。该损伤会导致向上移动的血栓的形成，其会流入小脑后下动脉。目前没有任何检测方法可以帮助预测谁存在这种损伤风险。据估计，在整骨推拿疗法手术中使用高速推拿技术手法的损伤发生率为0.0001%，而在脊椎按摩疗法中出现重大损伤的发生率为0.00003%~0.00006%。

整骨疗法或整骨高速推拿技术不适用于有某些疾病的患者，例如特殊的过度松弛或韧带松弛。在这些情况下，应使用软组织技术，并避开所有容易受伤的部位。另一组需要避免操作或调整的是关节有明显败血症（一种由大量细菌感染引起的疾病）或活动性出血迹象的运动员。在接受常规评估和病情稳定之前，这些人不应接受整骨或脊椎按摩疗法或调整治疗。

### *按摩*

像整骨疗法和脊椎推拿疗法一样，按摩一直以来都是使运动员保持和恢复活动的一部分。在北美，按摩一词通常指瑞典式按摩。瑞典式按摩主要用于缓解肌肉酸痛、释放紧张的组织、帮助肌肉恢复。尽管日常活动因运动员的需要、偏好和专业医疗人员的指导而各不相同，但鼓励高水平或奥运会级别的运动员将按摩作为日常维护或恢复活动的一部分（或两者兼而有之）。

## 瑜伽和太极

瑜伽是一门发展了4000多年的学科。瑜伽远不止通过身体姿势来健身，境界较高的瑜伽会将有意识的精神反思与身体健康结合在一起。

瑜伽有许多类型。一些瑜伽非常消耗体力（例如阿斯汤加、白克拉姆和艾杨格瑜伽），而另一些更注重沉思（例如整体瑜伽和克里帕鲁瑜伽）。哈他瑜伽是美国最受欢迎的瑜伽类型，主要侧重于姿势、呼吸练习和冥想的柔和结合。瑜伽应用于运动医学的主要原因是它能够增强柔韧性。速度较慢、沉思较多的瑜伽有助于疏解运动员的心理压力，能够促进体育活动中的安宁和平静。对于灵活性受限的运动员，可以在支撑物，例如椅子和枕头的支持下，正确地执行一些有针对性的姿势，在做适应性训练的同时避免导致损伤或不适。对于更有活力、更耗体力的瑜伽类型，在体育运动中可用于提升身体耐力。运动瑜伽的好处包括增强平衡感和柔韧性。

太极目前有多种流派。虽然太极的招式来自武术，但是其目的是促进长寿和健康。练太极的人推崇柔软的姿势，这和武术中主要为了自卫的姿势完全不同，防卫性武术姿势强调每个招式都要让肌肉极度紧张。

和瑜伽一样，太极强调冷静、敏捷和平衡，需要拥有保持姿势的能力，但是太极的所有姿势都是站立的。对于很难静坐，需要在体育活动中获得平衡、平静和集中精力的运动员，太极可能会很有帮助。

# 针灸

针灸从20世纪70年代开始已越来越多地应用在西医中，而且其对许多疾病和病症的疗效得到越来越多的认可。1997年，由美国国家卫生研究院赞助的科研小组召开会议，一致肯定了针灸的价值。他们在结论中指出，除了其他用途之外，"针灸对成年人术后恶心、呕吐有疗效"以及"有不少研究（虽然有时只是个人研究）显示针灸能够缓解各种疼痛病症"（NIH, 1998）。在综合运动医学疗法中，针灸可能有助于以下病症的治疗。

- 恶心。
- 骨折、跌打损伤、闭合性损伤或挫伤引起的疼痛。
- 肌肉拉伤引起的肌肉疼痛。
- 过度使用引起的急性关节炎。
- 退行性疾病或炎性关节病引起的关节炎。

针灸实践包括将实心毫针准确地插入各个穴位，经典的针灸文献描述了365个穴位。这种疗法的主要指导原则基于健康和疾病分别是阴阳平衡与不平衡的结果这一理念。

针灸的作用机制尚不完全清楚。人们已经观察到，穴位位于肌肉群边缘具有高密度的神经血管结构的部位。针灸疗法的支持者持有以下观点。

1. 针灸的毫针能刺激肌肉中阻断将疼痛信号传递给脊柱和大脑的神经纤维。
2. 针灸会向特定的大脑区域发出信号，使其将神经激素释放到脊椎，以抑制可能感知疼痛部位的疼痛信号。
3. 针灸会刺激垂体释放内啡肽，这是一种创造愉悦感的神经激素。

妊娠期切忌针灸，因为一些穴位会引起宫缩。此外，患有针灸恐惧症的人应避免使用针灸，以避免痛苦加剧。那些无法坐着不动的人应避免使用针灸，以免造成自残。有金属过敏史、正在服用抗凝剂和有出血性疾病的人，应视具体情况考虑进行针灸。

根据针灸及其在运动相关疾病中的疗效，贝尔和法尔科尼（Bell and Falconi, 2016）综述了针灸在骨关节炎、创伤性脑损伤和下腰痛中的应用。

针灸疗法的不良反应报告极其罕见，通常发生在经验不足的医生身上。前瞻性和回顾性研究的综合数据表明，由经验丰富的医生进行针灸是安全的。

将综合疗法视为可以分层管理的干预措施很有用。例如，如果运动员有轻微的踝关节扭伤，除了使用药物（例如非甾体抗炎药）和适当的器械支持（例如夹板和牙套），还可以采用针灸疗法。针灸可以缩短恢复时间、缓解疼痛、更快地消除症状。再举一个例子，如果受伤运动员对非甾体抗炎药的胃肠道耐受性较差，可以使用植物性治疗药物（例如姜黄或生姜）作为治疗和减少炎症的替代选择。此外，如果损伤与重复类体育运动有关，可以请骨科医生对步态进行评估，并针对肢体长度的细微差异进行调整。

有许多治疗方法和本地医疗系统没有在本章中进行讨论。本章不是对精神身体训练的全面回顾，而是对传统医学和替代医学在运动医学中的应用的综合方法的总体介绍。最终，运动员的喜好、现有的专业知识和医疗条件将决定最佳的运动治疗方案。不过，将精神身体训练治疗纳入综合医学疗法，加强对营养、柔韧性和肌肉骨骼支持的重视，可以极大地强化身体素质、降低受伤的可能性。明智地纳入许多替代疗法和消炎替代品，也可以优化与强急和慢性运动相关的损伤的疼痛管理体系。

## 更多资源

以下资源提供了可靠并深入的相关主题信息，包括植物医药、营养、整骨疗法、减轻压力和精神身体医学。

### 中西医结合和自然医学教材

Kligler, B. and R. Lee. 2004. *Integrative Medicine: Principles for Practice*. New York: McGraw-Hill.

Pizzorno, J. and M. Murray. 2006. *Textbook of Natural Medicine*. 3rd ed., vols.1 and 2. London: Churchill Livingstone/Elsevier.

Rakel, D. 2003. *Integrative Medicine*. Philadelphia, PA: Saunders.

### 植物医药资源

Blumenthal, M., A. Goldberg and T. Kunz. 2003. *The ABC Clinical Guide to Herbs*. Austin, TX: The American Botanical Council.

Fugh-Berman, A. 1998. *The Five-Minute Herb & Dietary Supplement Consult*. Eclectic Medical.

## 第17章

# 注射疗法和生物制剂

阿米尔·马哈杰（Amir Mahajer），DO，FAOCPMR，FAAPMR；朱莉娅·路易莎·亚
弗拉特（Julia Louisa Iafrate），DO，CAQSM，FAAPMR

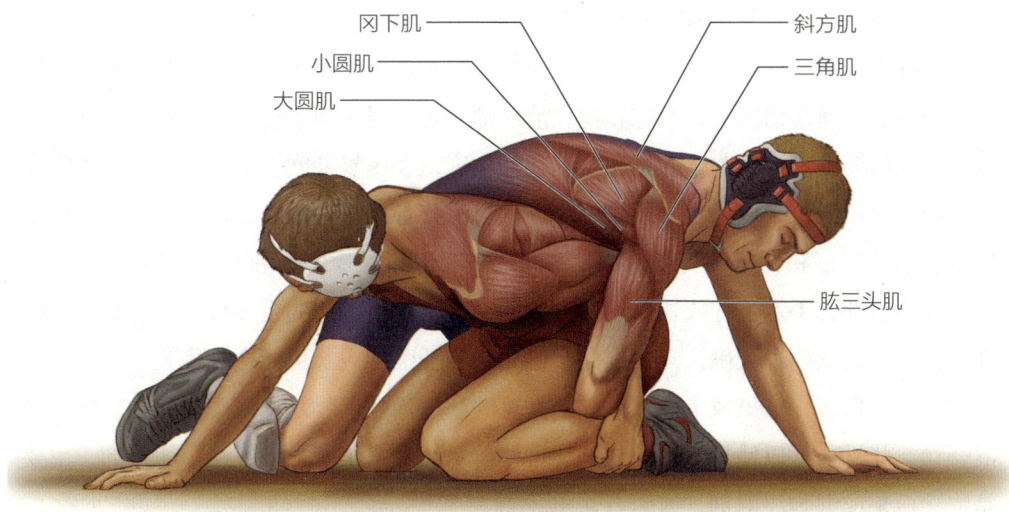

任何运动员可能都有过经历长时间的保守治疗仍无法改善的损伤。确定疼痛的来源和生物力学触发因素对于制订运动员的综合治疗计划和重返体育运动的方案至关重要。运动治疗计划需要专职医疗团队和教练合作。损伤类型、疼痛的严重程度和功能衰退都可能需要将运动员尽早进行医生转诊和干预，例如注射治疗或手术治疗。本章将介绍注射疗法这一主题，这是一种可能的干预措施，在某些情况下，注射疗法可以帮助运动员在较短的时间内安全地重返体育运动。

运动损伤可分为急性、亚急性和慢性3种类型。早期损伤在4周之前是急性损伤，在4周~3个月的损伤称为亚急性损伤，3个月后的损伤通常称为慢性损伤。大多数非紧急肌肉骨骼损伤会在前4~6周内通过保守治疗得到改善。但也有一些例外，需要医生尽早处理，例如剧烈疼痛或进行性疼痛、中度至重度残疾，以及神经系统损害。一般情况下，对于慢性疾病，可采用经皮穿刺肌腱切开术或超声肌腱切开术等侵入性较强的方法。通常情况下，教练和物理治疗师会定期对运动员进行评估和再评估，并找出那些功能没有得到改善的运动员。在整个恢复和康复期间，运动员都应向教练通报进展情况。无论采取何种干预措施，跨学科治疗都能极大地改善治疗效果。干预措施可能包括康复和护具、药物治疗、手法操作、医学按摩、物理和作业治疗、注射、再生医学治疗、手术治疗或这些治疗方法的组合。注射治疗的主要目的是缓解局部疼痛和炎症，确认病理或确认疼痛出处。例如，专业医疗人员可能会收集关节液，以评估结晶体、血液、感染或炎性液体。最常见的注射治疗药物是皮质类固醇和麻醉药的混合物。此外，可以使用黏度补充剂和自体（从自身采集）血液或组织注射剂，主要是浓缩血浆或细胞注射剂，或两者兼用。

# 关节抽吸术

关节抽吸术也称为关节穿刺术，可用于治疗或诊断。关节抽吸术（取出关节液）是用来缓解关节囊内压力的主要手段，而关节囊由神经高度支配。从关节中清除多余的液体通常可以缓解疼痛、增强关节的灵活性。外伤、重复应力性损伤或关节内病变可导致急性肿胀，仅靠关节抽吸术即可获益。

此外，在收集液体后，可以分析液体来了解晶体疾病、血液、感染和炎症液体。滑液的总体分析包括体积、黏度、颜色和透明度。医生可以安排以下测试用于滑液分析：莱特氏细胞计数和鉴别染色、革兰氏染色和培养、偏振光显微镜和血液检查，包括用于鉴别的全血细胞计数、急性期反应物和尿酸。在复杂的病例中，可能需要进行

## 关节感染风险

如果在关节抽吸或注射过程不能达到无菌状态，关节可能会被感染，这是最严重的不良事件之一。关节感染（败血性关节炎）被认为是一种紧急情况，因为它会迅速破坏关节，这可能会对运动员造成严重的长期后果。病原体在不同的人群中有所不同。细菌、真菌和病毒都可能导致关节感染。最常见的病原体是细菌，在成年人中，主要是金黄色葡萄球菌感染，其次是链球菌感染。儿童主要会感染流感嗜血杆菌。在性行为活跃的年轻人中，可能还会传播淋病奈瑟球菌感染，并导致关节感染。成年人主要受影响的关节是膝关节，儿童则是髋关节。除了严重的关节疼痛外，运动员可能还会主诉存在发红、肿胀、发热、活动范围受限和发热（发烧）。在运动员签署同意书时，为他们提供详细的咨询至关重要，必须让运动员意识到并明确了解抽吸或注射后存在关节被感染的风险。

滑膜组织活检，并在关节镜检查期间取样。值得注意的是，可能存在两种疾病，例如痛风和败血性关节炎。

# 皮质类固醇

可注射的药物包括麻醉剂、皮质类固醇、黏度补充剂、非甾体抗炎药、自体血液和细胞。多数注射会结合使用皮质类固醇和麻醉剂。几项研究发现，对于肩部撞击综合征，在进行肩峰下三角囊注射和关节注射时，使用非甾体抗炎药代替类固醇同样有效。在对软组织结构进行增生疗法、对神经进行神经松解术或水分离术时有其他许多标示外（不用于其批准的指定用途）的物质可用于注射，例如葡萄糖、苯酚或乙醇。

在讨论注射治疗（尤其是在使用类固醇时）的风险、益处和替代方案时，必须说明常见的不良反应以及潜在的严重不良反应，例如：

| | |
|---|---|
| 永久性皮肤变色 | 神经或动脉损伤 |
| 局部萎缩 | 肌腱或韧带断裂 |
| 血糖升高 | 感染 |
| 血压升高 | 疼痛加剧 |
| 激素抑制 | 缺血性坏死和骨质疏松 |

此外，类固醇还可以细分为两类：颗粒性类固醇和非颗粒性类固醇。值得注意的是，颗粒性类固醇已被发现会阻塞血管并造成严重损害。建议在易受伤害的血管靶点附近注射时使用非颗粒性类固醇。

关节内类固醇注射疗法已得到广泛研究，目前多个医学协会都建议使用它。虽然一些研究发现类固醇注射没有严重的不良影响，但另一些研究在比较生理盐水注射和类固醇注射或单独注射麻醉剂对关节的影响时发现，重复注射类固醇或某些麻醉剂，可能导致长期的软骨损伤，而且可能使关节炎恶化。众所周知，在肌腱和韧带内或周围注射类固醇会提高肌腱或韧带断裂的风险。由于这个原因，对于赛季中的运动员，强烈建议不要在这些软组织结构周围注射类固醇。建议限制使用麻醉药和类固醇注射剂的数量，并根据医生对中度至重度疼痛和残疾的判断和临床情况，确定麻醉剂的类型和浓度。

# 黏度补充剂

在疼痛性骨关节炎中，关节的天然液体化学成分受到损害。注射玻尿酸可以提供短期和长期的缓解作用。一种常用的治疗方法包括使用黏度补充剂——一种高分子量的透明质酸液体注射剂，其能为关节提供润滑和保护。据报道，它具有抗炎作用，能够增加关节的天然透明质酸量。多项研究发现，黏度补充剂可以缓解关节疼痛、增强功能。新的证据表明，重复补充黏度补充剂是治疗膝关节骨性关节炎安全有效的长期治疗方法。

# 交感神经阻塞

复杂性局部疼痛综合征（Complex Regional Pain Syndrome，CRPS）通常会在受伤或治疗后4~6周内对手臂或腿部产生影响。虽然罕见，但大多数复杂性局部疼痛综合征病例与骨折有关，其次是钝性创伤、扭伤或拉伤引起的软组织损伤，常见于接触类体育运动中。一小部分人可能会在手术后发生复杂性局部疼痛综合征，例如腕管松解术。复杂性局部疼痛综合征分为Ⅰ型和Ⅱ型，分别不伴有和伴有已知的周围神经损伤。医疗团队必须了解这种情况，因为它可能表现为与最初损伤不对应的疼痛，并伴有额外的神经血管变化，例如感觉异常、虚弱或热肿胀，然后出现肢体冰冷纤维化。这是一种严重且使人衰弱的疾病，需要及时就医。由于交感自主神经系统被认为在疼痛信号的异常重连中发挥作用，为了诊断和改善交感自主神经介导的复杂性局部疼痛综合征，可能需要进行交感神经阻滞（注射）。交感神经阻滞被认为可以改善交感神经反应、缓解疼痛和相关症状。

# 肉毒杆菌毒素

对于运动员，特别是那些从事表演艺术的运动员，痉挛和肌张力障碍可能会导致严重的残疾。痉挛和肌张力障碍都是运动障碍，会削弱个人的表现能力、个人进行日常生活活动的能力。建议将这些运动员转诊给运动障碍专家，通常是神经科医生、物理医学医生或康复医生。一旦更保守的治疗方法失败，使用肉毒杆菌毒素可能是一种合理的干预措施。肉毒杆菌毒素最常见的不良反应是局部乏力，或毒素可能在远处散播而引致乏力。如果这种乏力影响到了与这些功能有关的肌肉，则会导致吞咽或说话困难。因此必须由熟练的临床医生管理肉毒杆菌毒素，而且运动员必须充分意识到这些可能的不利影响。

# 富血小板血浆

再生疗法的发展包括基于细胞和基于血浆的疗法。再生医学疗法的理念包括在损伤或病理部位直接注射来自骨髓或脂肪组织的活细胞。这些细胞系被认为具有干细胞，可能会增殖成不同的组织类型，例如肌肉骨骼损伤中的软骨或肌腱。事实并非如此。相反，人们认为这些注射产生了细胞间通信，从而可以缓解炎症、改善功能，甚至让组织愈合（见图17.1）。注射富血小板血浆是这种类型的治疗方法之一，有助于促进愈合。

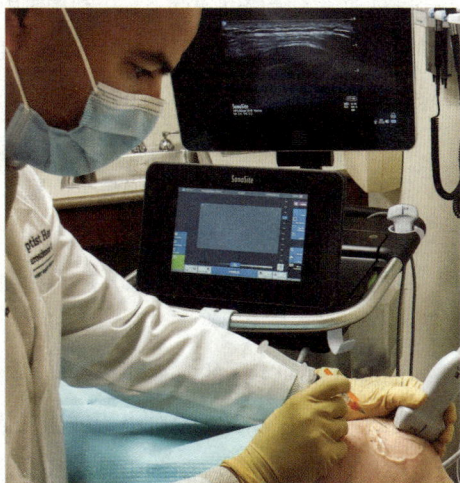

**图17.1** 在超声引导下注射富血小板血浆可以治疗肩袖肌腱病和肩关节撞击综合征
[源自：Amir Mahajer, DO。]

注射富血小板血浆在治疗肌肉骨骼疾病（尤其是运动损伤）方面正成为一种新兴的治疗方法。多项研究已经证明，富血小板血浆对患有疼痛和功能衰退的运动员是安全有效的。众所周知，血小板是血栓的重要组成部分（也就是说，由于血小板的存在，切口处停止出血）。在过去的几年里，研究已经确定了血小板的其他可能作用，血小板中称为生长因子的部分似乎能够促进组织愈合。

## 准确安全的注射方法

如果确定要进行注射，那么仅知道涉及哪种结构和如何选择合适的注射物是不够的，还应注意必须将药物准确、安全地注射到目标部位。多年来，医生一直利用他们对人体结构的了解来评估注射的位置是否安全、准确。这对于避开肺部、血管、神经和肌腱等脆弱结构至关重要。近几十年来，技术和制导方法的进步，使注射的准确性有了显著增强。

最常用于肌肉骨骼和神经肌肉结构的成像系统有透视或X线片、超声、周围神经刺激和肌电图引导。这些系统需要特殊的设备和培训。X线片引导最好用于观察骨性标志和关节间隙。不过，它确实增加了电离辐射的风险，必须谨慎使用尽可能低的剂量。手术前进行规划、回顾过去的影像、设置低剂量、正确定位患者、进行辐射防护时是减少总电离辐射的最常见方法。超声引导是针对表面软组织结构（例如关节、神经、肌腱和韧带）的方式。在第一次诊断时，我们通常可以使用现场监护仪，如果需要，还可以将针尖安全准确地引导至目标部位。周围神经电刺激引导利用电场刺激，将针头放置在神经丛或周围神经附近的位置。在痉挛或肌张力障碍的情况下，可利用肌电图引导来发现受影响的目标肌肉。有时，X线片或肌电图引导可与超声引导相结合，通过直接观察软组织结构来帮助确定目标结构，并允许直接放置针头来减少电离辐射照射和避免出现额外的组织创伤（如果需要多次穿刺）。

目前存在一种相当新的超声引导微创技术，用于治疗因慢性肌腱损伤引起的顽固性肌腱病。慢性肌腱损伤对运动员来说是个问题，它会导致运动员表现能力下降和残疾。肌腱损伤后，会发生出血和血小板脱颗粒形成凝块，并经历3个愈合阶段：急性炎症和受损组织的破坏；细胞在损伤部位迁移和增殖，并沉积弱的III型胶原蛋白；组织的重塑和I型胶原蛋白的合

目前有多种不同的富血小板血浆制剂可供选择，包括富白细胞和贫白细胞富血小板血浆，以及更高浓度的血小板或生长因子的混合物。由于白细胞可能具有促炎分解代谢作用，因此在这些制剂中是否应包括白细胞仍存在争议。不过，在慢性肌腱病变中，白细胞在改善组织重塑和提高生长因子浓度方面有潜在的作用。单旋和多旋富血小板血浆制剂均可用，但目前尚不清楚哪种制剂更有效。据推测，血小板浓度越高，临床疗效越好。虽然将更高浓度的因子注射到局部损伤部位来促进恢复是有意义的，但过多的生长因子和细胞因子可能会导致体内失衡，从而延缓愈合。最后，虽然将富血小板血浆冷冻保存是安全的，而且似乎保留了其促进愈合的能力，但在冷冻条件下储存血小板会改变其形态并削弱其功能特性。因此，新鲜的富血小板血浆目前仍然更受青睐。

成。如果组织没有适当遵循这些阶段，那么它最终会成为具有慢性损伤的肌腱组织，这可能会影响运动员的竞技能力。

　　这种微创手术称为经皮超声肌腱切开术，是指在超声引导下切除受损组织。对于至少经历过一次保守治疗失败且症状持续超过 3 个月的患者，通常推荐其使用这种治疗方法。在局部麻醉下，在皮肤表面切开一个小口，让器械的微尖端朝向受损的肌腱组织。然后提供优化的超声波能量，精确地切断患病的肌腱组织，同时保留健康的组织（见图 17.2）。整个手术不超过 30 分钟，非常安全。术后护理可能包括 1 周的有限负重、物理治疗和后续超声检查，以确保愈合。运动员通常可以在 6~12 周内重返体育运动。

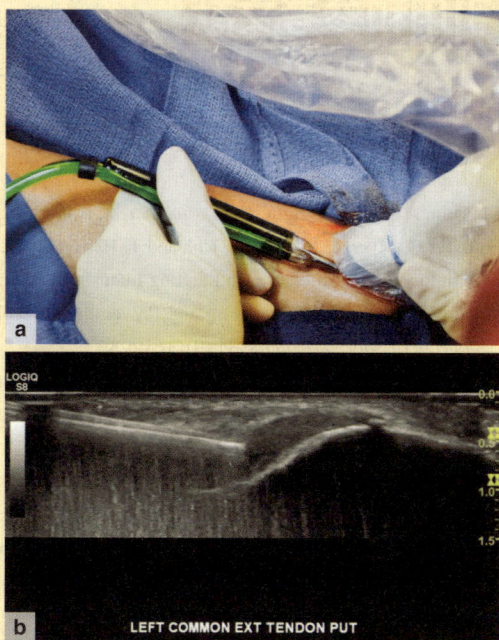

**图 17.2**　肘关节左侧伸肌腱的经皮超声肌腱切开术：将微端切割装置放置于上髁外侧（a），超声图像显示，微端位于上髁外侧肌腱组织内（b）
[源自：Julia L. Iafrate, DO, CAQSM。]

　　目前，虽然在最佳配方和治疗时机方面缺乏共识，但许多专业和大学团队医生仍在使用富血小板血浆。虽然注射富血小板血浆似乎不能改善急性疼痛或降低复发的风险，但它们确实能使肌肉拉伤和患某些慢性肌腱疾病的运动员提前重返体育运动。医生还需要进行进一步的研究来确定制备血小板的理想比例，并确定最能从这些治疗中受益的病情和损伤。为了支持富血小板血浆或基于细胞的治疗方法的使用，并进一步推进再生医学的科学发展，目前已经提出了未来生物研究的标准化方案。

# 引用和参考文献

## 第1章

Fitzgerald, J. 2017. "Cartilage Breakdown in Microgravity—A Problem for Long-Term Spaceflight?" *Regenerative Medicine* 2: 10.

Burstein, A., and T. Wright. 1994. *Fundamentals of Orthopaedic Biomechanics*. Williams & Wright.

Ford, K., G. Myer, L. Schmitt, T. Uhl, and T. Hewett. 2011. "Preferential Quadriceps Activation in Female Athletes with Incremental Increases in Landing Intensity." *Journal of Applied Biomechanics* 27 (3): 215–22.

Griffin, L. 2006. "Understanding and Preventing Noncontact Anterior Cruciate Ligament Injuries." *American Journal of Sports Medicine* 34 (9): 1512–32.

Grindem H., L. Snyder-Mackler, H. Moksnes, L. Engebretsen, and M.A. Risberg. 2016. "Simple Decision Rules Can Reduce Reinjury Risk by 84% After ACL Reconstruction." *British Journal of Sports Medicine* 50 (13): 804–8.

Hall, J. 2010. *Guyton and Hall Textbook of Medical Physiology*. 12th ed. Philadelphia, PA: Elsevier.

Kanosue, K. 2016. *Sports Injuries and Prevention*. Tokyo: Springer Japan.

Koga, H., A. Nakamae, Y. Shima, J. Iwasa, G. Myklebust, L. Engebretsen, R. Bahr, and T. Krosshaug. 2010. "Mechanisms for Noncontact Anterior Cruciate Ligament Injuries." *American Journal of Sports Medicine* 38 (11): 2218–25.

Lee, S. 2004. "Regulation of Muscle Mass by Myostatin." *Annual Review of Cell and Developmental Biology* 20(1): 61–86.

Li, S. 2017. "Spasticity, Motor Recovery, and Neural Plasticity After Stroke." *Frontiers in Neurology* 8:120.

Mitiguy, P. 2017. *Advanced Dynamics & Motion Simulation for Professional Engineers and Scientists*. Sunnyvale, CA: Prodigy Press.

Nahum, A., and J. Melvin. 2002. *Accidental Injury: Biomechanics and Prevention*. 2nd ed. New York: Springer.

Neumann, D. 2017. *Kinesiology of the Musculoskeletal System*. 3rd ed. St. Louis, MO: Elsevier.

Newton, I. 1687. *Philosophiæ Naturalis Principia Mathematica*. London: Jussu Societatis Regiae ac Typis Josephi Streater.

Nigg, B., and W. Herzog. 2007. *Biomechanics of the Musculo-skeletal System*. 3rd ed. Chichester, UK: Wiley.

Poitout, D. 2016. *Biomechanics and Biomaterials in Orthopedics*. 2nd ed. London: Springer-Verlag.

Radin, E., S. Simon, R. Rose, and I. Paul. 1979. *Practical Biomechanics for the Orthopedic Surgeon*. New York: Churchill Livingstone.

Sanders, T.L., K. Maradit, A.J. Bryan, D.R. Larson, D.L. Dahm, B.A. Levy, M.J. Stuart, and A.J. Krych. 2016. "Incidence of Anterior Cruciate Ligament Tears and Reconstruction: A 21-Year Population-Based Study." *American Journal of Sports Medicine* 44(6): 1502–7.

Steele, K., R. Jackson, B. Shuman, S. Collins. 2017. "Muscle recruitment and coordination with an ankle exo-skeleton." *Journal of Biomechanics* 59: 50–58.

Whiting, W., and R. Zernicke. 2008. *Biomechanics of Musculoskeletal Injury*. Champaign, IL: Human Kinetics.

Woo, S., J. Hollis, D. Adams, R. Lyon, and S. Takai. 1991. "Tensile Properties of the Human Femur-Anterior Cruciate Ligament-Tibia Complex." *American Journal of Sports Medicine* 19 (3): 217–25.

Zachazewski, J., D. Magee, and W. Quillen. 1996. *Athletic Injuries and Rehabilitation*. Philadelphia, PA: Saunders.

Zhang, J., P. Fiers, K.A. Witte, R.W. Jackson, K.L Poggensee, C.G. Atkeson, and S.H. Collins. 2017. "Human-in- the-Loop Optimization of Exoskeleton Assistance During Walking." *Science* 356(6344): 1280–4.

# 第2章

Alaranta, H., S. Luoto, M. Heliovaara, and H. Hurri. 1995. "Static Back Endurance and the Risk of Low-Back Pain." *Journal of Clinical Biomechanics* 6: 323–4.

American Dietetic Association, Dietitians of Canada, and American College of Sports Medicine. 2016. "Nutrition and Athletic Performance." *Medicine and Science in Sports and Exercise* 48: 543–68.

Baechle, T., and R. Earle, eds. 2008. *Essentials of Strength Training and Conditioning.* Champaign, IL: Human Kinetics.

Beardsley, C., and J. Skarabot. 2015. "Effects of Self-Myofascial Release: A Systematic Review." *Journal of Bodywork and Movement Therapies* 19: 747–58.

Bishop, D. 2003. "Warm Up II." *Sports Medicine Journal* 7: 493–8.

Booth, M., and R. Orr. 2016. "Effects of Plyometric Training on Sports Performance." *Strength and Conditioning Journal* 38: 30–7.

Buchheit, M., and P. Laursen. 2013. "High-Intensity Interval Training, Solutions to the Programming Puzzle. Part II: Anaerobic Energy, Neuromuscular Load and Practical Applications." *Sports Medicine Journal* 43: 927–54.

Cheatham, S., M. Kolber, M. Cain, and M. Lee. 2015. "The Effects of Self Myofascial Release Using a Foam Roller Massager on Joint Range of Motion, Muscle Recovery, and Performance: A Systematic Review." *International Journal of Sports Physical Therapy* 10: 827–38.

Davies, G., B. Riemann, and R. Manske. 2015. "Current Concepts of Plyometric Exercise." *International Journal of Sports Physical Therapy* 6: 760–86.

Fradkin, A., J. Zazryn, R. Tsharni, and J. Smoliga. 2010. "Effects of Warming-Up on Physical Performance: A Systematic Review with Meta-analysis." *Journal of Strength and Conditioning Research* 24: 140–8.

Freckleton, G., J. Cook, and T. Pizzari. 2014. "The Predictive Validity of a Single Leg Bridge Test for Hamstring Injuries in Australian Rules Football Players." *British Journal of Sports Medicine* 8: 713–7.

Frietas, S., D. Vilarinho, J. Vas, P. Bruno, P. Costa, and P. Mil-homens. 2014. "Responses to Static Stretching Are Dependent on Stretch Intensity and Duration." *Journal of Clinical Physiology and Functional Imaging* 35: 478–84.

Gamble, P. 2006. "Periodization of Training for Team Sport Athletes." *Strength and Conditioning Journal* 28: 56–66.

Garber, C., B. Blissmer, M. Deschenes, B. Franklin, M. Lamonte, L. I-Min, D. Nieman, and D. Swain. 2011. "Quantity and Quality of Exercise for Developing and Maintaining Cardiorespiratory, Musculoskeletal, and Neuromotor Fitness in Apparently Healthy Adults: Guidance for Prescribing Exercise." *Medicine and Science in Sports and Exercise* 43: 1334–59.

Gonzalez-Badillo, J., J. Yanez-Garcia, R. Mora-Custodio, and D. Rosell-Rodriguez. 2017. "Velocity Loss as a Variable for Monitoring Resistance Exercise." *International Journal of Sports Medicine* 3: 217–25.

Guissard, N., and J. Duchateau. 2006. "Neural Aspects of Muscle Stretching." *Exercise and Sports Science Reviews* 34: 154–8.

Haff, G., and S. Nimphius. 2012. "Training Principles for Power." *Strength and Conditioning Journal* 34: 2–12.

Helms, E., J. Cronin, A. Storey, and M. Zourdos. 2016. "Application of the Repetitions in Reserve-Based Rating of Perceived Exertion Scale for Resistance Training." *Strength and Conditioning Journal* 38: 42–9.

Howe, L., M. Waldron, and P. Read. 2017. "A Systems-Based Approach to Injury Prevention for the Strength and Conditioning Coach." *Strength and Conditioning Journal* 39: 60–9.

Janz, J., C. Dietz, and M. Malone. 2008. "Training Explosiveness: Weightlifting and Beyond." *Strength and Conditioning Journal* 30: 14–22.

Lauersen, J., D. Bertelsen, and L. Andersen. 2014. "The Effectiveness of Exercise Interventions to Prevent Sports Injuries: A Systematic Review and Meta-Analysis of Randomized Controlled Trials." *British Journal of Sports Medicine* 48: 871–7.

Malone, S., B. Hughes, D. Doran, K. Collins, and T. Gabbett. 2018. "Can the Workload–Injury Relationship Be Moderated by Improved Strength, Speed, and Repeated-Sprint Qualities?" *Journal of Science and Medicine in Sport* 22(1): 29–34.

McGuigan, M., G. Wright, and S. Fleck. 2012. "Strength Training for Athletes: Does It Really Help Sports Performance?" *International Journal of Sports Physiology and Performance* 7: 2–5.

Muanjai, P., D. Jones, and M. Mickevicius. 2017. "The Effects of 4 Weeks Stretching Training to the Point of Pain on Flexibility and Muscle Tendon Unit Properties." *European Journal of Applied Physiology* 8: 1713–25.

Naclerio, F., G. Rodriguez-Romo, M. Barriopedro-Moro, A. Jimenez, B. Alvar, and T. Triplett. 2011. "Control of Resistance Training Intensity by the Omni Perceived Exertion Scale." *Journal of Strength and Conditioning Research* 25: 1879–88.

Padua, D., S. Marshall, M. Boling, C. Thigpen, W. Garrett Jr., and A. Beutler. 2009. "The Landing Error Scoring System (LESS) Is a Valid and Reliable Clinical Assessment Tool of Jump-Landing Biomechanics: The JUMP-ACL Study." *American Journal of Sports Medicine* 10: 1996–2002.

Page, P. 2012. "Current Concepts in Muscle Stretching for Exercise and Rehabilitation." *International Journal of Sports Physical Therapy* 1: 109–19.

Pionnier, R., N. Decoufour, F. Barbier, C. Popineau, and E. Simoneau-Buessinger. 2016. "A New Approach of the Star Excursion Balance Test to Assess Dynamic Postural Control in People Complaining From Chronic Ankle Instability." *Gait & Posture* 45: 97–102.

Rodriguez-Rosell, D., J. Yanez-Garcia, J. Torres-Torrelo, R. Mora-Custodio, M. Marques, and J. Gonzalez-Badillo. 2018. "Effort Index as a Novel Variable for Monitoring the Level of Effort During Resistance Exercises." *Journal of Strength and Conditioning Research* 32: 2139–53.

Ryan, E., T. Herda, P. Costa, A. Walter, and J Cramer. 2009. "Viscoelastic Creep in the Human Skeletal Muscle-Tendon Unit." *European Journal of Applied Physiology* 1: 207–11.

Ryan, E., T. Herda, P. Costa, A. Walter, and J Cramer. 2012. "Dynamics of Viscoelastic Creep During Repeated Stretches." *Scandinavian Journal of Medicine and Science in Sports* 2: 179–84.

Sanchez-Medina, L., and J. Gonzalez-Badillo. 2011. "Velocity Loss as an Indicator of Neuromuscular Fatigue During Resistance Training." *Medicine and Science in Sports and Exercise* 43: 1725–34.

Schoenfeld, B., and B. Contreras. 2012. "Do Single-Joint Exercises Enhance Functional Fitness?" *Strength and Conditioning Journal* 34: 63–5.

Schroeder, A., and T. Best. 2015. "Is Self Myofascial Release an Effective Pre-Exercise and Recovery Strategy? A Literature Review." *Current Sports Medicine Reports* 14: 200–8.

Shanley, E., M. Ruah, L. Michener, T. Ellenbecker, J. Garrison, and C. Thigpen. 2011. "Shoulder Range of Motion Measures as Risk Factors for Shoulder and Elbow Injuries in High School Softball and Baseball Players." *American Journal of Sports Medicine* 9: 1997–2006.

Stone, M., K. Pierce, W. Sands, and M. Stone. 2006. "Weightlifting Program Design." *Strength and Conditioning Journal* 28: 10.17.

Turner, A. 2011. "The Science and Practice of Periodization." *Strength and Conditioning Journal* 33: 34–6.

Verrall, G., and B. Dolman. 2016. "Deducing a Mechanism of All Musculoskeletal Injuries." *Muscle, Ligaments and Tendons Journal* 2: 174–82.

Vetter, R., and M. Symonds. 2010. "Correlations Between Injury, Training Intensity, and Physical and Mental Exhaustion Among College Athletes." *Journal of Strength and Conditioning Research* 24: 587–96.

Wing, C. 2018. "Monitoring Athlete Load: Data Collection Methods and Practical Recommendations." *Strength and Conditioning Journal* 40: 26–39.

Witvrouw, E., N. Mahieu, and N. Danneels. 2004. "Stretching and Injury Prevention." *Sports Medicine Journal* 34: 443–9.

## 第3章

Anderson, K., S.M Strickland, and R. Warren. 2001. "Hip and Groin Injuries in Athletes." *American Journal of Sports Medicine* 29(4): 521–33.

American Academy of Orthopaedic Surgeons. 2014. "The Need for Daily Physical Activity." *AAOS Position Statement* No. 1138.

Armstrong, A.D., and M.C. Hubbard. 2016. *Essentials of Musculoskeletal Care*, edited by L.Y. Griffen. Rosemont, IL: American Academy of Orthopaedic Surgeons.

Arnold, B.L., and C.L. Docherty. 2004. "Bracing and Rehabilitation—What's New." *Clinics in Sports Medicine* 23(1): 83–95.

Bader, R.S., L. Goldberg, and D.J. Sahn. 2004. "Risk of Sudden Cardiac Death in Young Athletes: Which Screening Strategies Are Appropriate?" *Pediatric Clinics of North America* 51(5): 1421–41.

Baltaci, G., G. Aktas, E. Camci, S. Oksuz, S. Yildiz, and T. Kalaycioglu. 2011. "The Effect of Prophylactic Knee Bracing on Performance: Balance, Proprioception, Coordination, and Muscular Power." *Knee Surgery, Sports Traumatology, Arthroscopy* 19(10): 1722–8.

Borjesson, M., and A. Pelliccia. 2009. "Incidence and Etiology of Sudden Cardiac Death in Young Athletes: An International Perspective." *British Journal of Sports Medicine* 43(9): 644–8.

Ewing, K.A., R.K. Begg, M.P. Galea, and P.V. Lee. 2016. "Effects of Prophylactic Knee Bracing on Lower Limb Kinematics, Kinetics, and Energetics During Double-Leg Drop Landing at 2 Heights." *American Journal of Sports Medicine* 44(7): 1753–61.

Frontera, W.R. 2003. *Rehabilitation of Sports Injuries: Scientific Basis*. Malden, MA: Blackwell Science.

Hong, E., and M.C. Kraft. 2014. "Evaluating Anterior Knee Pain." *Medical Clinics of North America* 98(4): 697–717.

Joy, E.A., and D. Campbell. 2005. "Stress Fractures in the Female Athlete." *Current Sports Medicine Reports* 4(6): 323–8.

Khosla, R., and K.K. Guntupalli. 1999. "Heat-Related Illnesses." *Critical Care Clinics* 15(2): 251–63.

Kocher, M.S., R. Tucker, T.J. Ganley, and J.M. Flynn. 2006. "Management of Osteochondritis Dissecans of the Knee: Current Concepts Review." *American Journal of Sports Medicine* 34(7): 1181–91.

Krasner, P. 2000. "Management of Sports-Related Tooth Displacements and Avulsions." *Dental Clinics of North America* 44(1): 111–35.

Lyznicki, J.M, N.H. Nielson, and J.F. Scheider. 2000. "Cardiovascular Screening of Student Athletes." *American Family Physician* 62(4): 765–74.

Martin, T.J., and Committee on Sports Medicine and Fitness. 2001. "Technical Report: Knee Brace Use in the Young Athlete." *Pediatrics* 108: 503–7.

Mickel, T.J., C.R. Bottoni, G. Tsuji, K. Chang, L. Baum, and K.A. Tokushige. 2006. "Prophylactic Bracing Versus Taping for the Prevention of Ankle Sprains in High School Athletes: A Prospective, Randomized Trial." *Journal of Foot and Ankle Surgery* 45(6): 360–5.

O'Connor, D.P., and M.A. Knoblauch. 2010. "Electrocardiogram Testing During Athletic Preparticipation Physical Examinations." *Journal of Athletic Training* 45(3): 265–72.

Okuyama, H., Y. Ichikawa, Y. Fujii, and M. Ito. 2005. "Changes in Dietary Fatty Acids and Life Style as Major

Factors for Rapidly Increasing Inflammatory Diseases." *World Review of Nutrition and Dietetics* 95: 52–61.

O' Malley, M.J., W.G Hamilton, J. Munyak, and M.J. DeFranco. 1996. "Stress Fractures at the Base of the Second Metatarsal in Ballet Dancers." *Foot and Ankle International* 17(2): 89–94.

Reynard, F., P. Vuistiner, B. Leger, and M. Konzelmann. 2018. "Immediate and Short-Term Effects of Kinesio-taping on Muscular Activity, Mobility, Strength and Pain After Rotator Cuff Surgery: A Crossover Clinical Trial." *BMC Musculoskeletal Disorders* 19(1): 305.

Salata, M.J., A.E. Gibbs, and J.K. Sekiya. 2010. "The Effectiveness of Prophylactic Knee Bracing in American Football: A Systematic Review." *Sports Health* 2(5): 375–9.

Salter, R.B. 1992. "Injuries of the Epiphyseal Plate." *Instructional Course Lectures* 41: 351–9.

Sharpe, S.R., J. Knapik, and B. Jones. 1997. "Ankle Braces Effectively Reduce Recurrence of Ankle Sprains in Female Soccer Players." *Journal of Athletic Training* 32(1): 21–4.

Shrier, I. 2015. "Strategic Assessment of Risk and Risk Tolerance (StARRT) Framework for Return-to-Play Decision-Making." *British Journal of Sports Medicine* 49(20): 1311–5.

van den Bekerom, M.P.J., A. Sjer, M.P. Somford, G.H. Bulstra, P.A.A. Struijs, and G. Kerkhoffs. 2015. "Non-Steroidal Anti-Inflammatory Drugs (NSAIDs) for Treating Acute Ankle Sprains in Adults: Benefits Outweigh Adverse Events." *Knee Surgery, Sports Traumatology, Arthroscopy* 23(8): 2390–9.

Verhagen, E.A.L.M., W. van Mechelen, and W. de Vente. 2000. "The Effect of Preventative Measures on the Incidence of Ankle Sprains." *Clinical Journal of Sport Medicine* 10(4): 291–6.

Witvrouw, E., N. Mahieu, L. Danneels, and P. McNair. 2004. "Stretching and Injury Prevention: An Obscure Relationship." *Sports Medicine* 34(7): 443–9.

Zengini, E. 2018. "Genome-wide analysis using UK Biobank data provide insights into the genetic architecture of osteoarthritis." *Nature Genetics* 50: 549–558.

## 第4章

Aubry M., R. Cantu, J. Dvorak, T. Graf-Bauman, K.M. Johnston, J. Kelly, M. Lovell, P. McCrory, W. Meeuwisse, and P. Schamasch. 2002. "Summary of the First International Conference on Concussion in Sport." *Clinical Journal of Sports Medicine* 12: 6–11.

Barnes D., A. Byers, R. Gardner, K. Seal, J. Boscardin, K. Yaffe 2018. "Association of Mild Traumatic Brain Injury with and without Loss of Consciousness with Dementia in US Military Veterans" JAMA Neurology. September 2018; 75(9): 1055–1061.

Bell KMD, Herring S MD. Youth Sports Concussions. Physical Medicine and Rehabilitation Clinics of North America. November 2011; Vol.22; #4.

Cantu, R.C., and R. Voy. 1995. "Second Impact Syndrome: A Risk in Any Contact Sport." *Physician and Sports Medicine* 23: 27–34.

Collins, M.W., M. Field, M.R. Lovell, G.L. Iverson, K.M. Johnston, J.C. Maroon, and F.H.Fu. 2003. "Relation-ship Between Postconcussion Headache and Neuropsychological Test Performance in High School Athletes." *American Journal of Sports Medicine* 31: 168–73.

Collins M.W., G.L. Iverson, M.R. Lovell, D.B. McKeag, J. Norwig, and J.C. Maroon. 2003. "On-Field Predictors of Neuropsychological and Symptom Deficit Following Sports-Related Concussion." *Clinical Journal of Sports Medicine* 13: 222–9.

Collins, M.W., M.R. Lovell, G.L. Iverson, R.C. Cantu, J.C. Maroon, and M. Field. 2002. "Cumulative Effects of Sports Concussion in High School Athletes." *Neurosurgery* 51: 1175–81.

Davis, G.A., L. Purcell, K.J. Schneider, K.O. Yeates, G.A. Gioia, V. Anderson, R.G. Ellenbogen, et al. 2017. "The Child Sport Concussion Assessment Tool 5th Edition (Child SCAT5)." *British Journal of Sports Medicine.*

Delaney J.S., Lacroix V.J., Leclerc S. 2002. "Concussions Among University Football and Soccer Players." *Clinical Journal of Sport Medicine* 12: 331–8.

Grant H.D., R.H. Murray Jr., and J.D. Bergeron. 1986. *Emergency Care.* 4th ed. Englewood Cliffs, NJ: Prentice Hall.

Guskiewicz, K.M., N.L. Weaver, D.A. Padua, and W.E. Garrett Jr. 2000. "Epidemiology of Concussion in Collegiate and High School Football Players." *American Journal of Sports Medicine* 28(5): 643–50.

Guskiewicz, K.M., McCrea, M., Marshall, S.W. 2003. "Cumulative Effects Associated with Recurrent Concussion in Collegiate Football Players: The NCAA Concussion Study." *Journal of the American Medical Association* 290(19): 2549–55.

Kelly, J.P., J.S. Nichols, C.M. Filley, K.O. Lillehei, D. Rubinstein, and B.K. Kleinschmidt-DeMasters. 1991. "Concussion in Sports.Guidelines for the Prevention of Catastrophic Outcomes." *Journal of the American Medical Association* 266(20): 2867–9.

Langlois, J.A., Rutland-Brown, W., Wald, M.M. 2006. "The Epidemiology and Impact of Traumatic Brain Injury: A Brief Overview." *Journal of Head Trauma Rehabilitation* 21(5): 375–8.

McCrory, P., Meeuwisse, W., Johnston, K. 2008. "Consensus Statement on Concussion in Sport." International Conference on Concussion in Sport Held in Zurich, November 2008. *British Journal of Sports Medicine* 43: i76–90.

McCrory, P., W. Meeuwisse, J. Dvorak, M. Aubry, J. Bailes, S. Broglio, R.C. Cantu, et al. 2017. "Consensus Statement on Concussion in Sport—The 5th International Conference on Concussion in Sport Held in Berlin, October 2016." *British Journal of Sports Medicine Online.*

Pickles, W. 1950. "Acute General Edema of the Brain in Children With Head Injuries." *New England Journal of Medicine* 242: 607–11.

Quality Standards Subcommittee. 1997. "Practice Parameter: The Management of Concussion in Sports." *Neurology* 48: 581–5.

Takeda T., K. Ishugami, S. Hoshina, T. Ogawa, J. Handa, K. Nakajima, A. Shimada, T. Nakajima, and C.W. Regner. 2005. "Can Mouthguards Prevent Mandibular Bone Fractures and Concussions?" *Dental Traumatology* 21(3): 134–40.

Wojtys, E.M., D. Hovda, G. Landry, A. Boland, M. Lovell, M. McCrea, and J. Minkoff. 1999. "Concussion in Sports." *American Journal of Sports Medicine* 27: 676–86.

## 第5章

Bailes, J.E., M. Petshauer, K. Guskiewicz, and C. Murano. 2007. "Management of Cervical Spine Injuries in Athletes." *Journal of Athletic Training* 42(1): 126–34.

Cantu, R.C. 1997. "Stingers, Transient Quadriplegia and Cervical Spinal Stenosis: Return to Play Criteria." *Medicine and Science in Sports and Exercise* 29: S233–5.

Cantu, R.C., J.E. Bailes, and J.E. Wilberger Jr. 1998. "Guidelines for Return to Contact or Collision Sport After a Cervical Spine Injury." *Clinics in Sports Medicine* 17(1): 137–46.

Decoster, L., C. Shirley, and E. Swartz. 2005. "Football Face Mask Removal with Cordless Screwdriver for Helmets Used for at Least One Season of Play." *Journal of Athletic Training* 40(3): 169–73.

Fernandez-Moreno, M., Rego, I., Carreira-Garcia, V., Blanco, F.J., 2008. "Genetics in Osteoarthritis" Kleiner, *Current Genomics* 9(8): 542–547.

D.M., J.L. Almquist, J. Bailes, and P. Burruss. 2001. "Prehospital Care of the Spine Inured Athlete: A Document from the Inter-Association Task Force for Appropriate Care of the Spine-Injured Athlete." *Journal of Athletic Training* 36(1): 4–29.

Kuhlman, G., and D. McKeag. 1999. "The 'Burner.' A Common Nerve Injury in Contact Sports." *American Family Physician* 60(7): 2035-40.

Levitz, C.L., P.J. Reilly, and J. Torg. 1997. "The Pathomechanics of Chronic, Recurrent Cervical Nerve Root Neuropraxia. The Chronic Burner Syndrome." *American Journal of Sports Medicine* 25(1): 73-6.

Pavlov, H., J.S. Torg, B. Robie, and C. Jahre. 1987. "Cervical Spinal Stenosis: Determination with Vertebral Body Ratio Method." *Radiology* 164: 771-5.

Schneider, R.C. 1973. *Head and Neck Injuries in Football: Mechanisms, Treatment and Prevention.* Baltimore, MD: Williams & Wilkins.

Torg, J.S., T.A. Corcoran, L.E. Thibault, H. Pavlov, B. Sennett, R.J. Naranja, and S. Priano. 1997. "Cervical Cord Neuropraxia: Classification, Pathomechanics, Morbidity, and Management Guidelines." *Journal of Neurosurgery* 89: 687-90.

Torg, J.S., and T.A. Gennarrelli. 1994. "Head and Cervical Spine Injuries." In *Orthopaedic Sports Medicine: Principles and Practice,* edited by J.C. DeLee and D. Drez. Philadelphia, PA: Saunders.

Torg, J.S., R.J. Naranja, H. Pavlov, B. Galinat, R. Warren, and R. Stine. 1996. "The Relationship of Developmental Narrowing of the Cervical Spinal Canal to Reversible and Irreversible Injury of the Cervical Spinal Canal in Football Players: An Epidemiological Study." *Journal of Bone and Joint Surgery American* 78: 1308-14.

Torg J.S., and J.A. Ramsey-Emrhein. 1997a. "Management Guidelines for Participation in Collision Activities with Congenital Developmental or Post-Injury Lesions Involving the Cervical Spine." *Clinical Journal of Sport Medicine* 16: 501-30.

Torg J.S., and J.A. Ramsey-Emrhein. 1997b. "Suggested Management Guidelines for Participation in Collision Activities with Congenital, Developmental, or Post-Injury Lesions Involving the Cervical Spine." *Medicine and Science in Sports and Exercise* 29(Suppl): S256-72.

Torg J.S., B. Sennett, H. Pavlov, M.R. Leventhal, and S.G. Glasgow. 1993. "Spear Tackler's Spine: An Entity Precluding Participation in Tackle Football and Collision Activities That Expose the Cervical Spine to Axial Energy Inputs." *American Journal of Sports Medicine* 21: 640-9.

Tsoumpos, P., K. Kafchitas, H. Wilke, K. Evavgelou, A. Kallivokas, B. Habermann, E. Tsepis, E. Bilis, and C. Matzaroglou. 2013. "Whiplash Injuries in Sports Activities. Clinical Outcome and Biomechanics." *British Journal of Sports Medicine* 47(10): e3.

Vaccaro, A.R., G.R. Klein, M. Ciccoti, W.L. Pfaff, M.J. Moulton, A.J. Hillibrand, and B. Watkins. 2002. "Return to Play Criteria for the Athlete with Cervical Spine Injuries Resulting in Stinger, and Transient Quadriplegia/Paresis" *Spine Journal* (5): 351-6.

Vaccaro, A.R., B. Watkins, T.J. Albert, W.L. Pfaff, G.R. Klein, and J.S. Silber. 2001. "Cervical Spine Injuries in Athletes: Current Return to Play Criteria." *Orthopedics* 24: 699-703.

White, A.A., R.M. Johnson, M.M. Panjabi, and W.O. Southwick. 1975. "Biomechanical Analysis of Clinical Stability in the Cervical Spine." *Clinical Orthopaedics and Related Research* 109: 85-96.

Wilberger, J.E., A. Abia, and J.C. Maroon. 1988. "Burning Hand Syndrome Revisited." *Neurosurgery* 19(6): 1038-40.

## 第6章

Andrews, J. 2005. "Shoulder." In *Essentials of Musculoskeletal Care,* 3rd ed., edited by L.Y. Griffin. Rosemont, IL: American Academy of Orthopedic Surgeons.

Boorman, R.S., K.D More, R.M. Hollinshead, J.P. Wiley, N.D. Mohtadi, I.K.Y. Lo, and K.R. Brett. 2018. "What Happens to Patients When We Do Not Repair Their Cuff Tears? Five-Year Rotator Cuff Quality-of-Life Index

Outcomes Following Nonoperative Treatment of Patients with Full-Thickness Rotator Cuff Tears." *Journal of Shoulder and Elbow Surgery* 27(3): 444–8.

Bracker, M. 2001. *The 5-Minute Sports Medicine Consult.* Philadelphia, PA: Lippincott Williams & Wilkins.

Brukner, P., and K. Khan. 1993. *Clinical Sports Medicine.* Roseville, Australia: McGraw-Hill.

Chen, X., I.A. Jones, C. Park, and C.T. Vangsness Jr. 2018. "The Efficacy of Platelet-Rich Plasma on Tendon and Ligament Healing: A Systemic Review and Meta-Analysis with Bias Assessment." *American Journal of Sports Medicine* 46(8): 2020–32.

Connor P.M, D.M Banks, A.B. Tyson, J.S. Coumas, and D.F. D' Alessandro. 2003 September-October. "Magnetic Resonance Imaging of the Asymptomatic Shoulder of Overhead Athletes: A5-Year Follow-Up Study." *American Journal of Sports Medicine* 31(5): 724–7.

Dala-Ali, B., M. Penna, J. McConnell, I. Vanhegan, and C. Cobiella. 2014. "Management of Acute Anterior Shoulder Dislocation." *British Journal of Sports Medicine* 48: 1209–15.

El-Liethy, N., H. Kamal, and R. Elsayed. 2016 September. "Role of Conventional MRI and MR Arthrography in Evaluating Shoulder Joint Capsulolabral-Ligamentous Injuries in Athletic Versus Non-Athletic Population." *Egyptian Journal of Radiology and Nuclear Medicine* 47(3): 969–84.

Itoi, E., R. Sashi, H. Minagawa, T. Shimizu, I. Wakabayashi, and K. Sato. 2001. "Position of Immobilization After Dislocation of the Glenohumeral Joint.A Study with Use of Magnetic Resonance Imaging." *Journal of Bone and Joint Surgery American* 83–A(5): 661–7.

Joffe, H.V., and S.Z. Goldhaber. 2002. "Upper-Extremity Deep Vein Thrombosis." *Circulation* 106: 1874–80.

Johnson, T. 1997. "Shoulder." In *Essentials of Musculoskeletal Care,* edited by R. Snider. Rosemont, IL: American Academy of Orthopaedic Surgeons.

Ladermann, A., M.A. Zumstein, F.C. Kolo, M. Grosclaude, L. Koglin, and A.J. Schwitzguebel. 2016 December. "In Vivo Clinical and Radiological Effects of Platelet-Rich Plasma on Interstitial Supraspinatus Lesion: Case Series." *Orthopaedics and Traumatology: Surgery and Research* 102(8): 977–82.

Liavaag S., J.I. Brox, A.H. Pripp, M. Enger, L.A. Soldal, and S. Svenningsen. 2011. "Immobilization in External Rotation After Primary Shoulder Dislocation Did Not Reduce the Risk of Recurrence: ARandomized Controlled Trial." *Journal of Bone and Joint Surgery American* 93(10): 897–904.

Magee, T., D. Williams, and N. Mani. 2004. "Shoulder MR Arthrography: Which Patient Group Benefits Most?" *American Journal of Roentgenology* 183: 969–74.

Montellesse, P., and T. Dancy. 2004. "The Acromioclavicular Joint." *Primary Care* 31(4): 857–66.

Moorman III, C., R. Warren, and D. Altchek. 1996. "Shoulder Instability." In *Sports Medicine, The School-Age Athlete,* 2nd ed., edited by B. Reider. Philadelphia, PA: Saunders.

Norris, T. 1997. *Orthopaedic Knowledge Update, Shoulder and Elbow.* Rosemont, IL: American Academy of Orthopaedic Surgeons.

Safran, M., S. Salyers, and F. Fu. 1996. "Injuries Involving the Clavicle." In *Sports Medicine, The School-Age Athlete,* 2nd ed., edited by B. Reider. Philadelphia: Saunders.

Sher, J.S., J.W. Uribe, A. Posada, B.J. Murphy, and M.B. Zlatkin. 1995 January. "Abnormal Findings on Magnetic Resonance Images of Asymptomatic Shoulders." *Journal of Bone and Joint Surgery American* 77(1): 10–5.

Van der Meijden, O.A., T.R. Gaskill, and P.J. Millett. 2012. "Treatment of Clavicle Fractures: Current Concepts Review." *Journal of Shoulder and Elbow Surgery* 21(3): 423–9.

Waldmann, S., E. Benninger, and C. Meier. 2018. "Nonoperative Treatment of Midshaft Clavicle Fractures in Adults." *Open Orthopaedics Journal* 12: 1–6.

Warren, R., C. Edward, and D. Altchek. 1999. *The Unstable Shoulder.* Philadelphia, PA: Lippincott-Raven.

## 第7章

Adelsberg, S. 1986. "The Tennis Stroke: An EMG Analysis of Selected Muscles with Rackets of Increasing Grip Size." *American Journal of Sports Medicine* 14(2): 139–42.

Ahmad, Z., R. Brooks, S.N. Kang, H. Weaver, I. Nunney, G. Tytherleigh-Strong, and N. Rushton. 2013. "The Effect of Platelet-Rich Plasma on Clinical Outcomes in Lateral Epicondylitis." *Arthroscopy* 29(11): 1851–62.

Ahmad, C.S., W.J. Grantham, and R.M. Greiwe. 2012. "Public Perceptions of Tommy John Surgery." *Physician and Sportsmedicine* 40(2): 64–72.

Ahmad, Z., R. Brooks, S. N. Kang, H. Weaver, I. Nunney, G. Tytherleigh-Strong, and N. Rushton. 2013. "The effect of platelet-rich plasma on clinical outcomes in lateral epicondylitis." *Arthroscopy* 29(11): 1851–62.

Allander, E. 1974. "Prevalence, Incidence, and Remission Rates of Some Common Rheumatic Diseases or Syndromes." *Scandinavian Journal of Rheumatology* 3(3): 145–53.

Arirachakaran, A., A. Sukthuayat, T. Sisayanarane, S. Laoratanavoraphong, W. Kanchanatawan, and J. Kongtharvonskul. 2016. "Platelet-Rich Plasma Versus Autologous Blood Versus Steroid Injection in Lateral Epicondylitis: Systematic Review and Network Meta-Analysis." *Journal of Orthopaedics and Traumatology* 17(2): 101–12.

Barnes, D.E., J.M. Beckley, and J. Smith. 2015. "Percutaneous Ultrasonic Tenotomy for Chronic Elbow Tendinosis: A Prospective Study." *Journal of Shoulder and Elbow Surgery* 24(1): 67–73.

Benjamin, H.J., and W.W. Briner Jr. 2005. "Little League Elbow." *Clinical Journal of Sports Medicine* 15(1): 37–40.

Chalmers, P.N., B.J. Erickson, B. Ball, A.A. Romeo, and N.N. Verma. 2016. "Fastball Pitch Velocity Helps Predict Ulnar Collateral Ligament Reconstruction in Major League Baseball Pitchers." *American Journal of Sports Medicine* 44(8): 2130–5.

Charnoff, J., and U. Naqvi. "Tendinosis (Tendinitis)." Last Update: October 27, 2018. In *StatPearls*. Treasure Island, FL: StatPearls.

Ciccotti, M.C., M.A. Schwartz, and M.G. Ciccotti. 2004. "Diagnosis and Treatment of Medial Epicondylitis of the Elbow." *Clinical Journal of Sports Medicine* 23(4): 693–705.

Cohen, M.S., and H. Hastings 2nd. 1998. "Acute Elbow Dislocation: Evaluation and Management." *Journal of the American Academy of Orthopaedic Surgeons* 6(1): 15–23.

Coombes, B.K., L. Bisset, P. Brooks, A. Khan, and B. Vicenzino. 2013. "Effect of Corticosteroid Injection, Physiotherapy, or Both on Clinical Outcomes in Patients with Unilateral Lateral Epicondylalgia: A Randomized Controlled Trial." *Journal of the American Medical Association* 309(5): 461–9.

Elattrache, N.S., and B.F. Morrey. 2013. "Percutaneous Ultrasonic Tenotomy as a Treatment for Chronic Patellar Tendinopathy—Jumper's Knee." *Operative Techniques in Orthopaedics* 23(2): 98–103.

Erak, S., R. Day, and A. Wang. 2004. "The Role of Supinator in the Pathogenesis of Chronic Lateral Elbow Pain: A Biomechanical Study." *Journal of Hand Surgery (Edinborough, Sccotland)* 29(5): 461–4.

Ferdinand, B.D., Z.S. Rosenberg, M.E. Schweitzer, S.A. Stuchin, L.M. Jazrawi, S.R. Lenzo, R.J. Meislin, and K. Kiprovski. 2006. "MR Imaging Features of Radial Tunnel Syndrome: Initial Experience." *Radiology* 240(1): 161–8.

Fleisig, G.S., and J.R. Andrews. 2012. "Prevention of Elbow Injuries in Youth Baseball Pitchers." *Sports Health* 4(5): 419–24.

Fleisig, G.S., J.R. Andrews, G.R. Cutter, A. Weber, J. Loftice, C. McMichael, N. Hassell, and S. Lyman. 2011. "Risk of Serious Injury for Young Baseball Pitchers: A 10-Year Prospective Study." *American Journal of Sports Medicine* 39(2): 253–77.

Garg, R., G.J. Adamson, P.A. Dawson, J.A. Shankwiler, and M.M. Pink. 2010. "A Prospective Randomized Study

Comparing a Forearm Strap Brace Versus a Wrist Splint for the Treatment of Lateral Epicondylitis." *Journal of Shoulder and Elbow Surgery* 19(4): 508–12.

Giangarra, C.E., B. Conroy, F.W. Jobe, M. Pink, and J. Perry. 1993. "Electromyographic and Cinematographic Analysis of Elbow Function in Tennis Players Using Single- and Double-Handed Backhand Strokes." *American Journal of Sports Medicine* 21(3): 394–9.

Glanzmann, M.C., and L. Audige. 2015. "Platelet-Rich Plasma for Chronic Lateral Epicondylitis: Is One Injection Sufficient?" *Archives of Orthopaedic and Trauma Surgery* 135(12): 1637–45.

Gosens, T., J.C. Peerbooms, W. van Laar, and B.L. den Oudsten. 2011. "Ongoing Positive Effect of Plate let-Rich Plasma Versus Corticosteroid Injection in Lateral Epicondylitis: A Double-Blind Randomized Controlled Trial with 2-Year Follow-Up." *American Journal of Sports Medicine* 39(6): 1200–8.

Gregory, B., and J. Nyland. 2013. "Medial Elbow Injury in Young Throwing Athletes." *Muscle, Ligaments and Tendons Journal* 3(2): 91–100.

Gruchow, H.W., and D. Pelletier. 1979. "An Epidemiologic Study of Tennis Elbow. Incidence, Recurrence, and Effectiveness of Prevention Strategies." *American Journal of Sports Medicine* 7(4): 234–8.

Han, S.H., J.K. Lee, H.J. Kim, S.H. Lee, J.W. Kim, and T.S. Kim. 2016. "The Result of Surgical Treatment of Medial Epicondylitis: Analysis with More Than a 5-Year Follow-Up." *Journal of Shoulder and Elbow Surgery* 25(10): 1704–9.

Hang, D.W., C.M. Chao, and Y.S. Hang. 2004. "A Clinical and Roentgenographic Study of Little League Elbow." *American Journal of Sports Medicine* 32(1): 79–84.

Jones, K.J., B.B. Wiesel, W.N. Sankar, and T.J. Ganley. 2010. "Arthroscopic Management of Osteochondritis Dissecans of the Capitellum: Mid-Term Results in Adolescent Athletes." *Journal of Pediatric Orthopaedics* 30(1): 8–13.

Kahlenberg, C.A., M. Knesek, and M.A. Terry. 2015. "New Developments in the Use of Biologics and Other Modalities in the Management of Lateral Epicondylitis." *BioMed Research International* 2015: 439309.

Kelman, C.D. 1994. "The History and Development of Phacoemulsification." *International Ophthalmology Clinics* 34(2): a1–12.

Koh, J.S., P.C. Mohan, T.S. Howe, B.P. Lee, S.L. Chia, Z. Yang, and B.F. Morrey. 2013. "Fasciotomy and Surgical Tenotomy for Recalcitrant Lateral Elbow Tendinopathy: Early Clinical Experience with a Novel Device for Minimally Invasive Percutaneous Microresection." *American Journal of Sports Medicine* 41(3): 636–44.

Lee, M.J., and P.C. LaStayo. 2004. "Pronator Syndrome and Other Nerve Compressions That Mimic Carpal Tunnel Syndrome." *Journal of Orthopaedic & Sports Physical Therapy* 34(10): 601–9.

Lin, Y.C., Y.K. Tu, S.S. Chen, I.L. Lin, S.C. Chen, and H.R. Guo. 2010. "Comparison Between Botulinum Toxin and Corticosteroid Injection in the Treatment of Acute and Subacute Tennis Elbow: AProspective, Randomized, Double-Blind, Active Drug-Controlled Pilot Study." *American Journal of Physical and Medical Rehabilitation* 89(8): 653–9.

Lorei, M.P., and E.B. Hershman. 1993. "Peripheral Nerve Injuries in Athletes.Treatment and Prevention." *Sports Medicine* 16(2): 130–47.

Lyman, S., G.S. Fleisig, J.R. Andrews, and E.D. Osinski. 2002. "Effect of Pitch Type, Pitch Count, and Pitching Mechanics on Risk of Elbow and Shoulder Pain in Youth Baseball Pitchers." *American Journal of Sports Medicine* 30(4): 463–8.

McAlindon, T.E., M.P. LaValley, W.F. Harvey, L.L. Price, J.B. Driban, M. Zhang, and R.J. Ward. 2017. "Effect of Intra-Articular Triamcinolone vs Saline on Knee Cartilage Volume and Pain in Patients with Knee Osteoarthritis: A Randomized Clinical Trial." *Journal of the American Medical Association* 317(19): 1967–75.

McCallum, S.D., J.A. Paoloni, and G.A. Murrell. 2011. "Five-Year Prospective Comparison Study of Topical Glyceryl Trinitrate Treatment of Chronic Lateral Epicondylosis at the Elbow." *British Journal of Sports Medicine* 45(5): 416–20.

Naam, N.H., and S. Nemani. 2012. "Radial Tunnel Syndrome." *Orthopedic Clinics of North America* 43(4): 529–36.

Nirschl, R.P., and F.A. Pettrone. 1979. "Tennis Elbow. The Surgical Treatment of Lateral Epicondylitis." *Journal of Bone and Joint Surgery American* 61(6A): 832–9.

Nissen, C.W. 2014. "Osteochondritis Dissecans of the Elbow." *Clinics in Sports Medicine* 33(2): 251–65.

Nissen, C.W., M. Westwell, S. Ounpuu, M. Patel, M. Solomito, and J. Tate. 2009. "A Biomechanical Comparison of the Fastball and Curveball in Adolescent Baseball Pitchers." *American Journal of Sports Medicine* 37(8): 1492–8.

Obuchowicz, R., and M. Bonczar. 2016. "Ultrasonographic Differentiation of Lateral Elbow Pain." *Ultrasound International Open* 2(2): E38–46.

Olsen, S.J. 2nd, G.S. Fleisig, S. Dun, J. Loftice, and J.R. Andrews. 2006. "Risk Factors for Shoulder and Elbow Injuries in Adolescent Baseball Pitchers." *American Journal of Sports Medicine* 34(6): 905–12.

Paoloni, J.A., R.C. Appleyard, J. Nelson, and G.A. Murrell. 2003. "Topical Nitric Oxide Application in the Treatment of Chronic Extensor Tendinosis at the Elbow: ARandomized, Double-Blinded, Placebo-Controlled Clinical Trial." *American Journal of Sports Medicine* 31(6): 915–20.

Paoloni, J.A., G.A. Murrell, R.M. Burch, and R.Y. Ang. 2009. "Randomised, Double-Blind, Placebo-Controlled Clinical Trial of a New Topical Glyceryl Trinitrate Patch for Chronic Lateral Epicondylosis." *British Journal of Sports Medicine* 43(4): 299–302.

Patel, M.M. 2015. "A Novel Treatment for Refractory Plantar Fasciitis." *American Journal of Orthopedics (Belle Mead NJ)* 44(3): 107–10.

Paul, T., and R. Braga-Mele. 2005. "Bimanual Microincisional Phacoemulsification: The Future of Cataract Surgery?" *Current Opinion in Ophthalmology* 16(1): 2–7.

Peck, E., E. Jelsing, and K. Onishi. 2016. "Advanced Ultrasound-Guided Interventions for Tendinopathy." *Physical and Medical Rehabilitation Clinics of North America* 27(3): 733–48.

Placzek, R., W. Drescher, G. Deuretzbacher, A. Hempfing, and A.L. Meiss. 2007. "Treatment of Chronic Radial Epicondylitis with Botulinum Toxin A. A Double-Blind, Placebo-Controlled, Randomized Multicenter Study." *Journal of Bone and Joint Surgery American* 89(2): 255–60.

Pluim, B.M., J.B. Staal, G.E. Windler, and N. Jayanthi. 2006. "Tennis Injuries: Occurrence, Aetiology, and Prevention." *British Journal of Sports Medicine* 40(5): 415–23.

Rehak, D.C. 2001. "Pronator Syndrome." *Clinics in Sports Medicine* 20(3): 531–40.

Rossi, J., L. Vigouroux, C. Barla, and E. Berton. 2014. "Potential Effects of Racket Grip Size on Lateral Epicondilalgy Risks." *Scandinavian Journal of Medicine and Science in Sports* 24(6): e462–70.

Sahu, R.L. 2017. "Percutaneous Golfer's Elbow Release Under Local Anesthesia: A Prospective Study." *Revista Brasileira de Ortopedia* 52(3): 315–8.

Sanders, T.L.Jr., H. Maradit Kremers, A.J. Bryan, J.E. Ransom, J. Smith, and B.F. Morrey. 2015. "The Epidemiology and Health Care Burden of Tennis Elbow: A Population-Based Study." *American Journal of Sports Medicine* 43(5): 1066–71.

Scarpone, M., D.P. Rabago, A. Zgierska, G. Arbogast, and E. Snell. 2008. "The Efficacy of Prolotherapy for Lateral Epicondylosis: A Pilot Study." *Clinical Journal of Sports Medicine* 18(3): 248–54.

Schmitz, C., N.B. Csaszar, S. Milz, M. Schieker, N. Maffulli, J.D. Rompe, and J.P. Furia. 2015. "Efficacy and Safety of Extracorporeal Shock Wave Therapy for Orthopedic Conditions: A Systematic Review on Studies

Listed in the PEDro Database." *British Medical Bulletin* 116: 115–38.

Seng, C., P.C. Mohan, S.B. Koh, T.S. Howe, Y.G. Lim, B.P. Lee, and B.F. Morrey. 2016. "Ultrasonic Percutaneous Tenotomy for Recalcitrant Lateral Elbow Tendinopathy: Sustainability and Sonographic Progression at 3 Years." *American Journal of Sports Medicine* 44(2): 504–10.

Shiri, R., E. Viikari-Juntura, H. Varonen, and M. Heliovaara. 2006. "Prevalence and Determinants of Lateral and Medial Epicondylitis: A Population Study." *American Journal of Epidemiology* 164(11): 1065–74.

Smidt, N., M. Lewis, D.A. Van Der Windt, E.M. Hay, L.M. Bouter, and P. Croft. 2006. "Lateral Epicondylitis in General Practice: Course and Prognostic Indicators of Outcome." *Journal of Rheumatology* 33(10): 2053–9.

Stoneback, J.W., B.D. Owens, J. Sykes, G.S. Athwal, L. Pointer, and J.M. Wolf. 2012. "Incidence of Elbow Dislocations in the United States Population." *Journal of Bone and Joint Surgery American* 94(3): 240–5.

Tetro, A.M., and D.R. Pichora. 1996. "High Median Nerve Entrapments. An Obscure Cause of Upper-Extremity Pain." *Hand Clinics* 12(4): 691–703.

Thompson, W.H., F.W. Jobe, L.A. Yocum, and M.M. Pink. 2001. "Ulnar Collateral Ligament Reconstruction in Athletes: Muscle-Splitting Approach Without Transposition of the Ulnar Nerve." *Journal of Shoulder and Elbow Surgery* 10(2): 152–7.

Verhaar, J.A. 1994. "Tennis Elbow.Anatomical, Epidemiological and Therapeutic Aspects." *International Orthopedics* 18(5): 263–7.

Wheeless, Clifford R. 1996. *Wheeless' Textbook of Orthopaedics.*

Xia, W., Z. Szomor, Y. Wang, and G.A. Murrell. 2006. "Nitric Oxide Enhances Collagen Synthesis in Cultured Human Tendon Cells." *Journal of Orthopedic Research* 24(2): 159–72.

## 第8章

Adams, J.E., and R. Habbu. 2015. "Tendinopathies of the Hand and Wrist." *Journal of the American Academy of Orthopaedic Surgeons* 23(12): 741–50.

Bendre, A.A., B.J. Hartigan, and D.M. Kalainov. 2005. "Mallet Finger." *Journal of the American Academy of Orthopaedic Surgeons* 13(5): 336–44.

Benjamin, H.J., S.C. Engel, and D. Chudzik. 2017. "Wrist Pain in Gymnasts: A Review of Common Overuse Wrist Pathology in the Gymnastics Athlete." *Current Sports Medicine Reports* 16(5): 322–9.

Catalano, L.W., D.A. Zlotolow, M.P. Lafer, Z. Weidner, and A.O. Barron. 2012. "Surgical Exposures of the Wrist and Hand." *Journal of the American Academy of Orthopaedic Surgeons* 20(1): 48–57.

DaSilva, M.F., A.D. Goodman, J.A. Gil, and E. Akelman. 2017. "Evaluation of Ulnar-Sided Wrist Pain." *Journal of the American Academy of Orthopaedic Surgeons* 25(8): e150–6.

Fox, P.M., and J. Chang. 2018. "Treating the Proximal Interphalangeal Joint in Swan Neck and Boutonniere Deformities." *Hand Clinics* 34(2): 167–76.

Goldfarb, C.A., S.K. Puri, and M.G. Carlson. 2016. "Diagnosis, Treatment, and Return to Play for Four Common Sports Injuries of the Hand and Wrist." *Journal of the American Academy of Orthopaedic Surgeons* 24(12): 853–62.

Kadar, A., A.T. Bishop, M.A. Suchyta, and S.L. Moran. 2018. "Diagnosis and Management of Hook of Hamate Fractures." *Journal of Hand Surgery European* 43(5): 539–45.

Karl, J.W., P.R. Olson, and M.P. Rosenwasser. 2015. "The Epidemiology of Upper Extremity Fractures in the United States, 2009." *Journal of Orthopaedic Trauma* 29(8): e242–4.

Kitay, A., and S.W. Wolfe. 2012. "Scapholunate Instability: Current Concepts in Diagnosis and Management." *Journal of Hand Surgery* 37(10): 2175–96.

Kozin, S.H., J.J. Thoder, and G. Lieberman. 2000. "Operative Treatment of Metacarpal and Phalangeal Shaft

Fractures." *Journal of the American Academy of Orthopaedic Surgeons* 8(2): 111–21.

Leddy, J.P., and J.W. Packer. 1977. "Avulsion of the Profundus Tendon Insertion in Athletes." *Journal of Hand Surgery* 2(1): 66–9.

Melone, C.P. Jr. 1984. "Articular Fractures of the Distal Radius." *Orthopedic Clinics of North America* 15(2): 217–36.

Melone, C.P.Jr., D.B. Polatsch, and S. Beldner. 2009. "Disabling Hand Injuries in Boxing: Boxer's Knuckle and Traumatic Carpal Boss." *Clinics in Sports Medicine* 28(4): 609–21.

Melone, C.P. Jr., D.B. Polatsch, S. Beldner, and M. Khorsandi. 2010. "Volar Plate Repair for Posttraumatic Hyperextension Deformity of the Proximal Interphalangeal Joint." *American Journal of Orthopedics* 39(4): 190–4.

Morgan, W.J., and L.S. Slowman. 2001. "Acute Hand and Wrist Injuries in Athletes: Evaluation and Management." *Journal of the American Academy of Orthopaedic Surgeons* 9(6): 389–400.

Polatsch D.B., C.P. Melone Jr., S. Beldner, and A. Incorvaia. 2007. "Ulnar Nerve Anatomy." *Hand Clinics* 23(3): 283–9.

Ring, D., J.B. Jupiter, and J.H. Herndon. 2000. "Acute Fractures of the Scaphoid." *Journal of the American Academy of Orthopaedic Surgeons* 8(4): 225–31.

Saitta B.H., and J.M. Wolf. 2018. "Treating Proximal Interphalangeal Joint Dislocations." *Hand Clinics* 34(2): 139–48.

## 第9章

Abrogast, K.B., J. Cohen, L. Otoya, and K. Winston. 2001. "Protecting the Child's Abdomen: A Retractable Bicycle Handlebar." *Accident Analysis and Prevention* 3(6): 753–7.

Ashrafian, H. 2003. "Sudden Death in Young Athletes." *New England Journal of Medicine* 349(11): 1064–75.

Bundy, W., and D.M. Chilton. 2003. "Delayed Hemothorax After Blunt Trauma Without Rib Fractures." *Military Medicine* 68(6): 501–2.

Butt, U., S. Mehta, L. Funk, and P. Monga. 2015. "Pectoralis Major Ruptures: AReview of Current Management." *Journal of Shoulder and Elbow Surgery* 24(4): 655–62.

Conte, S.B. Cohen, M. Thompson, J. D'Angelo, J.T. Nguyen, and J.S. Dines. 2017. "Epidemiology and Impact of Abdominal Oblique Injuries in Major and Minor League Baseball." *Orthopaedic Journal of Sports Medicine* 5(3): 2325967117694025.

Conte, S.A., M.M. Thompson, M.A. Marks, and J.S. Dines. 2012. "Abdominal Muscle Strains in Professional Baseball: 1991–2010." *American Journal of Sports Medicine* 40(3): 650–6.

Drake, D.F., S.F. Nadler, L.H. Chou, S.D. Toledo, and V. Akuthothau. 2004. "Sports and Performing Arts Medicine, Traumatic Injuries in Sports." *Archives of Physical Medicine and Rehabilitation* 85(3Suppl1): S67–71.

El Maraghy, A.W., and M.W. Devereaux. 2012. "A Systematic Review and Comprehensive Classification of Pectoralis Major Tears." *Journal of Shoulder and Elbow Surgery* 21(3): 412–22.

Geddes, L.A., and R.A. Roeder. 2005. "Evolution of Our Knowledge of Sudden Death Due to Commotio Cordis." *American Journal of Emergency Medicine* 23(1): 67–75.

Gregory, P.L., A.C. Biswas, and M.E. Batt. 2002. "Musculoskeletal Problems with Chest Wall in Athletes." *Sports Medicine* 32(4): 235–50.

Kumar, K, Mandelywala, S.N, Gannon, M.P, Estes, N.A, Weinstock, J, and Link, M.S. 2017. "Development of Chest Wall Protecter Effective in Preventing Sudden Cardiac Death by Chest Wall Impact." *Clinical Journal of Sports Medicine* 27(1): 26

Link, M.S., B.J Maron, P.J. Wang, N.G. Pandian, B.A. Vander Brink, and N.A. Estes 3rd. 2002. "Reduced Risk of Sudden Death From Chest Wall Blows (Commotio Cordis) with Safety Baseballs." *Pediatrics* 109(5): 873–7.

Madias, C., B.J. Maron, J. Weinstock, N.A. Estes 3rd, and M.S. Link. 2007. "Commotio Cordis—Sudden Cardiac Death with Chest Wall Impact." *Journal of Cardiovascular Electrophysiology* 18(1): 115–22.

Nicholls, R.L., B.C. Elliott, and K. Miller. 2004. "Impact Injuries in Baseball: Prevalence, Etiology and the Role of Equipment Performance." *Sports Medicine* 35(1): 17–25.

Pilato, M.L. 2005. "Seemingly Innocuous Blunt Chest Trauma as a Cause of Death in Athletes (Commotio Cordis)." *Journal of Emergency Medicine* 28(2): 228–9.

Rifat, S.F., and R.P. Gilvydis. 2003. "Blunt Abdominal Trauma in Sports." *Current Sports Medicine Reports* (2): 93–7.

Ryan, J.M. 1999. "Abdominal Injuries in Sports." *British Journal of Sports Medicine* 33(3): 155–60.

Wan, J., T.F. Corvino, S.P. Greenfield, and C. Discala. 2003. "Kidney and Testicle Injuries in Team and Individual Sports: Data From National Pediatric Trauma Registry." *Journal of Urology* 170(4Pt 2): 1528–33.

## 第10章

Andersson, G.B., and R.A. Deyo. 1996. "History and Physical Examination in Patients with Herniated Lumbar Discs." *Spine* 21(24 Suppl): 10S–18S.

Bellah, R.D., D.A. Summerville, S.T. Treves, and L.J. Micheli. 1991. "Low Back Pain in Adolescent Athletes: Detection of Stress Injury to the Pars Interarticularis with SPECT." *Radiology* 180: 509–12.

Braddom, R.L. 2000. *Physical Medicine and Rehabilitation*. 2nd ed. Philadelphia, PA: Saunders.

Brinjikji, W., P.H. Leutmer, B. Comstock, B.W. Bresnahan, L.E. Chen, R.A. Deyo, S. Halabi, et al. 2015. "Systematic Literature Review of Imaging Features of Spinal Degeneration in Asymptomatic Populations." *American Journal of Neuroradiology* 36(4): 811–6.

Cacayorin, E.D., L. Hochhauser, and G.R. Petro. 1987. "Lumbar and Thoracic Spine Pain in the Athlete: Radiographic Evaluation." *Clinics in Sports Medicine* 6: 767–83.

Carragee, E.J., C.M. Tanner, S. Khurana, C. Hayward, J. Welsh, E. Date, T. Truong, et al. 2000. "The Rates of False-Positive Lumbar Discography in Select Patients Without Low Back Symptoms." *Spine* 25(11): 1373–80.

Day, A., W. Friedman, and P. Indelicato. 1987. "Observations on the Treatment of Lumbar Disk Disease in College Football Players." *American Journal of Sports Medicine* 15(1): 72–5.

DeLee, J.C., and D. Drez. 2003. *DeLee and Drez's Orthopaedic Sports Medicine*. 2nd ed. Philadelphia, PA: Saunders.

DeLisa, J.A., B.M. Gans, N.E. Walsh, W.L. Bockenek, W.R. Frontera, L.H. Gerber, S.R. Geiringer, et al. 2005. *Physical Medicine and Rehabilitation: Principles and Practice*. 4th ed. Philadelphia, PA: Lippincott Williams & Wilkins.

Denis, F. 1984. "Spinal Instability as Defined by the Three-Column Spine Concept in Acute Spinal Trauma." *Clinical Orthopaedics and Related Research* 189: 65.

Dreyer, S.J., and P.H. Dreyfuss. 1996. "Low Back Pain and the Zygapophysial (Facet) Joints." *Archives of Physical Medicine and Rehabilitation* 77: 290–300.

Dreyer, S., P.H. Dreyfuss, and A. Cole. 1999. "Posterior Elements (Facet and Sacroiliac Joints) and Low Back Pain." *Physical Medicine and Rehabilitation* 13(3): 443–71.

El Barzouhi, A., A.J. Verwoerd, W.C. Peul, A.P. Verhagen, G.J. Lycklama À Nijeholt, B.F. Van der Kallen, B.W. Koes, et al. 2016. "Prognostic Value of Magnetic Resonance Imaging Findings in Patients with Sciatica." *Journal of Neurosurgery Spine* 24(6): 978–85.

Fortin, J.D., P.A. Dwyer, W. West, and J. Pier. 1994. "Sacroiliac Joint: Pain Referral Maps Upon Applying a

New Injection/Arthrography Technique, Part I: Asymptomatic Volunteers." *Spine* 19(13): 1475–82.

Frontera, W.R. 2002. *Essentials of Physical Medicine and Rehabilitation.* 1st ed. Philadelphia, PA: Hanley & Belfus.

Jackson, D. 1979. "Low Back Pain in Young Athletes." *American Journal of Sports Medicine* 7: 364.

Jackson, D., L. Wiltse, R. Dingeman, and M. Hayes. 1981. "Stress Reactions Involving the Pars Interarticularis in Young Athletes." *American Journal of Sports Medicine* 9: 305.

Jacobs, R.R., M.A. Asher, and R.K. Snider. 1986. "Thoracolumbar Spine Injuries." *Spine* 5: 463.

Kortelainen, P., J. Puranen, E. Koivisto, and S. Lahde. 1985. "Symptoms and Signs of Sciatica and Their Relation to the Localization of the Lumbar Disc Herniation." *Spine* 10: 88–92.

Kujala, U.M., J.J. Salminen, S. Taimela, A. Oksanen, and L. Jaakkola. 1992. "Subject Characteristics and Low Back Pain in Young Athletes and Nonathletes." *Medicine and Science in Sports and Exercise* 24(6): 627–32.

Micheli, L. 1979. "Low Back Pain in the Adolescent: Differential Diagnosis." *American Journal of Sports Medicine* 7: 362.

Munter, F., B. Wasserman, H-M. Wu, and D.M. Yousem. 2002. "Serial MR Imaging of Annular Tears in Lumbar Intervertebral Disks." *American Journal of Neuroradiology* 23(7): 1105–9.

Stadnik, T.W., R.R. Lee, H.L. Coen, E.C. Neirynck, T.S. Buisseret, and M.J. Osteaux. 1998. "Annular Tears and Disk Herniation: Prevalence and Contrast Enhancement on MR Images in the Absence of Low Back Pain or Sciatica." *Radiology* 206(1): 49–55.

Tenny, S., and C. Gillis. "Annular Disc Tear." Last Update: November 22, 2018. In *StatPearls*. Treasure Island, FL: StatPearls.

## 第11章

Akermark, C., and C. Johansson. 1992. "Tenotomy of the Adductor Longus Tendon in the Treatment of Chronic Groin Pain in Athletes." *American Journal of Sports Medicine* 20(6): 640–3.

American College of Rheumatology Subcommittee on Osteoarthritis Guidelines. 2000. "Recommendations for the Medical Management of Osteoarthritis of the Hip and Knee." *Arthritis and Rheumatism* 43(9): 1905–15.

Anderson, K., S.M. Strickland, and R. Warren. 2001. "Hip and Groin Injuries in Athletes." *American Journal of Sports Medicine* 29: 521–33.

Arner, J.W., A. Disantis, J.P. Bradley, B.S. Zuckerbraun, and C.S. Mauro. 2017. "Management of Hip and Groin Pain in American Football Players." *Annals of Joint* 2: 78.

Atkinson, H.D.E., P. Johal, M.S. Falworth, V.S. Ranawat, B. Dala-Ali, and D.K. Martin. 2010. "Adductor Tenotomy: Its Role in the Management of Sports-Related Chronic Groin Pain." *Archives of Orthopaedic and Trauma Surgery* 130(8): 965–70.

Azizi, H.F., S.W. Lee, and M. Oh-Park. 2015. "Ultrasonography of Snapping Hip Syndrome." *American Journal of Physical Medicine and Rehabilitation* 94(1): e10–11.

Bennell, K.L., T. Egerton, J. Martin, J.H. Abbott, B. Metcalf, F. McManus, K. Sims, et al. 2014. "Effect of Physical Therapy on Pain and Function in Patients with Hip Osteoarthritis: A Randomized Clinical Trial." *Journal of the American Medical Association* 311(19): 1987–97.

Bird, P.A., S.P. Oakley, R. Shnier, and B.W. Kirkham. 2001. "Prospective Evaluation of Magnetic Resonance Imaging and Physical Examination Findings in Patients with Greater Trochanteric Pain Syndrome." *Arthritis and Rheumatism* 44(9): 2138–45.

Blankenbaker, D.G., A.A. De Smet, and J.S. Keene. 2006. "Sonography of the Iliopsoas Tendon and Injection of the Iliopsoas Bursa for Diagnosis and Management of the Painful Snapping Hip." *Skeletal Radiology* 35(8): 565–71.

Bui, K.L., H. Ilaslan, M. Recht, and M. Sundaram. 2008. "Iliopsoas Injury: An MRI Study of Patterns and Prevalence Correlated with Clinical Findings." *Skeletal Radiology* 37(3): 245–9.

Chang, K.S., Y.H. Cheng, C.H. Wu, and L. Özçakar.2015. "Dynamic Ultrasound Imaging for the Iliotibial Band/Snapping Hip Syndrome." *American Journal of Physical Medicine and Rehabilitation* 94(6): e55–6.

Cohen, S.P., Y. Chen, and N.J. Neufeld. 2013. "Sacroiliac Joint Pain: A Comprehensive Review of Epidemiology, Diagnosis and Treatment." *Expert Review of Neurotherapeutics* 13(1): 99–116.

Cook, J.L. 2003. "Rehabilitation of Lower Limb Tendinopathies." *Clinics in Sports Medicine* 22(4): 777–89.

Czerny, C., J. Kramer, A. Neuhold, M. Urban, C. Tschauner, and S. Hofmann. 2001. "Magnetic Resonance Imaging and Magnetic Resonance Arthrography of the Acetabular Labrum: Comparison with Surgical Findings." *Roto Fortschr Geb Rontgenstr Neuen Bildgeb Verfahr* 173: 702–7.

Defrin, R. 2005. "Conservative Correction of Leg-Length Discrepancies of 10mm or Less for the Relief of Chronic Low Back Pain." *Archives of Physical Medicine and Rehabilitation* 86(11): 2075–80.

DeLee, J.C., and D. Drez. 2003. *DeLee and Drez's Orthopaedic Sports Medicine*. 2nd ed. Philadelphia, PA: Saunders.

DeSouza, M.J., A. Nattiv, E. Joy, M. Misra, N.I. Williams, R.J. Millinson, J.C. Gibbs, et al. 2014. "Female Athlete Triad Coalition Consensus Statement on Treatment and Return to Play of the Female Athlete Triad: 1st International Conference Held in Indianapolis, Indiana May 2013." *British Journal of Sports Medicine* 48(4): 289.

Gorsline, R.T., and C.C. Kaeding. 2005. "The Use of NSAIDs and Nutritional Supplements in Athletes with Osteoarthritis: Prevalence, Benefits, and Consequences." *Clinics in Sports Medicine* 24(1): 71–82.

Groh, M.M., and J. Herrera. 2009. "A Comprehensive Review of Hip Labral Tears." *Current Reviews in Musculoskeletal Medicine* 2(2): 105–17.

Gupta, K.B., J. Duryea, and B.N. Weissman. 2004. "Radiographic Evaluation of Osteoarthritis." *Radiology Clinics of North America* 42(1): 11–41.

Holmich, P., P. Uhrskou, and L. Ulnits. 1999. "Effectiveness of Active Physical Training as Treatment for Long-Standing Adductor-Related Groin Pain in Athletes: Randomised Trial." *Lancet* 353: 439–43.

Housner, J.A., J.A. Jacobson, and R. Misko. 2009. "Sonographically Guided Percutaneous Needle Tenotomy for the Treatment of Chronic Tendinosis." *Journal of Ultrasound in Medicine* 28(9): 1187–92.

Kelly, B.T., R.J. Williams, and M.J. Philippon. 2003. "Hip Arthroscopy: Current Indications, Treatment Options, and Management Issues." *American Journal of Sports Medicine* 31: 1020–37.

Klingele, K.E., and P.I. Sallay. 2002. "Surgical Repair of Complete Proximal Hamstring Tendon Rupture." *American Journal of Sports Medicine* 30: 742–7.

Kong, A., A. Van der Vliet, and S. Zadow. 2007. "MRI and US of Gluteal Tendinopathy in Greater Trochanteric Pain Syndrome." *European Radiology* 17(7): 1772–83.

Kuhn, A.W., B.C. Noonan, B.T. Kelly, C.M. Larson, and A. Bedi. 2016. "The Hip in Ice Hockey: A Current Concepts Review." *Journal of Arthroscopic and Related Surgery* 32(9): 1928–38.

Kujala, U.M., J. Kaprio, and S. Sarno. 1994. "Osteoarthritis of Weight Bearing Joints of Lower Limbs in Former Elite Male Athletes." *BMJ (Clinical research ed.)* 308(6923): 231–4.

Lawrence, R.C., C.G. Helmick, F.C. Arnett, R.A. Deyo, D.T. Felson, E.H. Giannini, S.P. Heyse, et al. 1998. "Estimates of the Prevalence of Arthritis and Selected Musculoskeletal Disorders in the United States." *Arthritis and Rheumatism* 41(5): 778–99.

Maffey, L., and C. Emery. 2007. "What Are the Risk Factors for Groin Strain Injury in Sport?" *Sports Medicine* 37(10): 881–94.

Martin, R.R., H.D. Martin, and B.R. Kivlan. 2017. "Nerve Entrapment in the Hip Region: Current Concepts Review." *International Journal of Sports Physical Therapy* 12(7): 1163–73.

McCarthy, J.C., and B. Busconi. 1995. "The Role of Hip Arthroscopy in the Diagnosis and Treatment of Hip Disease." *Orthopedics* 18: 753–6.

Melamed, H., and M.R. Hutchinson. 2002. "Soft Tissue Problems of the Hip in Athletes." *Sports Medicine and Arthroscopy Review* 10: 168–75.

Meyers, W.C., D.P. Foley, W.E. Garrett, J.H. Lohnes, B.R. Mandelbaum, and PAIN (Performing Athletes with Abdominal or Inguinal Neuromuscular Pain Study Group). 2000. "Successful Management of Severe Lower Abdominal or Inguinal Pain in High Performance Athletes." *American Journal of Sports Medicine* 28: 2–8.

Morelli, V., and V. Weaver. 2005. "Groin Injuries and Groin Pain in Athletes: Part 1." *Primary Care* 32(1): 163–83.

Obunadike, E.C., and C.A. Blauwet. 2018. "Hip Soft Tissue Injuries." In *Principles of Orthopedic Practice for Primary Care Providers,* edited by J.N. Katz, C.A. Blauwet, and A.J. Schoenfeld, 75–99. Springer International.

Orchard, J.W. 2015. "Men at Higher Risk of Groin Injuries in Elite Team Sports: A Systematic Review." *British Journal of Sports Medicine* 49(12): 798–802.

Orchard, J., T.M. Best, and G.M. Verrall. 2005. "Return to Play Following Muscle Strains." *Clinical Journal of Sport Medicine* 15(6): 436–41.

Orchard, J., J. Marsden, S. Lord, and D. Garlick. 1997. "Preseason Hamstring Muscle Weakness Associated with Hamstring Muscle Injury in Australian Footballers." *American Journal of Sports Medicine* 25: 81–5.

Paajanen, H., T. Brinck, H. Hermunen, and I. Airo. 2011. "Laparoscopic Surgery for Chronic Groin Pain in Athletes Is More Effective Than Nonoperative Treatment: A Randomized Clinical Trial with Magnetic Resonance Imaging of 60 Patients with Sportsman's Hernia (Athletic Pubalgia)." *Surgery* 150(1): 99–107.

Paajanen, H., L. Ristolainen, H. Turunen, and U.M. Kujala. 2011. "Prevalence and Etiological Factors of Sport-Related Groin Injuries in Top-Level Soccer Compared to Non-Contact Sports." *Archives of Orthopaedic and Trauma Surgery* 131(2): 261–6.

Reid, D.C. 1992. "Soft Tissue Injuries of the Thigh." In *Sports Injury Assessment and Rehabilitation.* Philadelphia, PA: Churchill Livingstone.

Reiman, M.P., A.P. Goode, C.E. Cook, P. Hölmich, and K. Thorborg. 2015. "Diagnostic Accuracy of Clinical Tests for the Diagnosis of Hip Femoroacetabular Impingement/Labral Tear: A Systematic Review with Meta-Analysis." *British Journal of Sports Medicine* 49(12): 811.

Robertson, W.J., W.R. Kadrmas, and B.T. Kelly. 2007. "Arthroscopic Management of Labral Tears in the Hip: A Systematic Review." *Clinical Orthopaedics and Related Research* 455: 88–92.

Ryan, J., N. DeBurca, and K. McCreesh. 2014. "Risk Factors for Groin/Hip Injuries in Field-Based Sports: A Systematic Review." *British Journal of Sports Medicine* 48(14): 1089–96.

Saxon, L., C. Finch, and S. Bass. 1999. "Sports Participation, Sports Injuries and Osteoarthritis." *Sports Medicine* 28(2): 123–35.

Schett, D.J., J.D. Bomar, and A.T. Pennock. 2015. "Pelvic Apophyseal Avulsion Fractures: A Retrospective Review of 228 Cases." *Journal of Pediatric Orthopaedics* 35(6): 617–23.

Schiller, J., S. DeFroda, and T. Blood. 2017. "Lower Extremity Avulsion Fractures in the Pediatric and Adolescent Athlete." *Journal of the American Academy of Orthopaedic Surgeons* 25(4): 251–9.

Scopp, J.M., and C.T. Moorman. 2001. "The Assessment of Athletic Hip Injury." *Clinics in Sports Medicine* 20:647–59.

Simopoulos, T.T., L. Manchikanti, S. Gupta, S.M. Aydin, C.H. Kim, D. Solanki, D.E. Nampiaparampil, V. Singh, P.S. Staats, and J.A. Hirsch. 2015. "Systematic Review of the Diagnostic Accuracy and Therapeutic Effectiveness of Sacroiliac Joint Interventions." *Pain Physician* 18: E713–56.

Speer, K.P., J. Lohnes, and W.E. Garrett Jr. 1993. "Radiographic Imaging of Muscle Strain Injury." *American*

*Journal of Sports Medicine* 21(1): 89–96.

Topol, G.A., K.D. Reeves, and K.M. Hassanein. 2005. "Efficacy of Dextrose Prolotherapy in Elite Male Kicking-Sport Athletes with Chronic Groin Pain." *Archives of Physical Medicine and Rehabilitation* 86(4): 697–702.

Valent, A., A. Frizziero, S. Bressan, E. Zanella, E. Giannotti, and S. Masiero. 2012. "Insertional Tendinopathy of the Adductors and Rectus Abdominis in Athletes: A Review." *Muscle, Ligaments and Tendons Journal* 2(2): 142.

Van Baar, M.E., W.J.J. Assendelft, J. Dekker, R.A.B. Oostendorp, and J.W.J. Bijlsma. 1999. "Effectiveness of Exercise Therapy in Patients with Osteoarthritis of the Hip or Knee: A Systematic Review of Randomized Clinical Trials." *Arthritis and Rheumatism* 42(7): 1361–9.

Vingard, E., L. Alfredsson, I. Goldi, and C. Hogstedt. 1993. "Sports and Osteoarthritis of the Hip: An Epidemiological Study." *American Journal of Sports Medicine* 21(2): 195–200.

Williams, B.S., and S.P. Cohen. 2009. "Greater Trochanteric Pain Syndrome: A Review of Anatomy, Diagnosis and Treatment." *Anesthesia and Analgesia* 108(5): 1662–70.

Yen, Y.M., C. Lewis, and Y.J. Kim. 2015. "Understanding and Treating the Snapping Hip." *Sports Medicine and Arthroscopy Review* 23(4): 194–9.

Zhang, W., R.W. Moskowitz, G. Nuki, S. Abramson, R.D. Altman, N. Arden, S. Bierma-Zeinstra, et al. 2008. "OARSI Recommendations for the Management of Hip and Knee Osteoarthritis, Part II: OARSI Evidence-Based, Expert Consensus Guidelines." *Osteoarthritis and Cartilage* 16(2): 137–62.

## 第12章

Aronen, J.G., and R.D. Chronister. 1992. "Quadriceps Contusions: Hastening the Return to Play." *Physician and Sportsmedicine* 20(7): 130–6.

Brunet, M.E., and R.B. Hontas. 1994. "The Thigh." In *Orthopaedic Sports Medicine: Principles and Practice,* edited by J.C. DeLee and D. Drez. Philadelphia, PA: Saunders.

Buckwalter, J., R. Westermann, and A. Amendola. 2017. "Complete Proximal Hamstring Avulsion: Is There a Role for Conservative Management? ASystematic Review of Acute Repairs and Non-Operative Management." *Journal of ISAKOS: Joint Disorders & Orthopaedic Sports Medicine* 2: 31–5.

Clough, T.M. 2002. "Femoral Neck Stress Fracture: The Importance of Clinical Suspicion and Early Review." *British Journal of Sports Medicine* 36: 308–9.

Colosimo, A.J., H.M. Wyatt, K.A. Frank, and R.E. Mangine. 2005. "Hamstring Avulsion Injuries." *Operative Techniques in Sports Medicine* 13: 80–8.

Crosier, J.L. 2004. "Factors Associated with Recurrent Hamstring Injuries." *Sports Medicine* 34(10): 681–95.

Cross, T.M., N. Gibbs, M.T. Houang, and M. Cameron. 2004. "Acute Quadriceps Muscle Strains: Magnetic Resonancce Imaging Features and Prognosis." *American Journal of Sports Medicine* 32(3): 710–9.

Diaz, J.A., D.A. Fischer, A.C. Rettig, T.J. Davis, and K.D. Shelbourne. 2003. "Severe Quadriceps Muscle Contusions in Athletes." *American Journal of Sports Medicine* 31(2): 289–93.

Drezner, J.A. 2003. "Practical Management: Hamstring Muscle Injuries." *Clinical Journal of Sports Medicine* 13: 48–52.

Fredericson, M., W. Morre, M. Guillet, and C. Beaulieu. 2005. "High Hamstring Tendinopathy in Runners." *Physician and Sportsmedicine* 33(5): 1–14.

Hoskins, W., and H. Pollard. 2004. "The Management of Hamstring Injury—Part 1: Issues in Diagnosis." *Manual Therapy* 10: 96–107.

Hoskins, W., and H. Pollard. 2005. "The Management of Hamstring Injury—Part 2: Treatment." *Manual Therapy* 10: 180–90.

Ivkovic, A., A. Bojanic, and M. Pecina. 2006. "Stress Fractures of the Femoral Shaft in Athletes: A New Treatment Algorithm." *British Journal of Sports Medicine* 40: 518–20.

Kary, J.M. 2010. "Diagnosis and Management of Quadriceps Strains and Contusions." *Current Reviews in Musculoskeletal Medicine* 3: 26–31.

Konin, J.G.2004. "Functional Rehabilitation for Hamstring Strains: Emphasizing Rotation." *Athletic Therapy Today*9 (2): 34–5.

Larson, C.M., L.C. Almekinders, S.G. Karas, and W.E. Garrett. 2002. "Evaluating and Managing Muscle Contusions and Myositis Ossificans." *Physician and Sportsmedicine* 30(2): 41–50.

Levine, W.N., J.A. Bergfeld, W. Tessendorf, and C.T. Moorman. 2000. "Intramuscular Corticosteroid Injection for Hamstring Injuries." *American Journal of Sports Medicine* 28(3): 297–300.

Malliaropoulos, N., S. Papalexandris, A. Papalada, and E. Papacostas. 2004. "The Role of Stretching in Rehabilitation of Hamstring Injuries: 80 Athletes Follow-Up." *Medicine and Science in Sports and Exercise* 36(5): 756–9.

Malliaropoulos, N., P. Psyllakis, K. Tsitas, and A. Papalada. 2013. "Conservative Treatment of Total Proximal, Non-Avulsion, Hamstring Muscle—Rupture, in High Level Athletes." *British Journal of Sports Medicine* 47(10): e3.

Nicholas, S.J., and T.F. Tyler. 2002. "Adductor Muscle Strains in Sport." *Sports Medicine* 32(5): 339–44.

Orchard, J.W., P. Farhart, C. Leopold, and T.M. Best. 2003. "Lumbar Spine Region Pathology and Hamstring and Calf Injuries in Athletes: Is There a Connection?" *British Journal of Sports Medicine* 38: 502–4.

Petersen, J., and P. Holmich. 2005. "Evidence Based Prevention of Hamstring Injuries in Sport." *British Journal of Sports Medicine* 39: 319–23.

Provencher, M.T., A.J. Baldwin, J.D. Gorman, M.T. Gould, and A.Y. Shin. 2004. "Atypical Tensile-Sided Femoral Neck Stress Fractures." *American Journal of Sports Medicine* 32(6): 1528–34.

Ramos, G.A., G.C. Arliani, D.C. Astur, A.C. Pochini, B. Ejnisman, and M. Cohen. 2017. "Rehabilitation of Hamstring Muscle Injuries: A Literature Review." 2017. *Revista Brasileira Ortopedia* 52(1): 11–6.

Salminen, S.T., H.K. Pihlajamaki, T.I. Visuri, and O.M. Bostman. 2003. "Displaced Fatigue Fractures of the Femoral Shaft." *Clinical Orthopaedics and Related Research* 409: 250–9.

Sherry, M.A., and T.M. Best. 2004. "A Comparison of 2 Rehabilitation Programs in the Treatment of Acute Hamstring Strains." *Journal of Orthopaedic and Sports Physical Therapy* 34: 116–125.

Subbu, R., H. Benjamin-Liang, and F. Haddad. 2015. "Timing of Surgery for Complete Proximal Hamstring Avulsion Injuries: Successful Clinical Outcomes at 6 Weeks, 6 Months, and After 6 Months of Injury." *American Journal of Sports Medicine* 43(2): 385–91.

Verrall, G.M., J.P. Slavotinek, and P.G. Barnes. 2005. "The Effect of Sports Specific Training on Reducing the Incidence of Hamstring Injuries in Professional Australian Rules Football Players." *British Journal of Sports Medicine* 39: 363–8.

Wang, S.Y., L.M. Lomasney, T.C. Demos, and W.J. Hopkinson. 1999. "Radiologic Case Study: Traumatic Myositis Ossificans." *Orthopedics* 22(10): 991–1000.

Weistroffer, J.K., M.P. Muldoon, D.D. Duncan, E.H. Fletcher, and D.E. Padgett. 2003. "Femoral Neck Stress Fractures: Outcome Analysis at Minimum Five-Year Follow-Up." *Journal of Orthopaedic Trauma* 17(5): 334–7.

Wen, D.Y., T. Propeck, and A. Singh. 2003. "Femoral Neck Stress Injury with Negative Bone Scan." *Journal of the American Board of Family Practice* 16(2): 170–4.

Young, M. 2012. "Review Article: Stem Cell Applications in Tendon Disorders: A Clinical Perspective." *Stem Cell International* 2012: 637836.

## 第13章

Arnoczky, S.P., and R.F. Warren. 1983. "The Microvasculature of the Meniscus and Its Response to Injury. An Experimental Study in the Dog." *American Journal of Sports Medicine* 11: 131–41.

Choi, N-H., T-H. Kim, K-M. Son, and B.N. Victoroff. 2010. "Meniscal Repair for Radial Tears of the Midbody of the Lateral Meniscus." *American Journal of Sports Medicine* 38(12): 2472–6.

Fulkerson, J.P. 2004. *Disorders of the Patellofemoral Joint*. Philadelphia, PA: Lippincott Williams & Wilkins.

Hewson, G.F. Jr., R.A. Mendini, and J.B. Wang. 1986. "Prophylactic Knee Bracing in College Football." *American Journal of Sports Medicine* 14(4): 262–6.

Katz, J.W., and R.J. Fingeroth. 1986. "The Diagnostic Accuracy of Ruptures of the Anterior Cruciate Ligament Comparing the Lachman Test, the Anterior Drawer Sign, and the Pivot Shift Test in Acute and Chronic Knee Injuries." *American Journal of Sports Medicine* 14(1): 88–91.

Lee, D-Y., D.H. Kim, H.J. Kim, H.S. Ahn, T.H. Lee, and S.C. Hwang. 2018. "Posterior Cruciate Ligament Reconstruction with Transtibial or Tibial Inlay Techniques: A Meta-analysis of Biomechanical and Clinical Outcomes." *American Journal of Sports Medicine* 46(11): 2789–97.

Lynch, T.S., R.D. Parker, R.M. Patel, J.T. Andrich, MOON Group, K.P. Spindler, A. Amendola, et al. "The Impact of the Orthopaedic Outcomes Network (MOON) Research on Anterior Cruciate Ligament Reconstruction and Orthopaedic Practices." *Journal of the American Academy of Orthopaedic Surgeons* 23(3): 154–63.

Noyes, F., and S. Barber Westin. 2012. "Anterior Cruciate Ligament Injury Prevention Training in Female Athletes." *Sports Health* 4(1): 36–46.

Shelbourne, K.D., T.L. Davis, and D.V. Patel. 1999. "The Natural History of Acute, Isolated, Nonoperatively Treated Posterior Cruciate Ligament Injuries." *American Journal of Sports Medicine* 27(3): 276–83.

Thompson, J.C. 2001. *Netter's Concise Atlas of Orthopedic Anatomy*. Philadelphia, PA: Saunders.

Wilson, T.C., W.H. Satterfield, and D.L. Johnson. 2004. "Medial Collateral Ligament 'Tibial' Injuries: Indications of Acute Repair." *Orthopaedics* 27(4): 389–93.

## 第14章

Bare, A.A., and S.L. Haddad. 2001. "Tenosynovitis of the Posterior Tibial Tendon." *Foot and Ankle Clinics* 6(1): 37–66.

Bates, P. 1985. "Shin Splints—a Literature Review." *British Journal of Sports Medicine* 19(3): 132–7.

Bong, M.R., D.B. Polatsch, L.M. Jazrawi, and A.S. Rokito. 2005. "Chronic Exertional Compartment Syndrome: Diagnosis and Management." *Bulletin (Hospital for Joint Diseases)* (New York, N.Y.) 62(3–4): 77–84.

Chiodo, C.P., and S.A. Herbst. 2004. "Osteonecrosis of the Talus." *Foot and Ankle Clinics* 9(4): 745–55, vi.

Clanton, T.O., and P. Paul. 2002. "Syndesmosis Injuries in Athletes." *Foot and Ankle Clinics* 7(3): 529–49.

Coetzee, J.C., J.D. Seybold, B.R. Moser, and R.M. Stone. 2015. "Management of Posterior Impingement in the Ankle in Athletes and Dancers." *Foot and Ankle International* 36(8): 988–94.

Ferkel, R.D., M. Tyorkin, G.R. Applegate, and G.T. Heinen. 2010. "MRI Evaluation of Anterolateral Soft Tissue Impingement of the Ankle." *Foot and Ankle International* 31(8): 655–61.

Hamilton, W.G. 1982a. "Sprained Ankles in Ballet Dancers." *Foot and Ankle* 3: 99–102.

Hamilton, W.G. 1982b. "Stenosing Tenosynovitis of the Flexor Hallucis Longus Tendon and Posterior Impingement Upon the Os Trigonum in Ballet Dancers." *Foot and Ankle* 3: 74–80.

Hamilton, W.G. 1985. "Surgical Anatomy of the Foot and Ankle." *CIBA Clinical Symposia* 37(3): 1–32.

Hamilton, W.G. 1988. "Foot and Ankle Injuries in Dancers." *Clinical Sports Medicine* 7: 143–73.

Hamilton, W.G., M.J. Geppert, and F.M. Thompson. 1996. "Pain in the Posterior Aspect of the Ankle in Dancers: Differential Diagnosis and Operative Treatment." *Journal of Bone and Joint Surgery American* 78(10): 1491–1500.

Hamilton, W.G., F.M. Thompson, and S.W. Snow. 1993. "The Bröstrom/Gould Repair for Lateral Ankle Insta-bility." *Foot and Ankle* 14(1): 1–7. [Published erratum appears in *Foot and Ankle* 14(3): 180.]

Horst, F., B.J. Gilbert, and J.A. Nunley. 2004. "Avascular Necrosis of the Talus: Current Treatment Options." *Foot and Ankle Clinics* 9(4): 757–73.

Hyer, C.F., J.M. Dawson, T.M. Philbin, G.C. Berlet, and T.L. Lee. 2005. "The Peroneal Tubercle: Description, Classification, and Relevance to Peroneus Longus Tendon Pathology." *Foot and Ankle International* 26(11): 947–50.

Jarvinen, T.A., P. Kannus, N. Maffulli, and K.M. Khan. 2005. "Achilles Tendon Disorders: Etiology and Epide-miology." *Foot and Ankle Clinics* 10(2): 255–66.

Movin, T., A. Ryberg, D.J. McBride, and N. Maffulli. 2005. "Acute Rupture of the Achilles Tendon." *Foot and Ankle Clinics* 10(2): 331–56.

Richie, D.H. Jr. 2001. "Functional Instability of the Ankle and the Role of Neuromuscular Control: A Compre-hensive Review." *Journal of Foot and Ankle Surgery* 40(4): 240–51.

Saltzman, C.L., and D.S Tearse. 1998. "Achilles Tendon Injuries." *Journal of the American Academy of Ortho-paedic Surgeons* 6(5): 316–25.

Schachter, A.K., A.L. Chen, P.D. Reddy, and N.C. Tejwani. 2005. "Osteochondral Lesions of the Talus." *Journal of the American Academy of Orthopaedic Surgeons* 13(3): 152–8.

Schepsis, A.A., H. Jones, and A.L. Haas. 2002. "Achilles Tendon Disorders in Athletes." *American Journal of Sports Medicine* 30(2): 287–305.

Schon, L.C. 1993. "Foot and Ankle Problems in Dancers." *Maryland Medical Journal (Baltimore, Md.:1985)* 42(3): 267–9.

Steel, M.W., and J.K. DeOrio. 2007. "Peroneal Tendons: Return to Sports After Operative Treatment." *Foot and Ankle International* 28(1): 49–54.

Touliopolous, S., and E.B. Hershman. 1999. "Lower Leg Pain. Diagnosis and Treatment of Compartment Syn-dromes and Other Pain Syndromes of the Leg." *Sports Medicine* 27(3): 193–204.

van Dijk, C.N. 2002. "Management of the Sprained Ankle." *British Journal of Sports Medicine* 36(2): 83–4.

Wilder, R.P., and S. Sethi. 2004. "Overuse Injuries: Tendinopathies, Stress Fractures, Compartment Syndrome, and Shin Splints." *Clinics in Sports Medicine* 23(1): 55–81, vi.

## 第15章

Berkowitz, M.J., and D.H. Kim. 2005. "Process and Tubercle Fractures of the Hindfoot." *Journal of the American Academy of Orthopaedic Surgeons* 13(8): 492–502.

Buchbinder, R. 2004. "Clinical Practice. Plantar Fasciitis." *New England Journal of Medicine* 350(21): 2159–66.

Cole, C., Seto, C., and J. Gazewood. 2005. "Plantar Fasciitis: Evidence-Based Review of Diagnosis and Therapy." *American Family Physician* 72(11): 2237–42.

Coris, E.E., C.C. Kaeding, and J.V. Marymont. 2003. "Tarsal Navicular Stress Injuries in Athletes." *Orthopedics* 26(7): 733–7; quiz 738–9.

Coughlin, M.J. 1993. "Second Metatarsalphanlgeal Joint Instability in the Athlete." *Foot and Ankle* 14(6): 309–19.

Coughlin, M.J. 2000. "Common Causes of Pain in the Forefoot in Adults." *Journal of Bone and Joint Surgery British* 82(6): 781–90.

Coughlin, M.J., and P.S. Shurnas. 2003. "Hallux Rigidus: Demographics, Etiology, and Radiographic Assess-ment." *Foot and Ankle International* 24(10): 731–43.

Covell, D.J., C.T. Lareau, and R.B. Anderson. 2017. "Operative Treatment of Traumatic Hallux Valgus in Elite Athletes." *Foot and Ankle International* 38(6): 590–5.

Fetzer, G.B., and R.W. Wright. 2006. "Metatarsal Shaft Fractures and Fractures of the Proximal Fifth Metatarsal." *Clinics in Sports Medicine* 25(1): 139–50, x.

Grace, D.L. 2000. "Sesamoid Problems." *Foot and Ankle Clinics* 5(3): 609–27.

Hamilton, W.G. 1985. "Surgical Anatomy of the Foot and Ankle." *CIBA Clinical Symposia* 37(3): 1–32.

Hamilton, W.G. 1988. "Foot and Ankle Injuries in Dancers." *Clinics in Sports Medicine* 7: 143–73.

Jegal, H., Y.U. Park, J.S. Kim, H.S. Choo, Y.U. Seo, and K.T. Lee. 2016. "Accessory Navicular Syndrome in Athlete vs General Population." *Foot and Ankle International* 37(8): 862–7.

Jones, M.H., and A.S. Amendola. 2006. "Navicular Stress Fractures." *Clinics in Sports Medicine* 25(1): 151–8, x–xi.

Kay, D., and G.L. Bennett. 2003. "Morton's Neuroma." *Foot and Ankle Clinics* 8(1): 49–59.

Khoshbin, A., P.W. Law, L. Caspi, and J.G. Wright. 2013. "Long Term Functional Outcomes of Resected Tarsal Coalitions." *Foot and Ankle International* 34(10): 1370–5.

Lewis, J.S., and R.B. Anderson. 2016. "Lisfranc Injuries in the Athlete." *Foot and Ankle International* 37(12): 1374–80.

Mann, R.A., and J.A. Mann. 2004. "Keratotic Disorders of the Plantar Skin." *Instructional Course Lectures* 53: 287–302.

Mantas, J.P., and R.T. Burks. 1994. "Lisfranc Injuries in the Athlete." *Clinics in Sports Medicine* 13(4): 719–30.

Mullen, J.E., and M.J. O'Malley. 2004. "Sprains—Residual Instability of Subtalar, Lisfranc Joints, and Turf Toe." *Clinics in Sports Medicine* 23(1): 97–121.

Nunley, J.A. 2001. "Fractures of the Base of the Fifth Metatarsal: The Jones Fracture." *Orthopedic Clinics of North America* 32(1): 171–80.

Pfeffer, G.B. 2001. "Plantar Heel Pain." *Instructional Course Lectures* 50: 521–31.

Rammelt, S., J. Heineck, and H. Zwipp. 2004. "Metatarsal Fractures." *Injury* 35(Suppl 2): SB77–86.

Richardson, E.G. 1999. "Hallucal Sesamoid Pain: Causes and Surgical Treatment." *Journal of the American Academy of Orthopaedic Surgeons* 7(4): 270–8.

Robinson, A.H., and J.P Limbers. 2005. "Modern Concepts in the Treatment of Hallux Valgus." *Journal of Bone and Joint Surgery British* 87(8): 1038–45.

Ugolini, P.A., and S.M. Raikin. 2004. "The Accessory Navicular." *Foot and Ankle Clinics* 9(1): 165–80.

Vanore, J.V., J.C. Christensen, S.R. Kravitz, J.M. Schuberth, J.L. Thomas, L.S. Weil, H.J. Zlotoff, R.W. Mendicino, and S.D. Couture. 2003. "Clinical Practice Guideline First Metatarasophalangeal Joint Disorders Panel of the American College of Foot and Ankle Surgeons.Diagnosis and Treatment of First Metatarsophalangeal Joint Disorders. Section 2: Hallux Rigidus." *Journal of Foot and Ankle Surg*ery 42(3): 124–36. [Erratum in *Journal of Foot and Ankle Surgery* 42(6): 394.]

Weinfeld, S.B., S.L. Haddad, and M.S. Myerson. 1997. "Metatarsal Stress Fractures." *Clinics in Sports Medicine* 16(2): 319–38.

Wu, K.K. 1996. "Morton's Interdigital Neuroma: A Clinical Review of Its Etiology, Treatment, and Results." *Journal of Foot and Ankle Surgery* 35(2): 112–9; discussion 187–8.

## 第16章

Assendelft, W., L. Bouter, and P. Knipschild. 1996. "Complications of Spinal Manipulation: A Comprehensive Review of the Literature." *Journal of Family Practice* 42(5): 475–80.

Bell, A., and A. Falconi. 2016. "Acupuncture for the Treatment of Sports Injuries in an Austere Environment." *Current Sports Medicine Reports* 15(2): 111–5.

Best, T.M., R. Hunter, A. Wilcox, and F. Haq. 2008. "Effectiveness of Sports Massage for Recovery of Skeletal

Muscle From Strenuous Exercise." *Clinical Journal of Sport Medicine* 18(5): 446–60.

Bruce, C.R., M. Anderson, S. Fraser, N.K. Stepto, R. Klein, W.G. Hopkins, and J.A. Hawley. 2000. "Enhancement of 2000-m Rowing Performance After Caffeine Ingestion." *Medicine and Science in Sports and Exercise* 32: 1958–63.

Brummitt, J. 2008. "The Role of Massage in Sports Performance and Rehabilitation: Current Evidence and Future Direction." *North American Journal of Sports Physical Therapy* 3(1): 12–6.

Buford, T., R. Kreider, J. Stout, and M. Greenwood. 2007. "International Society of Sports Nutrition Position Stand: Creatine Supplementation and Exercise." *Journal of the International Society of Sports Nutrition* 4: 6.

Chantre, P., A. Cappelaere, D. Leblan, D. Guedon, J. Vandermander, and B. Fournie. 2000. "Efficacy and Tolerance of Harpagophytum Procumbens Versus Diacerhein in Treatment of Osteoarthritis." *Phytomedicine* 7: 177–83.

Civitillo, C. 2018. "Osteopathic Manipulative Treatment and Sport: Narrative Review." *GIOSBE Journal* 4: 1, accessed March 19, 2019.

Clark, N. 2013. *Nancy Clark's Sports Nutrition Guidebook.* 5th ed. Champaign, IL: Human Kinetics.

Clarke, T.C., L. Black, B. Stussman, P.M. Barnes, and R.L. Nahin. 2015. "Trends in the Use of Complementary Health Approaches Among Adults: United States, 2002–2012." *National Health Statistics Reports* 10(79): 1–16.

French, C., L. McNaughton, P. Davies, and S. Tristram. 1991. "Caffeine Ingestion During Exercise to Exhaustion in Elite Distance Runners." *Journal of Sports Medicine and Physical Fitness* 31: 425–32.

Gagnier, J., H. Oltean, M.W. van Tulder, B.M. Berman, C. Bombardier, and C.B. Robbins. 2016. "Herbal Medicine for Low Back Pain: A Cochrane Review." *Spine* 41(2): 116–33.

Greenman, P. 1996. *Principles of Manual Medicine.* Baltimore, MD: Williams & Wilkins.

Grimshaw, D. 2002. "Osteopathic Medicine." In *Complementary and Alternative Medicine Secrets,* edited by W. Kohatsu. Philadelphia, PA: Hanley & Belfus.

Gupta, S., S. Patchva, and B. Aggarwal. 2013. "Therapeutic Roles of Curcumin: Lessons Learned From Clinical Trials." *AAPS Journal* 5(1): 195–218.

Helms, J. 1996. *Acupuncture Energetics.* Berkeley, CA: Medical Acupuncture.

Helms, J. 1998. "An Overview of Medical Acupuncture." *Alternative Therapies in Health and Medicine* 4: 35–45.

Hobson, R., B. Saunders, G. Ball, R. Harris, and C. Sale. 2012. "Effects of b-Alanine Supplementation on Exercise Performance: A Meta-Analysis." *Amino Acids* 43: 25–37.

International Olympic Committee, n.d.. accessed August 10, 2018.

Kaptchuk, T. 2002. "Acupuncture: Theory, Efficacy, and Practice." *Annals of Internal Medicine* 136: 374–83.

Mashhadi, N., R. Ghiasvand, G. Askari, A. Feizi, M. Hariri, L. Darvishi, A. Barani, M. Taghiyar, A. Shiranian, and M. Hajishafiee M. 2013. "Influence of Ginger and Cinnamon Intake on Inflammation and Muscle Soreness Endued by Exercise in Iranian Female Athletes." *International Journal of Preventive Medicine* 4(Suppl 1): S18–22.

Maugham, R., L. Burke, J. Dvorak, D. Larson-Meyer, P. Peeling, S.M. Phillips, E.S. Rawson, et al. 2018. "IOC Consensus Statement: Dietary Supplements and the High-Performance Athlete." *British Journal of Sports Medicine* 52(7): 439–55.

Nahin R, Boineau R, Khalsa P, Stussman B, Weber, Evidence-Based Evaluation of Complementary Health Approaches for Pain Management in the United States W Mayo Clin Proc. 2016; 91(9): 1292–1306

National Library of Medicine. "Collection Development Manual." Natural Medicines Database.

National Institute of Health. NIH Consensus Development Panel on Acupuncture JAMA. 1998; 280(17): 1518–1524.

Paton, C., V. Costa, and L. Guglielmo. 2015. "Effects of Caffeine Chewing Gum on Race Performance and Physiology in Male and Female Cyclists." *Journal of Sports Science* 33: 1076–83.

Polsgrove, M., B. Eggleston, and R. Lockyer. 2016. "Impact of 10-Weeks of Yoga Practice on Flexibility and Balance of College Athletes." *International Journal of Yoga* 9(1): 27–34.

Rodman Media Corp. "Global Sports Nutrition Market Could Exceed 50 Billion by 2022," accessed February 22, 2019.

U.S. Olympic Committee. "Nutrition Guide," accessed February 22, 2019.

Wellington, B., M. Leveritt, and V. Kelly. 2017. "The Effect of Caffeine on Repeat-High-Intensity-Effort Performance in Rugby League Players." *International Journal of Sports Physiology and Performance* 12: 206–10.

Wylie, L., S. Bailey, J. Kelly, J.R. Blackwell, A. Vanhatalo, and A.M. Jones. 2016. "Influence of Beetroot Juice Supplementation on Intermittent Exercise Performance." *European Journal of Applied Physiology* 116: 415–25.

## 第17章

Altman, R., J. Hackel, F. Niazi, P. Shaw, and M. Nicholls. 2018. "Efficacy and Safety of Repeated Courses of Hyaluronic Acid Injections for Knee Osteoarthritis: A Systematic review." *Seminars in Arthritis and Rheumatism* 48(2): 168–75.

Andia, I., and N. Maffulli. 2018. "New Biotechnologies for Musculoskeletal Injuries." *Surgeon* 1–12.

Chen, X., I.A. Jones, C. Park, and C.T. Vangsness. 2018. "The Efficacy of Platelet-Rich Plasma on Tendon and Ligament Healing: A Systematic Review and Meta-Analysis with Bias Assessment." *American Journal of Sports Medicine* 46(8): 2020–32.

Hochberg, M.C., R.D. Altman, K.T. April, M. Benkhalti, G. Guyatt, J. McGowan, and T. Toheed. 2012. "American College of Rheumatology 2012 Recommendations for the Use of Nonpharmacologic and Pharmacologic Therapies in Osteoarthritis of the Hand, Hip and Knee." *Arthritis Care and Research* 64(4): 465–74.

Knight, K.L. 2008. "More Precise Classification of Orthopaedic Injury Types and Treatment Will Improve Patient Care." *Journal of Athletic Training* 43(2): 117–8.

Kreuz, P.C., M. Steinwachs, and P. Angele. 2017. "Single-Dose Local Anesthetics Exhibit a Type-, Dose-, and Time-Dependent Chondrotoxic Effect on Chondrocytes and Cartilage: A Systemic Review of the Current Literature." *Knee Surgery, Sports Traumatology, Arthroscopy* 26(3): 819–30.

Mautner, K., G.A. Malanga, J. Smith, B. Shiple, V. Ibrahim, S. Sampson, and J.E. Bowen. 2015. "A Call for a Standard Classification System for Future Biologic Research: The Rationale for New PRP Nomenclature." *Journal of Injury, Function, and Rehabilitation* 7(4 Suppl): S53–9.

McAlindon, T.E., M.P. LaValley, W.F. Harvey, L.L. Price, J.B. Driban, M. Zheng, and R.J. Ward. 2017. "Effect of Intra-Articular Triamcinolone vs Saline on Knee Cartilage Volume and Pain in Patients with Knee Osteoarthritis: A Randomized Clinical Trial." *Journal of the American Medical Association* 317(19): 1967–75.

Ott, S., and C. Maihofner. 2018. "Signs and Symptoms in 1043 Patients With Complex Regional Pain Syndrome." *Journal of Pain* 19(6): 599–611.

Oudelaar, B.W., J.C. Oeerbooms, R. Huis in't Veld, and A.J.H. Vochteloo. 2018. "Concentrations of Blood Components in Commercial Platelet-Rich Plasma Separation Systems." *American Journal of Sports Medicine* 47(2): 479–87.

Peck, E., E. Jelsing, and K. Onishi. 2016. "Advanced Ultrasound-Guided Interventions for Tendinopathy." *Physical Medicine and Rehabilitation Clinics of North America* 27: 733–48.

Taheri, P., F. Dehghan, S. Mousavi, and R. Solouki. 2017. "Comparison of Subacromial Ketorolac Injection Versus Corticosteroid Injection in the Treatment of Shoulder Impingement Syndrome." *Journal of Research in Pharmacy Practice* 6(4): 223–7.

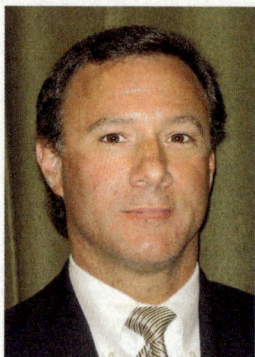

罗伯特·S. 高特林（Robert S. Gotlin），博士，获得了美国物理医学与康复委员会以及美国骨科物理医学与康复委员会的认证。他拥有超过30年的预防、诊断和治疗运动损伤及身体疾病的经验，治疗、帮助过许多患者。他曾担任贝斯以色列医疗中心骨外科部门负责骨科和运动康复的主任，以及骨科、运动和脊椎康复医学奖学金培训计划的协调员，还曾担任美国纽约市西奈山伊坎医学院的骨外科和康复医学副教授。他曾作为医疗人员效力于美国纽约尼克斯队和纽约自由人队，目前是哈林巫师队的队医。他曾任美国骨科物理医学与康复学院的院长，并担任该学院的财务总监长达8年之久。他还担任过ESPN电台的"罗伯特博士谈体育健康"节目的主持人，并多次在媒体上露面，大量发表文章。此外，他还获得了美国佛罗里达州迈阿密东南大学健康科学医学学位。

# 关于撰稿人

丽莎·M. 巴托丽（Lisa M. Bartoli），博士，外科硕士，FAOCPMR，是纽约一家私人诊所的物理治疗师。2004—2016年，她担任美国国家女子橄榄球联合会代表队的队医，而且在2015年多伦多泛美运动会和2016年里约热内卢奥运会上担任美国女子7人制橄榄球国家队的队医。她接受过介入性脊椎护理和运动医学专科培训。她的专长包括肌肉骨骼护理，尤其是运动医学的肌肉骨骼护理，以及传统的脊椎护理。她还在治疗患者时使用过针灸疗法和整骨疗法。她在物理医学和康复领域获得了职业认证。她的讲课内容广泛涉及肌肉骨骼医学、运动医学以及她作为队医时的治疗方法。

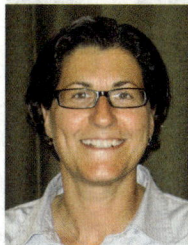

马塞尔·A. 巴斯（Marcel A. Bas），医学博士，是美国纽约市勒诺克斯山医院的骨外科医生。他是圣胡安人，毕业于波多黎各大学并获得了医学学位。在成为住院医师之前，他在勒诺克斯山医院完成了一项研究，专注于成人髋关节和膝关节重建手术。他在《关节成形术杂志》（*Journal of Arthroplasty*）、《美国骨科医师学会杂志》（*Journal of the American of Orthopaedic Surgeons*）和其他杂志上发表过文章。目前，他的兴趣包括手和上肢手术。

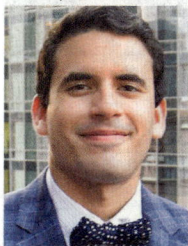

史蒂芬·贝尔德纳（Steven Beldner），医学博士，是美国纽约市勒诺克斯山医院手和手腕中心的主任。他专门研究手、手腕、前臂和肘部的复杂症状。他曾参与治疗国际著名的运动员，还曾担任NCAA、NFL、NBA、NHL、MLB和奥运会的球员和球队的顾问。作为纽约拳击委员会的顾问，他一直致力于制订各种方案，以保护拳击手在美国纽约州认可的拳击赛中免受手部伤害。

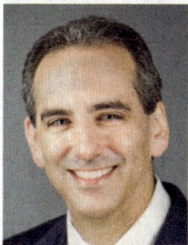

杰西·N. 查拉诺夫（Jesse N. Charnoff），医学博士，是迈阿密大学物理医学和康复系的住院总医师。他在特种外科医院进行脊椎和运动医学方面的研究。他对肌腱病和再生医学特别感兴趣，并对这些主题进行了广泛的研究，在各种书籍以及地方和国家会议上展示了他的研究成果。他还担任多项体育赛事的医生，这些赛事包括Wodapalooza健身节、美国高中橄榄球赛和帆船世界杯等。

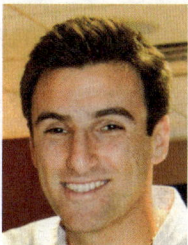

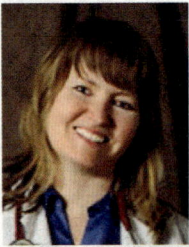

南希·安·科特（Nancy Ann Cotter），医学博士，中枢神经系统专家，毕业于麦吉尔大学、纽约州立大学布法罗医学院和贝勒医学院。她拥有物理医学、康复医学和中西医结合医学的认证证书，并持有针灸医学和功能医学的证书，同时还是一名注册营养专家（Certified Nutrition Specialist，CNS）。她是美国退伍军人事务部病人护理和文化转型办公室的临床专家，也是美国退伍军人事务部新泽西州全民健康中心（美国退伍军人事务部医疗改革部门的一部分）的临床主任。她在中西医结合领域发表了20多篇文章，并对在传统环境下使用中西医结合模式的研究有浓厚兴趣。她是罗格斯大学/新泽西医学院物理医学和康复学的助理临床教授，15年来，她一直在向其他医生传授针灸疗法。她正在进行的项目是将中西医结合模式引入医疗机构，并促进必要的文化变革，推动以健康为导向的医学方法。她的临床专长在于帮助慢性病患者寻找生活中的平衡和乐趣。

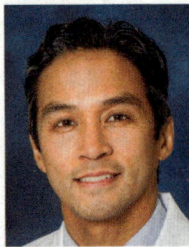

埃德蒙·S. 埃万杰利斯塔（Edmund S. Evangelista），医学博士，是美国加利福尼亚州米舍维埃约社区骨科医疗集团的一名私人物理治疗师，擅长脊椎、运动和一般骨科疾病的非手术治疗。他持有物理医学和康复医学、运动医学和疼痛医学三重认证。他获得了塔夫茨大学医学院的医学博士学位，并在加州大学欧文分校医学中心完成了物理医学和康复医学的住院实习。他接受过介入性脊椎护理和运动医学方面的培训。他曾担任美国加利福尼亚州米申维耶霍布特索罗高中的队医，以及美国残疾人体育运动奥兰治县分支机构的医疗顾问。

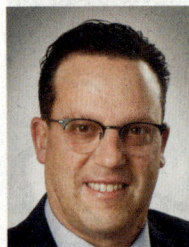

理查德·戈德堡（Richard Goldberg），博士，是费城圣迭戈儿童医院的一名专职医生。在转专业之前，他是美国宾夕法尼亚州威洛格罗夫市骨科医院的康复服务主任。他在费城地区的几所高中担任队医超过25年，与他人合著了《你的下背部》（Your Lower Back）一书，旨在以通俗易懂的方式向患者介绍背部疼痛的病理和治疗方法。他目前是美国骨科物理医学和康复学院的院长，也是费城骨科医学院的副教授。他现在致力于治疗有特殊需要的儿童。

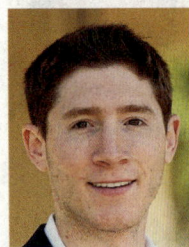

亚当·高特林（Adam Gotlin），理学学士，硕士，是一名机械工程师和生物力学家。他在加州大学伯克利分校获得了工程物理学学士学位，在斯坦福大学获得了机械工程生物力学硕士学位。他曾在商业分析软件即服务公司Applied Predictive Technologies担任数据科学家和顾问。他是DFJ风险投资公司和斯坦福技术风险投资计划资助的创业领袖奖学金项目的研究员。他发表了在劳伦斯伯克利国家实验室进行的纳米颗粒

研究工作的研究成果。在斯坦福大学，他的研究重点是将人工智能应用于医疗保健软件。

马修·高特林（Matthew Gotlin），医学博士，是纽约大学朗格尼骨科医院的骨外科住院医师。他以优异的成绩毕业于宾夕法尼亚州立大学，并在纽约州立大学石溪分校医学院分校获得医学学位。他是纽约大学、长岛大学田径队、美国国家女子冰球联盟大都会铆钉队，以及纽约市公立学校运动联盟的队医。他完成了住院实习后，进行了运动医学的专科进修。

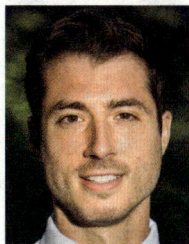

威廉·G. 汉密尔顿（William G. Hamilton），医学博士，是哥伦比亚大学内科和骨外科的临床教授、圣卢克罗斯福医院（纽约州）的资深骨外科主治医师，也是特种外科医院（纽约州）的副主治医师，而且是西点（纽约州）凯勒陆军医院的骨外科主治医师。他曾担任美国骨科足踝协会和纽约医疗与外科学会的主席。他是纽约市芭蕾舞团（1972—2007年）、美国芭蕾舞剧院（1980—2007年）的骨科顾问，而且是纽约尼克斯篮球队和纽约洋基棒球队的兼职脚和脚踝顾问。

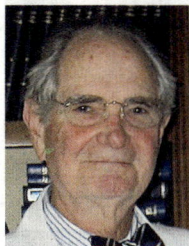

克里斯托弗·E. 哈伯德（Christopher E. Hubbard），医学博士，是纽约市一家私人诊所的足部和踝部骨外科医生。他在美国纽约市哥伦比亚医学中心完成了骨外科住院实习，然后在纽约市特殊外科医院进行了足部和踝部外科的专科进修。在转入私人诊所之前，他曾在贝斯以色列医疗中心担任了17年的足部和脚踝服务主管。他在实践中治疗过许多专业和业余的运动员和舞蹈演员，在治疗复杂的足部和脚踝疾病方面有丰富的经验。

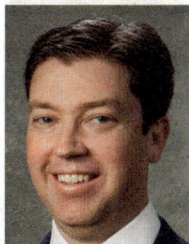

朱莉娅·路易莎·亚弗拉特（Julia Louisa Iafrate），博士，CAQSM，FAAPMR，是纽约哥伦比亚大学医学中心的康复和再生医学助理教授。她在梅奥诊所完成了物理医学和康复的住院实习。随后，她在爱荷华大学进行了运动医学的专科进修，并在那里担任队医。她擅长运动和舞蹈医学。她的主要临床兴趣包括肌肉骨骼损伤、舞蹈医学、诊断和介入性超声引导手术、全球健康和营养以及住院教学。她在多家舞蹈学校工作，是美国滑雪队的轮班队医之一。她喜欢环游世界、跳舞、徒步旅行、攀岩和高山滑雪。

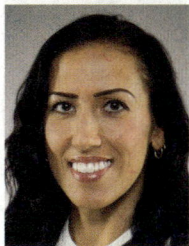

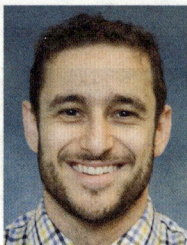

伊利亚·伊戈尔尼科夫（Ilya Igolnikov），医学博士，是宾夕法尼亚大学物理医学和康复系的助理教授。从以色列特拉维夫大学的医学院毕业后，他在费城的天普大学医院完成了住院实习，并继续在宾夕法尼亚大学接受肌肉骨骼、运动和脊椎医学方面的专科训练。他获得了物理医学和康复方面的职业认证，是美国运动医学学会、北美洲脊椎协会和美国骨科物理医学和康复学院的活跃成员。

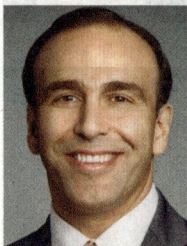

莱斯·杰兹拉维（Laith Jazrawi），医学博士，是纽约大学朗格尼健康中心骨外科部门的运动医学分部的主任。他是一名骨科医生，专门研究膝关节的高级重建、软骨移植手术、肩关节高级重建和运动性踝关节损伤。他关注的研究领域包括软骨修复、过顶投掷类运动员损伤，以及富血小板血浆和干细胞等生物疗法。他还是纽约大学和长岛大学田径运动队的队医。

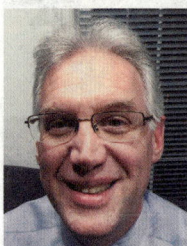

乔希·克拉森（Josh Krassen），医学博士，是美国宾夕法尼亚州阿伦敦利哈伊谷医院LVPG骨科和运动医学的一名物理治疗师。他毕业于费城骨科医学院，目前是该学院的临床副教授。他在纽约西奈山医院完成了物理医学和康复医学的住院实习。他专攻介入性脊椎损伤和运动损伤，曾与高中运动队合作。他负责治疗脊髓和头部损伤，包括脑震荡，目前是美国骨科物理医学和康复学院的执行委员会成员，并担任该机构的全国性会议主席。他与妻子泰瑞（Teri）、女儿西德尼（Sydney）和布莱尔（Blair）居住在阿伦敦。

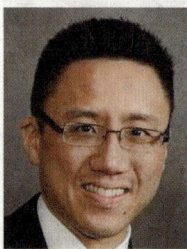

约瑟夫·李（Joseph Lee），医学博士，是长岛脊椎康复学院的介入物理治疗师，也是霍夫斯特拉/诺斯威尔大学祖克医学院的临床副教授。他擅长非手术性脊椎护理和肌肉骨骼康复。他在JFK Johnson康复中心完成了住院实习，并在贝斯以色列医疗中心进行了介入性脊椎护理和运动医学的专科进修。他获得了疼痛医学、物理医学和康复医学的职业认证，还撰写了许多出版物，并在美国国家和地方性会议上发表过演讲。

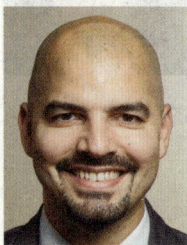

阿米尔·马哈杰（Amir Mahajer），博士，FAOCPMR，FAAPMR，是一名经过职业认证和专科培训的物理治疗师，专攻综合疼痛、脊椎和运动医学，拥有脊椎干预、电子诊断和骨科手法治疗方面的专业知识。他的临床兴趣包括肌肉骨骼超声、神经调节、再生医学和椎体增强。他的研究重点是脊椎疾病治疗中的骨科治疗。他是位于美国佛罗里达州迈阿密市的佛罗里达国际大学赫伯特韦特海姆医学院神经科学系的助理教授。他撰写并评论了多篇医学文献，担任过医学委员会主席，并致力于研究生医学教育。

罗恩·诺伊（Ron Noy），医学博士，是位于纽约的威信骨科和运动医学中心的骨外科医生。他曾担任过布鲁克林国王队、哈莱姆强狗队、巴鲁克学院和沃巴什学院的首席队医，还担任过美国纽约市马拉松比赛的医疗队长，印第安纳波利斯小马队、普渡大学和大教堂高中的队医助理，并一直是排球专业人员协会、PGA巡回赛、LPGA巡回赛、冠军巡回赛、2004年雅典奥运会、Goden Glaes比赛、武术锦标赛等的候补医生。他是美国骨科医生学会的发言人，经常接受媒体的采访。他还拥有约翰霍普金斯大学的生物医学工程学位。

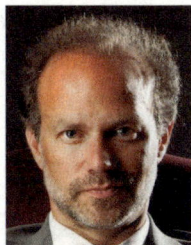

戴维·佩尔纳（David Perna），医学博士，在约翰霍普金斯大学接受了本科教育。他是一名获奖运动员，作为约翰霍普金斯大学橄榄球队的队长，他在大三、大四均获得了全美最高荣誉。作为一名参加两项运动的运动员，他还在著名的美国国家橄榄球联盟力量和体能教练比尔·斯塔尔（Bill Starr）的指导下参加过奥运会举重比赛。2015年，他入选了约翰霍普金斯大学运动名人堂。对体育运动、伤病恢复和人类表现能力的热情使他走上了现在的职业道路。他在贝斯以色列医疗中心进行了运动医学和介入性脊椎疼痛治疗方面的专科进修。2017年，在《纽约时报》超级医生版上，他被同行们选为"新星"。

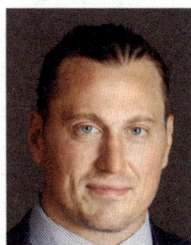

丹尼尔·B. 波拉奇（Daniel B. Polatsch），医学博士，是位于美国纽约市的纽约莱诺克斯山手部和腕部中心的联合主任和联合创始人。他是美国骨科医师学会的会员，并在骨外科和手外科领域均获得了职业认证。他在纽约大学医院进行了关节疾病的骨科住院实习，并在波士顿的哈佛大学手部/上肢专科进修项目中接受了手部、腕部和肘部手术的额外专业培训。他是许多骨科杂志的编辑评审委员会成员，因为在手外科方面拥有丰富的专业知识，他在许多同行评审期刊上发表了大量关于手部和上肢的各种主题的文章。他在地区和国家性社会会议上广泛展示了他的研究成果，并撰写了许多书的一些章节，其中最著名的主题是关于高水平运动员和专业运动员的护理和治疗。

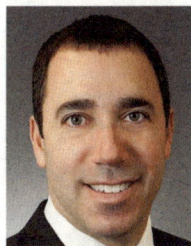

安德鲁·L. 谢尔曼（Andrew L. Sherman），医学博士，硕士，于1998年在贝斯以色列医院完成了脊椎和运动康复的专科进修。他是迈阿密大学米勒医学院物理医学和康复系的教授和副主任，专攻脊椎、肌肉骨骼和神经康复。2002年，他与他人共同创立了新的、独立的康复医学和住院医师培训部门，并担任该部门的负责人。他还是迈阿密大学西尔维斯特医院物理医学和康复系的主任、美国物理医学和康复学会下属的在线资源

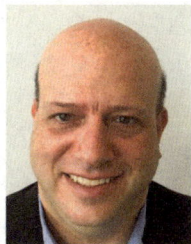

Knowledge Now 的运动和肌肉骨骼部分的管理和创始编辑。他进行了多次演讲，并发表了许多同行评审的摘要、期刊文章，还撰写了许多书的部分章节。

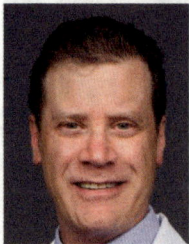

**迈克尔·M. 威尼克（Michael M. Weinik）**，博士，是美国骨科物理医学与康复学院（AOCPMR）的前任院长。他一直是费城飞人队、费城老鹰队、费城幻影队、费城KiXX队和美国赛艇队的队医。他还是美国宾夕法尼亚州体育委员会的拳击比赛场边医生。

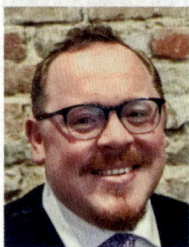

**里德·C. 威廉姆斯（Reed C. Williams）**，医学博士，获得了运动医学和物理医学及康复方面的双重认证。此外，他还是经过认证的注册超声医师（RMSK），以及学术物理医学和康复方面的助理临床教授。他擅长非手术运动、肌肉骨骼和超声医学，并治疗了一些有关节、肌肉、肌腱、脊椎和神经问题的患者。他可以为患者提供精确的动态诊断成像，必要时还可以提供在办公室进行的超声微创治疗。

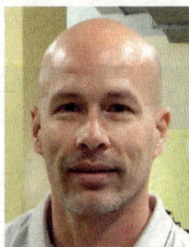

**杰夫·扬（Jeff Young）**，人体运动学家，CSCS，ACSM-EIM，是一名人体运动学家，他在美国纽约市多家综合理疗机构实施并监督医疗健康患者服务。此外，他还是美国运动协会的主题专家，以及美国生活方式医学学院健身、康复和医学工作组的主席。他也是美国运动医学学会纽约地区分会的双重委员会成员。他还广泛进行与医疗健身和耐力训练有关的主题的演讲。

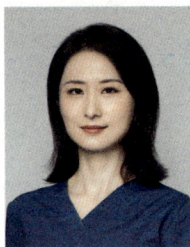

**汪敏加**

　　成都体育学院运动医学与健康学院教授、硕士研究生导师，副主任康复治疗师，北京体育大学博士，北京体育大学与成都体育学院附属体育医院联合培养博士后，从事女性健康与康复临床、科研与教学工作近十年；中华医学会运动医疗分会第五届委员会医务监督与促进健康学组成员，中国残疾人康复协会残疾人体育与健康专业委员会常务委员，四川省康复医学会康复教育青年委员会主任委员、第二届康复教育分会常务委员，四川省医学会物理医学与康复专业委员会第三届青年委员会副主任委员兼秘书；美国运动医学会认证生理学家（ACSM-EPC），世界物理治疗师联盟（WCPT）中国物理治疗师资专业化认证；主持、参与多支国家队、省队的运动伤病防治与康复保障项目；参编、参译专著10余本，主持、参与国家级、省部级等科研课题12项，在核心期刊发表学术论文20余篇；主要研究方向为运动损伤的预防及康复、女性康复与健康。